内镜逆行胰胆管造影术和内镜超声

ERCP and EUS：A Case-Based Approach

原　　著　Linda S. Lee

主　　审　令狐恩强　王文标

主　　译　张建国

译者名单　（按姓氏拼音排序）

陈月莉（中国医科大学航空总医院）　　毛晓阳（中国医科大学航空总医院）

侯森林（河北医科大学第二附属医院）　孙　静（中国医科大学航空总医院）

惠宇航（中国医科大学航空总医院）　　孙丽艳（中国医科大学航空总医院）

姜慧卿（河北医科大学第二附属医院）　唐雪禅（中国医科大学航空总医院）

姜晓宇（河北医科大学第二附属医院）　王文标（中国医科大学航空总医院）

李亚男（中国医科大学航空总医院）　　王昭月（中国医科大学航空总医院）

李亚旋（中国医科大学航空总医院）　　许　晶（中国医科大学航空总医院）

令狐恩强（解放军总医院）　　　　　　张建国（中国医科大学航空总医院）

路树强（中国医科大学航空总医院）　　郑汝桦（南京鼓楼医院）

北京大学医学出版社

NEIJING NIXING YIDANGUAN ZAOYINGSHU HE NEIJING CHAOSHENG

图书在版编目（CIP）数据

内镜逆行胰胆管造影术和内镜超声
/（美）琳达·S. 李（Linda S. Lee）原著；张建
国主译. —北京：北京大学医学出版社，2021. 1
书名原文：ERCP and EUS：A Case-Based Approach
ISBN 978-7-5659-2156-8

Ⅰ. ①内… Ⅱ. ①琳… ②张… Ⅲ. ①胰管－内窥镜
检 ②胆管－内窥镜检 ③内窥镜检－超声波诊断 Ⅳ.
① R570.4 ② R445.1

中国版本图书馆 CIP 数据核字（2020）第 007211 号

北京市版权局著作权合同登记号：图字：01-2019-1771

内镜逆行胰胆管造影术和内镜超声

主　　译：张建国
出版发行：北京大学医学出版社
地　　址：（100083）北京市海淀区学院路 38 号　北京大学医学部院内
电　　话：发行部 010-82802230；图书邮购 010-82802495
网　　址：http://www.pumpress.com.cn
E-mail：booksale@bjmu.edu.cn
印　　刷：北京信彩瑞禾印刷厂
经　　销：新华书店
责任编辑：刘　燕　　责任校对：靳新强　　责任印制：李　啸
开　　本：889 mm×1194 mm　1/16　　印张：25　　字数：736 千字
版　　次：2021 年 1 月第 1 版　2021 年 1 月第 1 次印刷
书　　号：ISBN 978-7-5659-2156-8
定　　价：280.00 元

版权所有，违者必究

（凡属质量问题请与本社发行部联系退换）

译者前言

内镜逆行胰胆管造影术（endoscopic retrograde cholangiopancreatography，ERCP）和内镜超声（endoscopic ultrasound，EUS）在当代消化内镜技术中占据着重要地位。自从 ERCP 和 EUS 诞生以来，在短短的数十年间极大提升了胆胰疾病的诊疗水平，有力地推动和促进了内镜微创外科的发展，为胆胰疾病的临床诊疗带来了革命性的变化。毫无疑问，无论 ERCP 还是 EUS，都是当代内镜技术中的耀眼明珠。

ERCP 和 EUS 是临床医生迫切想学习却又颇感困难的两项技术。不同于普通内镜技术，这两项高级内镜技术对于临床医生的要求非常高，其固有的技术难度、并发症和高风险给临床医生学习和开展此项工作带来了极大挑战。

那么，如何才能更好地学习、掌握和开展 ERCP 和 EUS 呢？当然，一本好书是必不可少的。一部好的书籍，除了传道、解惑外，还能开启智慧，引人入胜。《内镜逆行胰胆管造影术和内镜超声》就是这样一部专著。该书由国际著名内镜专家——哈佛大学医学院（Harvard Medical School）附属布列根和妇女医院（Brigham and Women's Hospital）内镜中心的 Linda S. Lee 教授领衔，携八十余位顶尖国际内镜专家历时数年精心编撰而成，已成为欧美发达国家众多临床内镜医生必备的床头经典著作之一。本书之所以成为经典，不仅仅在于它具有顶尖的国际专家编著团队，更在于它非常别具一格又非常实用的内容框架。本书具有以下特点：①内容紧贴实战，聚焦临床热点、难点和痛点。②理论联系实际，基于病例深入剖析讲解，图文并茂，化抽象为具体，化难为易，化繁为简，更有利于读者理解和学用结合。③行文流畅严谨，表述客观，旁征博引，内涵全面深刻。笔者认为这是一部学习 ERCP 和 EUS 的好书，故推荐给同道。

回想 2018 年，彼时笔者正在哈佛大学医学院附属布列根和妇女医院内镜中心公派留学，非常荣幸地认识了包括 Linda S. Lee 和 Christopher C. Thompson 在内的多位著名内镜专家。当时我白天观摩交流手术，傍晚就在内镜中心与美国同行开展张氏剥离刀（为笔者的一项发明）的随机对照试验。时光如此的短暂而美好。我清晰地记得当我提出将本书翻译给中国读者时，Linda S. Lee 教授表达了诚挚的赞许、肯定和支持。两年多来，我和我们年轻的团队成员怀着崇敬之心认真地翻译了本书。虽然我们竭尽全力，但限于水平，有不妥之处，敬请广大读者批评指正。

本书在翻译过程中得到了多位国内著名专家的指导和帮助，在此一并感谢。著名国际内镜专家——中国人民解放军总医院消化科主任令狐恩强教授多次悉心指导。北京大学医学出版社刘燕老师对本书的出版全程给予鼎力支持，使得本书能够及时呈现给大家，实在不胜感激。

张建国

2021 年元旦

原著前言

在过去的四十多年内，内镜逆行胰胆管造影术（ERCP）已经从一种诊断性检查方法逐渐演变成重要的治疗性操作。对于大多数胰胆管疾病，内镜超声（EUS）和磁共振胰胆管成像（magnetic resonance cholangiopancreatography，MRCP）检查的风险较低，且诊断准确性较高，因此在很大程度上已经取代了 ERCP 对这些疾病的诊断作用。近几十年来 ERCP 整体使用率的下降恰恰反映了这一点。尽管目前 EUS 仍然是腔内及腔外肿瘤和其他病变诊断及分期的重要手段，但 EUS 也已经开始向治疗性手段演变。目前微创手术迅猛发展，对于 ERCP 来说，EUS 可作为其补充性的诊疗技术（尤其是在术后解剖结构发生改变以及较难插管的壶腹或者胆胰管中）。

这部以病例为基础的实用教科书将通过实际病例带领读者了解 ERCP 和 EUS 的使用。本书包括两大部分，每一部分的开篇章节都概述了 ERCP 和 EUS 操作训练和技术方面的关键点。过去，内镜培训类似于一种学习过程。而最近，其关注点集中在了对能力的评估上。这不仅对于仍在培训期间的医生来说很重要，对内镜操作技术成熟的胃肠病专家来说也是至关重要的，尤其是在新技术不断涌现的情况下。内镜技术的不断发展需要新的方法来培训和评估初级内镜医生的能力。

在 ERCP 部分，特别强调了对操作的适应证和并发症的理解，同时着重强调了最大限度地减少并发症的操作方法。当然，严格遵循 ERCP 的适应证是预防并发症从而保护患者和医生的最关键的一步，这也适用于所有内镜操作。ERCP 的适应证始终包括胆管结石、胆管狭窄和胆管炎，尽管一些创新技术（如胆道系统的 EUS 评估、球囊括约肌成形术、单人胆道镜和全覆膜金属支架）的出现改变了我们对这些疾病的处理方法。对于胰腺疾病，内镜下囊肿切除术和坏死组织清除术的发展已经改变了既往常用的处理假性囊肿和包裹性坏死的"标准方法"，并且需要医生对 ERCP 和 EUS 技术有深入的了解。随着对自身免疫性胰腺炎、自身免疫性胆管疾病和导管内乳头状黏液性肿瘤等疾病的不断了解以及对手术后解剖结构改变的认识，不仅需要充分了解这些疾病，还需要深入了解可以全面评估和治疗这些疾病所需要的合适的诊疗设备。

在 EUS 部分，我们总结了各种各样的诊疗设备，以及内镜医生需要掌握的基本细胞病理学知识。内镜医生必须非常熟悉环扫和线阵式 EUS 以及高频超声探头和不同规格的针头，以便根据不同的操作过程选择合适的工具。EUS 的主要作用仍然是对腔内肿瘤的分期以及上皮下病变进行评估。然而，目前 EUS 的功能越来越多，其在评估良恶性胰胆管疾病以及肺癌方面发挥了关键作用。EUS 在疾病治疗方面的发展仍不成熟，目前主要用于腹腔神经丛神经松解术、内镜下胃囊肿造口术和坏死组织切除术。最近 EUS 引导下胆胰疾病的治疗也在不断发展。需要不断地改进配件设施，以推进 EUS 治疗方面的发展。

本教科书将通过病例以及相关内容的讲解，为需要练习和熟悉 ERCP 及 EUS 的医生和学员提供实用的知识。为这项工作做出贡献的世界各顶尖权威机构不仅提供了医疗护理标准，还提供了专家建议、相关的操作窍门和技巧。

我非常感谢百忙之中为本书做出贡献的各位同道。我相信这项工作将有助于提高 ERCP 和 EUS 的医疗护理质量，并真诚地希望它可以作为指南来指导 ERCP 和 EUS 的医疗护理。

原著者名单

Wasif M. Abidi Division of Gastroenterology, Hepatology and Endoscopy, Brigham and Women's Hospital, Boston, MA, USA

Douglas G. Adler Department of Gastroenterology and Hepatology, School of Medicine, Huntsman Cancer Center, University of Utah, Salt Lake City, UT, USA

Mohammad Al-Haddad Division of Gastroenterology and Hepatology, Indiana University Medical Center, Indianapolis, IN, USA

Jemilat O. Badamas Division of Gastroenterology, Department of Medicine, Johns Hopkins University School of Medicine, Baltimore, MD, USA

John Baillie Virginia Commonwealth University, Medical Center, Richmond, VA, USA

Ji Young Bang Department of Medicine, Division of Gastroenterology & Hepatology, Indiana University, Indianapolis, IN, USA

Mukta R. Bapat Baldota Institute of Digestive Sciences, Global Hospital, Mumbai, Maharashtra, India

Suryaprakash R. Bhandari Baldota Institute of Digestive Sciences, Global Hospital, Mumbai, Maharashtra, India

Manoop. S. Bhutani Department of Gastroenterology, Hepatology and Nutrition, The University of Texas MD Anderson Cancer Center, Houston, TX, USA

Erwan Bories 1Endoscopic Unit, Department of Gastroenterology, Paoli-Calmettes Institute, Marseille, France

Ivo Boškoski Digestive Endoscopy Unit, Catholic University of Rome, Gemelli Hospital, Rome, Italy

William R. Brugge Department of Medicine/Gastroenterology, Massachusetts General Hospital, Boston, MA, USA

David L. Carr-Locke Mount Sinai Beth Israel Medical Center, Division of Digestive Diseases, Icahn School of Medicine, New York, NY, USA

Kenneth J. Chang Division of Gastroenterology and Hepatology, University of California Irvine, Orange, CA, USA

Jennifer Chennat Department of Medicine, University of Pittsburgh Medical Center Presbyterian, Pittsburgh, PA, USA

Guido Costamagna Digestive Endoscopy Unit, Policlinico Universitario Agostino Gemelli, Rome, Italy

Gregory A. Coté Department of Medicine, Division of Gastroenterology, Medical University of South Carolina, Charleston, SC, USA

John T. Cunningham Division of Gastroenterology, University of Arizona Health Sciences Center, Tucson, AZ, USA

Muhammad F. Dawwas Division of Gastroenterology and Hepatology, University of California Irvine, Orange, CA, USA

John DeWitt Division of Gastroenterology and Hepatology, Indiana University Medical Center, Indianapolis, IN, USA

Steve Edmundowicz Washington University, St. Louis, MO, USA

Mohamad A. Eloubeidi Division of Gastroenterology, Northeast Alabama Regional Medical Center, Anniston, AL, USA

Douglas O. Faigel Department of Gastroenterology, Mayo Clinic, Scottsdale, AZ, USA

Pietro Familiari Digestive Endoscopy Unit, Policlinico Universitario Agostino Gemelli, Rome, Italy

Douglas S. Fishman Section of Pediatric Gastroenterology, Hepatology and Nutrition, Baylor College of Medicine, Texas Children's Hospital, Houston, TX, USA

Martin L. Freeman Division of Gastroenterology, Hepatology and Nutrition, University of Minnesota, Minneapolis, MN, USA

Department of Medicine, GI Division, University of Minnesota Medical Center - Fairview, Minneapolis, MN, USA

Charles C. Gabbert Division of Gastroenterology, Hepatology and Nutrition, University of Pittsburgh Medical Center, Pittsburgh, PA, USA

Julio Iglesias Garcia Department of Gastroenterology and Hepatology, University Hospital of Santiago de Compostela, Santiago de Compostela, La Coruña, Spain

Hemanth K. Gavini Division of Gastroenterology, University of Arizona Health Sciences Center, Tucson, AZ, USA

Marc Giovannini 1Endoscopic Unit, Department of Gastroenterology, Paoli-Calmettes Institute, Marseille, France

Ferga C. Gleeson Division of Gastroenterology and Hepatology, Mayo Clinic College of Medicine, Rochester, MN, USA

Nalini M. Guda Gastroenterology, Aurora St. Lukes Medical Center, Milwaukee, WI, USA

Robert H. Hawes University of Central Florida College of Medicine, Florida Hospital Institute for Minimally Invasive Therapy, Center for Interventional Endoscopy, Florida Hospital, Orlando, FL, USA

Takuto Hikichi Department of Endoscopy, Fukushima Medical University Hospital, Fukushima, Japan

Christopher S. Huang Section of Gastroenterology, Boston Medical Center, Boston University School of Medicine, Boston, MA, USA

Atsushi Irisawa Department of Gastroenterology, Fukushima Medical University Aizu Medical Center, Aizuwakamatsu, Japan

Susanne K. Jeffus Department of Pathology, University of Arkansas for Medical Science, Little Rock, AR, USA

Kondal R. Kyanam Kabir Baig Mayo Clinic College of Medicine, Jacksonville, FL, USA

Abdurrahman Kadayifci Department of Medicine/Gastroenterology, Gaziantep University Hospital, Gaziantep, Turkey

Department of Medicine/Gastroenterology, Massachusetts General Hospital, Boston, MA, USA

Obara Katsutoshi Division of Endoscopy, Fukushima Medical University Hospital, Fukushima, Japan

Lauren G. Khanna Division of Digestive and Liver Disease, Columbia University Medical Center, New York, NY, USA

Joseph K. Kim Mount Sinai Beth Israel Medical Center, Division of Digestive Diseases, Icahn School of Medicine, New York, NY, USA

Andrew Kistler Thomas Jefferson University Hospital, Philadelphia, PA, USA

Michael Sai Lai Sey Division of Gastroenterology and Hepatology, London Health Sciences Centre-Victoria Hospital, University of Western Ontario, London, ON, Canada

Sundeep Lakhtakia Asian Institute of Gastroenterology, Hyderabad, AP, India

Jose Lariño-Noia Department of Gastroenterology, University Hospital of Santiago de Compostela, Santiago de Compostela, Galicia, Spain

Alexander Lee Department of Gastroenterology, Hepatology and Endoscopy, Brigham and Women's Hospital, Boston, MA, USA

Linda S. Lee Department of Gastroenterology, Hepatology and Endoscopy, Brigham and Women's Hospital, Harvard Medical School, Boston, MA, USA

Michael J. Levy Division of Gastroenterology and Hepatology, Mayo Clinic College of Medicine, Rochester, MN, USA

Charles J. Lightdale Division of Digestive and Liver Disease, Columbia University Medical Center, New York, NY, USA

Quin Y. Liu Division of Gastroenterology, Hepatology, and Nutrition, Keck School of Medicine of USC, Children's Hospital Los Angeles, Los Angeles, CA, USA

Simon K. Lo Department of Medicine, Division of Digestive Diseases, Cedars-Sinai Medical Center, Los Angeles, CA, USA

Bahar Madani Methodist Dallas Medical Center, Dallas, Texas, USA

Amit Maydeo Baldota Institute of Digestive Sciences, Global Hospital, Mumbai, Maharashtra, India

J. Enrique Dominguez Muñoz Department of Gastroenterology and Hepatology, University Hospital of Santiago de Compostela, Santiago de Compostela, La Coruña, Spain

Faris M. Murad Washington University, St. Louis, MO, USA

Hiromasa Ohira Department of Gastroenterology and Rheumatology, Fukushima Medical University School of Medicine, Fukushima, Japan

Patrick I. Okolo Department of Gastroenterology and Hepatology, Department of Medicine, Johns Hopkins University School of Medicine, Baltimore, MD, USA

Rahul Pannala Department of Gastroenterology, Mayo Clinic, Scottsdale, AZ, USA

Mansour A. Parsi Center for Endoscopy and Pancreatobiliary Disorders, Department of Gastroenterology and Hepatology/A31, Digestive Disease Institute, Cleveland Clinic, Cleveland, OH, USA

Surinder Singh Rana Department of Gastroenterology, Post Graduate Institute of Medical Education and Research (PGIMER), Chandigarh, India

John R. Saltzman Department of Endoscopy, Brigham and Women's Hospital, Boston, MA, USA

Jason B. Samarasena Division of Gastroenterology and Hepatology, University of California Irvine, Orange, CA, USA

Akeesha A. Shah Department of Pathology, University of Virginia Health Sciences, Charlottesville, VA, USA

Ali A. Siddiqui Thomas Jefferson University Hospital, Philadelphia, PA, USA

Adam Slivka Department of Medicine, Department of Medicine, Division of Gastroenterology, Hepatology, and Nutrition, University of Pittsburgh Medical Center Presbyterian, Pittsburgh, PA, USA

James Stayner Department of Gastroenterology and Hepatology, School of Medicine, Huntsman Cancer Center, University of Utah, Salt Lake City, UT, USA

Edward B. Stelow Department of Pathology, University of Virginia Health System, Charlottesville, VA, USA

Andrew C. Storm Division of Gastroenterology, Hepatology and Endoscopy, Brigham and Women's Hospital, Boston, MA, USA

Anna Strongin Thomas Jefferson University Hospital, Philadelphia, PA, USA

Rei Suzuki Department of Gastroenterology and Rheumatology, Fukushima Medical University School of Medicine, Fukushima, Japan

Paul R. Tarnasky Methodist Dallas Medical Center, Dallas, TX, USA

Felix Tellez 1Endoscopic Unit, Department of Gastroenterology, Paoli-Calmettes Institute, Marseille, France

Christopher C. Thompson Division of Gastroenterology, Hepatology and Endoscopy, Brigham and Women's Hospital, Harvard Medical School, Boston, MA, USA

Andrea Tringali Digestive Endoscopy Unit, Policlinico Universitario Agostino Gemelli, Rome, Italy

Shyam Varadarajulu Center for Interventional Endoscopy, Florida Hospital, Orlando, FL, USA

John J. Vargo Digestive Disease Institute, Department of Gastroenterology and Hepatology, Cleveland, USA

Michael B. Wallace Mayo Clinic College of Medicine, Jacksonville, FL, USA

Jason Yan-Lin Huang Department of Gastroenterology, University of California Irvine Medical Center/The Royal Brisbane and Women's Hospital, Orange, CA, USA

目　　录

第一部分　ERCP 概述

第二部分　胆道疾病

第三部分　胰腺疾病

第四部分　特殊问题分析

第五部分　EUS——概述

第六部分　EUS 在管腔疾病诊断中的应用

第七部分　诊断性 EUS 在腔外疾病中的应用

第八部分　EUS 在治疗方面的应用

ISBN9787565921568

本书参考文献请扫二维码

第一部分
ERCP 概述

第一章　ERCP 的培训

Alexander Lee，Linda S. Lee　著

引言

自 1968 年首次报道了内镜逆行胰胆管造影术（endoscopic retrograde cholangiopan-creatography，ERCP）的使用以来，ERCP 已成为评估和治疗胆胰疾病的有效方法。1974 年内镜乳头括约肌切开的出现标志着胰胆管治疗性内镜技术的真正开始[1]。

随后，出现越来越多的影像学检查 [包括超声（ultrasound，US）、计算机断层扫描（computer tomography，CT）和磁共振成像（magnetic resonance imaging，MRI）] 和内镜超声（endoscopic ultrasound，EUS）。这些检查手段有效地取代了大部分诊断性 ERCP，导致 ERCP 向重要的治疗方法演变[2,3]。ERCP 的主要临床适应证包括胆管取石，胆道梗阻的支架置入，治疗胆管和胰管漏，以及治疗慢性胰腺炎和急性胰腺炎的并发症[1,5]。诊断性 ERCP 在某些疾病诊疗中的作用仍然存在争议，如 Oddi 括约肌功能障碍（sphincter of Oddi dysfunction，SOD）[5]。凭借各种诊断和治疗用途，ERCP 为现代胃肠内镜医师提供了多种诊疗手段。然而，在当前注重成本的医疗保健时代，对 ERCP 的操作能力、操作质量、操纵成果和并发症等方面的审查也愈加严格[3]。因此，ERCP 的培训和资质认证也在不断加强。

本章的目的是全面回顾有关 ERCP 培训的当前趋势和相关数据。第一，我们研究了 ERCP 培训氛围的变化。这涉及其原有的形式，并且关注了现代培训计划的细节。第二，我们重点介绍了学员应如何掌握 ERCP。第三，我们总结了 ERCP 培训中模拟器的使用。第四，我们总结了当前 ERCP 能力的标准与质量指标。

ERCP 培训的演变

正如某位专家所说，胃肠内镜医师对于 20 世纪 60—70 年代 ERCP 的出现感到无比激动，尤其是考虑到当时影像学检查技术的局限性时[6]。随后括约肌切开术的发展为治疗开创了一个广阔的空间，也因此需要一种全新的内镜培训方法[1,6]。

正如在国家卫生保健数据库的大规模研究中所报告的那样，在 20 世纪 80—90 年代，ERCP 的使用率有所提高。从 1988 年到 1996 年，经过年龄调整的 ERCP 使用率从每 10 万人中的 25.66 人急剧增加了近 3 倍，达到每 10 万人中的 74.95 人[7]。同时，大部分开展 ERCP 的医学中心也为更多的学员在标准胃肠病学培训之外提供了 ERCP 的培训。随着 ERCP 完全进入主流以及 ERCP 岗位需求越来越多，开展 ERCP 操作的应届毕业生人数也随之增加[8]。

然而，人们普遍认为，尽管绝大多数毕业生在其职业中独立进行 ERCP 操作，但在这些普通的胃肠病学培训计划中，ERCP 的接触和培训往往并不充分[9]。早在 1988 年，美国胃肠内镜学会（American Society for Gastrointestinal Endoscopy，ASGE）就提出了 100 例 ERCP 操作的要求。相比之下，由于病例数量是培训的基本指标，Jowell 等开展的一项具有里程碑意义的研究证明至少需要 180 例 ERCP 操作才能获得相应的能力[10]。最近的数据显示，如果使用 > 80% 的选择性插管成功率作为基准，则需要多达 400 例操作才能获得 ERCP 技术能力[11]。此外，如果达到选择性插管成功率 > 96%，则需要继续独立完成 300 例 ERCP 操作。

ERCP 培训的一般准则已在 1996 年出版的胃

肠病学核心课程（Gastroenterology Core Curriculum）中建立，仍要求 100 例 ERCP 操作（包括 20 个乳头括约肌切开术和 5 个支架放置在内的共计 25 个治疗性操作）作为资质认证的门槛[12]。这些数字显然远低于上述研究中的实际阈值。ASGE 表示这些数字是在评估能力之前必须完成的最少监督操作数量。如果受训者仅仅满足这些阈值，是不被 ASGE 认可可以胜任 ERCP 的[13]。与 Jowell 等的研究结果一致，1999 年最新的 ASGE 培训指南规定，大多数受训者需要至少 180 ～ 200 例 ERCP 操作（至少一半为治疗性操作）才能胜任 ERCP 技术，同时告诫单纯依靠数量评估可能会产生误导，不同的培训方式可能需要个性化的评估[14]。

人们普遍认为，所有参加胃肠病学培训的受训者都应该接触 ERCP，以便对该操作有一定的了解[12-14]。然而，要达到独立操作，需要进行全面 ERCP 的培训，需要有浓厚的兴趣和一定数量的病例经验。并非所有的受训人员都应该进行此类高级培训，因为 ERCP 医生在个人技能和地区需求方面存在差异。普通的胃肠病学培训难以实现全面 ERCP 培训的要求。因此，虽然高级的内镜培训（包括专门的 ERCP 培训）不是 ERCP 独立操作的先决条件，但越来越多的人支持将这种额外培训作为正式的培训要求[15]。在 20 世纪 90 年代和 21 世纪的前 10 年，美国治疗性内镜检查领域的高级研究培训项目数量大幅增长，目前已有 50 个项目参与了研究员遴选匹配系统，其中 ERCP 是核心部分[16,17]。需求的增加只是驱动力之一。随着内镜检查的发展和成熟，操作变得更加复杂，ERCP 也不例外。随着这些 ERCP 操作的复杂性和潜在不良反应的增加，人们越来越关注于专业的培训。这些培训可提供 ERCP 操作的专业知识，优化 ERCP 的诊疗成果，并最大限度地减少并发症的发生[8]。

目前，高级内镜培训项目注重对 ERCP、EUS 以及其他"更高级别"内镜操作的培训，如内镜黏膜切除术、对存在异型增生的 Barrett 食管进行的射频消融术、结肠镜检查和消化道支架置入术。项目还提供了不同程度的经自然腔道内镜手术（natural orifice transluminal endoscopic surgery，NOTES）内镜缝合术，经口内镜下肌切开术（peroral endoscopic myotomy，POEM）、内镜下肥胖症的治疗、内镜下坏死组织清除术和 EUS 辅助的介入

手术等的培训[8]。目前，高级内镜培训项目没有遵循标准化的课程指南，并且不受监管。虽然培训经验有所不同，但培训项目需要两个关键的部分：足够的患者数量和教师的专业知识。由于患者数量和可用教师的限制，因此，并非所有的培训项目都能提供 ERCP 培训。在目前针对 ERCP 的培训项目中，受训者已完成的 ERCP 数量在 200 ～ 700 例，超过了 ASGE 的能力评估阈值。然而，根据上述关于 ERCP 操作数量和获得能力的研究，尽管达到了 ASGE 规定的最低标准（180 例 ERCP），但有些项目可能没有向受训者提供足够数量的 ERCP。课程持续时间 1 ～ 2 年，取决于受训者参与教学、研究、一般咨询和一般内镜操作的程度，尽管大多数课程在 1 年内可以完成[16,17]。

受训者在选择课程时应该清楚 ERCP 培训的各个方面，并了解该项目的预期标准以及本人的职业兴趣，从而判断两者是否一致。培训项目最重要的一个因素可能是 ERCP 教员的专业知识。应至少有一名熟练掌握 ERCP 的教师。他们被同行认可为专家，并致力于教授 ERCP。理想情况下，应有一组经验丰富的教师可以培训学员。此外，机构中应该有可以与受训者互动的多学科团队。

在美国，高级内镜项目的经费是一个问题，为学员提供的任何外部经费通常都是有限的。因此，可能需要受训者承担额外的非 ERCP 的临床职责以帮助支付薪水。培训项目必须在财务需求与学员培训之间取得平衡。许多 ERCP 培训在医疗学术中心进行，其培训任务还包括学术研究。理想情况下，培训项目应为受训者提供受保护的研究时间和相应的指导，以完成研究项目。受训者的目标应该是在国家或国际会议上展示他们的内镜研究。培训项目还应使受训者了解在 ERCP 检查中相关的后勤工作，包括操作计划、人员配备、设备维护和管理技能。

现代 ERCP 培训的认知基础

专家共识提出，对 ERCP 操作能力的培训应至少在 18 个月的标准胃肠病学培训之后进行。在此期间，受训者已经获得了一些有关 ERCP 方面的知识。此外，需要熟练掌握与基本内镜手术相关的知识和操作技能，如上消化道内镜检查和结

肠镜检查，以获取包括 ERCP 在内的任何高级内镜操作的能力。随后，通常需要大约 12 个月才能达到有效安全地进行 ERCP 操作所必需的高级认知和技术技能，无论是在标准内镜培训期间还是额外的高级内镜培训期间[13-15]。

具体的认知技能和相关知识构成了 ERCP 能力的基础。因此，在 ERCP 训练期间，重要的是学习包括解剖变异在内的胰腺和胆道系统的解剖学和生理学的全面知识，并学习解读 X 线图像。受训者还必须详细了解 ERCP 的适应证、禁忌证和并发症，同时应了解何时进行非侵入性或侵入性较小的替代性检查。受训者应熟悉知情同意、患者教育、镇静、抗生素预防以及抗凝或抗血小板聚集药物的围术期管理等问题。必须强调符合适应证的患者的选择，对并发症高风险患者的识别，以及掌握相应的干预措施。

受训者还必须熟悉 ERCP 所涉及的所有工具和附件设备，从内镜开始，包括诊断和治疗性十二指肠镜以及胆道镜和胰腺镜。虽然受训者不太可能接触到全部 ERCP 器械，但应该了解各种器械的代表性产品，包括导丝、支架、扩张器、插管导管、括约肌切开刀、取石网篮和球囊。在此基础上，受训者应能够轻松地适应独立操作中使用的设备，这可能与培训期间使用的设备不同。

在 ERCP 培训期间，大多数注意力与精力集中至操作技能上，但是应该掌握其他一些围术期的技能。在手术前和手术过程中，必须尊重患者的人格尊严和隐私。必须充分了解清醒镇静的原则，以及监测麻醉护理和全身麻醉的适应证。一旦手术开始，患者的舒适性和安全性以及手术的操作成功依赖于内镜医师与助手之间高效明确的沟通。学员必须学会注重团队合作，了解清楚配合操作的多学科辅助人员，以及多学科合作（放射学、外科学、麻醉学、病理学和肿瘤学等）的重要性。

在培训期间，必须向受训者强调正确的 ERCP 术后管理的重要性。主管医生必须迅速、清晰、简明扼要地向转诊和会诊医师提供检查结果和建议。操作记录清晰明确以及使用公认的标准术语也很重要。然后，在管理 ERCP 术后患者时，受训者必须承认 ERCP 的高风险特质，并能够识别并发症。胰腺炎和胆管炎通常直到 ERCP 术后数小时才出现，必须及早识别和治疗 ERCP 的并发症[13]。

ERCP 专业知识的具体技术组成

ERCP 是一项复杂的操作技术，需要许多认知和操作技能要素。一个重要的方面是其操作难度的广泛程度，这需要不同程度级别的技能。一个难度分级系统（首先由 Schutz 和 Abbott 提出并随后被许多研究人员接纳），已被 ASGE 和美国胃肠病学会（American College of Gastroenterology，ACG）正式认可（表 1.1）[18-20]。2 级手术的培训可能需要至少 200 例 ERCP 操作。如前所述，这个在普通的 3 年期胃肠病学研究培训期间不太可能实现[8,13,20]。

表1.1　ERCP的难度等级（改编自参考文献［18-20］）

难度等级	胆道手术	胰腺手术
1 级	诊断性胆管造影	诊断性胰管造影
	胆道细胞学	胰管细胞学
	标准括约肌切开术取出结石（＜ 10 mm）	
	狭窄扩张、置入支架或鼻胆管引流（用于肝外狭窄或胆漏）	
2 级	Billroth Ⅱ 术后的诊断性胆管造影	Billroth Ⅱ 术后的诊断性胰腺管造影
	＞ 10 mm 胆管结石的取出	小乳头插管
	肝门部肿瘤或良性肝内狭窄的扩张、支架置入或鼻胆管引流	
3 级	Oddi 括约肌测压	Oddi 括约肌测压
	胆道镜	胰管镜
	所有 Billroth Ⅱ 术后的治疗	所有的胰腺治疗（包括假性囊肿引流）
	取出肝内结石	
	胆道碎石术	

基础与诊断

十二指肠镜

在受训者操作侧视十二指肠镜之前，掌握标准（前视）上消化道内镜和结肠镜是基础。这需要熟练地操作内镜旋钮和镜子。应该强调在进行十二指肠乳头插管之前进行内镜检查的重要性，这与受训者的本体感受密切相关，从而识别出消化道内的结构性障碍（如颈椎骨赘或食管憩室），并做出适当调整。此外，在俯卧位、半卧位或仰卧位的非插管患者和插管患者中，受试者应该能够顺利地操作十二指肠镜。通过食管、胃、幽门和近端十二指肠时需要受训者把相应部位标志和自我感受结合，同时尽量减少充空和内镜打褶。到达十二指肠乳头后，受训者必须掌握"短"距离操作和插管的正确位置。对手术后解剖结构改变的患者进行操作需要更高水平的专业知识，尤其是对于 Roux-en-Y 术后的患者。

关于获得十二指肠镜操作能力所需的 ERCP 数量或培训类型，目前还没有相关的资料数据。

选择性插管

选择性插管是 ERCP 诊断与治疗的重要组成部分。这需要操控导管插管方向（有或没有导丝）。为了掌握 ERCP 的这一基本技能，学员需要大量一对一训练，同时复习相关文献及视频。对设备的全面了解非常重要，包括内镜、导管或括约肌切开、导丝和辅助工具。受训者应了解助手和操作者在使用该设备时的作用。受训者必须知道壶腹周围、胆道和胰腺的解剖结构，以便识别异常或变异的解剖结构，并且可以进行相应的调整。还应该认识到对活检和进一步检查的需求。

学员应做好插管困难的准备。可选择造影或导丝辅助以及双导丝插管技术等低风险的辅助方法。这些技术需要更高水平的专业知识（本章稍后将对此进行介绍）。在插管失败的情况下，受训者应该知道何时可以重复插管以及何时应转由介入放射科医师或外科医师进行干预。

鉴于选择性插管在 ERCP 中处于核心地位，该能力的获得可能是 ERCP 培训中最受关注的方面。在 1996 年 Jowell 等的开创性研究中，17 名受训者参加了这项研究，在完成 180 例 ERCP 操作后胆管插管的成功率仅为 65%[95%CI 0.53 ~ 0.78][10]。Watkins 等同年发表的另一项研究对 21 名受训者进行了评估。他们在完成 10 例和 90 例 ERCP 后，插管成功率从 46% 增加到 90%[21]。2007 年，Verma 等对插管技术的获取进行了更为严格的审查（尽管只有一名操作者）。这项研究表明，当 ERCP 操作例数从 0 增加到 350 ~ 400 例、400 ~ 700 例时，通过主乳头的胆管插管成功率从 43% 增加到超过 80%，随后超过 96%[11]。

20 世纪 90 年代的数据表明，经验丰富的内镜医师均实现了选择性插管成功率 ≥ 95%。同时，选择性胆管插管成功率 ≥ 80% 已被认定为受训者的培训目标[3,13]。ERCP 操作数量与插管能力关系的研究数据不断涌现。但是，要注意的是，数量只是培训的最基本指标。关于获得这一关键技能的培训方法或培训质量方面的研究较少，这也将是 ERCP 培训中一个永恒的主题[15,22]。

培训中特别需要关注的一个方面仍然是对因疏忽造成的非选择性重复插管。也就是说，反复对胰管插管而不是所需的胆管（反之亦然），以及可能出现的并发症。虽然许多研究已经概括了 ERCP 并发症方面患者的操作相关的风险因素，但与受训者相关的风险知之甚少。然而，例如，众所周知，多次尝试插管和（或）胰管造影是 ERCP 术后胰腺炎的危险因素[23]。一项研究表明，受训者的参与和并发症发生风险增加有关[24]。Kwek 等最近的一项研究证明，遵循下述标准时，ERCP 受训者与经验丰富的 ERCP 操作者之间在并发症发生的风险上没有差异。这些标准即指导者在满足以下之一时接手：① 5 次尝试插管失败。② 10 min 后插管不成功。③水肿性乳头。④胰管插管 ≥ 2 次[25,26]。

胆道 / 胰管造影

与 EUS 类似，ERCP 使内镜医师既是技术人员又是放射学医师。因此，为了熟练地进行胆管造影和胰管造影，受训者必须熟练掌握两种不同的技能。

首先，受训者必须了解获得最佳 X 线图像所需的操作技巧。这包括以下内容：十二指肠镜、患者以及X线检查设备的正确定位；造影剂的用量和稀释（避免过量注射）；控制放射剂量和程度；使用球囊封堵（在胆管造影的情况下）。

其次，受训者必须善于实时判读所获得的静态和动态图像。这来自对正常和变异的胰胆管解剖学的全面了解，以及与胆道疾病相关的变化（如胆总管结石、良性或恶性狭窄、原发性硬化性胆管炎、胆总管囊肿和胆漏）和胰腺疾病（胰腺恶性肿瘤、慢性胰腺炎、导管内乳头状黏液性肿瘤以及导管破裂导致假性囊肿）的认识。对胰胆管造影术更多的认知是在每例ERCP后培训师与受训者之间一对一的讨论得出来的，并且通过病例会议和教学会议进行补充。

第三，受训者必须了解正确的X线检查操作，以尽量减少工作人员和患者的辐射暴露。这涉及对工作人员的身体、甲状腺、眼睛和手使用适当的保护性铅屏障（在X线检查时）。受训者必须了解减少辐射暴露的方法，包括远离辐射源，减少总透视时间，对准部位，将图像接收器尽可能地靠近患者，仅在需要时使用放大倍率，并尽可能更改为低剂量率设置[27]。此外，受训者应清楚使用辐射暴露剂量计监测自身辐射暴露的必要性。

关于获得胆管造影或胰腺造影能力所需的ERCP数量或培训类型，目前还没有相关的资料数据。

组织取样

导管组织取样通常在ERCP中进行，主要用于鉴别良性或恶性狭窄。取样方法包括用于细胞学检查的刷检，用于细胞学检查的导管液抽吸和（或）X线引导下的活检。学员必须了解每种方法的适应证、操作技术和特点。

关于获得组织取样能力所需的ERCP数量或培训类型，目前没有相关的资料数据。

治疗

括约肌切开术

在ERCP中使用胆道括约肌切开术可用于进入胆管，取出胆管结石，和（或）便于将附件插入胆道系统。尽管括约肌切开术是ERCP中不可或缺的一部分，但由于出血、胰腺炎和穿孔等风险，其也被认为是ERCP中最危险的部分。因此，对该操作技术的培训是绝对必要的。只有熟练掌握基本的ERCP技术后，受训者才能被教授和进行该操作。括约肌切开术的训练始于充分地了解使用的工具，包括括约肌切开装置、导丝和高频电刀电流发生器[具有切割和（或）混合电流]。

已经明确胆道括约肌切开术的具体操作，并在文献中有详细阐述[28,29]。重点应该是确定良好的内镜位置、精准的切割方向、稳定的器械控制并遵循解剖学标志。当受训者掌握括约肌切开术时，还必须全面了解相关操作风险、影响风险的相关因素以及替代性操作（如括约肌成形术或支架置入术）。这项培训的一个重要部分是并发症的处理，尤其是出血。

胰管括约肌切开术是一种类似胆道括约肌切开的技术，可减轻胰管的压力。然而，胰管括约肌切开术存在风险，并且在技术上可能更具有挑战性。胰管括约肌切开术包括副乳头括约肌切开术和对胰腺分裂的相关干预。学员需要充分了解这些胰腺介入治疗的适应证和禁忌证，以及副乳头插管的特殊设备和正确使用胰管支架。像大多数胰腺内镜治疗一样，它应该只由精通胆道操作的经验丰富的受训者进行操作。

关于括约肌切开术的训练和技能获取的资料数据较少。前面提到的1996年ASGE胃肠病学核心课程提出了100例ERCP操作，其中包括20例括约肌切开术，作为能力评估的阈值。1999年更新的指南指出将180例ERCP操作作为能力评估的阈值，包括90例治疗性病例，但未指明括约肌切开术的数量[14]。在对括约肌切开术的培训进行回顾研究时，Leung和Foster强调，很多内镜技术仍难以进行评估，ERCP的培训经验因受训者而异，安全、有效的括约肌切开术的技术评估难以量化且需要对自我认识的评估。年轻的内镜医师，无论是在培训期间还是在完成培训之后，都必须时刻留意自己的技术水平并不断改进[28]。然而，除了并发症发生率之外，正在建立对括约肌切开术操作质量的共识意见。在一项针对胆道内镜医师的小型前瞻性调查中，专家对5例乳头括约肌切开术进行了评分，并使用先前报道的评分量表区分出良好的切口。不同专家得出的结果均一致[30]。

人们越来越关注使用 ERCP 模拟器设备来促进括约肌切开技术的掌握，本章稍后将对此进行讨论。

针刀括约肌切开术（"预切开"）是一种不同于标准胆道或胰管括约肌切开术的高级技术，因为它通常用于在传统深插管失败的情况下帮助深插管。该技术需要"手自由"，（即需要最高水平的内镜控制和熟练度），并且需要完全了解壶腹的解剖结构，以及完全掌握处理诸如出血或穿孔等并发症的内镜下操作技术。众所周知，受训者对该技术的接触和经验差异很大，因此，在培训结束时针刀的使用能力也大有不同。鉴于该技术的实用性及其在困难插管中的重要作用，对针刀括约肌切开术的标准化使用和培训需求正在增加 [31]。

扩张

可以使用扩张技术来治疗胆管或胰管的狭窄（无论是用扩张导管还是液体球囊）。对狭窄的扩张是受训者需要掌握的一项关键技能，包括对其适应证、操作技术和并发症的理解。在某些情况下，扩张也用在胆道或胰管括约肌，通常是为了便于取石。受训者应该了解相关的适应证、操作技术和并发症。

关于获得扩张能力所需的 ERCP 数量或培训类型，目前没有相关的资料数据。

支架置入

胆道减压是 ERCP 的常见适应证。受训者必须熟悉支架置入的适应证和支架（类型、大小及长度）的选择。必须掌握最佳支架放置和放置部位所需的内镜技术。目前鼻胆管引流的使用率较低，但仍作为 ERCP ASGE 培训指南中的推荐部分。

1988 年和 1996 年的 ASGE 指南提出了 5 个支架置入（在 20 例治疗性病例中）作为能力评估的阈值。如上所述，较新的指南增加了治疗病例的数量 [12,14]。关于获得支架置入能力所需的 ERCP 数量和培训类型，目前没有相关资料数据。

胰腺支架置入是一种风险较高的操作，通常仅由经验丰富的操作者和高级受训者进行操作。受训者必须学习正确的技术和定位方法，同时了解哪些临床情况需要进行该操作。

取石

取出胆管结石是 ERCP 中一种相对常见的操作，可以使用取石球囊或网篮来完成，可能还需要机械碎石术。受训者必须掌握这些技术，高级碎石术 [液电和（或）激光碎石] 需要更高水平的培训。取出胰管结石（通常仅由高级学员来操作）是一项更高风险的操作，且需要更多的专业知识。

关于获得胜任取石所需的 ERCP 数量或培训类型，目前没有相关的资料数据。

高级技术

高级诊断

这些技术是常规 ERCP 的补充，须要建立在广泛的基本技能的基础之上，并在专业的转诊中心接受专家的高级培训。这些技术包括但不限于以下：

Oddi 括约肌测压（Sphincter of Oddi Manometry，SOM）

这是一项具有挑战性的操作，需要掌握操作技术与结果判读。鉴于相关患者群体 ERCP 术后胰腺炎的风险较高并且需要患者的知情同意，因此测压必须严格遵循相关适应证。受训者必须了解镇静对测压值的影响以及如何判读压力曲线。

胆道镜 / 胰管镜

使用 8 Fr 至 10 Fr 内镜可以直接观察胰胆管，并且这些设备的质量和耐用性不断提高。受训者必须学习这些检查方法在狭窄、肿瘤和结石方面的应用。

导管内超声

这种用于评估导管狭窄的高级技术通过十二指肠镜工作通道插入 20 MHz 换能器，并沿着导丝在 X 线引导下推进。与其他 EUS 操作一样，这需要在生成图像和结果判读方面进行高水平的培训，同时需具有出色的内镜控制能力。

高级治疗

这些技术非常复杂，代表了内镜治疗的最前沿，但它们也具有挑战性，并且是胃肠病学家可以进行的最高风险操作。高级的治疗操作包括但不限于需要液电或激光碎石术的复杂结石取石、胰腺结石或狭窄的处理、假性囊肿引流、坏死切除术、壶腹切除术、光动力疗法、近距离放射治疗、副乳头治疗和会师技术。一般而言，在 12 个月或更长时间的专门高级内镜培训项目中，受训人员才能获得足够的上述操作的训练指导。此外，在内镜团队中更有经验的同事的指导下，对这些最复杂治疗病例的培训可能会超出研究项目范围，并扩展到全面的临床实践。

在 ERCP 培训中使用模拟器

内镜模拟器可使受训者在受控的环境中进行侵入性内镜操作，对患者没有风险，并有机会获得全面反馈。结肠镜模拟器在 20 世纪 70 年代就已存在。与结肠镜相比，ERCP 的并发症发生风险相对较高，因此 ERCP 模拟器也已发展了多年[32,33]，包括活体动物、基于组织的模拟器、机械模拟器和计算机模拟器四种类型。

活体动物

自 20 世纪 90 年代初以来，麻醉的猪和狗已被用于 ERCP 的训练[34,35]。主要优点包括天然组织弹性和感觉，以及逼真的触觉反馈。缺点包括成本、伦理和动物福利问题、卫生问题、需要动物专用内镜、需要有兽医麻醉支持的专业动物设备[3]。对猪进行操作时特有的其他问题包括胰管和胆管分别开口于两个不同的乳头，胃排空时间较长，并且到达幽门的距离因为较长的鼻子而延长[3]。

基于组织的模拟器

这些设备模拟相关器官，通常被称为"离体"模型。其优势包括比机械模型更真实，比动物模型成本更低且监管问题更少。缺点包括冗长和密集的设置和处理程序，以及与活组织相比较差的触觉特征[36]。ERCP 的早期组织模型之一是 1998 年开发的 CompactEASIE™（埃尔兰根主动训练模拟器介入内镜，Erlangen Active Training Simulator Interventional Endoscopy），是 EASIE 的升级及减重版。CompactEASIE™ 使用塑料平台和特制猪的上消化道（包括食管、胃和十二指肠）以及胆总管、胆囊和肝。可以练习胆胰管插管、括约肌切开术、针刀、基本配件使用、支架置入和取石[37]。ASGE 开发了一种类似于 CompactEASIE™ 的模拟器，名为 Endo X Trainer，也是一个带猪器官的塑料桌面平台[36]。最近研发的两个模拟器利用鸡心制造新乳头或使用猪胃和（或）直肠模拟括约肌（图 1.1）[38,39]。

机械模拟器

机械模型对实际组织的模仿性较差，没有

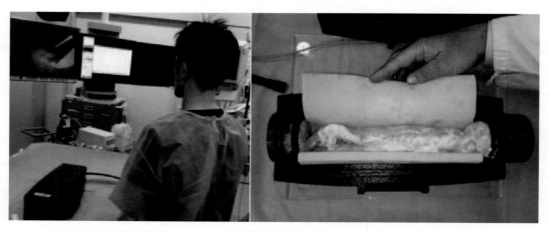

图 1.1　带有模拟乳头的组织模拟器，其乳头是由活体和离体猪胃和直肠制作

任何内在性的变化[36]。最早的机械模型用于一般的内镜而不是 ERCP，但新一代设置已经解决了一些缺点。Boškoski-Costamagna ECRP 训练器于 2010 年开发，使用塑料和轻金属复制出十二指肠和胰胆系统（图 1.2）。该模型可以训练插管、取石、支架置入、球囊扩张、刷检和活组织检查。另一个相对新颖的机械模拟器——X-Vision ERCP 训练系统，是一个常有模拟 X 线显像的模拟 ERCP 平台[40]。

计算机模拟器

虽然理论上仍然存在现实主义和触觉反馈问题，但计算机模型具有无限多种临床情景、性能 / 数据跟踪、标准化培训"模块"和最少的准备时间或劳动力[32,33]。这种模拟器在 20 世纪 80 年代受到计算机处理和硬件成本的限制，但微处理器和个人计算机的快速发展使强大的现代模拟设备成为可能。一个里程碑是 Simbionix GI-Mentor™ 及其最新版本 GI-Mentor II™ 以及与之相匹敌的 CAE Healthcare AccuTouch™。它们创建了逼真的虚拟 ERCP 场景，同时带领学员完成各种诊断和介入操作、教学模块以及解剖或病理学图谱识别[41]。

模拟器之间的比较

对上述模拟器进行的一些评估性研究表明，其在 ERCP 培训中取得了令人满意的结果。但是，比较不同类型的模拟器的研究较少。Sedlack 等比较了活体动物模拟器（麻醉猪）、基于组织的模

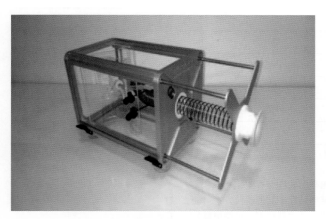

图 1.2 由塑料和轻金属制成的机械模拟器，复制出十二指肠和胆胰管系统

拟器（Compact EASIE™）和计算机模拟器（GI-Mentor II™）的组织柔韧性、乳头解剖学、视觉真实感和插管真实感。这些数据来自 20 名内镜医生接受模拟器训练后的体验[42]。基于组织的模拟器在现实主义方面得分最高，并且观察到其在教授 ERCP 技能方面的有用性。计算机模拟器的得分与活体模型和基于组织的模型相比，几乎在所有方面更低，并且具有显著的统计学差异。相比之下，最近的一项研究将专有的机械模拟器与专有的基于组织的模拟器（由作者设计和构建的两种模拟器）进行了比较。结果表明，与组织模拟器相比，机械模拟器在理解和建立自信方面的统计学意义显著增加[43]。在同一组的另一项研究中，与市售的计算机模拟器 GI-Mentor II™ 相比，这种相同的专有机械模拟器也带来了更高的自信心方面的分数[44]。

用于 ERCP 培训的模拟器被广泛用于世界各地的内镜研讨会，但仍然不确定它们在胃肠病学研究项目中标准化使用的可行性。一项研究确实评估了在开始 ERCP 培训之前进行机械模拟器训练的影响，其随机安排学员在内镜医师指导下进行 6 h 的训练或不进行训练。与没有进行模拟器训练的学员相比，进行模拟器训练的学员具有更高的胆管插管成功率，优势比为 2.89（95%CI 2.21～3.80，$P < 0.0001$）[45]。有趣的是，学员们自己进行更多的模拟训练并没有进一步提高他们的 ERCP 水平。另一项使用机械模拟器的多中心研究将 16 名新手学员随机分成使用模拟器和不使用模拟器两组。16 周后，在模拟器上练习的学员插管时间明显缩短（平均 4.7 min vs 10.3 min），插管成功率更高（70% vs 47%）。值得注意的是，参与本研究的受训人员在研究开始时已经平均完成了不到 30 次的 ERCP。因此，作者强调这些结果是 ERCP 早期训练一个令人鼓舞的进展，特别是考虑到与 ERCP 相关的相对陡峭的学习曲线和复杂性[46]。这些结果反映了模拟器驱动的食管胃十二指肠镜检查（esophagogastroduodenoscopy，EGD）或结肠镜检查熟练度的改善[47]。研究生医学教育认证委员会（Accreditation Council for Graduate Medical Education，ACGME）正式要求在胃肠病学研究培训期间使用模拟器进行训练[48]。必须指出的是，关于新手在模拟器上学习 ERCP 获益的数据很少，而且成本仍然是一个主要问题。即使

这些问题得到克服，ERCP 培训方法的转变也是模拟器获得广泛认可的必要条件[8]。

ERCP 培训后的能力和质量指标

正如本章多次提到的，ERCP 是由胃肠病学家进行操作的技术要求最高且风险最高的操作之一。因此，在培训结束后对 ERCP 培训过程进行详细审查，越来越强调 ERCP 的能力标准和质量标准。ASGE/ACG 内镜质量专题组在 2015 年概述了一套质量指标指南，如表 1.2 所示[49]。

质量指标——插管成功率、胆总管结石取石和胆管支架置入一直是重点分析和研究的主题，

因为这些基本上是在培训期间必须达到的基本 ERCP 技能，并且不能仅仅依靠教学或自学来教授。对文献进行全面检索以证实规定的标准超出了本章的范围。最近的一项 Meta 分析评估了当前已发表文献中的 ERCP，并比较了 2006 年 ASGE/ACG 特别工作组制定的目标，其中包括插管、胆管结石取石和非肝门支架置入率超过 85%，预切开使用率低于 15%。在 8005 篇评论文章中包括 52 篇。Meta 分析显示整体 ERCP 质量符合既定标准，成功率如下：胆管插管率 89.3%（95% CI 0.866 ～ 0.919），胰管插管率 85.0%（95% CI 0.813 ～ 0.886），胆总管结石取石率 88.3%（95% CI 0.825 ～ 0.941），非肝门胆道支架置入术 97.5%（95% CI 0.967 ～ 0.984）[49]。预 切 开 使 用 率 为

表1.2　ERCP质量指标指南（ASGE/ACG专题组提出，改编自[49]）

质量指标	推荐等级	绩效目标（%）
术前		
1．合理的手术适应证记录 *	1C	＞ 90
2．知情同意书记录	1C	＞ 98
3．预防性抗生素使用	2B	＞ 98
4．内镜医师合理资质	3	＞ 98
5．内镜医师每年内镜检查数量	1C	＞ 98
术中		
6a．选择性插管记录	1C	＞ 98
6b．选择性插管成功率（固有乳头）*	1C	＞ 90
7．X 线透视时间记录 *	2C	＞ 98
8．1 cm 以下胆道结石的取出率 *	1C	≥ 90
9．分叉以下的胆道狭窄支架置入 *	1C	≥ 90
术后		
10．合理的手术记录	3	＞ 98
11．并发症记录	3	＞ 98
12．ERCP 术后胰腺炎发生率 *	1C	N/A
13．穿孔发生率	2C	≤ 0.2
14．ERCP 术后出血发生率	1C	≤ 1
15．ERCP 术后 14 天以上随访率（发现迟发性并发症）	3	＞ 90

ERCP：内镜逆行胰胆管造影术；ASGE：美国消化道内镜协会；ACG：美国胃肠病学会

a 推荐等级的定义

1C（明确受益的，基于观察性研究，中等强度推荐，当有更强证据出现时或许会有变化）

2B（不明确受益的，基于有重要限制的随机试验，低强度推荐，在某些情况下其他替代方案可能更好）

2C（不明确受益的，基于观察性研究，非常低强度推荐，在某些情况下其他替代方案可能更好）

3（不明确受益的，仅基于专家意见，低强度推荐，数据可用时或许会有变化）

* 优先指标

10.5%（95% CI 0.087 ~ 0.123）。虽然该研究小组承认 Meta 分析库中学术中心的代表性过高，但另一项研究使用基于互联网的自愿匿名数据库检查了实际的 ERCP 操作，内镜医师通过该数据库报告了 ERCP 病例的详细信息。63 名内镜医师在 3 年内完成了 18 000 多例操作，结果与 Meta 分析相当，尽管人们可能会看到差异性。平均胆管插管成功率为 97%，其中有 15 名参与者的胆管插管成功率不到 90%[51]。第三章讨论了并发症发生率及其相关因素的分析。

关于学员达到这些质量标准所需的操作量的讨论已在本章前面强调过。值得注意的是，关于在完成研究项目并开始在 ERCP 中开展实践的受训人员的数量方面数据很少。一项非常有启发性的研究调查了美国 155 个普通胃肠病学研究项目的三年级受训者。在 69 名受访者中，发现 64% 的人没有达到 180 例 ERCP 所定义的能力，33% 的人认为他们的培训不够。然而，91% 的人计划在完成研究项目后在临床实践中独立开展 ERCP。这些学员在训练期间的操作中位数为 140 例 ERCP 和 35 例括约肌切开术，其中独立完成括约肌切开术的中位数为 7.5，范围为 1 ~ 10。独立插管的成功率中位数为 75%[9]。这项研究没有考虑到专门的高级内镜学员。但是，该研究引起了对培训结束后 ERCP 能力和质量的关注。在培训期间评估 ERCP 能力的工具处于开发和验证的早期阶段，随着 ERCP 培训的复杂性和标准化的不断发展，它们可能发挥更大的作用[15,52]。

资质审核是通过评估个人的医疗执照、培训、经验、知识以及独立操作的能力来评估和验证医师资格的过程。ASGE 发布了认证和授予医院权限进行胃肠道内镜检查的指南[53]。确定能力和资格认证可能具有挑战性。除了表 1.2 中的质量指标外，满足上述操作中的质量指标可以为评估内镜医师的能力提供一些指导。与一般胃肠内镜检查认证一样，能力的评估最终由培训主管或其他独立监考人员来进行。

重要的是，在 ERCP 中没有专门的资质标准，并且维护 ERCP 权限的指导原则因机构而异。更新 ERCP 权限的目的是确保医师的临床能力，同时促进质量改进并维护患者安全。ASGE 为更新内镜权限提供了有用的指导[54]。但是，每个机构必须制订和维护自己授予和更新权限的指导方针

以及权限更新所需的最少操作数。这个数字必须反映 ERCP 所需的认知和技术技能。英国胃肠病学会建议每年至少进行 75 例 ERCP[55]。特别令人关注的是，对 1000 名 ASGE 成员的调查研究显示，40% 的人每年执行的 ERCP 少于 50 次[56]。如果内镜医师没有进行一系列持续的高级操作，医疗质量可能会下降，可能导致不良事件的发生[10]。想要更新 ERCP 权限，内镜医师必须在一段时间内完成足够的病例负荷。这应包括客观的数据，如病例数，各种技术的成功率和并发症发生率。鉴于 ERCP 与其他胃肠道内镜检查操作相比具有更高的风险，报告的质量指标（包括上面讨论的操作中的标准）可能成为认证和更新权限的影响因素。根据医疗保健组织认证联合委员会（Joint Commission on the Accreditation of Healthcare Organizations，JCAHO）[57]，内镜权限应每两年更新一次。如果未达到最低能力指标，则必须制订应急计划。

结论

ERCP 已经从起初的诊断性手段发展成为一种重要的治疗性方法。其配件设备从 20 世纪 70 年代第一例括约肌切开术以来不断发展。这种治疗潜力伴随着一种独特的操作性挑战，要求进行严格而全面的培训。事实上，ERCP 培训是一项多方面的工作，需要超出传统胃肠内镜检查的内镜技能和认知理解水平。这种训练包括掌握这里强调的各种操作。获得能力所需的 ERCP 的确切数量可能会受到争论，并且教学的标准化可能仍会发展，即便评估受训者掌握 ERCP 技能的工具已经成熟。然而，人们一致认为成为一名 ERCP 专家需要专门的集中培训。对大多数人来说，这将需要一年专门的高级内镜培训。模拟器是有发展前景的辅助工具，进一步的研究将阐明它们在 ERCP 培训中的作用。

关键点

● ERCP 在过去 40 年中已发展成为一种日益复杂且以治疗为主的操作，需要高水平的专业知识。

- 由于可以接受 ERCP 培训和其他高级内镜操作培训，第四年研究项目（或所谓的高级内镜研究项目）受到青睐。
- 对于学员在 ERCP 中获得能力的过程的研究越来越多。迄今为止，研究主要集中在已完成的 ERCP 数量上。最新的 ASGE 指南已经确定 180 ~ 200 例 ERCP 是获得能力的最少操作数量，尽管在评估受训者的能力时，仅用操作数量来评估可能会产生误导。
- ERCP 的培训应当是全面的，包括对良好的 ERCP 实践至关重要的认知、操作技术以及围术期管理技能的培训。
- ERCP 培训的技术方面要求对十二指肠镜和相关器械具有精湛的理解，掌握各种诊断和治疗操作的技巧以及准确的 X 线图像的判读。
- ERCP 中的高级操作技术风险更大。进行这类操作时需要在经验丰富的操作者的指导下在转诊中心进行专门的培训。
- 近来的研究报告显示，在 ERCP 培训中使用模拟器非常有前景，且需要进一步的研究来评估其作用。
- 已建立了 ERCP 专门的质量指标（特别强调了胆管插管、取石和胆道支架置入的成功率）。这恰好与 ERCP 质量和能力评估的标准一致。

参考文献见本书数字资源。

第二章　ERCP 的适应证

Joseph K. Kim　David L. Carr-Locke 著

引言

ERCP 最初是在 20 世纪 70 年代早期作为一种实用内镜技术进入临床的。从那时起，伴随胆胰系统的可视化技术，改进胆胰疾病的诊断和治疗发生了显著变化。ERCP 曾经主要是一种结合 X 线图像的诊断性技术，如今它已在更复杂的诊断和治疗中发挥着作用，包括胆胰管的直接可视化、组织观察与取样以及治疗各种胆胰疾病（图 2.1）。在美国，2008 年有超过 500 000 例 ERCP。在 2009 年，估计全球有 110 ～ 130 万例。诊断性 ERCP 的数量减少了 6%，而治疗性 ERCP 在 2001 年增加了 12%[1]。这种转变归因于其他诊断方式的引入、改进和接纳，如内镜超声（EUS）、计算机断层扫描（CT）和磁共振胰胆管造影（magnetic resonance cholangiopancreatography，MRCP）。当 ERCP 失败或不可能进行操作时，EUS 与 ERCP 的结合已成为一种合适的选择，可替代经皮经肝穿刺进入阻塞胆管。

尽管 ERCP 的治疗角色和应用范围发生了变化，但基本适应证并没有变。这些适应证可分为三大类，用于诊断和治疗：

1．结石（黄疸、胆道疼痛、胆管炎、胆源性胰腺炎和胰管结石）。

2．壶腹 / 乳头异常（Oddi 括约肌功能障碍和壶腹癌）。

3．胆管和胰管异常（渗漏、狭窄和恶性肿瘤）。

正如我们将在本章后面所讨论的那样，在进行 ERCP 操作之前，必须考虑到 ERCP 的严重并发症。因此，掌握 ERCP 的适应证至关重要。

结石

胆总管结石

这仍然是进行 ERCP 的最常见原因（图 2.2 至图 2.5）。在美国约有 2000 万成年人患有胆石症，估计每年的相关医疗保健费用为 58 亿美元[2]。胆管结石是从无症状（通过影像检查）到胆道梗阻、胆管炎和急性胆源性胰腺炎的一系列临床表现的原因。在胆石症患者中高达 15% 为胆总管结石，10% ～ 20% 的胆总管结发生在曾做过胆囊切除术的患者中，胆总管结石患者发生胆源性胰腺炎的比例高达 21%。快捷地诊断症状性胆总管结石很重要，否则可能导致不良后果。胆总管结石的临床表现包括黄疸、胆管炎、重症胰腺炎，以及碱性磷酸酶超过正常上限的 2 倍，γ 谷氨酰转移酶（gamma glutamyl transferase，GGT）、ALT 和（或）AST 升高[4]。一项研究将胆总管结石的可能性分为"可能""很可能"或"非常可能"。"非常可能"的指标包括腹部超声显示胆总管结石，临床胆管炎，以及总胆红素 > 4 mg/dl。"很可能"的指标包括胆总管 > 6 mm，总胆红素在 1.8 ～ 4 mg/dl。"可能"的指标包括肝功能异常，年龄 > 55 岁，存在临床胆源性胰腺炎[5]。基于一些前瞻性研究数据，将发生胆总管结石的风险分为"低""中""高"风险[6]。与其他非侵入性检查方式相比，"高风险"患者从 ERCP 中获益最大。因此，美国胃肠内镜学会（ASGE）建议，只有对高度怀疑胆总管结石的患者才进行 ERCP，因为可以立即对其进行诊断和治疗[7]。使用多种现有器械进行伴或不伴碎石术的括约肌切开术和结石取

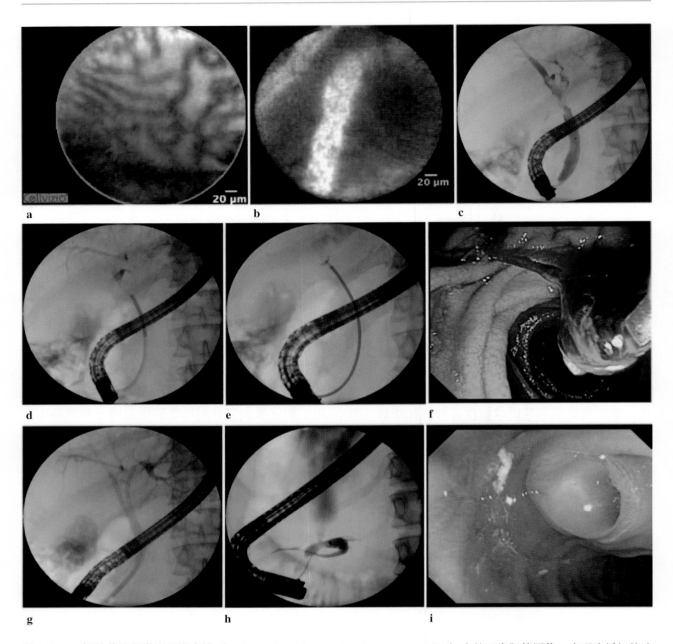

图 2.1　**a**．探针共聚焦激光显微内镜（probe-confocal laser endomicroscopy，pCLE）中的正常胆管图像，表现为纤细的暗色分支网状结构及浅灰色的背景。**b**．pCLE 胆管恶性肿瘤的图像，具有较宽的暗带和较宽的白色带（为恶性狭窄的两个标准）。**c**．ERCP 显示肝管汇合处的充盈缺损。**d**．X 线检查显示胆管镜进入图 c 中的病灶。**e**．图 c 病变的活组织检查。**f**．用活检钳（肝门胆管癌）从图 c 病灶中取出的组织。**g**．同一肝门部胆管癌患者的双侧塑料支架。**h**．胆管和胰管与 1 型胆总管囊肿的异常结合。**i**．在主胰管导管内乳头状黏液性肿瘤的乳头开口处的黏液

出术可以缓解结石导致的胆管或胰管梗阻。

　　1988 年，Neoptolemos 和 Carr-Locke 等 最 早开展 ERCP 在早期（≤ 72 h）胆源性胰腺炎中作用的研究。在此之前，在这种情况下 ERCP 被认为是禁忌的。该研究表明，只有通过改良格拉斯哥标准（Glasgow Criteria）预测为重症的患者才能从 ERCP 中获益。虽然早期 ERCP 不影响死亡率，但 ERCP 组的总体并发症发生率明显减少（24%），而接受常规支持治疗的患者的并发症发生率为 61%[8]。1993 年，来自香港玛丽医院的 Fan 等发表了一项针对 195 名患者的研究。这些患者在 24 h 内随机接受早期 ERCP 治疗与保守治疗。与保守治疗组（16% vs 33%）相比，ERCP 组的并发症发病率显著降低[9]。

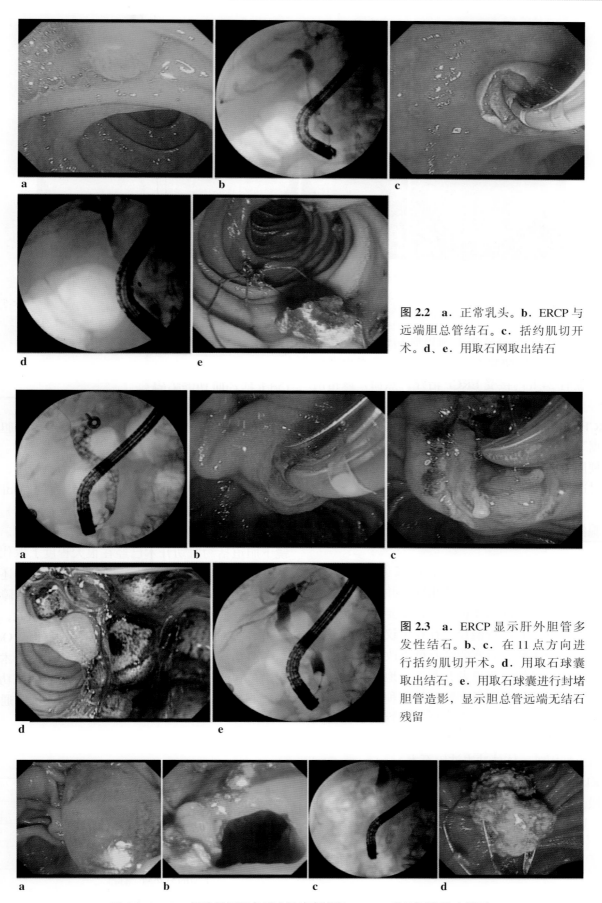

图 2.2　**a**．正常乳头。**b**．ERCP 与远端胆总管结石。**c**．括约肌切开术。**d**、**e**．用取石网取出结石

图 2.3　**a**．ERCP 显示肝外胆管多发性结石。**b**、**c**．在 11 点方向进行括约肌切开术。**d**．用取石球囊取出结石。**e**．用取石球囊进行封堵胆管造影，显示胆总管远端无结石残留

图 2.4　**a**、**b**．括约肌切开术后进行球囊扩张。**c**、**d**．取石网篮取出结石

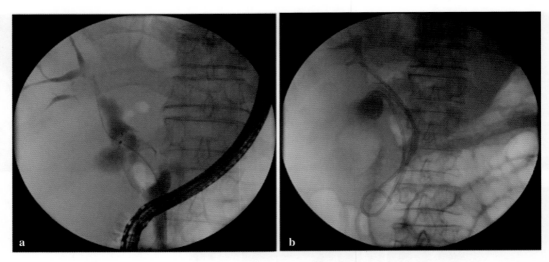

图2.5　a. 胆总管瘘结石。b. 导致胆道梗阻（Mirizzi 综合征），术前在胆总管和胆囊中置入支架治疗

2013 年发布的最新美国胃肠病学会（ACG）指南指出，急性胰腺炎和并发急性胆管炎患者应在入院后 24 h 内接受 ERCP 治疗。然而，该指南进一步指出，"大多数胆源性胰腺炎患者不需要 ERCP。因为缺乏持续性胆道梗阻的实验室或临床证据"[10]。关于胆源性胰腺炎中伴随胆管炎、胆管梗阻者是否必须进行 ERCP 仍存在争议，并且针对这种情况的指南建议也不一致。

胰腺结石

胰管结石几乎发生在慢性胰腺炎的情况下，其治疗方式与胆管结石大致相同，并且在有症状的患者中使用相同的器械。是否需要对无症状非梗阻性胰管结石进行治疗仍存在争议，但有人认为取出导致主胰管阻塞的结石可以改善胰腺的外分泌功能，尽管这些患者并非真正地无症状。与胆管结石不同的是，由于胰管是一种更脆弱、更弯曲的结构，慢性胰腺炎会导致胰管狭窄，而胰管结石可能位于狭窄的胰管内从而使得取出胰管结石更加困难。体外冲击波碎石术（extracorporeal shock wave lithotripsy，ESWL）是一种有用的辅助手段。如果没有这一技术，可能无法进行内镜治疗，则可能需要序贯治疗或手术治疗。

壶腹 / 乳头异常

Oddi 括约肌功能障碍

20 多年来被广泛应用的改良密尔沃基胆管 Oddi 括约肌功能障碍分类见表 2.1。

在胆囊切除术后发生胆道疼痛的患者中，Ⅰ型、Ⅱ型和Ⅲ型 Oddi 括约肌功能障碍的 Oddi 括约肌测压（sphincter of Oddi manometry，SOM）异常发生率分别为 65% ～ 85%、65% 和 59%[11]。内镜下胆道括约肌切开术已经在很大程度上取代了开放式外科括约肌成形术。无论 SOM 正常还是异常，90% ～ 95% 的 Ⅰ 型 Oddi 括约肌功能障碍患者都能通过括约肌切除术缓解疼痛。因此，Ⅰ型患者适合行内镜下括约肌切开术。在 Ⅱ 型 Oddi 括约肌功能障碍患者中，内镜下括约肌切开术的作用是有争议的。对于疑似 Ⅱ 型 Oddi 括约肌功能障碍且 SOM 异常的患者，85% 的患者可以通过

表2.1　改良密尔沃基胆管SOD分类

Ⅰ 型	胆道型疼痛
	ALT、AST 或 AP 有一次升高
	胆管直径 > 10 mm
Ⅱ 型	胆道型疼痛
	Ⅰ 型的另外两个标准之一
Ⅲ 型	仅有胆道型疼痛

括约肌切开术缓解疼痛。但在 SOM 正常的患者中，只有 35% 的患者会缓解疼痛。无论如何，大多数有经验的胆道内镜医师在评估风险后都会对 II 型 Oddi 括约肌功能障碍患者进行胆管括约肌切开术。在 III 型 Oddi 括约肌功能障碍患者中，最近研究发现异常的 SOM 不能预测预后，并且不推荐进行经验性括约肌切开术（胆管括约肌切开伴或不伴胰管切开），并且该操作的风险较高。与之相似，胰腺 Oddi 括约肌功能障碍尚未被证实为胰管括约肌切开术的适应证，但在原因不明的复发性胰腺炎患者中，胰腺和（或）胆道异常 SOM 通常是经验性括约肌切开术的适应证。

壶腹癌 / 腺瘤

十二指肠主乳头（通常被错称为 Vater 壶腹）可发生不同类型的肿瘤，包括腺瘤、腺癌、脂肪瘤、平滑肌瘤、淋巴瘤、神经内分泌肿瘤和错构瘤。腺瘤偶尔发生在普通人群中，发病率为 0.04% ~ 0.12%。但是对于遗传性息肉病综合征患者，壶腹腺瘤的发病率增加到 40% ~ 90%[12]。壶腹周围腺瘤在散发病例中有 30% ~ 50% 的概率会恶化为癌[12]。在息肉病患者中恶变风险也很高。该部位是继结肠之后癌症发病率第二高的部位。20 年前，壶腹周围腺瘤的主要治疗方法是胰十二指肠切除术。由于该手术相关的并发症发生率和死亡率较高（特别是对于良性疾病），因此手术改为采用局部切除十二指肠的方法。然而，复发率为 5% ~ 30%[12]。一项纳入了 967 名接受内镜下壶腹部切除术患者的综述报告显示其复发率为 14%[12]。内镜下整块壶腹切除术会导致难以预料的胰腺炎。一项前瞻性随机对照试验表明，在内镜下壶腹部切除术中置入胰管支架可预防术后胰腺炎（图 2.6），并应尽可能在所有病例中进行[13]。

对于该部位的癌症可以通过与处理恶性胰胆管狭窄同样的方法得到缓解（见下文）（图 2.7）。

胆管和胰管异常

ERCP 在诊断和处理胆管和胰管异常（包括渗漏和狭窄）方面具有很大的实用价值。ERCP 可以进入胰胆管系统，用于造影，并且可以进行刷检和活检。它还可以直接进行胆管镜检查和胰腺镜检查，通过靶向活检、共聚焦激光显微内镜检查和导管内超声检查进一步方便取样。

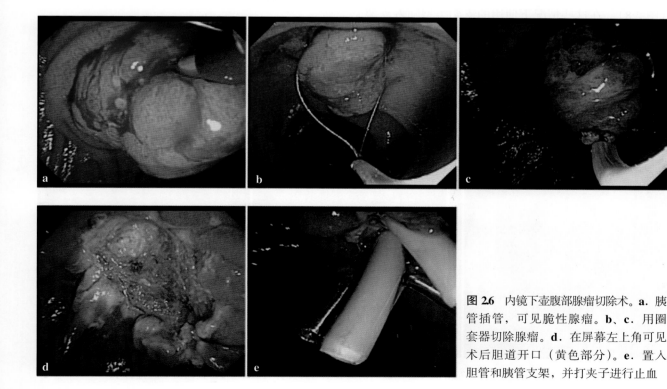

图 2.6 内镜下壶腹部腺瘤切除术。**a.** 胰管插管，可见脆性腺瘤。**b、c.** 用圈套器切除腺瘤。**d.** 在屏幕左上角可见术后胆道开口（黄色部分）。**e.** 置入胆管和胰管支架，并打夹子进行止血

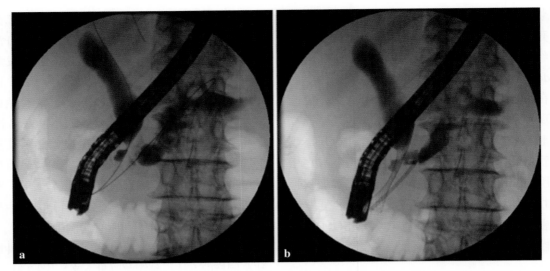

图 2.7   **a**. 壶腹癌远端狭窄，将两条导线置于扩张的胆总管和胰管中。**b**. 放置金属胆管支架和塑料胰管支架

渗漏

在特定患者中，可以通过内镜检查胰胆管漏。评估和治疗导管的连续性是决定内镜下处理渗漏可行性的最重要因素[14,15]。如果胆管完全横断或受损节段之间没有连续性，则通常不可能进行内镜下处理。一旦通过胆管造影或胰腺造影证实了导管存在连续性，对于手术后发生胆漏的患者，可通过乳头置入支架来降低胆管内压力，而对于胰腺破裂或损伤的患者，则可通过胰漏置入支架（图 2.8）。在这些情况下使用的支架类型随着支架技术的变化而不断发展。Traina 等和 Kahaleh 等进行的两项研究结果显示使用自膨式金属胆管支架后大部分胆漏可消退[16,17]。然而，使用这些金属支架存在支架移位和形成狭窄的风险，并且成本 - 效益存在争议。据推测，胆道支架置入术在胆漏中的成功归因于胆管压力梯度的降低。该压力梯度的降低将液体流动从渗漏部位转移到完整的胆管并最终进入十二指肠。胰管漏见于急性或慢性胰腺炎、创伤、恶性肿瘤和手术。Varadarajulu 等证明治疗胰管破坏取决于破坏类型和修补破坏的能力[18]。一项研究胰管支架植入术在胰管破裂中的作用的研究表明，在 28 名胰管部分破坏的患者中有 21 名仅接受胰管支架治疗，从而修补了胰管破坏。在胰管完全中断的 8 名患者中，有 6 名患者仅使用胰管支架治疗，从而修补了胰管中断[19]。

良性狭窄

良性狭窄的诊断并不容易，通常需要使用上述诊断取样工具。一旦明确为良性狭窄并决定进行内镜下治疗，可以采用球囊扩张加支架植入术

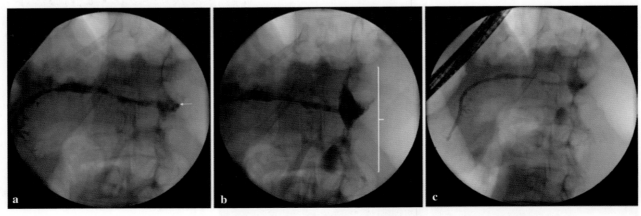

图 2.8   **a**、**b**. 胰头部狭窄和胰尾部断裂（箭头和括号）并伴有腹水。**c**. 置入支架进行治疗

或仅仅采用支架植入术。在良性胆管狭窄中，并排放置多个大口径塑料支架的长期效果较好[20]，但学者也在评估自膨式覆膜金属支架的效果[21]。

对慢性胰腺炎或损伤导致的胰管狭窄也可以采用与胆道狭窄相同的方法进行内镜下治疗（图2.9），但是不一定能获得相同的治疗效果，而且需要在内镜治疗开始时就讨论后续的胰腺治疗计划。可以使用专门的胰管支架。

恶性狭窄

在过去的 30 年中，置入支架的内镜下减压治疗已成为恶性胆道梗阻的临时或永久性姑息治疗方法（图 2.10 至 2.12）。已经证实，与外科手术相比，内镜下减压治疗的成本更低，住院时间更短，

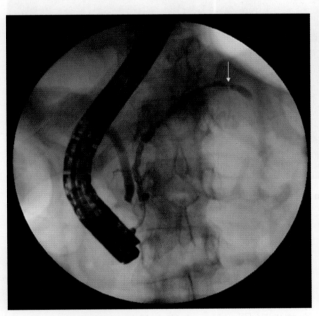

图 2.9　安全带损伤导致的创伤性胰管狭窄（箭头）伴轻度上游扩张

并发症发生率更低[22]。胆道减压可缓解梗阻引起的并发症，包括黄疸、体重减轻、胆管炎、继发性肝硬化和瘙痒，从而改善生活质量。然而，胆管支架治疗尚未显示出显著的生存获益[23,24]。尽管不推荐术前短期使用塑料支架进行胆道引流，但金属支架的性价比可能更高，在可行手术切除的患者和（或）接受新辅助放化疗的患者中，他们的诊断与手术之间存在明显延迟，因此，在这些患者中推荐置入金属支架进行引流。

ERCP 的禁忌证

与任何侵入性操作一样，在某些情况下不能进行 ERCP 操作。

相对禁忌证包括：

1．门静脉高压伴食管和（或）胃静脉曲张。

2．除胆源性胰腺炎外的急性胰腺炎（这可能会更改）。

3．最近有过心肌梗死和（或）严重的心肺疾病，除非该操作是挽救生命的（如胆管炎）。

4．反复尝试 ERCP 均失败，具有可用的替代性方法。

5．患者不能充分镇静。

6．对放射线造影剂有过敏反应，虽然通常是指静脉注射造影剂后的反应，但几乎没有证据表明 ERCP 具有相同的风险。不同地方对此有不同的指导意见。

绝对禁忌证包括：

1．咽部或食管梗阻（除非这些可以同时治疗）。

2．严重的未纠正的凝血障碍。

3．适应证不充分（如原因不明的腹痛）。

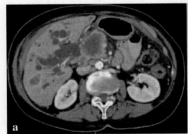
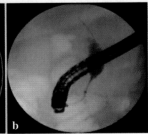
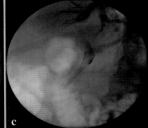
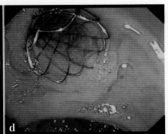

图 2.10　**a**．腹部 CT 显示伴有弥漫性肝内胆管扩张的胰腺癌。**b**．通过胆管造影显示远端胆管狭窄。**c、d**．置入金属胆管支架

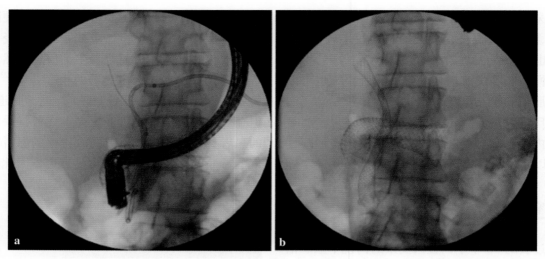

图 2.11　a．一例恶性十二指肠狭窄通过放置肠道金属支架和经支胆管引流来进行治疗。b．经皮胆管引流被替换成金属胆道支架

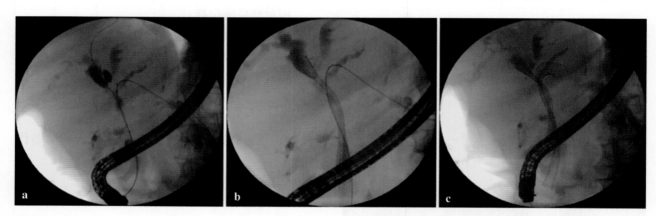

图 2.12　通过双侧金属胆管支架置入治疗的肝门部恶性肿瘤。a．将两根导丝插入双侧肝管。b．将金属支架置于右主肝管。c．将第二个金属支架放置在左主肝管

4．解剖学改变（Roux-en-Y、Billroth Ⅱ 和胰十二指肠切除术），且缺少必备的技能和工具（图 2.13）。

5．已知或怀疑穿孔。

6．患者不同意（除非紧急情况下）。

7．风险大于获益。

EUS 和 MRCP vs ERCP？

EUS 和 MRCP 已成为可以帮助或在许多情况下完全取代 ERCP 的诊断方式。与 ERCP 相比，两者都被认为是侵入性更小、更安全的诊断方法，并可以提供与 ERCP 相同的结果且不存在风险。MRCP 于 1991 年首次被开发，在 T2 加权序列胆管和胰管呈高信号且具有较长的 T2 弛豫时间[25]。MRCP 的一个优点是不使用电离辐射，也不使用含碘造影[25]。另一个优点是与 EUS 相比，MRCP 可以对较细的肝内胆管异常进行显像。然而，与 ERCP 相比，MRCP 的空间分辨率较差。因此，可能会漏诊非扩张性胰腺侧支或肝管外周病变[25]。此外，与 ERCP 相比，MRCP 可能会漏诊慢性胰腺炎和原发性硬化性胆管炎的早期变化[25]。

不能进行 EUS 时，则 MRCP 是诊断胆总管结石的首选方法。一项研究表明，EUS 组诊断胆总管结石的灵敏度和特异度分别为 100% 和 91%，而 MRCP 组分别为 90% 和 100%[4]。一些研究表明 MRCP 在检测直径较小的结石时不太准确。例如，一项研究报告称，当结石直径 < 6 mm

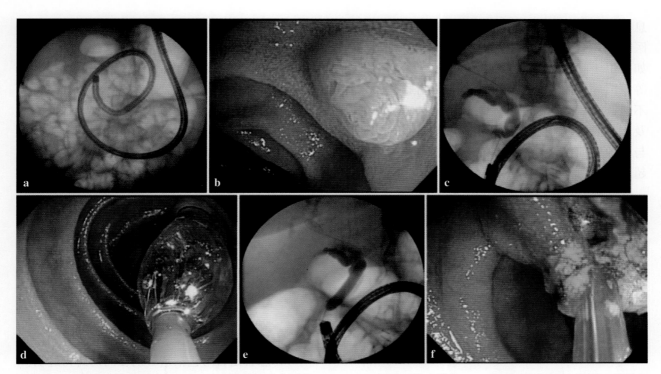

图 2.13　**a**. 使用结肠镜进行 Roux-en-Y 胃旁路手术后的 ERCP。**b**. 显示正常主乳头。**c**. 胆总管远端存在结石，并置入长导丝。**d**、**e**. 进行乳头球囊扩张术。**f**. 使用胆结石取石球囊将结石取出

时，MRCP 检测胆总管结石的灵敏度从 71% 降至 33%[2]。Kondo 等认为 EUS 对于 < 5 mm 胆总管结石的检测优于 MRCP[26,27]。MRCP 检测胆总管结石的准确性是否随胆管直径而变化仍存在争议。这一讨论需要进一步澄清，因为有关该课题的研究结果似乎相互矛盾。例如，一组研究得出结论，EUS 和 MRCP 在伴或不伴胆管扩张的恶性肿瘤和胆总管结石诊断中的表现没有显著差异[4]。

对五项随机前瞻性试验进行的系统综述比较了 EUS 和 MRCP 在胰胆疾病诊断中的灵敏度、特异度、阳性预测值和阴性预测值以及似然比[28]。在两种方法之间进行选择时，应考虑到其他因素，包括资源可用性、经验、成本和患者要求。例如，在老年人或重症患者等高危人群中，由于检查的非侵入性，MRCP 将是更好的方法[28]。然而，MRCP 耗时较长且需要患者很好地配合。此外，由于幽闭恐惧症，多达 5% 的患者耐受性不佳[28]。

EUS 将内镜检查和超声检查相结合，提供环扫或线阵式胰胆系统图像，不受肠道气化或皮下脂肪的干扰[6]。文献综述比较了 EUS 与 ERCP 在术中胆管造影和手术探查检测胆总管结石方面差异较大，灵敏度为 71% ～ 100%，特异度为 67% ～

100%。这些差异归因于患者选择、操作医生专业水平和研究设计等因素[6]。纳入 601 名患者的 9 项研究将 EUS 与 ERCP 在胆总管结石检出方面进行了对比。结果显示，在检测直径小于 4 mm 的结石时，EUS 比 ERCP 更灵敏且更准确。胆管造影在检测小结石方面的诊断率较低，主要是由于小结石较少引起胆管扩张[26,28,29]。EUS 可以提供高分辨率的图像（0.1 mm），从而可以检测出非常小的结石[6]。与 CT 和 MRCP 的结果相反，EUS 对小结石或非扩张胆管的诊断准确性并未降低[30]。

EUS（如果有的话）已经成为低中度疑诊胆管结石患者的首选检查。如果 EUS 发现结石，则可以在患者仍处于镇静状态时立即进行治疗性 ERCP。这是一种更方便且安全的处理方法，否则这些患者将经历诊断性 ERCP 的风险，或者在 MRCP 阳性发现后延迟进行治疗性 ERCP。此外，当 MRCP、CT 或 ERCP 无法确定胆管或胰管狭窄的病因时，EUS 也可用于排除恶性肿瘤。如果确定存在肿块，EUS 可以通过细针抽吸术进行取样。此外，EUS 有助于对壶腹部肿瘤进行分期，以确保可以进行内镜下壶腹部切除术。

尽管 EUS 为各种胰胆疾病提供了有价值的信

息，但 EUS 也有一些局限性。EUS 在许多社区医院中并不容易开展，并且它对操作者要求较高。如果由于幽门狭窄、溃疡或手术改变了解剖结构等原因导致内镜超声不能进入十二指肠，那么就不能选择 EUS 作为排除胆总管结石、恶性肿瘤以及胆总管远端和壶腹部狭窄的手段。此外，EUS 与其他任何内镜操作一样都有穿孔的风险（内镜超声的直径更大且呈斜角）。

此外，对于不能进行 ERCP 或 ERCP 失败时，均可进行治疗（图 2.14 和 2.15，见第三十四章）。

并发症

预防或减少 ERCP 术后并发症的最佳方法是避免进行不必要的 ERCP。

ERCP 术前注意事项

ERCP 最重要的一个方面是患者的选择。由于心肺抑制是与内镜相关最常见的并发症。因此，麻醉师可能会提供最有用的帮助。高达 50%的并发症与镇静有关[31]。缺氧发生率为 7% ～40%，误吸与高龄、慢性疾病、精神状态较差、仰卧位及镇静有关[31]。

在进行 ERCP 之前要问的问题包括：

1．操作是否合理？

2．是否怀疑 Oddi 括约肌功能障碍？如果是，准备好预防胰腺炎的方法（置入胰管支架和吲哚美辛纳肛）了吗？

3．患者的心肺情况是否良好？

4．应该建议插管还是清醒镇静？

5．患者最后一次进食是什么时候？是否有胃轻瘫或胃出口梗阻？

6．什么体位对患者是最安全的？

7．是必须提供盆腔放射保护的育龄期患者吗？

8．患者怀孕了吗？

9．患者是否对包括造影剂在内的药物过敏？

10．患者是否患有自发性或医源性凝血病？

11．患者是否有 ERCP 术后胰腺炎或其他并发症的病史？

12．患者是否曾接受过 ERCP 治疗？如果有，有什么困难和发现？

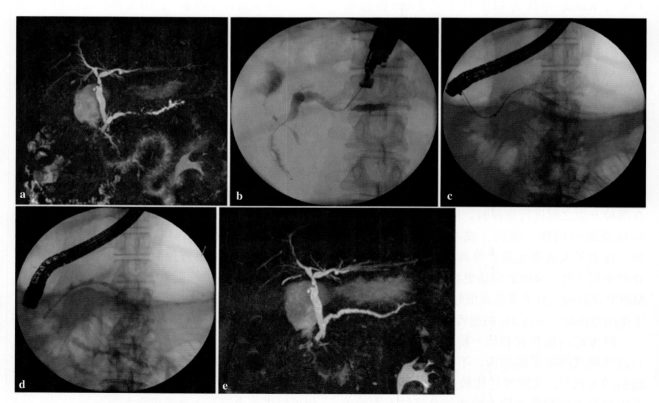

图 2.14　a．胰腺分裂和术后狭窄的患者。b．EUS 使用带导丝的 19 G 针顺行性进入胰管。c．ERCP 会师。d．置入支架。e．随后 MRCP 显示狭窄消失（Courtesy Petros Benias）

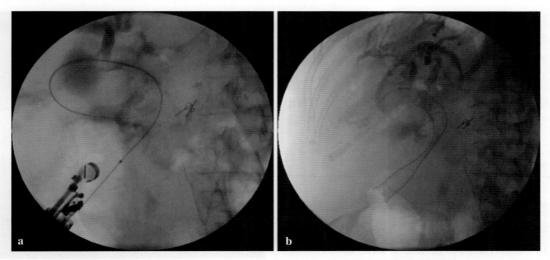

图 2.15　**a**．于十二指肠球部进行直接 EUS 胆管造影。**b**．对于恶性胆道梗阻置入金属胆管支架（Courtesy Petros Benias）

13．是否所有 ERCP 所需的设备都准备好了？

操作时和操作后的考虑因素

术中和术后的并发症包括心肺事件、穿孔、出血、药物反应、胰腺炎、胆管炎、胆囊炎、支架相关并发症和其他各种不良事件。ERCP 的主要不良事件是胰腺炎、出血、穿孔和感染（这些将在下面简要讨论），见第三章对 ERCP 术后并发症的讨论。准确的处理包括正确认识不良事件并及时进行治疗。

ERCP 术后胰腺炎

ERCP 术后胰腺炎（post-ERCP pancreatitis，PEP）的病理生理学是多因素的，包括机械、化学、流体静力、酶和热损伤[31]。PEP 是最常见的不良事件。报道的发生率为 1% ～ 40%[32]，最高为 5%。

多变量分析支持 ERCP 术后胰腺炎的危险因素包括：疑似 Oddi 括约肌功能障碍、年龄小、有 ERCP 术后胰腺炎病史、插管困难或失败、胰管造影、胰管括约肌切开术、单纯胆道括约肌球囊扩张术和进入乳头括约肌切开术（括约肌预切开）。"可能"导致 ERCP 术后胰腺炎的因素包括：女性，胆红素正常，胰腺腺泡化，无胆总管结石，ERCP 操作例数少以及受训者的参与。不会引起 ERCP 术后胰腺炎的因素有：胆总管直径较小、

Oddi 括约肌功能障碍和胆道括约肌切开术[32]。

有许多方法可降低 ERCP 术后胰腺炎的风险。一项随机试验表明，与单独的乳头括约肌切开术相比，当导丝与乳头切开刀结合使用时，ERCP 术后胰腺炎的发生率显著降低[33]。胰管支架置入术显著降低了 ERCP 术后胰腺炎的风险以及高风险 PEP 患者术后胰腺炎的严重程度（图 2.16），如伴随胆管括约肌切开的 Oddi 括约肌功能障碍测压术、正常 Oddi 括约肌测压值、胰管括约肌切开术、乳头预切开术、壶腹切除术和困难性插管）[13,34-36]。使用吲哚美辛 100 mg 纳肛组 ERCP 术后胰腺炎的发生率较对照组明显降低（9% vs 17%）[37]。

ERCP 术后出血

在括约肌切开术中或术后有 1% ～ 2% 的患者出现出血[31]。如果能看到出血部位，可以注射肾上腺素（1∶10 000）和（或）放置止血夹来处理，或者也可以使用球囊进行压迫。随着内镜技术的完善和合适的患者选择，对血管造影和急诊手术的需求已经减少。

ERCP 术后穿孔

据报道 ERCP 括约肌切开术穿孔的发生率不到 1%[38]。包括从括约肌切开术后的微穿孔到肠道的明显穿孔，并且可以是腹膜后、腹膜内或两者

兼有。对每个穿孔必须单独评估和处理。穿孔的危险因素包括：进行括约肌切开术，手术导致解剖结构改变，对狭窄进行扩张，以及手术持续时间较长[39,40]。处理ERCP术后穿孔的关键是早发现，早造影，并寻求富有经验的术者的帮助（图2.17）。

ERCP术后胆管炎

对梗阻和感染的胆胰管进行充分的胰管和胆管引流是治疗和避免败血症的关键。目前基于MRCP和EUS对胆胰管梗阻患者做好ERCP术前计划已成为常规。

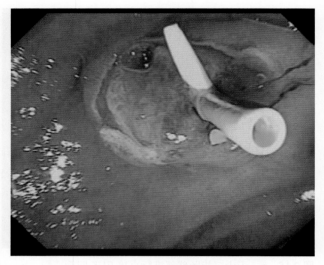

图2.16　括约肌切开术后预防性置入胰腺支架

医疗法律问题

医学的艺术和实践并不完美。由于术后的不良反应（就像前面关于ERCP操作并发症的简要讨论所描述的），想要实现将患者的生理功能恢复到手术前状态这一目标是很困难的。这些并发症会导致生活质量下降、残疾、高昂的医疗费用、住院时间延长以及无法进行正常的生活。无论这些并发症是否可预测，患者可能会将责任归咎于医生或医疗机构并寻求赔偿[41]。此类诉讼不仅对被告，而且会对刑事司法系统、社区、家庭成员和公共卫生产生广泛的影响。目前的医疗法律环境改变了我们现在提供医疗保健的方式。每个州都有自己的法律来处理医疗事故。

1985—2005年美国医师保险协会（Physician Insurers Association of America，PIAA）数据库显示，只有1.8%的医疗索赔涉及胃肠病学家[41]。近年来，一个大型责任保险公司数据显示胃肠病学家在医疗索赔的25个专业中排名第5[41]。ERCP是创伤性较大的操作之一，且发生不良事件的频率更高。因此，很容易想象ERCP会占到法律索赔的一大部分。然而，在1995年，针对ERCP提起诉讼的风险大大低于其他操作[41]。ERCP的相对诉讼风险不到普通操作的2倍（包括乙状结肠镜检查或胃镜检查）[42]。在加拿大，ERCP仅与6%的胃肠相关诉讼有关。而在日本，ERCP是与内镜相关的医疗索赔最常见的原因。在Peter Cots对59起ERCP诉讼案的分析中，32起案件的主要指控是"适应证不充分和沟通不畅"[43]。因此，如前所述，必须有确凿的证据来证明进行ERCP的

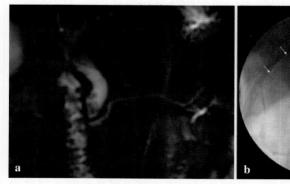
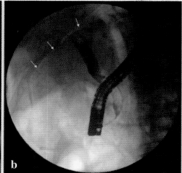
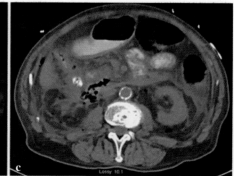

图2.17　a. MRCP显示胆总管远端多发结石。b. 括约肌切开术和球囊取石术后并发腹膜穿孔(箭头指向腔外气体)。c. 腹部CT扫描，保守治疗

必要性。

除了正确的 ERCP 临床适应证外，内镜医师还应接受适当的培训，并保持一定的熟练程度，以提供最佳的操作。建议开展专门的高级内镜研究项目，以降低 ERCP 并发症的发生风险，但这是有争议的。在培训期间，不到 200 例 ERCP 操作被认为是不足以获得相应的能力的[5]。ASGE 制定了指南，以确保进行充分的培训。有数据表明，至少需要 180 ～ 200 例操作才能获得操作 ERCP 的能力[44,45]。此外，医院也要承担责任，因为是他们授予了操作 ERCP 的权限[46,47]。

结论

总之，虽然 ERCP 对胰胆管系统的显影灵敏度和特异度都较高，但有一定的风险。当高度怀疑胆总管结石时，应该直接进行 ERCP。对于并发症发生风险较高的患者，如果由于可疑的胆道梗阻（胆管炎和胆源性胰腺炎）而导致临床症状恶化，则进行 ERCP 是合理的[48]。对于低中度并发症发生风险的患者，若中低度可疑胆总管结石时，临床医师可根据情况选择 EUS 或 MRCP，然后根据结果进行 ERCP。对于胆管和胰管狭窄，ERCP 是首选的诊断和治疗方法。然而，如果 ERCP 无法确定狭窄的病因，则考虑 MRCP 和

EUS。如果两者都可用，则必须结合可能的病理学类型和部位进行选择。如果怀疑是肝内胆管病变，最好行 MRCP。如果预计会出现肝外胆管或胰管异常，则 EUS 可以提供诊断性成像和进行组织取样。在进行内镜下壶腹部切除术之前，EUS 也可用于壶腹部病变的分期。

关键点

- 始终遵循适应证来进行 ERCP，并问自己："如果这名患者有严重的并发症怎么办？我可以证明操作的合理性吗？"
- 确保符合治疗适应证是最好的选择。
- 熟悉 ERCP 的所有风险。
- 了解自己的技术缺陷以及何时寻求帮助。
- 需要团队的配合来处理复杂情况。
- 记录操作过程。
- 请注意，相关医疗诉讼主要源于操作适应证不正确或不明确，未征得患者同意，以及（或）不良事件发生后沟通不畅等情况。
- 合理使用 EUS 和 MRCP 对 ERCP 进行补充。

参考文献见本书数字资源。

第三章　ERCP 并发症概述：预防和处理

Nalini M. Guda　Martin L. Freeman 著

引言

内镜逆行胰胆管造影术（ERCP）是一种常用的操作。它的诊断性作用已经过时，并且在很大程度上被其他侵入性或非侵入性方法所取代。可以通过磁共振成像（MRI）或磁共振胰胆管造影术（MRCP）和内镜超声（EUS）获得导管造影（胰管和胆管的影像）。通过 EUS 和 MRCP 可以容易地获得胰腺实质和胃肠腔周围其他结构的详细信息。ERCP 仍然在治疗干预中起主导作用，并且随着对病理生理学以及可用仪器的了解加深，对并发症的意识、处理和专业技能的增强，其治疗性干预的范围也在不断扩大。关于操作适应证和操作技术等在本书其他部分有讲述。

不良事件、计划外事件和并发症是经常互换使用的术语。无论被称为什么，它们都会导致严重的并发症和偶然的死亡。了解风险并将其最小化是任何介入性操作的关键，特别是相对于其他内镜技术风险明显升高的 ERCP 来说更是如此。

ERCP 最常见的并发症是胰腺炎、出血（尤其是乳头括约肌切开术后）、穿孔、胆管炎和胆囊炎等（表 3.1）。这些已在各种前瞻性研究中得到

表3.1　ERCP的并发症

并发症	频率
胰腺炎	5% ~ 25%
出血	1% ~ 2%
穿孔	< 1%
胆囊炎	< 1%
胆管炎	罕见
死亡	罕见

了广泛的研究[1,2]。尚未被充分研究的一个方面是与插管失败相关的后果和花费，以及由于失败导致的重复干预和并发症。另外，虽然超出了本章的范围，但需要强调的是 ERCP 术者的资格、培训和专业知识的重要性。

ERCP 术后胰腺炎

ERCP 术后胰腺炎是 ERCP 最常见的并发症。据报道，ERCP 术后发生胰腺炎的概率为 5% ~ 30%，具体取决于患者、操作、定义和研究方法。大多数研究报道的 ERCP 术后胰腺炎的发生率约为 7%[3]。ERCP 术后胰腺炎的风险因素已经明确定义，将在下面讨论。当存在多个风险因素时，风险通常是复合性的而不是其简单地加成。了解风险因素是降低并发症发生率和改善预后的关键因素。

定义

统一胰腺炎的诊断标准至关重要。目前普遍采用亚特兰大诊断标准[4]。诊断胰腺炎时需要符合以下三项标准中的两项，包括：①上腹部疼痛，有或没有背部放射。②血清淀粉酶和（或）脂肪酶至少升高 3 倍。③存在提示胰腺炎的影像学特征。这些标准与原来的 Cotton 标准非常相似，在其基础上加入了血清脂肪酶升高超过 3 倍。一些临床医师在 ERCP 后常规检查血清淀粉酶和（或）脂肪酶，并且在无腹痛的情况下可以发生血清酶水平的升高。这不代表存在胰腺炎，通常被称为"生化性胰腺炎"。临床上，通常无须对这些患者进一步的干预即可恢复良好。若术后发生胰腺炎，

除非出于其他原因需要影像学检查，否则不需要常规的横断面成像以确诊。应仔细评估在没有血清脂肪酶和（或）淀粉酶显著升高情况下的严重腹痛，并寻找有无发生其他并发症，如穿孔。一些患者在没有任何可检测到的并发症的情况下发生术后疼痛的情况并不少见。最难评估的是术前疼痛和 ERCP 术后可疑酶升高的患者。如脂肪酶升高超过 3 倍，但淀粉酶升高不到 3 倍，这也是常见的情况。

ERCP 术后胰腺炎的严重程度可以从轻度到严重的坏死、多器官衰竭甚至死亡。ERCP 术后胰腺炎的严重程度应根据共识定义进行分级，主要依据住院时间以及是否需要干预[4,5]。如住院 2 ~ 3 天为轻度；持续 4 ~ 10 天为中度；住院治疗 > 10 天，发展为坏死或假性囊肿，和（或）需进行引流或手术者为重度。

发生 ERCP 术后胰腺炎的机制是什么？

尚不清楚发生炎症途径的确切机制。有几种可能的解释，且一些预防术后胰腺炎的措施也是基于这些假设。有一些间接证据表明以下因素起作用：

1. 机械流出阻塞　从临床数据可知，器械可引起乳头水肿和机械性胰液流出阻塞。这诞生了用于预防 ERCP 术后胰腺炎的胰管支架术的观点，使 ERCP 术后胰腺炎的发生显著减少。

2. 导管损伤或创伤　胰管操作包括导丝进入主胰管或侧支，这导致胰腺炎的风险增加。任何胰管介入性操作似乎都会增加 ERCP 术后胰腺炎风险。导管损伤很可能引发炎症级联反应。

3. 热损伤　胰管括约肌切开术增加了胰腺炎的风险。进入 / 预切开括约肌切开术也是一个风险因素，表明热损伤可以引发炎症级联反应。

4. 静水压损伤　导管灌注与胰腺炎症之间似乎存在关联。使用灌注导管且无抽吸的胰管测压法是 ERCP 术后胰腺炎的高风险操作。重复的导管注射、胰管注射深度和强力注射或"腺泡化"都与此有关。

其他原因包括将肠道菌群移位至胰管，从而产生"感染性理论"，以及化学损伤或造影剂引起的过敏反应。

虽然尚不清楚确切的炎症途径，但似乎存在

机制之间的相互作用。如果不能完全预防胰腺炎，则预防胰腺炎的目的是阻止其中一个或多个发生机制，从而降低 ERCP 术后胰腺炎的严重度。药物干预是对炎性趋化因子的阻断。一类效果较好的药物是 NSAIDs。

风险因素是如何定义的？

一些前瞻性研究提高了我们对 ERCP 术后胰腺炎危险因素的认识。根据相关证据，风险已被分为明确的、不确定的或无风险的。在涉及超过 500 名患者的研究中，多变量分析证实了明确的危险因素，并且在多项研究或 Meta 分析中证实了其具有统计学意义。不确定的风险因素是在多项研究中进行单因素分析或单项研究中进行多变量分析具有重要意义的因素。如果没有基于多变量分析的证据，且基于单变量分析的数据不一致，则认为这些因素不会产生风险（基线或背景风险除外）[3]。

什么是 ERCP 术后胰腺炎的危险因素？

1. 与患者相关的风险因素。
2. 与操作相关的风险因素。
3. 与操作者相关的风险因素。

与患者相关的风险因素

正如多项队列研究中所证实的，有些患者发生 ERCP 术后胰腺炎的风险最高。最明显的高风险人群是在没有结石或其他可识别的病理的情况下发生腹痛的女性，属于"疑似 Oddi 括约肌功能障碍"类别。没有证据表明Ⅲ型 Oddi 括约肌功能障碍（仅疼痛）比Ⅱ或Ⅰ型 Oddi 括约肌功能障碍 [胆管扩张或（和）肝功能异常] 的风险更大。有 ERCP 术后胰腺炎病史的人群也有更高的发病风险（表 3.2）。

与操作相关的风险因素

插管困难是已知的危险因素，可能是诱发乳头水肿的一个原因。其他风险因素包括多次胰管造影剂注射。有数据支持注射的程度与胰腺炎的发病率一致。已证明将导丝深入胰管中是一个强有力的危险因素[6]。某些高风险手术包括括约肌预切开术或进入乳头括约肌切开术、无胆道括约肌切开的胆管球囊扩张术、胰管括约肌切开术和任何胰管的介入性操作。这些在多变量分析中都与 ERCP 术后胰腺炎风险增加有关。尽管仍然有人认为金属胆管支架置入后胰腺炎的发病率增加，但包括一项小规模随机试验在内的研究未能证实这一点。研究结果显示未覆膜和部分覆膜金属支架[7-9] 的置入和置入支架前进行胆道括约肌切开术不会影响 ERCP 术后胰腺炎的发生率。尽管有这些数据，人们仍然认为使用全覆膜金属支架有增加胰腺炎的可能性。一项小型回顾性研究报道，非胰腺癌和胰管注射造影剂是使用部分和完全覆膜金属支架患者发生胰腺炎的危险因素[10]。造影剂的浓度或渗透压对增加胰腺炎的风险没有显著作用。胰液的混浊程度会增加风险。尽管人们普遍认为胰腺的腺泡化是 ERCP 术后胰腺炎的风险因素，但多变量分析显示其并没有造成任何重大风险（表 3.3）[11,12]。

与操作者相关的危险因素

各种研究数据表明，内镜医师操作的病例数量和经验与并发症的风险成反比[13]。一项研究表明，受训者的参与与风险增加有关[14]。在单个患者中存在多个风险因素会对风险产生复合作用。因此，疑似 Oddi 括约肌功能障碍、肝功能正常、胆总管直径正常的年轻女性发病风险最高[15]。表 3.4 总结了基于各种前瞻性研究和 Meta 分析计算的一些常见 ERCP 术后胰腺炎危险因素的优势比。

如何预防 ERCP 术后胰腺炎

仔细筛选患者

诊断性 ERCP 或对"怀疑"的大多数疾病行 ERCP 现在已经过时且应该避免。例如，包括磁共振胰胆管造影术（MRCP）、内镜超声和胆囊切除术中的术中胆管造影在内的非侵入性或侵入性较小的检查方法可以提供类似的信息。这可以减少对 ERCP 的需求。另外，如果有生化、放射学和（或）临床证据表明有胆总管结石，那么在进行胆囊切除术前进行 ERCP 是合理的。

医师（操作者）有适当的经验

内镜医师应该熟悉自己的不足之处以及所需的治疗操作类型。内镜医师必须能够识别和处理突发事件。放置预防性胰腺支架的能力是 ERCP

表3.2 ERCP术后胰腺炎中与患者相关的危险因素

明确的 [a]	不确定的	无风险的
年轻者	没有胆总管结石	胆总管直径正常 / 小
女性	血清胆红素正常	壶腹周围憩室
可疑 Oddi 括约肌功能障碍		胰腺分裂
复发性急性胰腺炎		对造影剂过敏
无慢性胰腺炎		
ERCP 术后胰腺炎病史		

[a] 参见文本，了解风险分层

表3.3 ERCP术后胰腺炎中与操作相关的危险因素

明确的	不明确的	无风险的
胰管注射造影剂	胰腺腺泡化	壁内造影剂注射
胰管括约肌切开术	胰腺刷检	诊断性 vs 治疗性
完全括约肌球囊扩张术	ERCP 中发生疼痛	胆道括约肌切开术
插管困难或失败		先前失败的 ERCP
括约肌预切开术		Oddi 括约肌测压术（特别是抽吸导管）

表3.4　基于现有数据总结的胰腺炎的常见危险因素和比值比

危险因素	优势比（95%CI）
女性	2.23（1.75，2.84）
怀疑 Oddi 括约肌功能障碍	4.09（3.37，4.96）
反复急性胰腺炎病史	2.46（1.93，3.12）
胰管注射	2.20（1.60，3.01）
胰管括约肌切开术	3.10（1.60，5.80）
括约肌预切开术	2.71（2.02，3.63）
完全括约肌球囊扩张术	4.50（1.50，13.5）

的必备条件[16]。胰腺支架的放置通常需要使用较小直径的导丝（0.018″，0.021″ 或 0.025″）。

谨慎操作

建议避免或尽量减少胰管混浊的程度。任何造影剂注射都应在 X 线透视引导下进行，并且应该轻轻地一次性注射少量造影剂，特别是在无意中导致胰管混浊的情况下（表 3.5）。

导丝插管

建议使用导丝插管作为使造影剂注射最小化并降低胰腺炎风险的方法。插管技术已在本书的其他章节描述过。通过使用导丝代替造影剂，可以将导丝推进到所需的导管中。如果导丝穿过脊柱，则认为其是在胰管中；而如果导丝沿着脊柱向上前进，则认为其是在胆管中。一旦导丝沿胆管方向前进，就进行胆管插管并注射造影剂。有至少 12 项随机对照研究比较了导丝插管与使用造影剂的标准性方法。最近对这些已发表的研究进行的 Meta 分析表明，导丝插管技术降低了 ERCP 术后胰腺炎的风险，其 RR 为 0.51，95% CI 为

0.32 ～ 0.82。且使用导丝插管[7]，插管成功率也更高。导丝插管似乎不仅通过避免将造影剂注入胰管而降低了胰腺炎的风险，而且还可能由于与插管的导管相比导丝的直径较小，从而可能减少乳头损伤。已发表的有关导丝插管的研究的问题是，对照组使用插管和注射造影剂的技术而不使用导丝。这种技术早已过时，并不代表现实中的替代方法。导丝插管也不能确保安全。有人担心会发生壁内夹层、导管损伤、创伤或穿孔（尤其对于侧支导管）。应注意不要用力推进导丝，特别是在通过困难的情况下。当对导丝末端的位置有疑问时，可以注入少量造影剂，而不是通过强力推进导丝引起导管损伤或夹层[18,19]。如果胆道通路是靶目标，但导丝重复进出胰管或在高风险患者发生一次胰管进入，这时就可以将一根导丝留在胰管中，并将另一根导丝插入胆管（双导丝插管技术）。置入双导丝后应预防性置入胰管支架（如随机试验结果所示）[20]。

预防性胰管支架置入术

已证明胰管支架可有效地降低 ERCP 术后胰腺炎的风险。有人认为 ERCP 的乳头水肿可以阻碍胰液流出。将支架放置在胰管括约肌上可以保持胰液的排出，从而使发生 ERCP 术后胰腺炎的风险降到最低。由于先前的报告已证明高风险患者中胰管支架的益处，许多精心设计的研究和 Meta 分析评估了预防性胰管支架置入的价值，目前已有强有力的证据证明支架植入术可以降低 ERCP 术后胰腺炎的风险[21,22]。在包括 14 项研究的最新 Meta 分析中，胰管支架置入与 ERCP 术后胰腺炎的显著降低相关（RR 0.39，95%CI 0.29 ～ 0.53，$P < 0.001$）。根据 ERCP 术后胰腺炎严重程度分层的亚组分析显示支架对轻中

表3.5　如何将ERCP术后胰腺炎的风险降至最低[3]

患者的选择	操作技术	药物
避免将 ERCP 用于适应证不充分的情况——考虑包括 EUS、MRCP 和术中胆管造影（IOC）在内的替代方案	高效插管（包括合理使用导丝）	吲哚美辛或双氯芬酸[a] 纳肛
	避免意外的胰管插管或胰管混浊	
	为高风险患者预防性放置胰腺支架（最好是小口径的软支架）	

[a] 目前没有数据单独使用 NSAID 纳肛，通常与胰管支架配合使用

度 ERCP 术 后 胰 腺 炎 患 者 （RR 0.45，95%CI 0.32 ～ 0.62，$P < 0.001$）以 及 重 度 ERCP 术 后 胰 腺 炎 患 者 （RR 0.26，95%CI 0.09 ～ 0.76，$P = 0.01$）均有益[23-25]。

受益于胰腺支架的患者具有以下特征之一：Oddi 括约肌功能障碍（怀疑或记录在案的，无论测压结果如何），困难插管对器械进出胰管或胰管显像，胰管的侵入性操作（如细胞学刷检），胆管插管时放置胰管导丝，胰管括约肌切开术（主乳头或副乳头），乳头处的括约肌预切开术，单纯球囊扩张胆道括约肌，曾经有 ERCP 术后胰腺炎，以及内镜下壶腹切除术（表 3.6）。虽然有大量证据表明在那些有与患者相关和操作相关危险因素的患者中需置入胰管支架，但只有两项研究评估了胰管支架植入术对低风险患者和低风险操作的效用。有趣的是，两者均显示出积极的作用[22]。

胰腺支架置入有明显的缺点（表 3.7）。并非所有的内镜医师都受过训练或熟悉胰管支架置入术的适应证和技术。训练或模拟模型可能有助于胰腺支架置入和移除的练习。需要熟悉专用的导丝和胰腺支架以及加深对胰管解剖的认识。内镜医师必须意识到与支架置入或预防性胰腺支架置入尝试失败相关的潜在并发症。放置失败与风险增加有关。放置胰腺支架时，可能发生导丝或支架相关的导管穿孔。可能偶尔发生支架向内或向外移位。最后，可能发生支架诱导的胰管或实质损伤，以至于放置短期胰管支架来预防[26]。

胰管支架放置技术

当放置胰管支架时，应避免对胰腺中的金属导丝进行剧烈操作，因为会导致侧支穿孔，从而增加胰腺炎的风险。许多内镜医师使用 0.035 英寸的导丝，而许多专家使用 0.018 ～ 0.021 英寸导丝进行胰腺支架置入。这是小口径（3 Fr）支架置入的先决条件。尽管一项随机试验未能证明 3 Fr 支架优于 5 Fr 支架[27]，但 3 Fr 支架置入所需要的 0.018 英寸导丝仅在随机分组之后才使用。另外，0.035 英寸导丝可能不适合细小或曲折的胰管。作者不建议采用大口径导丝和放置大口径支架，特别是在小口径或曲折的胰管中。

支架由不同的材料制成，其中一些支架比其他支架更柔软。在直觉上没有内翼的柔软支架应该与胰管更加贴合，并且比坚硬有翼支架造成的创伤更小，尽管对它们从未进行过正式比较。有数据清楚地表明，较大的支架直径与胰管损伤的风险显著相关[28]。对于高风险患者的预防性支架，作者建议使用短的（2 ～ 3 cm）、柔软的 4 ～ 5 Fr 且有内翼的支架，或者是长的（9 ～ 11 cm）、柔软的 3 Fr 或 4 Fr 无翼的单猪尾支架。患者应该有 2 ～ 4 周内的腹部 X 线片，最好由胃肠病专家来进行检查，因为没有经验的放射科医师可能不容易识别出小的胰腺支架。如果支架一直保留至随访期，则应通过内镜取出支架。有移除胰腺支架后发生胰腺炎的罕见报道，但这主要是发生在具有内翼的支架中。

表3.6 胰腺支架置入：何时做，何时不做

适应证（基于证据）	非适应证
Oddi 括约肌功能障碍（怀疑或记录在案的，无论测压结果如何）	低风险患者（年龄较大或胰管阻塞），低风险操作
困难插管时器械反复进出胰管或胰管注射	胰管中未注射造影剂，并且在低风险患者中导丝进入胰管次数较少
胰管的侵入性操作（如细胞学刷检）	在从没有其他风险的情况下，在乳头上方进行针刀预切开或瘘管切开术
在胆管插管时放置胰腺导丝	不确定是否可成功插入胰管导丝及置入胰管支架
胰管括约肌切开术（主乳头或副乳头）	胰腺分裂患者的胆道治疗
乳头处的括约肌预切开术	
胆管括约肌球囊扩张术	
曾发生过 ERCP 术后胰腺炎	
内镜下壶腹切除术	

表3.7　胰管支架置入的挑战

关于适应证和应用方面对内镜医师进行教育
需要培训胰腺支架放置技术
熟悉专用的导丝和胰腺支架
加深对胰管解剖的认识
适当的随访，以确保支架在位或移除
了解潜在的并发症
放置支架失败
导丝/支架相关的导管穿孔
向内送入支架或支架移位
支架引起的胰管或实质损伤

一种特殊的情况是胰管在胰头部呈 360° 环，即所谓的 Ansa 环。在这种情况下插管，不可能将导丝深入胰管。可以使用 0.018 英寸的小口径导丝，并在导丝上形成一个"指关节"或"J"形的钩子，将导丝插入胰管至少 2 cm，然后置入 2 cm 长、4 Fr 或 5 Fr 支架，最好是带有内翼的柔软支架，以避免支架立即向外移位。与在胰管内保留至少几天的支架相比，在手术结束时立即移除胰管支架并不能防止 ERCP 术后胰腺炎[29]。

药物可以预防 ERCP 术后胰腺炎吗？

已经测试了许多可能在导致胰腺炎的炎症级联的各个阶段起作用的药物。迄今为止，已经报道了至少 48 项随机对照研究，使用了 15 种不同的药物。大多数研究包括 ERCP 术后胰腺炎的平均或混合风险的患者。至少有 6 项研究包括高危患者人群[30]。已评估的药物及其疗效见表 3.8。

已经尝试过的药物包括旨在减少括约肌痉挛的药物，如钙通道阻滞剂、外用利多卡因和硝酸甘油。钙通道阻滞剂和局部利多卡因无效。一些数据表明外用硝酸甘油可能是有益的。最近一项涉及诊断性 ERCP 的有限数据的网络 Meta 分析显示，局部应用肾上腺素可能减少 ERCP 术后胰腺炎的发生[30]。

非甾体类抗炎药（nonsteroidal anti-inflammatory drugs，NSAIDs）是预防 ERCP 术后胰腺炎最有希望的一类药物。许多随机对照试验，包括一项纳入高风险患者的研究和几项 Meta 分析，均显示出显著的风险降低。最初的研究使用了双氯芬酸栓剂。这在美国是不可用的。吲哚美辛栓剂现在是美国研究最多的药物。在一项大型多中心随机研究中，在 ERCP 术后立即给予 100 mg 吲哚美辛栓剂，ERCP 术后胰腺炎的发病率显著降低[31]。对本研究中的高危患者进行了胰管支架放置（约占所有患者的 80%）。这些患者可从吲哚美辛栓剂中获益：使用 NSAIDs 后发生 ERCP 术后胰腺炎的发病率为 16.1% ~ 9.7%（P=0.04）。由于技术方面的困难或内镜医师的决定，大约 20% 的患者没有预防性放置胰腺支架，单独使用吲哚美辛栓剂减少胰腺炎的比例为 20.6% ~ 6.3%（P=0.049）。NSAIDs 也降低了胰腺炎的严重程度，需要干预治疗的胰腺炎病例数从 21 到 6 不等。这取决于纳入的病例数或存在的风险因素。

单独使用 NSAIDs vs 胰管支架置入联合 NSAIDs

目前显然有两种干预措施可以减少 ERCP 术后胰腺炎的发生。一种是吲哚美辛的直肠给药，另一种是放置胰管支架。如前所述，胰管支架的放置并非没有问题。胰管支架插入需要使用较小直径的导丝进入胰管并放置支架。在某些情况下，胰管的解剖结构可能使导丝的深入和支架放置变得非常困难。多次尝试后支架置入失败会导致不良后果，因为胰腺炎的发生风险显著升高[32]。另一方面，NSAIDs 栓剂易于使用，具有可靠的安全性，不需要专门的技能，并且相对便宜。最近的网络 Meta 分析表明单独使用 NSAIDs 栓剂在预防 ERCP 术后胰腺炎方面优于胰管支架[33]，应该被视为特定患者的一线治疗。然而，这些研究结果受到以下因素的限制：研究数量较少（仅 29 项研究），大多数 NSAIDs 研究中没有高危患者，潜在的发表偏倚以及间接进行比较。目前，在所有高风险患者中使用 NSAIDs 栓剂是合理的，但在获得更多的数据之前，不能替代胰腺支架。是否应该给予普通和低风险人群 NSAIDs 栓剂，或者更高剂量是否更有效，都在研究中。

病例 1

患者，女，73 岁，患有胆管炎并发现一枚较大的胆管结石。患者最近因颈动脉狭窄所致的短

表3.8 ERCP术后胰腺炎的药物预防

有效	无效	可能有效
非甾体类抗炎药（NSAID）栓剂	钙通道阻滞剂	外用硝酸甘油
输注加贝酯（> 12 h）	外用利多卡因	萘莫司他
	皮质类固醇	抗生素
	别嘌呤醇	生长抑素（12 ~ 24 h 输注）
	PAF 抑制剂	外用肾上腺素 [a]
	IL-10	
	肝素衍生物	
	奥曲肽	
	乌司他丁	
	利培酮 + 乌司他丁	

[a] 基于神经网络的 Meta 分析显示外用肾上腺素是有效的 [26]。原始研究没有在高风险人群中进行，也没有在高危人群中进行随机对照试验

暂性脑缺血发作（transient ischemic attack，TIA）接受了颈动脉支架置入，并且一直服用阿司匹林、氯吡格雷和华法林进行抗凝治疗。在国际标准化比率（INR）正常化并保持肝素桥接治疗后，患者接受了 ERCP 下括约肌切开加大球囊扩张，取出 12 mm 胆管结石。在咨询了神经内科和内科医师后，决定在括约肌切开术后 48 h 用依诺肝素重新开始抗凝治疗。患者被送往过渡性护理机构，但在括约肌切开术后第 5 天因低血容量性休克和血红蛋白降至 6 mg/dl 再次入院。对患者进行复苏和补液，用新鲜冰冻血浆进行 INR 标准化，并在全身麻醉下进行急诊 ERCP 检查括约肌切开部位，显示新鲜血凝块下有活动性出血（图 3.1）。应该怎么办？

出血

出血的风险因素是什么？应如何处理？

出血可能在手术过程中立即发生，但如果将其控制，并且没有临床上显著的失血，通常不认为是并发症。延迟的临床严重出血是括约肌切开术一种日益罕见的并发症，可在手术后长达 1 周或更长的时间内发生。来自较早的大型多中心研究的数据表明，在括约肌切开术后有 1% ~ 2% 的患者通常会出现明显的出血 [1,34-36]。

括约肌切开术后出血的危险因素已得到明确

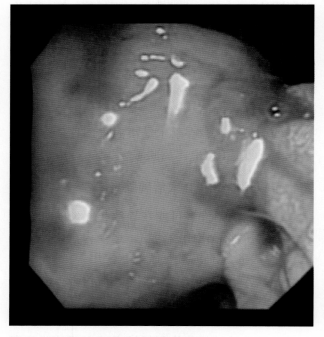

图 3.1 括约肌切开部位的活动性出血

的界定，包括术中出血、急性胆管炎、凝血功能障碍，以及括约肌切开术后 3 天内恢复抗凝治疗（表 3.9）[37]。

对于括约肌切开术中的出血，通常可以通过在括约肌切开术的顶端和边缘注射稀释的肾上腺素来治疗。注射是最简单的方法，通常使用乳头切开刀或造影导管压到管壁上而不是使用硬化治疗针，或专门为十二指肠镜设计的针。尽管肾上腺素是治疗消化性溃疡出血的单药治疗方法，但

表3.9　括约肌切开术后出血的危险因素

明确的 [a]	不确定的 [b]	没有风险 [c]
凝血功能障碍	硬化	阿司匹林 /NSAIDs 使用
括约肌切开术后 3 天内恢复抗凝	胆总管扩张	壶腹部肿瘤
括约肌切开术前发生胆管炎	壶腹周围憩室	长括约肌切开术
低血流量	括约肌预切开术	前次括约肌切开术的扩展
初次括约肌切开术中发生出血	胆总管结石	

[a] 多变量分析显著
[b] 单变量分析显著
[c] 多变量分析无显著性

单独用于括约肌切开术的肾上腺素注射治疗成功率为 96% ～ 100%[38,39]。应避免靠近胰管口注射。如果肾上腺素注射不能控制出血，可以非常小心地使用双极凝固或内镜夹子，但必须注意避免损伤胰管开口、穿孔和夹闭括约肌切口或胰管开口。通过十二指肠镜释放夹子可能具有挑战性。如果使用带有外护套的夹子，应将夹子推至护套末端，然后将其插入工作通道，以避免护套在穿过抬钳器时扭结。一些内镜医师经常去除外护套，但是制造商不推荐这样做，并且我们认为这会阻碍通过十二指肠镜释放夹子。为了使夹子可视化，应尽可能保持在远离乳头的位置。当从十二指肠镜中推出夹子时，应注意放松抬钳器，有时需要将内镜旋钮处于中间的位置。

如果出血严重，穿过胆道括约肌的球囊压迫可能会减慢出血速度或止血，并可以更好地观察出血部位。临时放置全覆膜自膨式金属支架是另一种方法。如果不能通过这些方法控制出血，可以通过血管造影和选择性栓塞出血血管来实现止血。如果放置了血管夹，放射科医师通常可以据此来确定需要检查的血管（在没有明显持续性出血的情况下）。实际上总是可以通过上述方法来控制出血，使需要外科手术的机会很少（如果有的话）。没有数据支持静脉注射质子泵抑制剂可以来止血，尽管通常会这样做。同样，没有数据证实常规使用奥曲肽输注减少内脏循环从而实现止血的效用，在极少数情况下可以尝试这种方法。

病例后续

在使用乳头切开刀进行充分冲洗和移出血凝块后，在括约肌切口的顶部（旁边有个大的憩室）观察到活动性渗血（图 3.2）。进行胆管插管，随着缓慢抽出屈曲的乳头切开刀，在顶部出血部位注射 1∶10 000 肾上腺素直至出血停止（图 3.3、3.4）。在括约肌切开处用导丝引导的 8 mm 球囊轻轻扩张，以更好地观察出血点，并区分括约肌切开后的左右壁。这样做是为了在出血部位提供压迫并更好地观察出血点。因为肾上腺素注射只能为这位不得不恢复抗凝的患者提供暂时的血管收缩和填塞效应。通过在括约肌切口顶部左侧周围的出血部位放置夹子来实现强化的机械止血，并且避开胰腺开口（图 3.5）。尽管重新使用氯吡格雷后患者没有进一步出血，但 2 天后出现卒中。

如何预防出血？

与任何内镜干预一样，对危险因素的前期预测评估至关重要。始终建议和患者一同讨论风险和获益。应该仔细评估患者的任何风险因素，包括使用抗血小板药和抗凝血剂。美国胃肠内镜学会（ASGE）基于目前的证据描述了血栓栓塞和抗凝治疗的风险因素。血栓栓塞事件的高风险状况包括：与房颤相关的心脏瓣膜病、机械性二尖瓣脱垂以及先前存在任何机械瓣膜的血栓栓塞病史。低风险状况包括深静脉血栓形成的既往史或现病史，生物瓣膜、机械主动脉瓣以及单纯性或阵发性房颤。在高风险病例中，建议与心脏病专家一起管理抗凝剂的使用，以评估和降低风险。根据 ASGE 指南，在高风险患者中，应在手术前 3 ～ 5 天停用华法林，使用肝素作为桥接治疗，而 INR 低于治疗水平。术后恢复肝素，在括约肌切开术后 72 h 重新开始使用华法林。在低风险患者中，

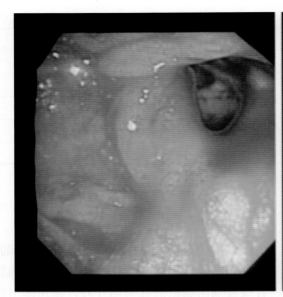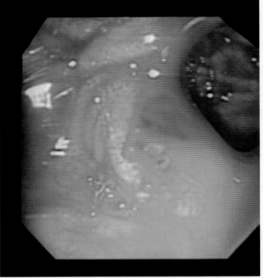

图 3.2　憩室附近出血部位的冲洗和观察

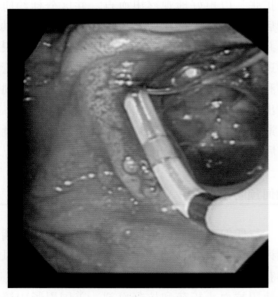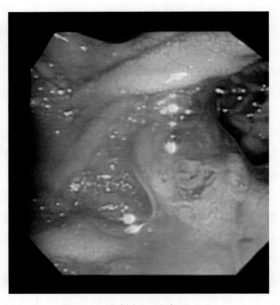

图 3.3　于括约肌切口顶端注射肾上腺素以暂时止血　　　　　　图 3.4　注射肾上腺素后止血

可以在手术前 72 h 停止抗凝，并在手术后 72 h 恢复。有关阿司匹林和非甾体抗炎药使用的数据建议这些措施可以在术后立即继续或恢复使用。然而，有关使用新型抗凝血剂和抗血小板药物（包括氯吡格雷）的数据尚不明确。目前，大多数临床医生认为这些药物应停用 5 ~ 7 天。肾功能不全患者往往出血风险增加。这种风险是多因素的，并且认为增加的出血时间与血小板功能障碍相关。临床上可使用醋酸去氨加压素（DDAVP）、雌激素或进行血液透析，以改善血小板功能，可

以通过输血纠正潜在的贫血。应该注意肝衰竭、营养不良或黄疸患者，并检查其凝血酶原时间。如果凝血酶原时间大于 1.4，可以给予维生素 K 或新鲜冷冻血浆以纠正凝血障碍。理想情况下，血小板计数应该至少为 50 000。当低于这一数值时，考虑输注血小板 [40]。最后，在某些高风险情况下，可以避免括约肌切开术，而使用球囊扩张术（"球囊括约肌成形术"），以降低出血的风险。对于未行括约肌切开术的球囊扩张术，应该放置胰腺支架，因为在西方人群中胰腺炎的发生风险很高。

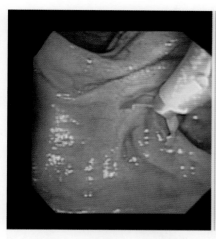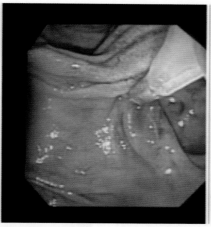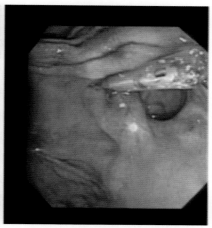

图 3.5　在出血部位——括约肌切开的左侧壁放置一个止血夹。放松十二指肠镜的抬钳器，有时通过护套或夹子的来回运动来进行导管的轻柔操作，从而展开夹子。如果存在护套，则应将夹子放到护套末端，使其在越过抬钳器时不会弯曲。已专门设计了较新的夹子用于十二指肠镜

病例 2

患者，女，ERCP 术后 1 天，于社区医院行胆道括约肌切开术后并发腹膜后穿孔被转送到我们中心。ERCP 的初始适应证是复发性胆囊切除术后右上腹疼痛，伴有短暂的肝功能异常。MRCP 没有显示胆管结石。在最初的 ERCP 中采用双进入导丝胰管和胆管，放置胰管支架，并进行胆道括约肌切开术。括约肌切开术后，导丝从胆管中脱出，内镜检查者难以重新进入胆管，操作终止。不久之后，患者出现了严重的腹痛。血清脂肪酶和淀粉酶轻度升高，但腹部 CT 扫描显示腹膜后和腹腔内广泛积气、积液。普外科值班医生将患者送至手术室。尽管进行了手术探查，发现了胆汁溢出，但无法找到具体泄漏位置，随后放置腹膜后和腹膜内引流管。第二天早上，从腹膜后引流管中仍引流出大量胆汁。当地的内镜医师是可以进行再次 ERCP 放置胆道支架的，但选择将患者转诊到我们中心。

入院时，患者的血流动力学稳定。肝胆亚氨基二乙酸（HIDA）扫描显示广泛持续的腹膜后胆漏。当天对患者进行了紧急 ERCP。

穿孔

据报道穿孔的死亡率高达 10%，特别是如果不及早发现和治疗的话。死亡率似乎与发现较晚、腹膜炎发生和（或）全身炎症反应有关[41]。穿孔可以由几种原因引起。最常见的是内镜下括约肌切开术，导丝穿过管壁或十二指肠壁，十二指肠壁撕裂，或支架的机械损伤。已经提出了几种分类方法。第一个分类方法将穿孔描述为：①十二指肠壁穿孔；②胆管穿孔；③壶腹周围穿孔[42]。

最近的分类方法将穿孔的病因和位置考虑在内以帮助指导管理。1 型穿孔与内镜下创伤有关，且离壶腹部较远。这些病变传统上需要手术修复，但是越来越可能使用内镜夹子、支架和（或）缝线来闭合。使用造影剂的 CT 对于诊断和监测穿孔的闭合是有用的。2 型穿孔发生于壶腹周围，并且在十二指肠内段的胆管括约肌切开术后出现，或者很少情况下在球囊括约肌成形术后出现，特别是当壶腹扩张超过胆总管或胰管大小时。增强 CT 对诊断是有用的。3 型穿孔发生在胆管或胰管中，由导丝或导管导致，可以通过越过穿孔放置支架或通过其他方式对胆管或胰管减压来进行保守治疗。4 型是出现游离气体，在 CT 下没有明显的穿孔或造影剂外渗，对其可采取保守治疗[43,44]。

早期发现穿孔是抢救成功的关键。如果怀疑在括约肌切口的顶端穿孔，可进行 X 线检查明确是否存在腔外气体，在导丝引导下跨越切口往外拉导管，并注射少量造影剂将确认或排除外渗。如果怀疑穿孔，积极的治疗至关重要。可以尝试内镜下夹闭，但在十二指肠镜下操作或对深度回

缩的括约肌进行夹闭可能非常困难[41]。在大多数情况下，应放置胆道和合适的胰管支架或鼻胆引流管。对于胆道括约肌切开术后的穿孔，技术上最可行的方法是放置一个全覆膜自膨式金属支架以引流胆汁并封堵穿孔。无论采用哪种内镜治疗方法，患者通常需要接受鼻胃管抽吸、静脉注射抗生素、严格禁食、外科会诊和院内观察。应进行腹部 CT 扫描，以评估造影剂渗漏和任何腹膜后或腹膜内积气。如果渗漏相当多并且持续存在，如对比剂外渗或患者的临床状况恶化，建议通过手术或经皮途径迅速引流。对于疑似穿孔的早期发现和内镜管理的重要性得到以下观察结果的支持：几乎所有立即发现和内镜引流的患者采取保守治疗的预后较好，而发现较晚会导致多次手术、住院时间延长和患者死亡率增加等不良结局[42]。如果在 ERCP 中未发现穿孔，但在术后出现穿孔，则应行 CT 检查。由于括约肌切开术相关的穿孔通常是腹膜后而不是腹膜内，因此在腹部平片下不可见，因为平片会漏掉小的穿孔。

　　穿孔的风险因素包括：括约肌切开术，外科解剖结构改变，狭窄扩张和手术持续时间较长[34]。一个重要的技巧是仅使用切开刀的"鼻子"或仅使用一小段切割导丝与壶腹组织接触。应避免切割导丝与组织长时间接触。应使用自动电流发生器来防止"拉链切割"。针刀括约肌切开术只能以受控的方式进行。在更大的括约肌切开术后，建议进行远端胆管造影以寻找任何造影剂外渗。应在操作之前和之后留取胶片。是否使用 CO_2 进行充气以使穿孔症状最小化尚不清楚。使用 CO_2 比用室内空气可使小的或自限性的穿孔更好地耐受。

病例后续

　　在全身麻醉下使用 CO_2 充气进行 ERCP。腹部造影显示广泛的腹膜后积气。对主乳头进行检查，显示做过扩展的括约肌切开术，在胆管上方有一块小的边缘。胆管造影显示正常的小口径胆管，有活动的造影剂泄漏到管道内的腹膜后（图 3.6）。将导丝置入胆管，使用尖端的 4 Fr 乳头切开刀（图 3.7）和 0.018 英寸导丝进入胰管。较困难时，将导丝头端塑形成指节状推送到胰尾部（图 3.8 和 3.9）。在两个导管中使用导丝，将 4 Fr、长 11 cm 的柔

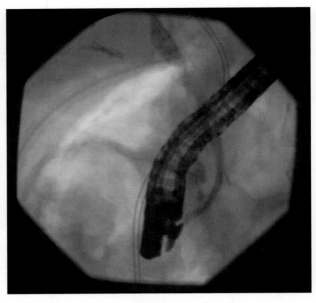

图 3.6　胆管造影，显示胆管中的造影剂外渗进入腹膜后（images courtesy of Rajeev Attam MD）

软无翼支架置于胰管中，并将 10 mm × 60 mm 全覆膜金属支架插入胆管中并跨过胆管括约肌。相应的内镜操作见图 3.10 至 3.12。将导管插入乳头切口上方的空间（图 3.10），胰腺支架就位（图 3.11），展开的金属支架压紧括约肌切开部，胰腺支架确保胰管的引流（图 3.12）。置入金属胆管支

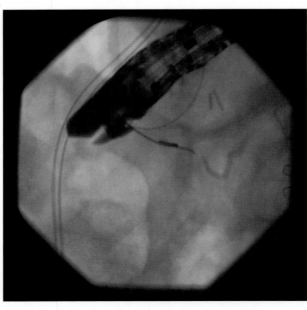

图 3.7　将导丝置入胆管中，同时进行胰管插管，获得胰腺造影图像

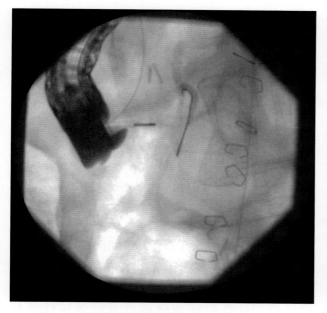
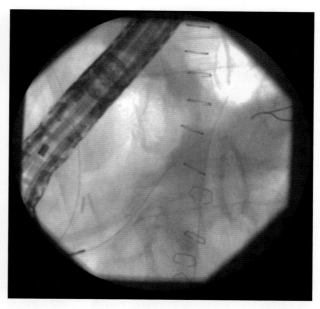

图 3.8　尝试将导丝深入胰管中以放置胰腺支架　　　　**图 3.9**　导丝头端呈"指节状"，将导丝环形部分前进到胰腺尾部

架可能是 ERCP 术后胰腺炎的独立危险因素。这名患者可能无法承受其他并发症。

患者的腹膜后泄漏得以即刻闭合，且没有发生 ERCP 术后胰腺炎。但由于发生腹膜后右侧脓肿，故需要长时间经皮引流。患者的住院时间延长。需要一个经外周中心静脉导管（PICC）用于补液，并且在接下来的 6 周内需要多次住院治疗才能恢复。最终取出胆道金属支架和经皮引流管。胰管支架自发迁移。

胆管炎和胆囊炎

胆管炎通常发生在胆管引流不充分的 ERCP 术后，或持续冲洗的胆管镜检查术后。一种新的且极为关注的现象是来自不完全消毒的十二指肠镜的耐药菌的传播。特别容易发生胆管炎的是由于支架阻塞和肝门狭窄从而导致以前就发生定植的患者。对于怀疑或已知存在胆管癌或肝门阻塞的患者，可采用术前 MRCP，或至少建议冠状位 CT 检查从而计划选择性引流，而不是使整个肝内

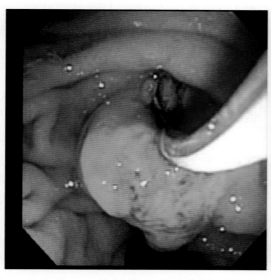
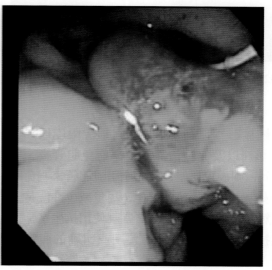

图 3.10　胆管插管的内镜图像，在括约肌切口周围有小间隙

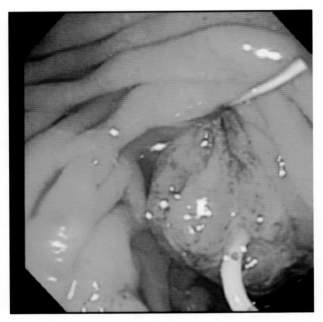

图 3.11　4 Fr 胰管支架的放置，导丝在胆管内

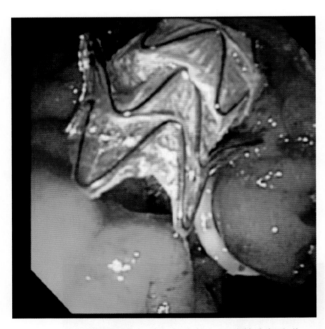

图 3.12　放置全覆膜胆道金属支架，且胰管支架在位

胆管系统显影 [45]。通常可以通过最大限度地减少注射造影剂以及完全清除结石来避免胆管炎。如果有疑问，则放置支架，以完全引流胆管来避免胆管炎的发生。在胆管镜检查中，尽量减少冲洗是关键。虽然不建议对所有 ERCP 常规使用抗生素，但预防性抗生素的使用指征为预期或明确的胆管引流不全（原发性硬化性胆管炎、肝门狭窄或保留造影剂时）、胆管镜检查、存在与胰管沟通的囊肿、假

性囊肿引流或坏死清除术以及移植后患者 [46]。

胆囊炎是一种罕见的并发症，通常发生在胆道支架置入后，尤其是肿瘤侵犯了胆囊管。关于全覆膜金属支架是否比非覆膜金属支架或塑料支架造成更大的风险，研究数据是相互矛盾的。对于远端胆道梗阻或原位胆囊狭窄的患者，通常优选放置非覆膜金属支架。对于胆源性胰腺炎同时合并胆囊炎的患者，ERCP 应该只在有胆管炎或持续性胆道梗阻的情况下进行。对于适合手术的患者，可以通过穿过乳头放置一个长（最长 20 cm）的胆囊支架来治疗急性胆囊炎。

最近公认的并且非常令人担忧的并发症是由十二指肠镜的不完全清洁引起的感染。最近已经报道过由于消毒不完全导致的一些严重和致命的感染。这些耐药菌包括碳青霉烯抗性肠杆菌科（Carbapenem-resistant enterobacteriaceae，CRE），以及零星的超广谱 β- 内酰胺酶（extended spectrum beta-lactamase，ESBL）、耐万古霉素肠球菌（vancomycin resistant enterococcus，VRE）和假单胞菌。尽管遵循制造商的清洁建议，这些感染仍然发生，并且被认为是难以在十二指肠镜中去除与抬钳器相关的碎片颗粒的结果。FDA、ASGE、AGA 和十二指肠镜制造商正在积极地解决这个问题。同时，建议对医院感染病例中可能涉及的内镜进行消毒和隔离 [47,48]。

心肺并发症

与需要镇静或麻醉的任何干预一样，ERCP 存在心肺并发症的风险。这些是罕见的，在认真筛选后的患者中发生率不到 1%。与 ERCP 术后胰腺炎不同，心肺并发症的风险随着年龄和合并症的增加而增加。随着治疗性 ERCP 操作的日益复杂（常常涉及 EUS），采用监测麻醉护理（MAC）或进行气管内插管的全身麻醉有上升的趋势 [49,50]。

空气栓塞是 ERCP 非常罕见但通常致命的并发症，特别是在内镜下坏死组织清除术中发生。迄今已报道了至少 26 例。出现的症状通常是心肺或神经状态的突然变化，并且经常在患者从俯卧位到仰卧位转动过程中或之后立即发生。大多数患者有既往手术史、胆管结石、金属支架放置、胆管镜检查或内镜下坏死切除术。先天性分流的患者特别危险。立即发现是挽救患者的关键。通

过床边超声心动图可以识别右心室的空气，可以通过使用中心静脉导管吸出[51]。增加使用二氧化碳代替室内空气进行内镜下的充气可以降低空气栓塞的风险和（或）严重性。

ERCP 的晚期并发症

ERCP 的大多数并发症发生在手术后数天或一周内。胆道延迟的并发症包括支架闭塞或穿孔、支架周围结石和碎片的形成、括约肌切开术的再狭窄以及复发性胆总管结石等。括约肌的再狭窄可能是由括约肌切开不充分和纤维化伴愈合引起的。胰管支架，特别是非有意性的长时间留存时，可能与胰管和实质性胰腺损伤有关[26]。

内镜医师的经验和并发症

内镜医师的经验是是否发生需要外科手术干预的并发症的关键因素，并已在外科手术效果和某些内镜操作中进行了研究。数据融合了 ERCP 和内镜医师经验相关的并发症。在 Kapral 等开展的一项奥地利研究中[52]，内镜医师如果每年进行超过 50 次 ERCP，则被认为是高数量的。他们的数据表明，高数量内镜医师与低数量内镜医师相比具有更好的诊断和治疗成功率（86.9% vs 80.3%，$P < 0.001$），并发症较少（10.2% vs 13.6%，$P = 0.007$）。这些结果与 Loper-fido 等之前的意大利研究相似。其中数量较少的医学中心（每年 ERCP 例数 < 200 例）并发症发生率较高（7.1% vs 2.0%，$P < 0.0001$）[34]。在一项美国多中心研究中，每周进行不超过一次括约肌切开术的内镜医师与每周进行大量切开术的同龄人相比，并发症发生率更高[1]。这些研究支持操作数量较少对结果产生不利影响。相比之下，最近另一项大型英国多中心研究评估了 ERCP 并发症的危险因素，发现不同病例数量或医院类型的内镜医师间的整体并发症发生率并无差异[13]。唯一的区别是，与大学医院相比，在大学医院进行手术后 ERCP 术后胰腺炎的发生风险降低。这被认为可能反映了在大学医院可用的相关辅助人员和环境更好。很难想象本研究与奥地利研究之间结果显著差异的原因，两者在概念和设计上非常相似。

ERCP 术后胰腺炎是 ERCP 最常见的并发症，在大多数关于 ERCP 术后胰腺炎的研究中，有人建议在确定风险上病情的复杂程度至少与技术因素同样重要。患者病情复杂程度上的差异使任何内镜医师专业技能差异黯然失色。在更专业的医疗中心，这种差异往往更加复杂，风险也更高。总之，这些研究表明，每个内镜医师必须执行一定数量的 ERCP 和括约肌切开术，以便最大限度地降低风险并改善结果。内镜医师的经验似乎是一个未被充分认识的风险因素。除了大型多中心研究之外的结果，没有更有力的数据支持这一观点，其中报告偏倚、病例组合的复杂性和并发症的定义都在研究结果中起关键作用[13]。

关键点

- ERCP 的并发症包括胰腺炎、穿孔、括约肌切开术后出血、胆管炎和胆囊炎。
- 应立即调查任何不良事件，并启动支持性治疗，以尽量降低不良预后。
- 在大多数情况下，ERCP 不应仅用于诊断。建议将其他较少侵入性或非侵入性方式用于初步评估。
- 风险因素分为患者相关、操作相关（干预治疗的类型）以及医生/操作者相关（病例数量和专业知识）。
- 置入胰管支架和吲哚美辛纳肛可显著降低 ERCP 术后胰腺炎的风险。
- 胆管炎通常是医源性的，通常是由于支架阻塞导致。预防性使用抗生素应仅用于某些患者，包括胆管引流不充分、胆管镜检查以及存在与胰管相通的囊肿。
- 为了尽量减少术后出血，应对患者进行风险分层和个体化护理。应特别注意括约肌切开术和 ERCP 技术以预防出血，掌握内镜下止血技术是至关重要的。
- 如果怀疑穿孔，则应进行 CT 扫描，而不是传统的拍摄 X 线片。传统的 X 线片可能会漏掉腹膜后穿孔。

参考文献见本书数字资源。

第四章　全面的 ERCP：评估、准备、执行和随访

John Baillie 著

引言

　　有关 ERCP 设备和技术的相关信息很多。复制这些现成的资料不是我的目标。相反，我想让读者了解整个 ERCP "经验"，从诊所或住院评估到准备、执行操作，以及后续的随访。我告诉受训者，有时 ERCP 操作本身是患者管理中最不重要的部分。当然，如果不解决其他问题，这可能是一项毫无意义且危险的事情。我以前的导师曾经说过："ERCP 不是游戏：它是非常认真的。"ERCP 绝不应该轻易或匆忙地进行，因为会威胁生命安全。ERCP 可能是胃肠镜医师常规执行的所有操作中要求最高的。医学专著和文献可以为您提供理论知识，但绝对不能替代实践经验，并且实践经验越充足越好。自 1996 年杜克大学公布的具有里程碑意义的 ERCP 培训研究以来 [1]，将 ERCP 的基本"标准"设定为约 200 例操作。然而，近 20 年来发生了很大变化：1996 年，一半的 ERCP 是诊断性的；在 2014 年，几乎 100% 的 ERCP 是治疗性的，需要掌握内镜和配件的操作技能 [2]。医师可能在 400 ~ 500 例操作时才开始具备真正的能力，大约在 1000 例操作时才具有专业性。有人建议应该有两类 ERCP 培训：对"一般"的打算局限于"基础"治疗的内镜医师进行基本培训，对专业人员进行高级培训。不幸的是，并不能准确地预测 ERCP 病例的难度。在大多数病例中可能遇到较难的解剖结构。

　　目前，在美国的研究员项目中，许多内镜医师都会学习 ERCP 和内镜超声（EUS），但其中许多人的操作数量相对较低。每个胃肠病学员都期望接受 ERCP 培训的日子已经一去不复返了，尽管这是近几年的变化。项目负责人仍然承受着巨

大的压力，要求他们在 3 年的全面胃肠病研究培训期间为每一位受训者提供 25 ~ 50 例 ERCP 操作。不幸的但可以预见的是，这种培训经验经常被社区医院用作实施 ERCP 的依据。多年来，医院资格认证委员会提出平均 25 例操作可以证明专业能力和获得 ERCP 操作资质。社区医院面临着外科医师的压力，因为他们希望对于复杂性病例（通常发生于胆囊切除术后）可以实施 ERCP。在这方面缺乏经验造成的不可避免的后果是治疗失败和发生并发症。当第一次尝试失败时，进行第二次或后续的 ERCP 是昂贵的，并且可能伴随并发症发生率的升高。一个称职的社区内镜医师至少应该有 80% 的概率能够进行选择性插管。通常认为针刀乳头切开术（needle knife papillotomy，NKP）的技能对于 ERCP 选择性插管取得 100% 的成功是必要的。然而，NKP 培训仅限于被导师所青睐的少数学员。在最近的一篇评论中，我认为这对于很多有潜力的 ERCP 学员来说是不公平的 [3]。

　　此外，ERCP 不仅仅是指十二指肠乳头插管。内镜医师应该能够进行安全有效的胆道和胰管括约肌切开术来取出结石，能够安全有效地使用扩张器械和放置支架。ERCP 要求能够通过括约肌切开术、取出结石和（或）放置胆道支架或鼻胆管引流来减轻急性胆管炎患者胆道系统的阻塞。称职的 ERCP 内镜医师也应该能够插入胆管支架以处理胆囊切除术后的胆漏，并于胆管狭窄处进行细胞学刷检。过去，许多 ERCP 内镜医师避开了胰腺的内镜治疗，限制了他们诊断和治疗胆道疾病。已证明将导丝置于主胰管并在其上插入临时塑料支架可降低 ERCP 术后胰腺炎（PEP）的风险 [4]，所有 ERCP 内镜医师都需要在胰腺中顺利操作。放置小口径胰腺支架通常需要内镜医师具有一定的熟练度，并具有柔软的细口径导丝，有

些直径为 0.018 英寸。最后，ERCP 内镜医师不能独自工作，必须是肝胆和胰腺疾病多学科治疗团队的一部分。

评估

应对考虑行 ERCP 的患者在手术前进行详细的评估。我多年前曾经工作的学术中心很繁忙，经常看到学员在操作之间或午休期间抽空去查看需要行 ERCP 的患者。他们会向进行内镜操作的教员报告他们所了解的患者情况。如果教员同意，则该患者将会立即行 ERCP 检查。这意味着这些患者是在内镜检查中心才第一次看到内镜检查者。通常将知情同意书的签署工作留给受训者，这进一步限制了患者与内镜医师之间的手术前接触。如果患者进行内镜检查时亲属不在现场陪伴，那么医师就没有机会与他们会面并回答问题。经常因病例的紧迫性进行急诊 ERCP 的情况（尽管事实上，紧急情况通常更多的是为了方便，如提高患者周转率，而不是解决真正紧急的问题）。在繁忙的学术内镜检查中心中仍然很常见。实际上，这种当天进行 ERCP 操作的诊疗模式存在一些潜在的问题。我们来看看一些具体问题：

1. 内镜医师接受由受训者提供的高选择性的二手信息可能会遗漏"重要信息"。也许受训者遗漏了一些小而重要的细节，例如，患者过去在接受静脉造影剂进行 CT 检查后有近乎致命的过敏反应，或在放射治疗喉癌后有技术上难以进行气管插管的病史。在这种情况下，内镜医师实际上受到受训者所提供的医疗信息质量的支配。在同意继续进行 ERCP 之前，内镜医师应亲自查看患者并查看相关病历资料（包括影像资料）。

2. 理想的情况下，应在手术前获得 ERCP 的知情同意书，以便患者和（或）家人、法定监护人等有时间处理相关信息并提出问题。在手术前 15 min 获得焦虑患者的同意可能符合法律要求，但是期望患者应遵守别人的期望来进行 ERCP 是不理想的。实际上，在这个阶段拒绝进行治疗的患者可能会被认为是有困难的患者。在昏迷和低血压患者发生急性胆管炎这种真正紧急的情况时，我们不能奢求在平静和放松的环境中讨论手术的利弊。但是这种紧急情况很少见。在可能的情况下，对于住院患者应该在操作前一天的晚上去查房，对于门诊患者则应提前 24 h 或更长时间去查看患者。小册子和其他书面材料可以极大地帮助了解操作及其风险和益处。这些材料价格低廉，可以从我们的专业协会大量购买。对于我们所有人，尤其是受训者，重要的是要明白，如果患者发生不良后果并且投诉我们，匆忙的同意可能在法庭上毫无价值。人们常说，且需要重申的是，如果出现关于操作适应证和并发症风险的争议，那么良好的知情同意书是法院最好的辩护理由。在美国多个州，没有法律要求知情同意以书面形式提出，但正如律师所说的那样，"如果不是书面形式，则就没有完成知情同意"。因为法医案件可能需要数年时间才能完成，患者和医师都不会记住同意所讨论的具体内容。因此，所有知情同意书都应以书面形式记录在案，并由独立观察员进行见证。不应授权给护士或其他医师获取知情同意书。医师有责任执行该程序的获得知情同意。在获得 ERCP 知情同意书时应谨慎，以确定适应证，解释替代方案并列出常见并发症。常见并发症包括 ERCP 术后胰腺炎、感染、出血和穿孔。麻醉风险通常以另一份单独的同意书形式解决，因为大多数病例是通过监测麻醉护理（monitored anesthesia care，MAC）或全身麻醉完成的。但是，如果 ERCP 是在进行静脉注射的中度镇静下，那么，内镜医师应该将麻醉药物风险作为整个操作的知情同意的一部分。紧急情况下允许在未经患者或亲属同意的情况下进行紧急操作（通常，必须有两名医师同意该操作是挽救生命所必需的），但这些情况很少见。如果在短时间内无法确定近亲或指定的授权者，则在确定合适的签字人之前，在安全的情况下应该延迟该操作。

3. 急于做手术通常意味着必须缩短麻醉前评估。ERCP 在过去十年中取得的巨大进步之一就是认识到患者在监测麻醉护理镇静或全身麻醉下完成手术更安全，更舒适。麻醉前对可恢复的疾病进行评估，包括慢性阻塞性气道疾病中的支气管痉挛，未得到良好控制的心律失常，还包括手术前未被意识的疾病，如睡眠呼吸暂停、心力衰竭、颈动脉狭窄和高血糖等需要在手术镇静之前得以诊断和治疗的疾病。麻醉前评估应包括由美国麻醉医师协会（American Society of Anesthesidogists，ASA）分类（Ⅰ～Ⅳ级）确定的患者风险评估。

4. 术前禁食可能导致进行 ERCP 时明显脱水。在许多内镜检查中心，ERCP 患者通常接受500 ～ 1000 ml 静脉注射液（假设这些注射液没有增加心脏负荷的风险）作为手术前操作来进行补液。如果准备期缩短，可能没有时间这样做。

5. 患者的术前评估应包括对静脉注射抗生素的需求进行审查，以预防感染（例如，在检查阻塞的胆管时）。对于造影剂（碘）过敏的皮质类固醇预防的应用需要由当地政策指导，并且应该至少在 ERCP 的前一天确定从而达到最大获益。还需要解决抗凝状态，特别是在这个积极抗血小板治疗的时代，如氯吡格雷硫酸氢盐（Plavix ™）和达比加群酯（Pradaxa ™）。当患者使用这些药物或华法林（Coumadin）完全抗凝时，内镜下括约肌切开术会增加出血风险。对于需要紧急手术的完全抗凝的患者，则需要进行替代治疗。例如，放置胆管支架，从而使胆汁流过胆道结石进入十二指肠，以缓解感染和黄疸。在非紧急情况下，必须纠正凝血功能以允许括约肌切开术或其他治疗时，可以停止抗血小板药物 7 天，或在 ERCP 前 3 ～ 5 天停掉华法林，每天注射或不注射短效药物如依诺肝素钠（Lovenox ™），使凝血功能恢复正常。阿司匹林通常被替换为更强的抗血小板药物。如果抗凝治疗完全逆转不超过 24 h，则认为血栓形成事件的风险最低。过度抗凝的患者可能需要使用新鲜冷冻血浆，以使其凝血酶原时间正常化。可以试用浓缩血小板，以逆转抗血小板聚集药物的作用（如氯吡格雷），但是由于输注血小板较昂贵，所以应该谨慎地使用。有关需要治疗（如ERCP）的患者抗凝治疗的详细建议，读者应参考美国胃肠内镜学会（ASGE）最近颁布的优化指南，并咨询患者的心脏病专家或神经科医师[5]。

准备

需要禁食，以确保在镇静或麻醉之前胃已排空。长时间禁食对患者来说是不愉快的。对于常规 ERCP，通常在手术前 4 ～ 6 h 禁食。已知或疑似胃轻瘫的患者（尤其是糖尿病患者和慢性麻醉药使用者）可能需要更长时间的禁食。如果对存留的胃内容物的可能性存在疑问，可能需要在手术前放置鼻胃管进行检查。如果手术延迟，应通过静脉补液。吸吮湿润的海绵可以缓解口腔干燥不适。一些麻醉者会让患者咀嚼冰块，以避免咽喉痛。谨慎的内镜医师在进行内镜操作时总是评估是否有胃液存留，并且在进行 ERCP 之前首先通过内镜吸出液体。为了降低在禁食期间有意或无意摄入液体和（或）固体的风险，应该向患者和家属解释为什么需要禁食。

定位   在将患者放在 ERCP 的透视检查台上之前，应由麻醉者、内镜医师和护士和（或）技术助理商定患者的位置。过去，ERCP 的标准位置是面朝下的（俯卧），这为 X 线在透视源和检测器之间穿过患者创造了有利的方向。然而，对于麻醉医师来说，该姿势难以维持呼吸道通畅。对内镜医师和麻醉医师都有效的折中方案是采取半俯卧位，对右侧胸部使用橡胶垫（又名"果冻卷"），将其从操作台上抬起（图4.1）。患者手臂的放置位置应避免干扰内镜医师操作。通常将手臂绑在支架上（透视或手术台的带衬垫的延伸部分）。

用于 ERCP 的其他姿势包括左侧卧位和仰卧位。尽管左侧卧位对于食管胃十二指肠镜检查是优选的，但由于在 X 线检查期间获得的放射图像的异常投影，它对于 ERCP 并不理想。在左侧投影中，医师对不透明的胆管和胰管的方向是不熟悉的。作者承认，曾有过他认为支架位于主胰管中而将其放入胆管的情况。左侧卧位有一个特殊用途：如果大的 J 形胃使得用十二指肠镜难以接近和插入幽门，则将患者重新定位到左侧卧位通常会起作用。在使内镜的头端安全地位于十二指肠降段并且控制轮被锁定以保持该位置之后，患者应该恢复到先前的半俯卧或俯卧位，以获得更

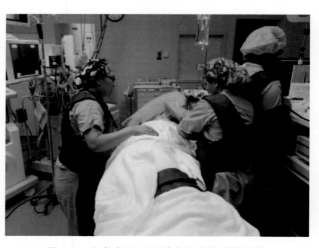

图 4.1   患者在 ERCP 手术室中取半俯卧位

熟悉的乳头褶皱视图。仰卧位是 ERCP 中最难进入十二指肠降段的体位。麻醉医师可以要求对病态肥胖患者采取仰卧姿势。因为在呼吸抑制的情况下，很难使肥胖患者迅速从仰卧位转较为苏醒的状态。当患者仰卧时，内镜医师通常面向患者和内镜监视器，将十二指肠镜的控制部分从正常位置旋转 180°。这对于许多人来说是一种不熟悉且不舒服的 ERCP 操作方式。然而，如果内镜医师向右旋转 90°，即远离患者，就可以将十二指肠镜保持在更熟悉和舒适的位置。如果患者在手术之后立即进行 ERCP，那么仰卧位是不可避免的。但是，如果先进行 ERCP，则可以根据需要选择合适的定位。这需要手术室工作人员，包括外科医师的协助和合作。在我的实验中，当患者采取半俯卧位进行 ERCP 时，可获得最佳效果。如果患者在麻醉下进行长时间的手术，则体温过低可能是一个问题，特别是房间较冷时，因为许多手术室被特意保持冷却。加热毯是有用的。如果患者处于全身麻醉状态，则气管导管（endotracheal tube，ET）可以方便地穿过咬垫中的侧孔并在其上滑动。对于这种操作，气管导管短暂地与用于使患者通气的袋子或机器断开。气管导管不应对嘴唇或嘴角施加压力。在 ERCP 之后，患者不会因为嘴唇肿胀或嘴巴疼痛感谢您的！应注意确保咬垫的正确定位，以便将牙齿轻轻地固定到位。术前评估应该包括仔细地检查牙齿，但这应该在放置咬垫时重复进行。对于松散的牙齿，通常是龋齿，如果在操作过程中脱落，就会有吸入的风险。如果在 ERCP 前的临床检查过程中检测到牙齿松动，应该要求患者在进行 ERCP 之前让牙科医师将其取出。不幸的是，牙齿不好的患者可能没有保险，也无法支付拔牙的费用。社会工作者或其他倡导者可以帮助在本地发现针对贫困人员的牙科护理以解决该问题。在内镜检查之前，应移除未"粘合"到位的完整或部分义齿。最后，许多麻醉者喜欢将患者的头都由泡沫块来支撑。

应将电烙接地垫负极板贴在远离任何金属植入物（如髋关节假体或起搏器）的皮肤区域，并连接到高频电刀以备使用。建议在内镜医师准备好使用设备之前，不要连接电源线（通常是连接高频电刀与配件的红色或黑色电线）。这降低了意外电切的风险，例如，内镜医师想控制透视，却踩到了电切脚踏板。

直到 1990 年，当杜克大学的作者发表了第一个接受 ERCP 孕妇的较小案例系列报道时[6,7]。该操作一直被认为存在很大的风险（见第十九章）。有人担心 ERCP 的并发症，特别是胰腺炎，可能会使母亲和胎儿的生命受到威胁。在过去的 25 年中，已经反复证明，如果仔细选择满足适应证的患者，在妊娠期进行 ERCP 是安全有效的。必须采取适当的预防措施，以屏蔽透视时 X 线对胎儿的辐射。这是通过铅围裙屏蔽母亲的腹部来实现的。围裙至少要覆盖到子宫底的顶部。采用最小剂量透视来确认导丝在胆管中的位置，并且避免拍摄照片，因为将增加辐射暴露。可以在铅围裙下方的子宫上放置辐射剂量计，以进行测量，并使 ERCP 期间胎儿的暴露达到最低。对于孕中期和孕晚期的孕妇，不应取仰卧位。在这个体位，胎儿躺在妊娠子宫上，可能会压迫下腔静脉，减少回流到心脏的静脉血液，并可导致仰卧位低血压综合征，而致晕厥。有时还会导致癫痫发作（图 4.2）[8]。对妊娠中晚期孕妇，最好取左侧卧位进行 ERCP。这不是成像的理想选择，却是在安全性与舒适性之间的必要折中。

设备操作所需的所有设备在手术开始前就应到位。当助手必须离开房间寻找配件时，这对于所有的相关人员来说效率低下、耗时且令人沮丧。暂停手术的影响是巨大的。在开始内镜操作之前必须制订 ERCP 计划。应该在操作开始时就与 ERCP 室的工作人员会面，讨论病例，并确定您预期的具体需求，如使用机械碎石器或金属支架。我目前工作的地方有一个内镜配件的移动推车，可以轻松地从一个房间移动到另一个房间。应从中取出选择的套管，并准备好造影剂进行冲

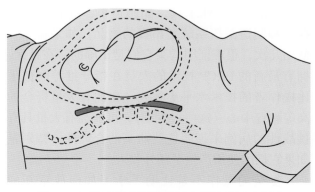

图 4.2　妊娠晚期平卧位时下腔静脉受压示意图

洗。除了连接到十二指肠镜的自动水射流（由脚踏板控制）之外，我喜欢使用带有金属尖端的 60 ml 注射器。该注射器可紧贴内镜通道，以进行高压灌洗。ERCP 护士或技术人员应确保十二指肠镜功能齐全，然后再将其交给您。如有必要，他们应检查清单，以确保连接好了吸引器并亲自尝试。空气和水可用于吹气和镜头清洁，光源已打开，抬钳器可正常工作。在开始前检查电灼连接也很重要，以避免在需要括约肌切开术时出现延迟。应将有可能会使用但不是必需的配件放在附近。大多数 ERCP 配件包括导管、电线、网监和支架，比较昂贵，且是一次性的，如打开而不使用是很浪费的。有些设备可以重复使用，但必须先重新消毒。确保使用的设备是重新更换的。许多内镜配件很昂贵，因此通常一次购买一个，以避免造成大量库存。使用自膨胀式金属支架（或鼻胆管或针状乳头肌切开刀等）最好是首选次日或 2 天后到货来进行更换。大多数配件制造商很乐意制订一个重新排序机制来满足这些要求，有助于定期与您的内镜检查人员一起检查 ERCP 配件清单。大多数内镜医师定期使用的配件数量相对较少。尽管有必要备有一系列长度和口径的支架以解决不同用途和类型的狭窄，但是大量库存是浪费且昂贵的。当设备到了保质期时，将不再用于手术，或为了信誉而将其退回。现在通常的做法是在较大的内镜检查中心对新设备和配件进行委员会审查，然后才批准购买。对于某种比现有设备昂贵得多的新设备，必须在安全性和（或）功效方面表现出一些优势来证明花销增加的合理性。许多内镜医师认为这些限制是令人厌烦的，因为他们喜欢拥有最新、最好的设备。然而，财务现实是 ERCP 经常让机构亏钱，在购买设备方面做出财务上负责任的选择势在必行。

ERCP 的特殊工具，如胆道镜、导管内超声探头和胆道测压系统是昂贵的物品。如果每年只使用几次，很难证明购买它们是正确的。在社区，拥有最新的 ERCP 技术的人员在指导推荐时似乎比操作者的技术水平更重要。在拥有大量资金的高等教育中心（这些很少见），可能会有大量具有挑战性的病例来证明这些购买的合理性，特别是如果它们的使用产生了额外收入。

复杂的操作不是让助手学习如何放置新的（不熟悉的）支架或首次组装碎石装置的好时机。如果没有经验丰富的助理，请提前向设备公司申请。不幸的是，根据我的经验，在职人员可能是不够用的，因为可能需要助手重复使用新设备才能熟悉和舒适地使用它。为 ERCP 工作培养一批经验丰富的助手非常重要。如果必须与外科值班技术人员在外科手术室中进行 ERCP，在一天中的某些时间，特别是在周末，可能是由没有 ERCP 经验的人员值班。在这种情况下，最好将需要紧急进行 ERCP 的患者转移到其他转诊中心，而不是在没有丰富经验的助手的情况下尝试艰难的手术。

一个所有内镜检查都要配备的重要设备是用于生成内镜检查报告的电子报告系统。其中一些可通过主要的内镜供应商购买。电子记录应保存在系统中，特别是随着《平价医疗法》（Affordable Care Act）的出台。然而，许多小型内镜检查单应仍依赖于医师口述和内镜图像的打印输出。这不是医疗记录的可持续机制。这种做法不仅难以搜索这些记录，而且对大量数据进行前瞻性或回顾性评价变得艰巨。在内镜检查期间用于充气的 CO_2 减少了由于手术时间延长导致的肠道胀气，并加速了恢复[7]。长时间的 ERCP 常常会使患者出现明显肠胀气，导致术后疼痛和延迟恢复。这种疼痛可能在后期与 ERCP 术后胰腺炎相混淆。用 CO_2 代替空气进行充气有效地解决了这个问题，因为 CO_2 可迅速扩散穿过肠壁并进入血液循环，在肺部快速排出。连接到气泵的 CO_2 罐的投资较小，可以显著缩短内镜检查后的恢复时间。早期担心这种类型的 CO_2 充气可能导致高碳酸血症的问题已被证明是毫无根据的。当在腹腔镜胆囊切除术之前怀疑胆总管结石而立即在手术室中进行 ERCP 时，小肠胀气可能给外科医师带来麻烦，而 CO_2 充气可以防止出现这种情况。

执行：十二指肠镜下的操作

十二指肠镜是复杂的装置，自 20 世纪 60 年代末首次引入 ERCP 以来，经历了相当大的发展。目前的十二指肠镜具有更大的灵活性，外径更小，但器械通道比前代产品更大。随着光纤技术向电子 [电荷耦合器件（CCD）] 技术的转变，内镜成像的"量子飞跃"随之而来[8]。现代内镜唯一使用光纤的部分是用于照明的光导。这可能是一种陈词滥调，但可以毫不夸张地说，与当今的精密工具相比，原始的十二指肠镜是原始和粗糙的（就汽车发展而言，是将模型 T Fords 与劳斯莱斯相比！）。ERCP 不可避免的长学习曲线部分涉及十二指镜操作的熟悉度和舒适感，这与所有其他内镜明显不同。关于现代十二指肠镜的详细描述可见其他资料[9]。将十二指肠镜送入十二指肠时最重要的是了解内镜的各种运动，以及如何获得最佳的插管位置。可通过推拉、左右扭转镜身以及内镜手柄上的旋钮控制头端的偏转（上下和左右）。另外，对活检通道的导管和其他配件可以通过使用指钳器来改变。指钳器可通过内镜手柄上的扩展钮来控制器械的移动。穿过下咽部进入食管，通过胃、幽门并进入十二指肠的降段或水平段，定位于十二指肠降段内侧壁上的乳头褶皱处。此时十二指肠镜处于长位，这对于插管是不利的。为了实现正确的摆位，将左右控制轮锁定在完全正确的位置，并轻轻回拉内镜以解襻。如果操作正确，十二指肠主乳头几乎总会通过这种缩短操作直接进入视野。通常需要进行小的调整，并且可能必须使用肠蠕动抑制剂（如胰高血糖素）以抑制肠蠕动。

将十二指肠镜穿过口腔进入下咽部，然后通过食管上括约肌（upper esophaged sphincter, UES）进入食管。这值得进一步探讨。十二指肠镜的头端是圆形的，因此，可以在适度用力下"盲插"通过。经验丰富的 ERCP 内镜医师可以在插入期间解读侧视图像，但它们通常会使初学者感到困惑，因为他们想要看到十二指肠镜的去向。我告诉学员不要过分思考这个过程。如果润滑的十二指肠镜头端穿过舌头后部并保持后部的轨道，那么它几乎总是能够顺利地通过 UES 进入食管。一些内镜医师教导受训者锁定内镜头端，以保持十二指肠镜末端的弯曲，但我认为这具有潜在的伤害风险，因而并不鼓励。为了推进内镜，需要对十二指肠镜轴施加适度的前向压力。如果遇到阻力，最好拉回来再试一次，而不是冒着风险使脆弱的下咽部受到创伤。颈部定位可能影响内镜通过的容易性或难度，并且偶尔颈椎骨刺可能带来阻力。如果几次通过十二指肠镜的尝试都失败了，我建议通过标准胃镜来评估局部解剖结构。如果没有确定的无法通过十二指肠镜的明显原因，可以尝试通过 0.035 英寸的导丝推进。可以使用胃

镜将导丝放入胃中，然后在保持导丝位置的同时将十二指肠镜通过导丝推进到食管中。我成功地使用过这种技术很多次了。另一个选择是使用喉镜进行可视化引导。麻醉师很乐意为您提供喉镜帮助。需要特别注意的是曾经接受过头颈部手术治疗癌症（通常是放射治疗）的患者。因为他们的解剖结构经常会改变。而对于成人口腔，十二指肠镜难以或不可能通过。少见的食管蹼、环和狭窄都会干扰十二指肠镜的通过，Zenker 憩室可能会触及十二指肠镜的头端。

幽门通常也有风险！在具有较大的 J 形胃的患者中，由于内镜在胃中形成较大的襻，时常在到达和穿过幽门之前就用完了十二指肠镜镜身。处理这种情况的方法首先是尽可能多地吸出空气（与保持足够的视野一致）以便使胃塌陷。如果这样十二指肠镜头端仍不能进入幽门，请将患者从半俯卧位变换成左侧卧位（警告：这可能会使您在手术室不受欢迎，因为患者通常会被胶带或绳子紧紧地绑起来，但这是必要的！）。在大多数情况下，这种操作有助于内镜通过幽门进入十二指肠。然后可以将患者的位置重新恢复到半俯卧，并缩短内镜镜操作，进而找到主乳头。

胃出口或十二指肠的良性或恶性狭窄使内镜难以靠近十二指肠主乳头，多见于十二指肠癌和胰头癌（图 4.3）。用或者不用金属支架进行狭窄段扩张可能是靠近乳头所必需的。EUS 引导的胆道介入技术适用于十二指肠主乳头周围狭窄的病

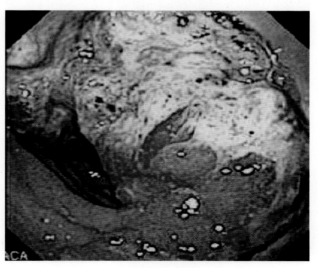

图 4.3 十二指肠球上部与降部交界处的恶性狭窄阻碍了 ERCP 时内镜到达十二指肠乳头

例。例如，可采用 EUS 引导下细针抽吸术和导丝放置通过十二指肠球进入扩张的胆管内（见图 4.4 和第三十四章）[10]。然而，由于存在腹膜后渗漏和穿孔的风险，目前这项技术仅适合有经验的专家来开展[11]。可以预见，当能使得这一技术风险最小化的合适工具出现时，EUS 引导下的胆道入路方法将会更加普及。20 年前，放射与内镜联合手术（"会师术"）被用于处理困难的插管情况，但由于其相关并发症发生率增加而已过时（图 4.5）[12]。内镜医师非常努力地避免让患者接受经皮胆道手术，因为该手术不可避免地带来不便和不适。不幸的是，这些联合手术经常被用作胆管插管技术的替代方案，对患者造成损害。

手术导致的解剖改变，包括 Billroth Ⅱ（BⅡ）胃大部切除术和 Roux-en-Y 胆总管空肠吻合术，给 ERCP 带来了其他困难（见第十七章）。如果 Billroth Ⅱ 的输入襻相对较短，则最有经验的 ERCP 内镜医师不难找到它。这需要一种特殊的技术，用于逆行（与通常的路线相比）进入盲端的输入襻的乳头。从内镜下看，十二指肠主乳头是倒置的，这需要改变插管技术。如果不能将十二指肠镜的头端扭转到乳头切开刀的方向上（乳头切开刀的尖端有轻微弯曲），可以将直头导管优先进入选择的胆管或胰管内。最近随着减肥手术的开展，此时直头导管可能是好的选择。对小肠 Roux 臂手术的需求大大增加。目前最常见的

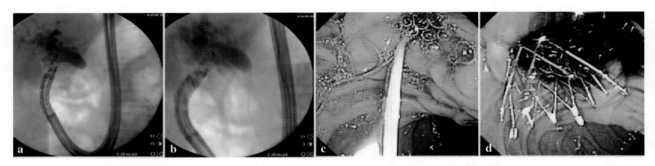

图 4.4 内镜超声下的困难胆管插管。**a**. 穿刺针刺入十二指肠球后壁，获得胆管造影图像。**b**. 使用相同的穿刺针，将直径为 0.025 英寸的导丝从胆管向下送入并进入十二指肠。**c**. 内镜下看到导丝从乳头中出来。**d**. 用网篮抓住导丝，并将其从内镜钳道口带出，然后沿导丝放置不膨胀金属网格支架

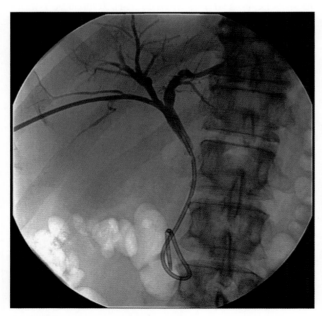

图 4.5 作为放射与内镜联合手术（"会师"术）的前奏，胆管内外引流已完成

Roux 旁路手术给 ERCP 带来了相当大的困难，因为 Roux 臂相对于标准十二指肠镜而言太长。即使使用肠镜和特殊的长器械到达乳头，在技术上也很难使用没有抬钳器的内镜执行标准的 ERCP 操作。另一种方法是通过绕开食管，缩短十二指肠镜插入所需要的距离。这可以通过使用经皮内镜下胃造瘘术（PEG）[13] 或使用腹腔镜套管来创建胃造瘘术来实现。PEG 技术的缺点是需要 6 周才能使胃瘘口成熟，因此当患者需要紧急 ERCP 时，这种方法无济于事。一种更好的方法是腹腔镜联合内镜，从腹腔镜的外用套管针进入残胃进而完成 ERCP[14]。在外科医师完成腹腔镜胃残端穿刺术后，移除套管针并用十二指肠镜代替。十二指肠镜的直径足够小，可以穿过套管。十二指肠镜通过幽门到达乳头，之后以标准方式进行 ERCP。我已多次执行此操作，并发现这对于需要紧急

ERCP 的减肥手术后患者非常有效。

对于乳头，选择哪种器械？

ERCP 内镜医师可以使用各种各样的导管、导丝和导丝保持装置。对各个设备的详细描述和比较超出了本章的范围。有兴趣的读者可以查阅 ASGE 技术委员会关于 ERCP 插管括约肌切开器械[15]和 ERCP 短导丝系统[16]。引入短导丝系统来解决 ERCP 操作中长导丝的使用感知和实际限制。在美国使用最多的器械是 FUSION TM（Cook Medical，Bloomington，IN）、V-System TM（Olympus Corporation，Tokyo，Japan）和 Rx System TM（Boston Scientific，Marlborough，MA）。所有的短导丝系统通常都有三个要素：导丝锁、短导丝（270 cm 长）以及可以快速撕开的交换器械。厂家宣称短导丝系统的诸多好处之一是提交了 ERCP 插管时术者对导丝的控制。然而，最近有人对插管时用导丝取代造影剂可以降低 PEP 风险表示怀疑。那些需要熟练的助手来协助使用长导丝技术的内镜医师落伍了吗？我当然清楚那些多年来使用长导丝系统磨炼技能的医师不愿意做出改变。熟练的 ERCP 助手为复杂操作做出了重要贡献。毫无例外，他们为此感到非常自豪。但实际情况是，越来越多的内镜医师发现与自己工作的助手缺少导丝导管交换技能和其他重要 ERCP 技能。对于经验不丰富助手协助（例如，社区胃肠病学家在小医院手术室进行 ERCP）的内镜医师而言，短导丝技术带来了无可置疑的好处。培训计划应该为他们的 ERCP 受训者提供在社区实践中可能遇到的短导丝系统的使用经验。医疗代表总是很乐意为潜在的未来客户提供这些和其他器械的台式演示。虽然短导丝系统被吹捧为可减少手术时间、透视暴露、医师疲劳和成本等，但结果尚未在临床研究中得到一致证实。

十二指肠乳头是脆弱的，操作时必须小心和谨慎。盲目、不规则的乳头插管经常会失败，并且可能并发急性胰腺炎，这是 ERCP 最令人担忧的并发症。我个人倾向于使用具有锥形头端的乳头切开刀来插入十二指肠主、副乳头。然而，当进行小乳头插管时，常有金属尖端的直头导管不能是最有效的工具（ERCP-1-Cramer™，Cook Endoscopy，Bloomington，IN）。当使用直头导管插管时，优选圆形（球）头端，因为对乳头的创伤较小。直导管也可用于异常或术后解剖改变的情况，如 Billroth Ⅱ 胃切除术中发现的"倒置"乳头。

乳头切开刀有很多种，有不同长度的切割线、管腔数和尖端长度（从乳头切开刀的尖端到切割线远端附着处的距离）。一些切开刀具有可旋转的头端，一些在切割丝的近端涂有绝缘涂层。一些商用的乳头切开刀预装了直径 0.021 ～ 0.035 英寸的导丝。然而，所有乳头都可以通过切割丝的电流进行括约肌切开，并且弯曲切割丝能够控制切开刀尖端的方向以便于插管。

导管也有不同的种类，不同的尖端直径、尖端设计和管腔数量（单腔、双腔和三个腔）。专用导管包括可摆动导管。导管尖端通过导丝连接到控制手柄，从而实现导管尖端偏转。超细锥形尖端导管仅能通过 0.018 或 0.025 英寸导丝。钝头金属针头导管专门用于小乳头插管。后一种导管仅允许造影剂注射。

导丝辅助插管可提高插管成功率，并将导丝深入胆管树内，确保插管成功后如果导管脱出，导丝仍然在位。有多种不同的直径（0.018 ～ 0.038 英寸）。长度（260 ～ 600 cm）、尖端设计（直线、角形、J 形或锥形）。内芯材料（不锈钢或镍钛合金）和外涂层（聚四氟乙烯、聚氨酯和亲水涂层）的导丝。当进行电灼术时，需要绝缘涂层，其通常着色以便于识别。当导线处于运动状态时，涂层的条纹设计使其显而易见：如果条纹不移动，则导线被锁定就位。许多导丝具有不透射线的尖端以增强透视期间的可视性。有一种可以夹在导丝上的捻动装置，通过捻动来改变导丝尖端的方向。有几种导丝仅仅在尖端有亲水涂层。亲水导丝可能难以使用，因为它们必须保持持续潮湿，否则导丝会干燥和粘连而妨碍导丝交换。然而，有些人更喜欢插管时亲水导管的"感觉"。

粗导丝（如 0.035 英寸）较为僵硬。虽然这在放置支架和通过某些狭窄时是一个优势，但是当试图弯曲前进时，这是一个明显的缺点。另一方面，最细的市售导丝的直径为 0.018 英寸，非常柔软，很容易从导管和胆管或胰管中移位。这种导丝尖端很尖锐并且可能导致创伤，尤其是在胰管中使用时。在用于 ERCP 术后胰腺炎预防的支架植入术期间，应特别注意避免导丝尖端损伤胰管侧支（通常在主胰管的膝部）。用于此目的的最小支架是 3 Fr 规格（内径不到 1 mm），需要 0.018 英寸导丝。侧支穿孔可导致化学性胰液泄漏，患者发生术后胰腺炎！ERCP 内镜医师应熟悉一些满足其需求的不同种类的导丝。

像专家一样插管

专家插管的前提是良好的镇静和在荧光检查台上合适的患者体位。接下来是将十二指肠镜插入十二指肠并调整好在主乳头的位置。根据经验，操作者对十二指肠内侧壁解剖结构会非常熟悉。随着经验的增加，仅仅通过一些潜意识里的微妙的线索来辨识乳头皱襞，胰管和胆管开口将变得越来越容易。这也同样适用于十二指肠副乳头，其可以通过染色来凸显，或通过静脉注射胰泌素导致副乳头肿胀和胰液流出 [17]。胆管插管的最佳位置在主乳头偏下方，允许导管沿胆管方向向上弯曲，而胰管插管更容易（尤其是乳头切开后）。在主乳头略高位置，通常胰管垂直于乳头，导管头端插管最终会与胰管开口"接头"。内镜下，胆管位于乳头的左上角，沿着乳头的方向向左和向上延伸到胆管的十二指肠壁内部分。在心理上应预计插管线路上面的胆管，然后插管时应将导管导丝对准这一路线。另一方面，胰管位于乳头上 1 ~ 5 点之间，并以更垂直的方向向右延伸。

在插管前花时间检查并调整主乳头位置更有益处。应尽快插管。盲目地戳乳头不太可能插管成功，并且可能导致出血和 ERCP 术后胰腺炎。尖锐的尖头导管更容易造成创伤，一般应避免使用。圆形（球）头端导管的创伤较小。如果胆管或胰管的开口不明显，用钝的导管头端进行轻微触碰可使其暴露。应避免盲目地向乳头内注入造影剂，因为意外的黏膜下注射会使随后的深插管变得更加困难或失败，并增加 ERCP 术后胰腺炎的可能性。通过发现胆瘘可以更容易地进行胆管插管（图 4.6），其可能是由腹腔镜胆囊切除术时胆总管探查期间自发性结石或（更常见）扩张器创伤引起的。既往胆管和（或）胰管括约肌切开术也使插管更容易，这就是为什么几个国家学会的指导要求只有对原始乳头进行 ERCP 插管才能获得认证。括约肌切开术后，胆管口位于上方，而胰管口通常位于下方和右侧。

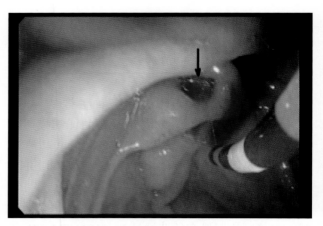

图 4.6　胆瘘：十二指肠主乳头上方的小开口（箭头）

唯一有效的插管方式就是深插管。插入导管并且通常随后深入所需的导管，通常带有进行治疗干预的意图。通常建议密切或适度地靠近乳头插管。如果太靠近并且采取括约肌切开，则切割刀丝不能从配件通道向前推进足够远以便发生弯曲。如果距离太远，配件的机械优势将会减弱。通过使用导丝的头端轻柔地探测所需导管的开口来辅助深插管。每个内镜医师似乎都有自己的技巧，例如，使用头端弯曲的导丝，细直线的导丝或更薄。如其他地方所示，应避免使用导丝尖端刺戳，因为是创伤性的。相反，使用从导管尖端伸出长 1 ~ 2 cm 的导丝进行温柔的探试更可能实现期望的结果。一旦导丝和（或）导管尖端表面就位，可以通过记住胆管在更向上的方向上弯曲切开刀来实现更深的胆管插管。这可以通过将大旋钮朝向您，将内镜拉出一点，和（或）部分放松括约肌来协助。透视有助于插入目标管道时调整导管角度。

如果需要胆管插管，但反复进入胰管，考虑使用已存在的导丝在胰管中放置小口径（如 5 Fr）塑料支架，可以尝试在其上方进行胆管插管。支架的取向可以帮助确定胆管的方向，并且支架可以封闭胰管的开口，以防止持续的无意的胰管插管。或者，可以将两根导线穿过器械通道，一根留在胰管中，另一根在其上方操作进入胆总管。当标准插管方法失败时，在胰管内放置导线或支架进行插管通常可以成功。我赞成支架放置，因为它增加了一层预防 ERCP 术后胰腺炎的保护，特别是在高风险环境中，包括针刀乳头切开术、小乳头切除术以及可能由于 Oddi 括约肌功能障碍而行胆道测压时。如前所述，基础胰腺内治疗，如胰管支架置入，是 ERCP 操作中必须掌握的基本技能。针刀乳头括约肌切开术是另一种进入胆管的技术，将在下一节进一步讨论。

括约肌切开术 / 乳头括约肌切开术

括约肌切开术是所有 ERCP 内镜医师都需掌握的基本治疗技术，它有助于进入胆道系统和胰管系统。严格来说，切开真正的括约肌是括约肌切开术，而切开乳头（主乳头或副乳头）是乳头括约肌切开术。术语括约肌切开术和乳头括约肌切开术倾向于可互换使用。最常见的括约肌切开术类型是所谓的拉切（有时也被称为埃尔兰根导管，因为其起源于德国的一些城市）（图 4.7）。有不同长度的拉线括约肌切开刀，但是 20 mm 通常是优选的长度。较长的刀丝可进行更大的弯曲，但需要进一步推出内镜通道。重要的是要意识到只需要很小的刀丝就可以进行括约肌切开术。接触点处的电流密度与组织接触的刀丝的长度和面积成反比。一个常见的错误是在开始胆道或胰管括约肌切开术时插入过长的刀丝。当似乎没有有效切割时，调高电源功率是错误的。这可能仍然不会产生有效切割。如果在此时有意或无意地拉回刀丝，则在通电时电流密度将呈指数增加，通

常导致大的、非常快速的切割（所谓的"拉链切割"）。这很危险，因为它有穿孔和出血的风险。为括约肌切开术选择一个合适的刀丝长度，而且不要更改。胆道括约肌切开应该在 11 点钟方向进行，但是当刀丝朝着 3 点钟方向时就很难进行。除了施加逆时针扭矩并将十二指肠镜推到稍长的位置外，将小旋钮一直转向您可能有助于实现正确的方向。

现代高频电刀发生器提供了纯切割电流、纯凝固电流和各种混合电流。这些混合电流结合了切割和凝固。什么类型的电凝术应该用于括约肌切开术？尽管有超过 40 年的经验，ERCP 团体仍未就最佳方法达成共识。纯切割电流（锯齿波形）可以快速切割，凝固最少。理论上的优势是括约肌切开术引起急性胰腺炎的风险较小，但代价是导致出血风险增加。纯凝固电流（正弦波形）导致组织漂白的"慢煮"。虽然用在圈套器切除结肠带蒂息肉是理想的，但"烹饪"十二指肠乳头有引发急性胰腺炎的风险。混合电流为这两个极端提供了一种折中的替代方案，因此受到了欢迎。某些高频电刀发生器被设计用于提供规律的电流脉冲，以消除括约肌切开术中的猜测。特别是，它们可以防止出现过于快速切割的纯切割电流，有效避免了"拉链"效应。对于小乳头，我喜欢单独使用纯切割电流进行小的括约肌切开术；对于大乳头，使用混合电流。使用与 Vater 壶腹有一定距离的混合电流可以使热量远离胰腺。根据我的经验，似乎可以降低胰腺炎的风险。

关于标准胆道括约肌切开术，应该切多远？众所周知，使用肉眼精确地测量括约肌切开的长度是很困难的。切口的大小与胆管的直径有一定的关系：在 15 mm 的切口上扩胆管直径 20 mm 是安全的，而对于胆管直径 5 mm 就会有穿孔的危险。15 mm 的切口通常被认为包括括约肌安全切开的上限。对于胆管取石，除非碎石，否则需把切口扩大到最大的结石一样大或更大。而对于放置支架，只需要一个小切开就足够了。

如果只能选择一个 ERCP 配件，则拉式乳头切开刀是最划算的。熟练使用一两种类型并坚持使用。在括约肌切开术中不要更改电源设置。这样做只能反映技术较差，而不是电源传输的问题。调整乳头内的导丝长度以增加电源密度更有效。千万不要仓促地切割括约肌。小的、渐进性的切

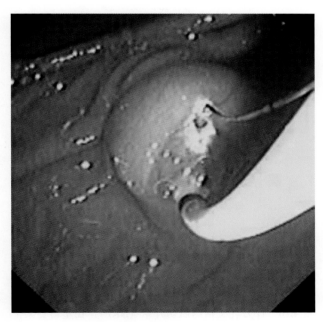

图 4.7　拉式乳头切开刀或括约肌切开刀

割比一次性快速切割更容易控制，后者有穿孔和出血的风险。在完全抗凝治疗的患者中不要行括约肌切开术，尤其要注意服用像达比加群酯和氧吡格雷这种的抗血小板聚集药物的患者。我发现服用这种药物的患者术后出血比服用华法林进行完全抗凝的患者更明显。

在有经验的专家手中，其他技术可以完成胆道括约肌切开。针状乳头切开刀是一种有用的工具。通常它保留到常规乳头插管方法失败时使用，但是如果预计插管困难，这也是一种快速完成插管的方法[20]。针刀是从塑料鞘管中凸出来的裸露刀丝，电灼通过塑料鞘管作用到组织上（图 4.8）。NKP 被认为是相对不受控制的切割过程，因为导管在切割之前没有位于胆胆内。由于与组织接触的面积较小，针刀尖端处的电流密度很大，因此，要轻微而不要用力地进行切割。实际上，已经将 NKP 的最佳技术与在画布上的笔画进行了比较。NKP 应该在监督下进行学习而不是自学成才，这是过去的传统。认识到胆管壁通过切割覆盖的黏膜而暴露是一项很少教授的技能，但实际上是成功的关键（图 4.9）。在一些 NKP 期间，有技术熟练的导师向您展示相关结构。

就像插管一样，在开始切割之前，应该可见胆管的方向，其至用针刀进行追踪。NKP 的一种方法是将针刀插入乳头孔并朝 11 点方向切割。在相同的方向上重复进行表面切割，直到胆管孔露出（看起来发白）。如果发生渗血，可以将肾上腺素喷洒到该区域，因为保持视野清晰很重要。

在胆管或胰管支架上进行 NKP 可用于进行胆道括约肌切开术。当已经存在支架时，这是一

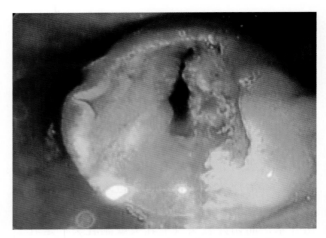

图 4.9　用针状乳头切开刀切开乳头后显露胆管开口

种快速且相对安全的 NKP 方式（例如，如果患者放置了支架，以处理在初始手术期间可能由于不可逆转的凝血病而无法移除的胆管结石）。塑料支架可保护下面的胰腺免受意外烧伤或切开（图 4.10）。在乳头括约肌切开术后，移除胆管支架并以常规方式进行取石。可以留下胰腺支架作为对 ERCP 术后胰腺炎的预防。

瘘管切开术（fistulotomy）是在乳头开口上方形成通向胆胰管的通道，通常是扩张的胆管（图 4.11）。如果标准括约肌切开术失败，则波动（"枕状"）的十二指肠乳头状褶皱是瘘管切开术的目标。如果在乳头开口处进行，则发生 ERCP 术后胰腺炎的风险很低。如果您进行瘘管切开术，

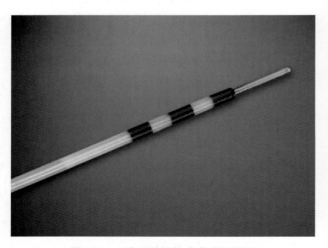

图 4.8　一种型号的针式乳头切开刀

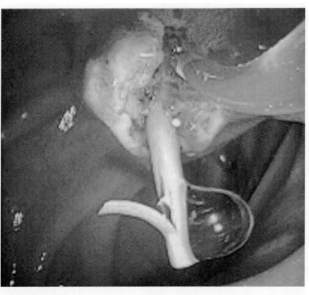

图 4.10　针刀乳头括约肌切开术（NKP）：在塑料支架上进行切割

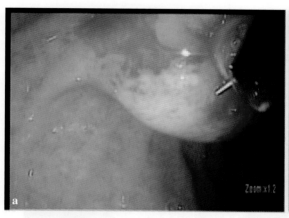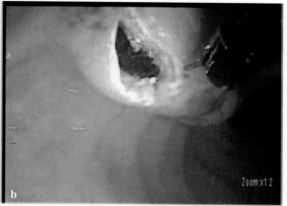

图 4.11 使用针刀进行胆总管囊肿的瘘管切开术（Ⅲ型胆总管囊肿）

应该远离括约肌。先前使用 CT、MRI 和（或）内镜超声进行成像以确认是否存在扩张的胆管，可增加内镜医师对于这种针刀切开术的信心。一旦产生开口（突然的胆汁流爆发），可以使用针刀将开口向头部延伸，尽管用标准的导丝式乳头切开刀更安全，因为其可以提供更多的方向控制。

Goff 技术[19]（以美国内镜医师 John Goff 博士命名）或经胆胰管隔膜切开术是将带有导丝的括约肌切开刀的尖端位于胰管中，并且使切割刀丝朝向 11—12 点胆管方向进行切割操作。切口始于胰管顶部，穿过隔膜直到到达胆管顶盖。括约肌切开术通过胰管和胆管之间的隔膜延伸，直到两者都暴露出来。当这种技术最初被报道时有人担心患胰腺炎的风险很高，但并未得到证实。在主胰管中放置小口径支架可进一步降低胰腺炎发生的风险。

括约肌切开术后移除结石

当用篮子或球囊移除胆管结石时，首先尝试捕获最远端的胆管结石。试图同时拔出多块石头可能会导致它们在括约肌切开部位聚集并撞击。重要的是要估计括约肌切开部位是否足够大，从而在没有提前碎石的情况下移除结石。可以放置一个临时支架，过一段时间再进行取石［可以使用机械、液电或激光碎石术（有或没有胆道镜检查），或者进行球囊扩张］。括约肌切开术联合球囊括约肌成形术已被用于去除较大的胆管结石。通过这种技术，使用扩张球囊扩大了一个小的（5～10 mm）初始切口（图 4.12）[18]。通常，应

避免在没有事先切开的情况下扩张胆道或胰管括约肌，因为会增加胰腺炎的风险。然而，当患有不可逆转的凝血病的患者需要治疗时，对胆管口进行轻微扩张可能是合理的。

30 年前美国威斯康星州拉辛的研究发现，可使用几周的利胆剂 ursodiol（Actigall ™）软化胆管结石表面，以便于随后的结石取出[21]。这不是每个人口服胆汁酸治疗的经验，当然不是我的经验。据推测，效果最好的主要是胆固醇结石。

随访：手术后护理

在 ERCP 之后，必须仔细监测患者的潜在并发症，包括胰腺炎、出血、穿孔、败血症和呼吸抑制。通常，门诊患者在 ERCP 后观察时间不超过 1～2 h。不幸的是，发生 ERCP 术后胰腺炎的患者中有 1/3 在术后超过 2 h 才出现症状和体征。如果患者在离开医院后出现急性腹痛、恶心和（或）呕吐并持续数小时，可能最终要到 100 英里外的医院急诊室就诊，存在着各种不便。在做大量门诊 ERCP 的日子里，我经常鼓励那些已经走了很长一段路程的患者在晚上预订酒店房间，因为他们的保险不能支付医院的隔夜观察费用。这确保了如果身体感到不适，他们仍然会在城里和医院附近。对患者及其亲属需要口头和书面指示，了解在 ERCP 后患者患病时该怎么做。这些指示应包括胃肠病学家可接收信息的寻呼机或手机号码，以应对紧急情况。应描述上述 ERCP 并发症的症状和体征，并鼓励患者或其亲属在白天或

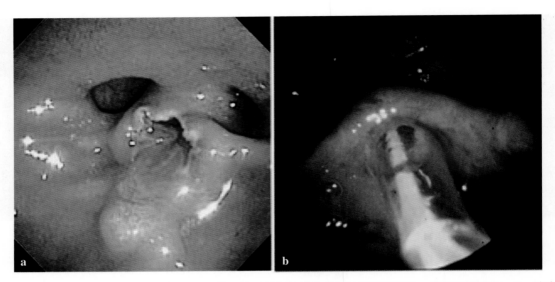

图 4.12　**a**. 首先进行小括约肌切开术（此处显示），然后进行轻柔的球囊扩张延长开口。这样做更安全。**b**. 球囊括约肌成形术用于取出结石

黑夜致电讨论任何疑虑。应该向患者提供 ERCP 报告的打印副本——带有胃肠镜专家的联系号码，以使他们最终到其他地方的急诊室时派上用场。在进行 ERCP 后，我接受患者夜间观察的门槛较低。对于从镇静中缓慢醒来的患者应该保持警惕，直至其完全清醒。可能需要将其转移到医院的短期住院病房。如果在恢复期间反复要求麻醉镇痛和（或）使用止吐剂，表明患者可能正在发生 ERCP 术后胰腺炎。如尽管使用了麻醉性镇痛但腹痛仍持续或恶化，应采用非造影剂腹部 CT 扫描进行检查，以排除穿孔。2 h 血清淀粉酶水平＞ 1000 IU/L 可较强地预测 ERCP 术后胰腺炎的发生，在 4 h 时灵敏度增加。也可以使用尿淀粉酶水平，但这些水平需要更长的时间才能变为阳性，并且不如血清值灵敏。根据最新的急性胰腺炎管理指南，怀疑患有 ERCP 术后胰腺炎的患者应静脉注射 500 ～ 1000 ml 乳酸林格液，然后在最初 24 h 内接受 250 ～ 300 ml/h 的补液，以降低坏死性胰腺炎的发生风险 [22]。如有必要，应使用导尿管仔细监测患者的尿量，以确保每小时产生至少 50 ～ 100 ml 尿液。如果您接受 ERCP 术后患者进行住院观察，则必须将您的管理建议告知负责的医师。现在许多医院的住院服务由轮班工作的医院管理人员负责。一个忙碌的医师，特别是一夜之间单独负责大量患者的医师，可能没有足够的时间或兴趣来管理病情严重的 ERCP 术后患者。出于这个原因，您应该计划 ERCP 时间表，以便

您就在城里，并可以在下班后致电患者。请记住，没有人像您一样关心您的患者！让一个超负荷或漠不关心的同事管理您的患者是您最大的敌人。我已经取消了出城旅行并错过了家庭假期，以便在 ERCP 后亲自监督患者。如果您无法推迟或取消您的行程，并且您的 ERCP 患者生病了，在您离开之前，应由负责的医师制订并记录管理计划，并致电进行每日更新。在进度记录中写下您的手机号码，并清楚地表明可以随时咨询您。这不仅可以帮助您经验不足的同事处理一个潜在的复杂问题，而且如果产生了负面结果而导致诉讼，那么这将成为您对患者关心的证据。

最后一句话：预防 ERCP 术后胰腺炎

ERCP 术后胰腺炎是 ERCP 中最令人恐惧的并发症（见第三章）。应尽一切努力将风险降至最低。有人说 ERCP 手术最大的风险是那些最不需要做 ERCP 的人 [23]，包括非特异性腹痛，正常肝酶和非扩张性胆管的年轻女性（其可能存在所谓的 Oddi 括约肌功能障碍而正在进行检查）。ERCP 内镜医师应审查有关 ERCP 术后胰腺炎危险因素的文献，并记住高风险类别。当然，防止 ERCP 术后胰腺炎的最佳方法是不优先进行 ERCP。当需要 ERCP 时，多项研究表明，在高风险情况下放置预防性小口径胰腺支架可显著降低 ERCP

术后胰腺炎的风险，并几乎消除严重的坏死性 ERCP 术后胰腺炎（图 4.13）[4]。处于风险状态而没有考虑放置支架后，如果出现不良后果，就可能会引发诉讼。另一种相对简单但可能有效降低 ERCP 术后胰腺炎的干预措施是在手术结束时给予 100 mg 吲哚美辛纳肛[24]。应该对所有的 ERCP 患者进行这种治疗，还是仅针对少数具有 ERCP 术后胰腺炎高风险的患者，在使用上仍有争议。但由于使用这种廉价药物的负担很小，就像我的许多同事一样，我经常使用它。

关键点

- 对一个称职的社区内镜医师来说，其 ERCP 插管的成功率至少应达到 80%。
- 将导丝放置在主胰管中并在其上放置临时塑料支架是减少高风险病例中 ERCP 术后胰腺炎的关键。
- 对考虑进行 ERCP 的患者应在术前对其进

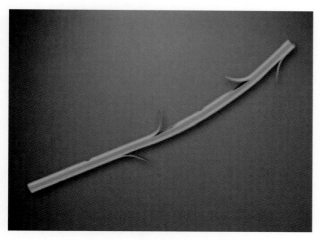

图 4.13　5 Fr 双翼缘塑料胰管支架

行较详细的评估。

- 内镜医师在同意进行 ERCP 之前，应该亲自看望患者并审查相关记录，包括影像资料。
- 应该在操作之前获得 ERCP 的知情同意书，给患者留出时间进行思考，与亲人讨论，并有机会提问。
- 如果患者在 ERCP 术前已经长时间空腹，考虑使用 500 ~ 1000 ml 林格乳酸盐溶液进行补液，以解决手术开始时的脱水问题，因为这可以降低 ERCP 术后胰腺炎的风险。
- 对胃轻瘫患者采取内镜手术包括 ERCP 前可能需要比正常人更长时间的空腹，以降低误吸风险。
- ERCP 时首选半俯卧位，但应针对特殊情况进行调整，如病态肥胖、怀孕和手术期间的 ERCP。
- 如果插入十二指肠镜的轻柔尝试失败了，请停止操作，然后用胃镜评估局部解剖结构，以确保食管蹼、环、狭窄或 Zenker 憩室不会造成阻碍。
- 十二指肠主乳头和副乳头是脆弱的结构，必须小心对待！
- 我们应该避免为了找到能深插管的通道而盲目地对乳头注射造影剂。唯一有效的插管方式就是深插管。
- 1/3 的 ERCP 术后胰腺炎患者在术后 2 h 以后才出现症状和体征。预防性胰腺支架置入术和术后 NSAVDs 栓剂纳肛均能预防 ERCP 术后胰腺炎。

参考文献见本书数字资源。

第二部分
胆道疾病

第五章 胆石症

Hemanth K. Gavini John T. Cunningham 著

引言

胆总管结石是临床常见疾病，可引起胆管炎、败血症甚至导致患者死亡。5% ～ 10% 的胆石症患者会选择行胆囊切除术，18% ～ 33% 的急性胰腺炎患者是由胆总管结石引起的[1]。我们可通过临床特点、肝功能检测及影像学检查等评估患者发生胆总管结石的风险，以制订治疗方案。

对胆总管结石高危者需行诊疗性 ERCP，胆总管结石中危患者应先行 MRCP 及 EUS 检查，以判断是否需要行诊疗性 ERCP。

目前尚不完全清楚胆总管结石的自然史。大约 1/5 的胆总管结石可在 1 个月内自行排出。研究表明，结石 < 5 mm 是其可自行排出的独立因素。嵌顿在胆总管的结石可导致急性胰腺炎、急性胆绞痛、胆管炎和继发性胆汁性肝硬化等，进而引起败血症和门静脉高压，甚至导致患者死亡。因此，对可疑胆总管结石的患者，应行进一步检查。一旦确诊，立即行取石治疗。

大部分结石可通过括约肌切开术、球囊扩张、球囊取石及网篮取石等常规方法取出，成功率高达 90% ～ 95%。但是，解剖结构异常（先天或术后）、巨大结石（> 15 ～ 20 mm）、胆囊管结石合并 Mirizzi 综合征和肝内胆管结石等因素会增加取石的难度。随着内镜下乳头括约肌小切开联合大球囊扩张术、机械碎石、液电碎石和激光碎石术等新技术和新设备的发展，困难病例的取石成功率已提高至 77% ～ 98%。对胆管造影难以明确的病例，胆管腔内超声（intraductal ultrasound，IDUS）检查对明确胆总管结石是否完全清除具有一定的价值。

病例

患者，女，45 岁，以右上腹痛伴黄疸为主要表现。肝功能：TBIL 7.8 mg/dl（133.38 μmol/L），AST 80 IU/L，ALT 60 IU/L，ALP 235 IU/L。腹部超声示胆囊多发结石，胆总管宽 8 mm，其内未见结石。下一步该如何处理？

如何评估该患者发生胆总管结石的风险？

对可疑胆总管结石的患者，考虑到微创性及经济成本，最初的检查应选择肝功能及腹部超声检查。肝功能检测的阳性预测值很低（为 15%），但阴性预测值很高（为 95%），对排除胆总管结石具有重要意义[3]。胆道梗阻的时间越长，程度越重，胆红素和 ALP 的值越高，则预测是否存在胆总管结石的准确性就越高。腹部超声诊断胆总管结石的灵敏度较低（< 50%），但特异度极高（100%）。因此，若腹部超声发现胆总管结石可明确诊断，但腹部超声检查未发现胆总管结石并不能除外胆石症的诊断。腹部超声发现胆总管宽度正常（未切除胆囊的患者胆总管 < 6 mm）可除外胆总管结石（阴性预测值为 95%）。由此可见，肝功能及腹部超声检查对排除胆石症具有重要意义。

存在急性胆管炎、腹部超声发现胆总管结石、血清总胆红素水平 > 4 mg/dl（68 μmol/L）为极强的临床预测指标。超声检查发现胆总管扩张（胆囊未切除患者超过 6 mm）或血清胆红素水平为 1.8 ～ 4 mg/dl（31 ～ 68 μmol/L）为较强的临床预测指标。根据这些指标可预测患者发生胆总管结石的风险。而根据胆总管结石的发生风险对患者进行危险分层，可减少不必要的检查和操作，有效地简化患者管理流程。因此，美国消化内镜学会（ASGE）执行委员会建议根据继发胆总管结石的可能性，将症状性胆囊结石患者分为三层[1]：①高危患者：满足三个极强的临床预测指标中的任意一个或同时满足两个较强的临床预测指标。该类患者发生胆总管结石的可能性大于50%，应行 ERCP 诊治。②中危患者：无极强的临床预测指标，但满足较强的临床预测指标中的任意一个。该类患者发生胆总管结石的可能性为10% ~ 50%，需行 EUS 和 MRCP 检查或术中胆管造影（intraoperative cholangiogram，IOC）来评估有无胆总管结石。③低危患者：无上述任何临床预测指标。这类患者发生胆总管结石的可能性小于 10%，无须行其他检查即可进行胆囊切除术。

近期研究表明，在胆囊切除术中对患者常规行术中胆管造影，发现胆总管结石的灵敏度为95%，特异度为 99%。术中胆管造影对操作者的要求极高，增加手术时间，且对重度胆囊炎的患者可行性差。若术中胆管造影发现存在胆管结石，可行腹腔镜胆总管探查或术后 ERCP 取石治疗。

EUS 可减少 65% 的 ERCP 相关不良事件。与 MRCP 相比，EUS 诊断胆总管结石的灵敏度（93% vs 85 %）、特异度（96% vs 93 %）、阳性预测值（93% vs 87 %）及阴性预测值（96% vs 92%）均较高，但无显著统计学意义[7]。MRCP 对小结石的灵敏度差。对 < 5 mm 的结石，其灵敏度约为70%，但其具有无创的优势。具体选用哪种检查方法，应根据其可获得性、操作水平、患者特点及术者喜好等综合评估。

ERCP 中行胆管造影的建议

详细询问病史，仔细研读患者既往影像学资料对制订最佳治疗方案至关重要，并且可降低风险意外。回顾患者既往影像资料可为如何行 ERCP 操作提供指导。合并急性胆管炎的患者在 ERCP 术前和术中均应使用抗生素治疗。若 ERCP 引流效果欠佳，术后也应继续使用抗生素治疗。急性胆管炎合并败血症的患者应于液体复苏后再行 ERCP 治疗。胆总管插管成功并置入导丝后，应先吸出胆汁，再注入造影剂，这样有助于减少

注射时的静水压，避免胆管过度扩张，进而降低胆管炎患者发生菌血症的风险。明确结石的位置、大小、胆管宽度及有无可能增加取石难度的狭窄。从胆总管远端开始注入造影剂。造影剂会扩散至近端并进入左、右肝管。应注意避免过度扩张胆道系统，以防胆管炎的发生。避免使胆囊过度充盈，以免导致疼痛或胆管炎的发生。在取石结束后，应行球囊封闭胆管造影以明确结石是否完全取出。若封闭胆总管后造影示胆囊管不显影，提示胆囊管梗阻，应行胆囊切除术。

病例后续

该患者为发生胆总管结石的高危患者，故行 ERCP 治疗。胆管造影示胆总管远端光滑狭窄。行括约肌切开及球囊取石术，未发现结石，故置入胆道支架（图 5.1a、b）。后对患者行腹腔镜胆囊切除术，术后再次行 ERCP 治疗，发现胆总管远端仍狭窄，故置换了胆道支架。

在 ERCP 中如何取出简单的结石？

结石大小是行括约肌切开术后能否取石成功的重要决定性因素（图 5.2）。通常，对大小在 10 mm 以下的结石行括约肌切开术后常可成功取出[9]。

如果胆总管结石的大小小于内镜直径，在行乳头括约肌切开术后，应用取石球囊或取石网篮可轻易地将其取出。当引起胆管扩张的结石较小时，应用取石网篮效果更佳。因为在扩张的胆管中使用球囊取石，小结石容易漏掉。对于任何胆总管下端的结石，都应将其推入胆总管近端，以防胆管破裂。应用取石网篮取石时，结石先被网篮网住，然后来回晃动网篮，取出结石时无须关闭网篮。这样可以防止结石在网篮内意外撞击以及由于结石大小与乳头开口不匹配而导致取石失败。当胆总管中有多个结石时，应从最远端结石开始逐个取出，以避免结石嵌顿。通常，将常有结石的取石网篮或球囊拉至乳头开口处。用左手将取石网篮或球囊固定在内镜活检口位置并向上推大钮，用右手顺时针轻轻推进内镜刀。这种取石技术可将取石的矢量力与胆管轴对齐，同时可

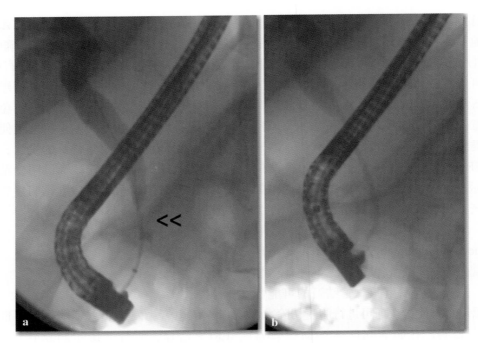

图 5.1　**a**. ERCP 示胆总管远端光滑狭窄，无结石充盈缺损影。**b**. 支架置入

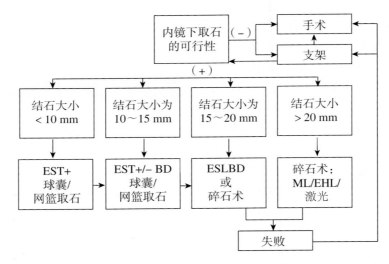

图 5.2　胆总管结石处理实验图。EST：内镜下乳头括约肌切开术（endoscopic sphincterotomy）；BD：球囊扩张（balloon dilation）；ESLBD：内镜下乳头括约肌切开联合大球囊扩张术（endoscopic sphincterotomy with large balloon dilation）；ML：机械碎石（mechanical lithotripsy）；EHL：液电碎石（electrohydraulic lithotripsy）

直视乳头，以确认结石取出。

导致取石困难的因素有：

1. 结石较大（> 1.5 ~ 2 cm）。
2. 嵌顿性结石。
3. 胆囊管结石导致的 Mirizzi 综合征。
4. 肝内胆管结石。
5. 结石下游胆管狭窄。

何时行括约肌切开术及球囊取石？

内镜下括约肌切开术（endoscopic sphincterotomy，EST）可将取石成功率提高至 85% ~ 98%，但有出血、穿孔及胰腺炎等风险[10]。患有肝疾病或应用抗凝、抗血小板药物的患者常存在凝血障碍，乳头括约肌切开术后出血的风险增高[11]。括约肌切开术还可以导致乳头括约肌功能永久性丧失。理论上，这将导致肠内细菌自由进入胆管，增加复发性结石的发生率[12]。内镜下球囊扩张术（EBD）可减少不良反应的发生，保持括约肌的功能，最初作为括约肌切开术的替代治疗被应用[13]。可用 4 ～ 8 mm 的球囊行乳头扩张术。一项荟萃分析显示，胆道球囊扩张乳头的取石效果较内镜下括约肌切开术差[14]。其他研究显示，与内镜下括约肌切开术相比，EBD 取石的成功率高达 91% ～ 97%[15-17]。随机对照试验表明，针对 8 mm 以内（中小体积）的结石，内镜下括约肌切开术与 EBD 的取石疗效相当[15,16]。Baron 等通过荟萃分析发现内镜下括约肌切开术及 EBD 取石效果不分伯仲，但内镜下括约肌切开术可降低术后胰腺炎的发生率[17]。少量研究表明，EBD 可导致一些严重的并发症，如重症胰腺炎。曾有一项随机对照试验研究，因 EBD 组患者发生重症胰腺炎致 2 人死亡而被迫终止试验[15]。因此，EBD 并非取石的首选。EBD 导致出血及穿孔的风险更低，推荐作为凝血功能异常患者取石的可选方案[15-17]。综上，对中小体积的结石，内镜下括约肌切开术是首选的取石方案。EBD 适用于有凝血功能障碍且难以被改善者、解剖结构异常导致无法行括约肌切开术者及壶腹周围憩室导致括约肌切开困难者。

对于大结石（> 1.5 cm）常需先行碎石术，然后再应用内镜下括约肌切开术或 EBD 取石。Erosz 等首次提出了"内镜下乳头括约肌切开联合大球囊扩张术"（endoscopic sphincterotomy with large balloon dilation，ESLBD）的概念。即先将乳头括约肌小切开，然后用大球囊（10 ～ 20 mm）进行扩张[18]。一些研究表明，应用该方法可成功地取出复杂结石[19,20]。最初的乳头括约肌切开术可将胆管及胰管括约肌分隔开，有助于防止大球囊扩张时导致的乳头括约肌撕裂而影响到胰管开口，理论上可降低胰腺炎发生风险[21]。Feng 等应用荟萃分析比较了 ESLBD 及内镜下括约肌切开术取较大结石的优劣，发现 ESLBD 组的并发症少，且对机械碎石的需求小[22]。一项随机对照试验比较了机械碎石、内镜下括约肌切开术及 ESLBD 等方法的优缺点，发现这三项技术在取石方面效果相当，但机械碎石组患者并发症发生率更高[23]。ESLBD 可减少机械碎石的需求，缩短透视时间及手术时间[24]，降低住院花费[25]。ESLBD

术后胰腺炎的发生率与内镜下括约肌切开术相似，< 5%，明显低于 EBD 术后胰腺炎的发生率[26]。ESLBD 可发生穿孔及出血，应注意选用与胆总管末端直径大小匹配的球囊，以避免穿孔的发生。

目前用于做大扩张的球囊主要适用于胃肠道的扩张，它们的长度可能会导致胆总管多发结石取石时并发症的发生（图 5.3）。行球囊扩张时应把石头向上推，或将球囊置于胆总管的最远端而非置于结石附近（图 5.4a、b）。这一点十分重要，因为充起球囊时，如果其附近有结石，容易导致穿孔的发生，尤其当结石有棱角时。应扩张多长时间呢？一项非盲法的随机对照试验比较了不进行内镜下括约肌切开术的情况下扩张乳头 1 min 及 5 min 的优劣，发现扩张 5 min 组的取石成功率（80% vs 93 %）更高，术后胰腺炎的发生率（15% vs 5 %）更低[27]。然而，该试验中对照组（扩张 1 min 组）的技术成功率（80%）低于预期，使试验结果的可信性下降。我们建议逐级扩张球囊，每个等级扩张 1 min，连续进行总共 3 min。扩张完成后，可用取石球囊或取石网篮进行取石（图 5.5a、b）。综上，ESLBD 具有多种优势：与 EBD 相比，术后胰腺炎的发生率低，与内镜下括约肌切

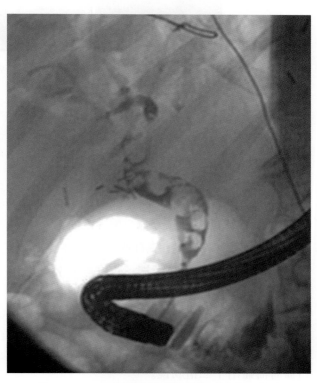

图 5.3　ERCP 胆管造影示胆总管远端多发结石

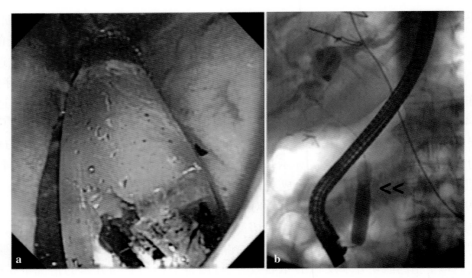

图5.4　**a.** 最小球囊插入主乳头上方。**b.** 造影示在主乳头与最小球囊的上游可见球囊腰部（箭头指示处）

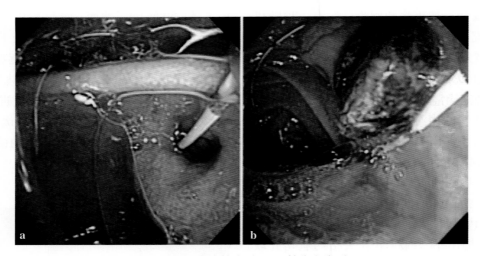

图5.5　**a.** 壶腹扩张后。**b.** 扩张和取石

开术相比，其可降低较大结石（2 cm 结石）取石时机械碎石的需求，可扩张胆总管远端，使其足以容纳大取石球囊。

　　在应用取石网篮取石时，如果结石或网篮发生嵌顿，会导致严重并发症（图5.6），故应备好一套碎石系统以应急。结石或网篮发生嵌顿后，一种解决方法是：剪断手柄，将外套管从取石网篮中撤出。然后将碎石器的金属外套管插入取石网篮的钢丝断端，将钢丝置入手柄，在透视下推入碎石器，粉碎嵌顿的结石（图5.6b、c）。某些碎石器可经内镜孔道置入进行操作，应用其他碎石器时需撤出十二指肠镜。

碎石术

　　1983 年，Demling 首次提出了机械碎石的方法，该方法切割大结石安全有效。机械碎石可将困难结石病例的结石取出率提高至 90%，其并发症（如术后胰腺炎、出血、穿孔及网篮嵌顿等）发生率为 4% ～ 13%[28]。该技术需应用由网篮、塑料护套和外层金属护套等组成的非紧急碎石器进行操作。先用取石网篮捕获结石，再推进金属护套碎石，应用"吻合技术"（kissing technique），使器械进入乳头，以保持插管时紧靠乳头。通过造影确定导丝进入胆管后，将取石网篮在关闭的

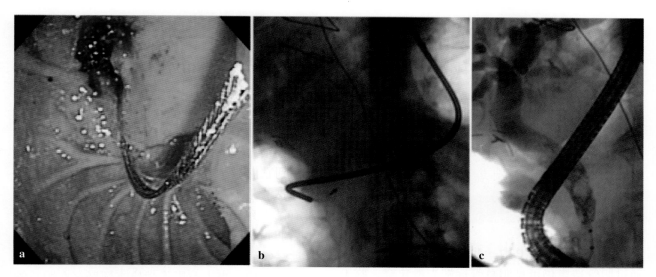

图 5.6 a. 内镜下取石失败后，去除取石网篮上的塑料外鞘后见到的网篮金属丝。b. 撤出内镜，将应急碎石器插入网篮金属丝上。c. 接下来碎裂完结石取出网篮，并准备取出这些碎石

状态下置于结石上方。打开网篮，一边摆动，一边捕获结石，以保证导丝对称分布于结石两侧。然后关闭网篮，用金属外套管收紧网篮以碎石。结石碎片会从网篮中漏出。注入造影剂，以明确是否有较大结石残留而需要再次行碎石术。撤出碎石器，可经取石网篮或取石球囊取出结石碎片。首先应取出远端的碎石，以防它们堵塞出口，整个取石过程由远端胆总管至近端逐步进行。大约10%的患者机械碎石会失败，必须应用液电碎石或激光碎石[28]。后两种技术通常适用于较大的嵌顿结石。

液电碎石是用液电碎石探针产生的电火花在液态介质中制造出振荡的空泡，形成机械冲击波来碎石。该技术源自采矿业。应用治疗型十二指肠镜或腹腔镜时，可经 SpyGlass 胆道子镜（Boston Scientific Inc，Marlborough，MH）钳道孔将 3 Fr 的液电碎石探针置入胆管。将探针伸出镜头前端至少 5 mm，以便直视结石。用 50 ～ 100 W 的能量射击 1 ～ 2 s。注意保持探针与结石直接接触，避免与胆管壁接触，以减少损伤。间断注入生理盐水冲洗操作区域，以便更好地观察结石碎片。多种研究表明，液电碎石可成功碎裂较大的结石，并将胆道清除率提升至98%。其并发症，如胆道出血、胆管炎、胰腺炎、胆漏、血胸和穿孔等的发生率为3% ～ 15%[29-33]。且具有经济成本较低、无须特殊防护设备等优势。

激光碎石是指应用特定波长激光的能量在液态介质中形成振荡的空泡，进而产生机械冲击波以碎石的技术。这些年来，人们发现了从染料激光到固体激光等不同物理性质的多种激光，其波长不同，穿透力也不等。波长越短，则穿透力越强。染料激光的波长较短，穿透力强（> 5 mm），故其作用效果更强，但价钱较贵，且更易导致损伤。固态激光波长较长，穿透力弱（< 5 mm），价钱便宜，安全性更高。双频双脉冲激光碎石技术是将两者联合使用，即香豆素染料激光联合钕钇铝石榴石激光碎石。研究发现，该技术可有效碎石，其胆管清除率达88% ～ 92%，并发症发生率为7% ～ 23%[34-36]。钕钇铝石榴石激光的波长较长，近似水的吸收峰，故弥散较少。理论上来说，其精确度和安全性更高，有利于减少胆管损伤。某些研究对钕钇铝石榴石激光的疗效进行了评估，发现其胆管清除率可达90% ～ 100%，而并发症发生率仅为4% ～ 14%[37-39]。在无结石残留的情况下，碎石术治疗期间我们不常规应用抗生素。

ESWL 是另一种治疗大结石的方法，其胆道清除率约为80%[40]。由于体外冲击波碎石术设备价格昂贵，目前仅有几个医学中心开展使用。两项随机对照试验对比了激光碎石与体外冲击波碎石术的疗效，发现激光碎石的胆道清除率更高（83% ～ 97 % vs 53% ～ 73 %）[41,42]。一项随机对照试验将液电碎石与体外冲击波碎石术的疗效进

行了对比，发现两者的胆道清除率相似（74% vs 79%）[43]。鉴于内镜下碎石工具应用广泛且疗效卓越，大部分胆道大结石可经管腔内碎石术清除，故而限制了体外冲击波碎石术在胆道结石取石中的应用。但是胰管结石与胆管结石不同（第十三章），其坚硬且钙化严重，难以碎裂，故体外冲击波碎石术在胰管结石的治疗中起着重要作用。

病例后续

在随后的 ERCP 中，我们取出了胆道支架。通过胆管造影仍可见胆总管远端光滑狭窄。鉴于胆总管狭窄持续存在，我们决定行胆管内超声进一步评估。将导丝置入肝内，奥林巴斯 20 MHz 可穿导丝的超声探头显示肝总管平行处可见一较长胆囊管，于壶腹上方几厘米处汇入胆总管，其内嵌顿一较大结石（Mirizzi 综合征）。应用 SpyGlass 系统（波科）直视下观察该结石，并用液电碎石，清除胆囊管、肝总管和胆总管中的结石碎片，再次胆管造影，确认无狭窄或结石残存（图 5.8）。

胆管内超声在清理胆管中的作用

可将 12 ～ 30 MHz 的小型超声探头置入胆管中以评估胆总管结石。一些研究评估了胆管内超声对 ERCP 中胆管造影漏诊的胆结石的探测效果 [44,45]：胆管造影易漏诊扩张胆管（> 12 mm）中的小结石（< 8 mm），而胆管内超声可有效地检测到它们 [46]。在已行内镜下括约肌切开术、网篮或球囊取石的患者中，40% 的患者被 IDUS 检出有结石残留 [47]。IDUS 有助于确保碎石及取石术后胆道的完全清理 [48,49]。应用 IDUS 检测胆总管远端残存的较小结石（通常 < 4 mm）的临床意义尚未明确。当术前影像学检查怀疑存在胆总管结石，但胆道造影未观察到结石时（尤其是胆总管扩张时），可用 IDUS 检测是否有较小结石的存在。少数情况下，如上述病例，当胆总管尤其胆囊管周围存在线性狭窄时，可通过胆管内超声除外 Mirizzi 综合征的可能。由于小的结石碎片可经敞开的乳头口自行排出，故我们不使用胆管内超声来确认胆管结石是否完全清除。

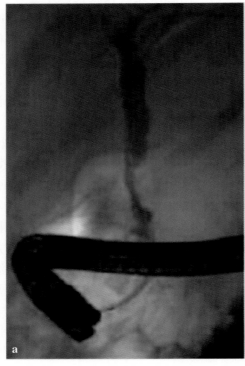
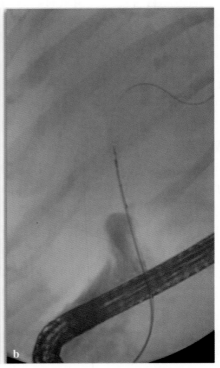

图 5.7　a. 第三次行 ERCP，可见胆总管远端持续性狭窄；b. 沿导丝将 20 MHz 超声探头置入胆管树深处

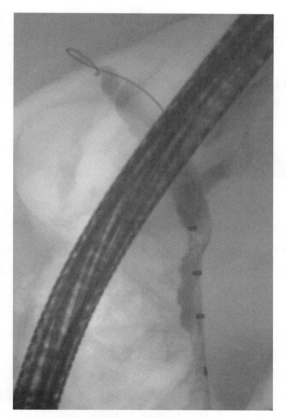

图 5.8 最终胆管造影显示清除结石碎片后，胆总管远端狭窄解除

何时行胆道支架置入术？

存在难取性结石而导致胆道清除不佳时，可行胆道支架置入术，使其作为一种临时性补救措施，保证胆汁原位引流。对于存在合并症或高龄患者，考虑其大限将至，不愿采取积极操作取石时，胆道支架置入术是一种解决方案。对老年患者行明确的内镜或手术治疗前，胆道支架置入术可作为一种姑息性治疗方案，其并发症发生率为10%。但当其作为一种明确的治疗方案时，并发症发生率 > 50%，其中约 1/5 的患者死于胆道感染。因此，该技术作为治疗方案仅用于生存期较短的患者[50]。对于存在大结石（> 2 cm）或多发结石（> 3 个结石）的患者，短期（2 ~ 6 个月）置入胆道支架有助于碎石。短期（2 ~ 6 个月）置入胆道支架可使结石负荷减少 50% 以上[51,52]。可同时应用单个或多个直支架或猪尾支架。虽然目前大多应用塑料支架治疗胆道结石，但全覆膜可膨式金属支架也已被成功地用于治疗复杂胆道结

石。考虑到其经济成本及并发症的风险，目前不推荐将其用于胆总管结石的治疗。

何时应用非内镜形式治疗胆总管结石？

由于腹腔镜胆囊切除术的并发症发生率很低，故对 ERCP 取石后的患者，常推荐其行胆囊切除术[54]。腹腔镜胆囊切除术应在 ERCP 取石术后 2 周内进行，以减少胆总管结石、胆绞痛、胆源性胰腺炎及胆囊炎的复发风险[55-57]。一项随机临床试验表明，胆总管结石内镜下括约肌切开术取石后早期（72 h 内）行腹腔镜胆囊切除术的复发性胆道事件（常需紧急手术治疗）发生风险低于延迟手术（6 ~ 8 周）者[58]。

腹腔镜胆总管探查术（laparoscopic CBD exploration，LCBDE）可替代术前 ERCP，在胆囊切除术后取出胆总管结石。术中胆管造影发现胆总管结石后，应用 LCBDE 可即刻取出结石，故 LCBDE 与术中胆管造影可视为一步操作。随机临床试验表明，LCBDE 的取石成功率、发病率及死亡率均与 ERCP（术前或术后）类似[59-62]。LCBDE 可用于 ERCP 治疗失败的病例、未行局部内镜检查的病例以及因解剖结构改变（如 Roux-en-Y 重建）而使 ERCP 成功率极低的病例。因为 ERCP 的成功率极高（除解剖结构改变外），我们更乐于应用术后 ERCP 取石治疗而非行 LCBDE。经皮取出肝外胆管结石的方法有留置 T 管或经皮经肝穿刺途径，其成功率约为 90%，但由于其窦道形成时间较长（4 ~ 6 周），且有胆道出血并发症及死亡风险[63]，因此极少应用该技术治疗肝外胆管结石。

ERCP 在肝内胆管结石中有什么作用？

与西方国家相比，肝内胆管结石在东亚更常见。这些结石通常是多发的并伴有狭窄。其常见病因有术后胆道狭窄、原发性硬化性胆管炎和复发性化脓性胆管炎。其临床表现多为反复发作的胆管炎和败血症等。如肝内胆管结石长期存在，可导致继发性胆汁性肝硬化、肝叶萎缩和肝内胆管癌。对于多发结石局限于单个肝叶的患者，可

手术切除受累肝叶，无论是否行胆肠吻合术。有研究表明，与非手术（64%）或 ERCP（43%）相比，肝切除术的结石清除率（83%）更高[64]。该研究还发现，随访 8 年时，肝切除术的结石复发率和胆管炎发生率较非手术治疗者低，但无统计学意义[64]。

由于胆道结石极易复发而需多次干预，存在多发结石，伴有肝内胆管狭窄，周围结石挤压以及胆管角度等原因，导致内镜下治疗肝内胆管结石十分困难[30]。对于取石网篮或球囊无法取出的难取性结石，可应用经口胆道镜联合碎石术取石治疗[32]。内镜下肝内胆管结石的取出率（64%）低于肝外胆管结石[65]。进行 ERCP 时应注意避免向萎缩的肝叶内注射造影剂，因其导致感染的风险较高。经皮胆道镜联合碎石术的成功率高达 85%。不论是内镜治疗还是经皮治疗，术后结石复发率及胆管炎发生率均较高（22%～63%）[66]。因此，内镜取石和经皮取石方法适用范围有限，主要是双侧肝受累而不宜行手术治疗的患者或术后结石复发的患者。

复发性结石及无法手术的结石

EST 取石术后，约 10% 的患者出现复发性胆总管结石，常因胆囊未切除或胆囊切除后胆管内形成了新的结石[67]。在这些患者中，57% 有乳头旁憩室。复发的结石多为色素结石，无法通过应用熊去氧胆酸或抗生素来预防复发。其他导致胆结石复发的危险因素有：胆总管扩张 > 15 mm、胆管成角、胆道狭窄以及乳头狭窄等易导致胆汁淤积的情况，因此，应定期行肝功能及 ERCP 检查。一项纳入至少 2 例以上的胆总管结石患者的小型研究表明，每年行 ERCP 清理胆道可降低胆管炎的发生率[68]。对于内镜下难以治疗的复发性结石，由于胆总管十二指肠吻合术后胆管炎、盲端综合征和胆漏等并发症的发生率高（10%～28%），且死亡率达 5%，故不建议常规采用该手术[69-72]。

对于因严重合并症而无法行胆囊切除术的患者，内镜下经乳头胆囊支架置入术（endoscopic transpapillary gallbladder stenting，ETGS）可作为替代治疗方案。针对此类患者的一项前瞻性研究表明，用双猪尾支架进行 ETGS 治疗有症状的胆囊疾病，其成功率达 79%（29 例患者中成功 23 例），且在无须定期更换支架的情况下，可维持长时间胆道通畅（中位时间为 760 天）[73]。因为通过迂曲的胆囊管十分困难，故该手术对操作技术要求极高，很大程度上受内镜医师经验的影响[74]。

结论

西方人群的胆总管结石以胆固醇结石为主，因其可导致胆管炎、败血症以及继发性胆汁性肝硬化的发生。即使患者无不适症状，也应行取石治疗。MRI 和 EUS 检测胆总管结石的准确性较好，漏诊率居中。对 10 mm 以下的结石，大多可经内镜下括约肌切开术及取石网篮或球囊取出；对 10～15 mm 的结石，不论是否行球囊扩张术，在内镜下括约肌切开术后均可被取出。在行网篮取石时，因网篮和结石有发生嵌顿的风险，如不及时解除，后果不堪设想，故应备好紧急碎石器。一些内镜治疗方法适用于难取性结石，如 ESLBD、机械碎石、液电碎石及激光碎石等。15～20 mm 大小的结石可用 ESLBD 或碎石术取出。大于 20 mm 的结石一般均需行碎石术。对于有严重合并症而无法行手术或积极内镜治疗的患者，可行胆道塑料支架置入术以使胆汁引流通畅。胆管内超声在检测小结石，尤其是扩张胆管内的小结石方面效果显著，胆道造影常漏诊该类结石。行内镜治疗或胆囊切除术后，大约 10% 的患者出现复发性结石。定期行肝功能检测及 ERCP 检查可能对这类患者有益。

关键点

- 可疑胆总管结石时应进一步检查。一旦确诊，应取出结石以减少并发症的发生。可通过临床特点、肝功能检测及影像学检查等评估患者发生胆总管结石的风险，并根据风险分层制订管理方案。
- 有胆石症症状的患者为胆总管结石的中危患者，应根据当地设备、专业知识、患者特点及医师偏好等采取以下措施：①行 EUS 和 MRCP 等明确是否有胆总管结石存在，再行 ERCP 治疗。②术中胆管造影明确诊断后行 LCBDE 或术后 ERCP。

- 对于不复杂的结石，可在内镜下括约肌切开术后，应用取石球囊或网篮成功取出。大结石（15～20 mm）可经 ESLBD 或碎石术（机械碎石、液电碎石或激光碎石等）取出。＞20 mm 的结石通常需行碎石术取出。

- 行网篮取石术时，由于存在结石或网篮嵌顿的潜在并发症，若不及时解除，后果不堪设想，故应准备紧急碎石设备。

- IDUS 对检测扩张胆管（＞12 mm）中的小结石（＜8 mm）极其有效。当胆管造影漏诊该类小结石时可选用胆管内超声。

- 胆道支架置入术是结石未完全取出患者或有急性重症胆管炎患者的姑息性治疗手段。在某些情况下，对于有严重合并症和高龄等预期寿命较短的患者，可作为一种确切的治疗手段。

- 对于以下患者，LCBDE 可作为 ERCP 的替代性治疗手段：① IOC 发现胆总管结石。② ERCP 治疗失败的病例。③因解剖结构改变（如 Roux-en Y 重建）而使 ERCP 成功率极低的患者。

- 对于宜行手术治疗的肝内胆管结石患者，如单侧肝内结石负荷较重，尤其是合并胆管狭窄及肝叶萎缩的患者，应行肝切除治疗。针对该类患者，经皮治疗及内镜治疗可供参考，但其结石复发、结石无法完全取出和胆管炎的发生风险较高。

- 对于复发性结石患者，由于外科旁路手术（胆总管十二指肠吻合术）的术后并发症发生率和死亡率较高，行定期肝功能检测及 ERCP 检查可能更有益。

参考文献见本书数字资源。

第六章　胆道感染

Sundeep Lakhtakia　Shyam Varadarajulu 著

引言

胆道感染或急性胆管炎是一种胆管感染性疾病。1/4 ~ 2/3 的患者以 Charcot 三联征（右上腹痛、发热和黄疸）为主要表现[1-3]。尽管胆管炎经常伴有胆道梗阻，但单纯胆道梗阻并不足以导致胆道感染，而是诱发胆管炎的必备条件。

由肝分泌并流入十二指肠的胆汁通常是无菌的，并对胆管内的残渣以及细菌污染物起到冲刷作用。奥迪括约肌通过阻止十二指肠 - 胆管反流，对预防胆道感染发挥了天然屏障作用。此外，肝巨噬细胞（枯否细胞）分泌的 IgA 以及胆盐对胆汁具有灭菌作用。因此，任何阻塞胆汁流动的疾病都可使这些天然屏障的保护机制丧失，而成为胆道感染或胆管炎的病因[4]。

胆管炎的主要发病机制是小肠内细菌向胆管腔内的逆行性细菌感染（逆行性胆管炎）。其他少见的发病机制包括源自肠壁的细菌移位导致门静脉菌血症和胆管树的血源性种植[5]。

急性胆管炎患者如不及时、有效地治疗，可进展为严重感染，病死率高达 10%[5]。随着抗生素治疗、急性重症管理以及胆道内镜技术的进展和应用，本病的发病率和病死率已经下降。然而，急性胆管炎仍然是一种危及患者生命的疾病，早期正确地判断疾病的严重程度对于选择合适的治疗方案，尤其是解除胆道梗阻的时机尤为重要[6]。

病例

35 岁印度男性患者，主因右上腹疼痛 2 周，加重伴发热、寒战 5 天就诊。体格检查：患者发热，伴有心动过速和低血压，同时有黄疸及右季肋部压痛。辅助检查显示总胆红素 7.1 mg/dl（正常 < 2.0 mg/dl），碱性磷酸酶 476 U/L（正常 < 120 U/L），AST 86 U/L（正常 < 40 U/L），ALT 62 U/L（正常 < 40 U/L），白蛋白 2.9 gm/dl（正常 3.5 ~ 5.5 gm/dl），白细胞计数 18 700，中性粒细胞百分比 90%。腹部超声显示肝右叶一个大的囊性病变（128 mm × 103 mm），其内有回声并伴有双侧肝内胆管扩张（图 6.1）。

胆管炎是如何诊断的？

胆管炎的病因

胆道结石是引起胆管炎最常见的原因。其他病因包括良性及恶性胆道狭窄、原发性硬化性胆管炎（primary sclerosing cholangitis，PSC）、肝胆系统的寄生虫感染、复发性化脓性胆管炎、获得

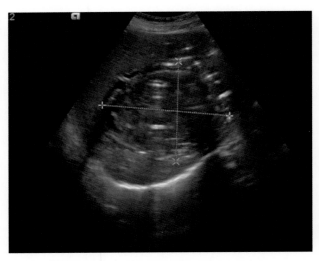

图 6.1 腹部超声提示肝内右叶囊性病变（128 mm × 103 mm）伴囊内回声

性免疫缺陷综合征胆管病以及继发于胆道器械治疗失败的患者。

临床表现

胆管炎的典型临床表现为 Charcot 三联征，包括发热、腹痛以及黄疸（分别见于 90%、70% 和 60% 的胆管炎患者）[7]。若上述三种表现同时存在，则可诊断为急性胆管炎[6]。危重患者可表现为 Reynolds 五联征，另外的表现包括精神状态改变和低血压（分别见于 10% ~ 20% 与 30% 的胆管炎患者）[8]。辅助检查可发现白细胞计数升高、高胆红素血症、轻中度转氨酶和碱性磷酸酶升高。如胆管炎未能及时诊治，可发展成重度肝功能异

常且伴有凝血功能障碍，此时多伴有高病死率。

诊断标准

部分医生诊断胆管炎是依据临床表现，而其他医生则根据影像学或内镜下发现胆道梗阻和化脓性胆汁。最近东京共识更新了胆管炎的诊断标准（表 6.1）[5,6]。该诊断标准结合临床特点、辅助检查以及影像学表现，可更好地诊断胆管炎并精确地评估疾病的严重程度[6]。东京共识的灵敏度（92%）高于 Charcot 三联征（26%），但特异度（78%）低于 Charcot 三联征（96%）[6]。表 6.2 总结了评价胆管炎严重程度的指标。重症胆管炎的诊断需存在器官功能衰竭，而中度胆管炎的诊断则需患者同时具

表6.1 更新后的东京共识：急性胆管炎的诊断标准[6]

A1	发热（＞ 38 ℃）伴或不伴有畏寒、寒战
A2	辅助检查：感染的证据（白细胞 ＜ 4 000/μl 或 ＞ 10 000/μl，CRP ＞ 1 mg/L^2）
A	胆管炎
B1	黄疸（总胆红素 ＞ 2mg/dl）
B2	辅助检查：ALP、GGT、AST 和 ALT ＞正常上限的 1.5 倍
B	影像学表现
C1	胆道扩张
C2	能解释影像学表现的证据（狭窄、结石和支架等）

确诊：符合 A、B、C 中的各一项；疑诊：符合 A 中的一项＋B 或 C 中的一项

表6.2 更新后的东京共识：急性胆管炎的严重程度评估[6]

Ⅲ度（重度）急性胆管炎
"Ⅲ度"急性胆管炎是患者在急性胆管炎的基础上，同时出现下面至少一种系统或脏器功能障碍：
①心血管系统功能障碍：需要多巴胺 ≥ 5 μg/（kg·min）的低血压，或需要任何剂量的去甲肾上腺素来维持血压
②神经系统功能障碍：意识障碍
③呼吸系统功能障碍：PaO_2/FiO_2 ＜ 300
④泌尿系统功能障碍：少尿，血肌酐 ＞ 2 mg/dl
⑤肝功能障碍：凝血酶原标准化比率（PT-INR）＞ 1.5
⑥血液系统功能障碍：血小板 ＜ 1 000 000/mm^3
Ⅱ度（中度）急性胆管炎
"Ⅱ度"急性胆管炎是急性胆管炎患者出现以下两种情况以上：
①白细胞计数异常（＞ 12 000/mm^3，＜ 4 000/mm^3）
②高热（体温 ≥ 39 ℃）
③高龄（≥ 75 岁）
④高胆红素血症（总胆红素 ≥ 5 mg/dl）
⑤低蛋白血症（白蛋白＜正常值的 0.7 倍）
Ⅰ度（轻度）急性胆管炎
凡是不满足"Ⅱ度"和"Ⅲ度"诊断标准的急性胆管炎均为"Ⅰ度"胆管炎

有临床表现和辅助检查结果的异常。评估疾病的严重程度对于决定何时解除胆道梗阻的时机至关重要。急性胆管炎可表现为较轻的自限性疾病，也可伴有血流动力学不稳定，甚至感染中毒性休克而危及生命。准确诊断并及时评估疾病的严重程度对于患者接受何种治疗以及治疗时机的选择有指导意义。

影像学表现

多种影像学方法，如腹部超声、腹部 CT、MRCP、内镜超声、ERCP 和经皮经肝穿刺胆管造影，可用于判断胆道梗阻的部位和原因。

影像学检查方法的选择主要取决于可提供使用的影像学检查设备以及患者的临床情况。虽然 ERCP 是胆管炎最敏感的诊断方法，并且可以实施内镜下治疗，但是由于 ERCP 技术的操作有一定难度，以及检查时不配合的患者需要镇痛镇静，从而限制了其在重症患者中的应用。因此，有时需要选择无创性检查手段（如腹部超声、腹部 CT 和 MRCP）及低风险的内镜超声。选择何种影像学检查方法及其检查顺序主要取决于患者的病情是否平稳以及梗阻的原因。

腹部超声对判断胆囊结石和胆管扩张的程度具有很高的灵敏度和特异度，经常作为首选影像学检查方法。然而，超声对胆总管结石诊断的灵敏度较低，为 20% ~ 50%[9]。如果需要鉴别恶性肿瘤、慢性胰腺炎或胆总管结石，腹部 CT 则更佳[10,11]。与 CT 和超声相比，MRCP 在了解胆道系统情况以及发现胆管结石上有独特优势[10,11]。然而，MRCP 对于发现微小病变以及 < 6 mm 的结石有局限性[14]。内镜超声对于了解胆道以及评估胰腺的梗阻具有很高的灵敏度和特异度，同时对可疑病变可进行细针活检。对可疑胆管结石或肿瘤患者进行 ERCP 前首先行内镜超声评估这一理念已被广泛接受。同时，内镜超声可帮助患者选择检查性 ERCP 还是治疗性 ERCP。

非侵袭性或侵袭性较小的检查（超声、腹部 CT、MRCP 以及内镜超声）可用于临床情况稳定的轻中度胆管炎患者。然而对于高度怀疑重度胆管炎的患者，不管是直接行 ERCP 检查还是内镜超声检查后的 ERCP 均需谨慎。ERCP 既是诊断胆道梗阻的金标准，也可通过胆道引流而具有治疗作用。ERCP 是一种最具有侵袭性和潜在性高病死率的操作，因此，ERCP 多倾向于在考虑行治疗性 ERCP 时实施，而不是一开始就进行单纯诊断性 ERCP[15,23]。

病原微生物学

胆管炎患者血培养或胆道培养出的细菌多来源于消化道，如大肠埃希菌、肠杆菌属、肠球菌及克雷伯杆菌。然而，某些侵入性操作的器械可能导致铜绿假单胞杆菌以及皮肤和口腔内的菌群易位至胆道系统[16]。埃希氏菌属和克雷伯杆菌属是胆道系统最常见的菌属，然而近年来，产超广谱 β 内酰胺酶（extended spectrum beta lactamase, ESBL）的菌属在胆道系统内的感染率达 20%[17]。当传统抗生素难以覆盖这些产超广谱 β 内酰胺酶的菌属时，需要更加广谱的抗生素来控制感染[18]。

胆管炎是如何治疗的？

初始治疗

初始治疗包括静脉补液、广谱抗生素以及纠正潜在的凝血功能异常。抗生素的选择需建立在疾病严重程度、感染的背景情况（社区获得性或医院获得性）、是否有潜在的肝胆疾病、胆道内镜检查及手术史（如胆肠吻合术）、年龄、免疫状态以及当地的易感菌情况[4,6,19]。对于轻中度胆管炎，推荐应用 2 ~ 3 天第一代或第二代头孢菌素（如头孢西丁）和 β 内酰胺酶抑制剂类抗生素（如氨苄西林和舒巴坦或氟喹诺酮类抗生素）。重度胆管炎可以使用哌拉西林和他唑巴坦、第三代或第四代头孢菌素（如头孢曲松）联合或不联合甲硝唑治疗，推荐疗程 5 ~ 7 天。抗生素的最终选择需根据血培养和胆汁培养的结果调整。

ERCP：何时开始？如何开始？

在达到临床稳定后，需要解除胆管系统的压力来进一步治疗胆管炎。首选非外科治疗手段，并且 ERCP 要优先于经皮引流。在特殊情况下，可行内镜超声辅助下会师技术或顺行支架植入术。虽然轻度胆管炎患者可以通过抗菌药物保守治疗或择期行 ERCP 治疗，但中度胆管炎患者需在 24 ～ 48 h 内行胆道引流，而重度胆管炎患者需在 24 h 内行胆道引流。一般 ERCP 应在 72 h 内完成，否则可能出现严重后果，如死亡、持续的脏器功能衰竭和（或）ICU 治疗并延长住院时间 [20]。

对胆管炎患者行导丝引导下胆管插管后，首先吸出胆汁和（或）脓液，进而解除胆道系统压力，并将引流液送检细菌培养。此外，可在注射造影剂了解胆道解剖结构前行括约肌切开术，充分引流感染胆汁和脓液。应注意避免注射过多造影剂，以防止通过胆道 - 静脉系统引起细菌的血行播散。注射造影剂时应当轻柔，注射的剂量应少于流出的胆汁量。即使 ERCP 检查时未发现明确结石，也可对怀疑有胆总管结石化脓性胆管炎的患者行奥迪括约肌切开术。对于极其危重的患者，建议及时通过放置胆道支架或通过鼻胆管引流梗阻胆管内的胆汁，而后可择期行 ERCP 对胆道系统进一步清理治疗。应当注意，对胆道梗阻患者行 ERCP 后，尤其是胆道引流不充分的 ERCP 操作之后，极易发生脓毒血症 [19,21]。因此，如果 ERCP 不成功且残留造影剂，需紧急行经皮胆道引流或请其他内镜医师再次行 ERCP 治疗。

病例后续

患者接受液体复苏和广谱抗生素治疗后行

ERCP 治疗，于十二指肠乳头开口处见很厚的肝包虫病囊膜嵌顿（图 6.2）。在导丝引导下行十二指肠乳头括约肌切开术，但未行胆管造影，见大量脓液和一些膜性物从十二指肠乳头喷出。随后，缓慢注射造影剂后发现扩张的胆总管，并伴有多发的漂浮物、不规则充盈缺损和一个较大的卵圆形充盈缺损（图 6.3）。同时发现肝内有一个较大的腔，并与胆道系统在肝内胆管汇合处相连通。应用球囊反复清理胆总管，可取出大量膜性物。术后留置鼻胆管，并反复用生理盐水冲洗 96 h。通过腹部增强 CT 进一步显示胆道积气，肝内可见

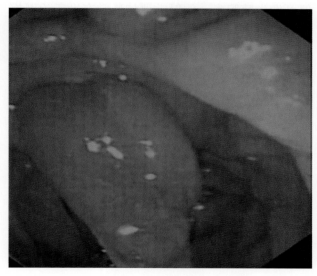

图 6.2　十二指肠镜检查发现很厚的包虫囊膜自十二指肠乳头突出

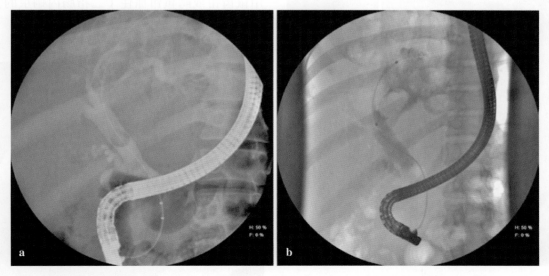

图 6.3　**a.** 胆道成像发现胆总管多发的充盈缺损（膜性），肝内胆管汇合处的卵圆形充盈缺损（子囊）。**b.** 肝内有一个较大的腔，与胆道系统在肝内胆管汇合处相连通

一与胆道相通的薄壁囊性病变（图6.4）。

如何处理寄生虫性胆道感染？

胆道寄生虫感染是热带国家患者胆道梗阻的常见原因，并可导致胆管炎和胆管癌等并发症。随着国际旅行和移民的逐渐增多，越来越多的非流行病国家的临床医生遇到了胆道寄生虫感染的患者。蛔虫、包虫、华支睾吸虫、后睾吸虫和片吸虫是常见的肝胆寄生虫。胆道寄生虫病可伴有胆汁淤积、梗阻性黄疸、胆道绞痛和急性胆管炎，偶可发生胰腺炎。放射学评估通常有助于诊断蛔虫病和包虫病，然而，非流行性地区其他胆源性寄生虫病（华支睾吸虫病、后睾吸虫病和片吸虫病）的诊断仍然是一个临床难题。内科疗法仍然是防治寄生虫疾病的主要手段，内镜下胆道括约肌切开术和胆管清理术对治疗这些寄生虫引起的胆道并发症十分有效。

蛔虫病

蛔虫是一种寄生于感染者近端小肠内活跃游动的寄生虫，可以侵入十二指肠乳头并迁移至胆管内，并导致胆道梗阻、胆囊炎或胆管炎[22]。蛔虫的这种迁移特性在行胆道括约肌切开术或胆肠吻合术的患者中更常见[23]。蛔虫相关性胆道疾病在蛔虫感染率高的地区很常见。印度的克什米尔地区是蛔虫病的高流行区。当地蛔虫病已经超过胆囊结石而成为胆道疾病的首要病因（37% vs 35%）[24]。同样是蛔虫病流行的厄瓜多尔地区，在胆囊或胆道病变患者中，在11%以上的患者胆道中发现蛔虫寄生[25]。据报道，胆源性蛔虫病患者占蛔虫相关疾病入院人数的10%～19%[24]。虽然肝胆系统蛔虫病在蛔虫流行地区很常见，但由于国际旅游和移民的增多，目前蛔虫病也成为一种世界性问题，也常在其他非流行地区发现[26,27]。

胆源性蛔虫可通过腹部超声或ERCP诊断。胆道蛔虫病的超声特征包括：长、线状和无后方声影的平行回声结构和无后方声影的"四线征"（位于中央无回声的管状结构系寄生虫的消化道）[28]。

借助内镜在十二指肠可以看到蛔虫，部分蛔虫可在十二指肠乳头处显露（图6.5）。通过ERCP可显示蛔虫的胆道造影特征，包括长而平滑的线性充盈缺损，末端逐渐变细（图6.6a），光滑平行的填充缺陷，横贯肝管的曲线和环状物以及胆总管扩张。通过胆管造影，可以直接观察到胆管内的蛔虫（图6.6b）。

治疗

内镜是治疗胆道蛔虫病的主要手段[30-33]。当完整的虫体从十二指肠乳头伸出时抓取相对容易。用鼠齿钳或鳄鱼钳抓住十二指肠内蛔虫的突出部

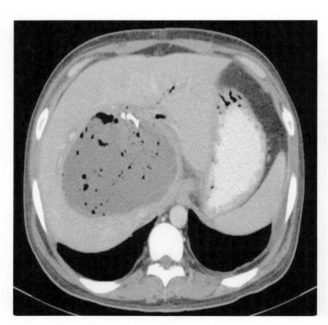

图6.4　腹部增强CT进一步提示胆道积气，肝内可见一薄壁囊性病变并与胆道系统连通

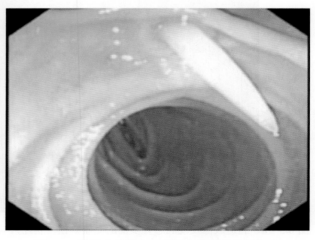

图6.5　胆管炎患者十二指肠壶腹部突出的蛔虫

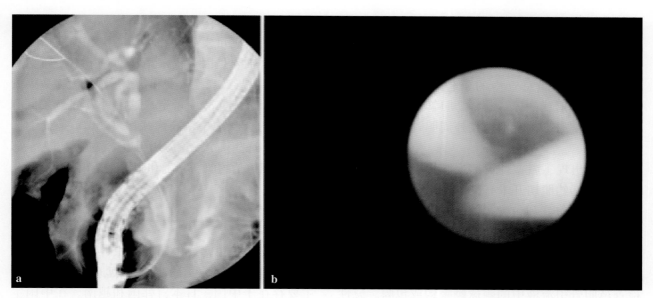

图 6.6　**a**. 蛔虫病患者的 ERCP 显示长而平滑的线性充盈缺损，其锥形末端位于胆总管中段狭窄的上方。**b**. 同一患者胆管镜检查，显示胆总管中有褶皱外观的蛔虫

分，然后将内镜连同蛔虫一起自患者口中取出。操作者也可将网篮置于蛔虫外露的尾端，将虫体置于网篮中，在取出之前注意动作要轻柔[33]。因圈套器夹闭会切断蛔虫虫体，导致胆总管内残留蛔虫形成结石，因此最好避免使用圈套器清除蛔虫。因此，操作者应努力确保完全清理胆道[31]。

取出胆道蛔虫后，患者 80% 以上的症状可以得到迅速缓解[33-34]。然而，寄生虫的胆道内迁移可引起胆管结石或狭窄，亦可行 ERCP 处理[32]。在内镜治疗后，所有患者都应该服用驱虫药来根除残留的蛔虫。单剂量阿苯达唑（400 mg）口服治疗蛔虫病疗效显著[34]。对于流行区的居民来说，定期驱虫在预防复发方面可起到有益的作用。

细粒棘球绦虫

地区性的细粒棘球绦虫或犬绦虫是引起人包虫病的主要原因，其感染在世界范围内普遍存在，在牧羊地区尤为流行。绦虫的生存周期涉及两种宿主：成虫通常见于狗（最终寄主），而羊（中间宿主）是幼虫阶段的常见宿主。人类感染绦虫主要是通过粪 - 口途径传播。当人类意外摄入含虫卵的犬粪便所污染的食物或水时，就会被感染[35]。虫卵在人的小肠中孵化，孵化出的六钩蚴通过门静脉循环迁移到其他部位。肝右叶是包虫包囊形成最常见的部位。感染后包囊生长较缓慢，其生长速度每年从 1 mm 至 5 mm 不等，因此，绝大多数人在很长一段时间并无症状[36]。对疑诊患者应采用腹部超声或增强 CT，结合血清学检查通常能确定诊断。

约 25% 的肝包虫病患者会发生包囊破裂。内容物进入胆道系统，引起梗阻性黄疸[37-38]。包囊的内容物（幼虫和子包囊）破裂进入胆道，可导致部分或完全性胆道阻塞，发生梗阻性黄疸和胆管炎，甚至胆管脓肿。偶有包虫包囊破裂发生急性胰腺炎[39]。

有 10% ~ 42% 的患者合并包囊 - 胆道瘘[40-41]。术中发现包囊被胆汁染色时提示有包囊 - 胆道瘘。未识别出的包囊 - 胆道瘘可能在术后出现持续胆瘘，导致住院时间延长和发病率增加。

治疗

包虫病的治疗包括抗寄生虫疗法（阿苯达唑）和手术切除包囊。当包囊破入胆管时内镜治疗很重要[42,43]，或手术处理胆道并发症[30,44-47]。

肝包虫囊肿胆管内破裂是包虫病常见而严重的并发症。此时肝包囊内压常高达 80 cmH$_2$O。当临床表现（黄疸）、生化检查（胆汁淤积）或超声检查（伴有肝内包囊肿的胆管扩张）提示包囊肿破入胆管时，患者需行 ERCP[36,46,49]。十二指肠镜检查偶尔发现十二指肠处白色或黄色闪亮的包囊膜，或者如本篇所示患者（图 6.2）看到自十二指肠乳头处突出的包囊。在胆管造影中，包虫包囊可能表现为：①胆总管中的丝状或线性物，提示包虫膜的影像。②圆形或椭圆形透明的充盈缺陷，系漂浮在胆总管内的子包囊。③棕色、厚实、无固定形状的碎片[47-50]。胆管造影通常会发现胆管小交通支，特别是在外周胆管，其临床意义不明。

对于出现了阻塞性黄疸或胆管炎的患者，内镜下胆道括约肌切开术有助于使用网篮或胆道取石球囊取出包囊和包膜[51-52]，并且需要应用盐水冲洗胆道，以清除幼虫和子包囊。危重的急性胆管炎患者可以通过鼻胆管引流得到临时缓解，随后行括约肌切开术取出包虫包囊和包膜，注意要检查鼻胆管引流液中的棘球蚴喙钩或包膜。急性胆道并发症患者接受内镜治疗后，可使其有充足的时间择期进行更加明确的手术。极少数情况下，单独内镜就可以有效地治疗包虫包囊的破裂[53]。

如果包虫囊与胆道系统连通，可以将亲水导丝穿入包囊中，然后再置入鼻胆管，以便排空包囊内容物。使用高渗盐水通过鼻胆管灌注包囊可灭除包囊生发层和其余子包囊[54]。然而，在胆管和包囊之间多发连通的病变中，应避免高渗盐水冲洗，以免高渗盐溶液渗入胆管而引起胆管狭窄[55-56]。仅有少数病例报告单纯使用 ERCP 和药物疗法成功进行了复杂包虫疾病的非手术治疗[57]。

肝包虫病手术后胆道并发症的发生率达 14%～16%[43-48]。术后早期并发症包括持续性胆瘘和梗阻性黄疸。术后晚期并发症主要有硬化性胆管炎和奥迪括约肌狭窄。持续性胆瘘是常见的并发症，见于术后 50%～63% 的患者[44-61]。未被识别出的囊肿 - 胆管瘘通常表现为术后 T 管或体外胆瘘管持续性胆汁引流。平均持续 4 周后，低排量瘘管（小于 300 ml/d）可自发闭合，而高排量瘘管患者需要内镜介入治疗[43]。进行内镜下胆管括约肌切开术和胆管清理术后，胆道支架放置 4～8 周后足以使瘘管闭合，单纯性胆道括约肌切开术也可能有效[52]。

手术切除包虫包囊后，多达 2% 的患者在术后 2～4 周内可出现梗阻性黄疸[36,47,52,54]。如存在包囊 - 胆管瘘，残余的棘球绦虫可引起胆总管阻塞，并导致梗阻性黄疸。在这种情况下，需要采取内镜下胆道括约肌切开术和胆道清理术，然后进行支架置入治疗 4～8 周才能实现瘘管闭合。

患者如在术中使用福尔马林对包囊进行消毒灭菌，术后则可发生硬化性胆管炎和奥迪括约肌狭窄。这主要是因为福尔马林通过微小交通支渗入胆管，并导致炎症改变和狭窄形成。大多数灭虫剂在临床上或实验中可造成这种并发症。在目前已上市的灭虫剂中，高渗盐水（20%）是最优选择[59,60]。这些狭窄无论应用胆道球囊扩张与否，都可通过胆道括约肌切开术和胆管支架植入术治疗。

华支睾吸虫

华支睾吸虫，或中国肝吸虫，是一种吸虫类动物（扁虫），常见于东南亚和远东等亚洲国家，主要存在于中国、日本、韩国和越南。在中国主要流行于大陆和台湾。据估计，全球约有 3500 万人受到感染，其中约 40% 的患者在中国[61]。华支睾吸虫寄生于人类和其他食鱼动物的胆道中。肝吸虫的寿命从 10 年到 30 年不等，这可能导致东亚移民在离开流行地区数年或数十年后才表现出感染的临床症状[62]。猫后睾吸虫和麝后睾吸虫也能引起相似的临床表现。

人类通过食用感染的淡水鱼（鲤鱼和鲑鱼家族）而感染华支睾吸虫病。感染性囊蚴黏附于胆总管并沿着胆管上皮迁移到肝内胆管中，在肝内胆管中长成扁平、10～23 mm 长的细长成虫。在肝左叶的较小分支内，成虫常在 1 个月内成熟并开始产卵。幼虫的迁移会损伤胆管上皮，形成溃疡，导致胆管上皮脱落。上皮损伤可引起腺瘤样增生和杯状细胞化生，并可能导致胆管周围纤维化。虽然单次接触寄生虫的意义不大，但反复接触会引起胆管弥漫性受累，包括大胆管和胆囊。平均每次感染会导致人体内有 20～200 个成虫，在重度感染期间可多达 20 000 个吸虫。早期感染患者可见肝被膜下胆管扩张，伴或不伴有腺瘤性导管增生和嗜酸性粒细胞浸润。晚期反复感染的患者可能出现肝硬化。华支睾吸虫病和后睾吸虫的流行区域与东南亚肝肿瘤，特别是胆管癌的地理分布一致[63]。

胆管华支睾吸虫病可表现为多种临床症状。大多数感染较轻的患者无相应的临床症状。重症感染患者可表现为胆管炎、肝内胆管炎或肝内胆管结石。肝吸虫可导致胆管的机械性阻塞，随后出现胆汁淤滞导致胆管炎，此时胆道内吸虫死亡。

上腹部阵发性绞痛和胆管炎常与胆结石相混淆。感染胆管的华支睾吸虫可以与胆结石共存。寄生虫卵常作为结石形成的核心。胆管癌与华支睾吸虫胆管慢性感染亦有关。

对于任何居住在或曾到过疫区，食用过生的淡水鱼，随后出现与胆道或肝疾病一致的临床症状的患者，都应怀疑华支睾吸虫病。

治疗

对于出现急性胆管炎的患者，ERCP 胆道括约肌切开术和胆管减压术是首选治疗方法[64]。患者的胆汁可能存在成虫和虫卵。华支睾吸虫病的胆管造影特征包括：由于肝内胆管的多处囊状或囊性扩张引起的桑葚状表现；由于门静脉和门静脉周围纤维化引起的肝内胆管自中心向周边快速逐渐变细而形成的"箭头样征"；由于腺瘤样增生导致胆管不规则改变，表现为从小压痕到半球形的充盈缺损。怀疑胆管癌时需要进行内镜下活检或细胞学检查。对于肝胆管结石并发多发胆管狭窄的患者，需要进行手术干预。

所有胆道华支睾吸虫患者应接受吡喹酮治疗，每天 75 mg/kg，分 3 次服用，连续 2 天，以根除感染。即使是药物治疗成功后，患者通常仍然存在胆管异常[65]。

肝片吸虫

片吸虫病是由肝片吸虫和羊肝吸虫引起的。成虫呈扁平、叶状，直径 30 mm×13 mm，位于肝内胆管。这是一种重要的动物疾病，终宿主是羊，多种哺乳反刍动物（山羊、牛、马、骆驼、猪、兔子和鹿）常被感染。中间宿主包括两栖和水生类的各种蜗牛。由于有诸多终宿主和中间宿主，该病广泛存在于世界各地，因此，医生应该意识到在所有地区感染的可能性。据报告，秘鲁和玻利维亚的流行率最高[66]。

片吸虫在豆瓣菜（为水生植物，叶子可用在沙拉和三明治中）中常见，因此，在流行病学上与淡水地区中间宿主——蜗牛的种群分布有关。进食被囊尾蚴污染的豆瓣菜之后可引起片吸虫的人类感染。这些蚴虫通过十二指肠壁进入腹腔，并向肝迁移。

片吸虫病的发病分为两个阶段。首先，急性期或肝期片吸虫病发病时，囊尾蚴穿透肝包膜，并通过肝实质中众多的管道系统，最终停留在胆道，在此发育成成虫。在急性期，患者通常表现为消化不良，随后出现急性发热和腹痛。疼痛尤其好发于右上腹，并可能存在荨麻疹和嗜酸性粒细胞增高。这些症状是由于游走的幼虫引起的炎症反应所致。约 1/2 的急性期病例属于亚临床感染。在摄入囊蚴后，急性期通常持续 3 个月。

第二个阶段是慢性期或胆汁期。寄生虫在人进食受污染食物 3~4 个月后进入胆道。患者通常表现为黄疸、发热和右上腹疼痛。非结石性胆囊炎、严重出血及急性胰腺炎非常罕见[67,68]。在慢性阶段，在胆囊中可以看到活动的吸虫。肝功能表现为胆汁淤积。血清学实验 [FAST- 酶联免疫吸附试验（ELISA）/Falcon 分析筛选实验或斑点杂交实验 ELISA] 对诊断具有高灵敏度（95%~100%）和特异度（97%）。

由于毒性代谢产物和胆道内幼虫的机械作用，引起的炎症导致上皮坏死和腺瘤性改变，最终可导致肝纤维化。这些变化进一步演变为胆管囊性扩张、完全或部分性阻塞胆管、门静脉纤维化和肝硬化。尽管治疗成功后纤维化改变可能会持续，但有些胆管损伤是可逆的。成虫的寿命为 9~13 年。虫卵或死寄生虫可形成结石组成的病灶，有可能导致肝内或肝外胆管结石。

治疗

三氯苯咪唑（10 mg/kg，单次）口服是肝片吸虫病的标准治疗方法。对于严重或持续感染患者，推荐间隔 12~24 h 口服 2 次 10 mg/kg[69]。备选药物为硫氯酚（剂量为 30~50 mg/kg，隔日服药，共需口服 10~15 次）。治疗开始后的 2~7 天，寄生虫或其碎片会通过胆道排除，因此，应关注患者是否存在胆绞痛。

当出现胆道并发症、内科保守治疗失败或由多个寄生虫引起的严重感染时，需及时进行内镜治疗。在行 ERCP 检查时，肝片吸虫表现为位于胆囊内或扩张的胆管内小而透光的、线样或新月形阴影，并有锯齿状的不规则边缘[70]。此外，也可以应用内镜超声技术诊断胆道肝片吸虫。内镜超声下可见扩张的胆总管内有一漂浮的线样物[71]。切开括约肌后可以应用取石球囊或网篮取出寄生虫。多数患者可在胆管中发现一条片吸虫，偶尔也会在胆囊中发现。当在胆囊或肝内胆管远端发现寄生虫时，通过单纯的机械性取出方法不易取出虫体，可应用 20 ml 2.5% 聚维酮碘溶液（5 ml 10% 聚维酮碘溶液再加入 15 ml 对比剂）冲洗胆道，协助将寄生虫取出[72]。对吸引出来的胆汁需仔细检查是否有寄生虫虫卵。应特别注意，需进行彻底引流，尤其是急性胆管炎患者。

已有文献报道，ERCP 技术可成功地清除几十条甚至上百条肝内外胆管中的肝片吸虫[73]。第一步是应用网篮或球囊将胆总管内的寄生虫取出，而后再应用球囊封闭肝总管后将 20 ml 2.5% 聚维酮碘溶液（5 ml 10% 聚维酮碘溶液再加入 15 ml 对比剂）缓慢注射（10 min 完成注射）。随后用生理盐水冲洗胆道。死亡的片吸虫应用网篮或球囊清除，可能需要多次重复上述步骤而达到完全清除寄生虫的目的。如患者有胆管炎或肝脓肿，要留置鼻胆管，需应用聚维酮碘溶液反复冲洗三次。上述操作在透视下完成可能会有一定益处。

复发性化脓性胆管炎

复发性化脓性胆管炎又称"肝内结石病"或"东方人胆管炎性肝炎"，最早是于 20 世纪 30 年代在香港人中发现的。该疾病在东亚及东南亚多见，尤其是日本、韩国、越南、马来西亚、新加坡和菲律宾[74]。另外，在印度、墨西哥、中南美洲和加勒比地区也有报道[75]。随着美国国内亚洲国家移民的增加，该病在美国的发病率和认识程度也有所上升[76]。复发性化脓性胆管炎的发病无男女差异，并可见于各个年龄段。

虽然复发性化脓性胆管炎的主要病变位于肝内胆管，但引起该病的病因尚不清楚。细菌通过门静脉进入肝而引发感染可能是发病的关键步骤。进入胆道的肠道细菌具有产 β 内酰胺酶活性，并可解离葡萄糖醛酸胆红素。解离的胆红素可与钙盐结合，进而沉积在胆汁中，形成胆红素钙或胆色素结石。这种结石的特点是软、棕色并且易碎[77]。肝内胆管结石被认为是复发性胆管结石和形成其他新发结石的始动环节。

复发性化脓性胆管炎引起胆道感染加重的因素尚未完全了解。在某些病例中发现胆道寄生虫（如华支睾吸虫和蛔虫）侵袭胆管后，通过诱发炎症反应进而引起化脓性感染而导致结石形成及复发性胆管炎，最终导致胆道损伤及胆道狭窄[78,79]。然而，仅在 5% ~ 25% 的复发性化脓性胆管炎患者中发现了寄生虫[80]。

在复发性化脓性胆管炎患者可发现胆管周围弥漫性炎症、纤维化、水肿和狭窄，并最终引起胆道扩张。在疾病后期，肝内胆管可以演变成充满结石及泥沙样物质的囊，如同 Caroli 病中扩张的肝内胆管，并可发展成肝内脓肿及胆道积气。引起脓肿的微生物可能是一种，也可能是多种，并可培养出需氧菌、厌氧菌或同时存在需氧菌及厌氧菌。脓肿可能会因为其下游存在梗阻而不与胆管树形成交通。

15% ~ 33% 的复发性化脓性胆管炎以胆管炎为首发临床表现[81]。胆管炎、脓肿形成以及门静脉炎会引起发热和菌血症。复发性化脓性胆管炎可被误诊为胆囊炎。一项研究发现，60% 的患者存在无胆囊结石的胆囊切除术病史[82]。几乎所有的患者行胆管造影检查可发现肝内外胆管结石，并且以左叶肝内胆管结石多见。胆总管增厚，也可以扩张。

因梗阻和感染会加重复发性化脓性胆管炎的进展，因此，治疗的首要目的是完全清除胆管内的结石和残渣，并且充分引流受损胆管。虽然 ERCP 对于评估胆系解剖结构的中断和胆总管相关疾病有所帮助，但是对于肝内钙化结石的治疗作用有限，并多需要外科干预[82]。

病例随访

在本文讨论的患者中，胆总管内有一个子囊（卵圆形充盈缺损）和膜状物，胆总管与肝内囊状物相伴。该囊与胆管系统相通，因此，高度提示为包虫病。进一步应用 ELISA 及间接血凝集实验获得确诊。患者随后行胆道减压及阿苯达唑（丙硫咪唑）（400 mg，每日 2 次）治疗，并择期行肝内囊肿切除术。患者在 6 个月后的随访中未再发病。

关键点

● 急性胆管炎系急症，并需要急诊 ERCP 解除胆道压力。
- 虽然革兰氏阴性菌是引起胆管炎最常见的微生物，但需要考虑寄生虫的流行病学分布并做出鉴别诊断。
- 需要掌握引起胆道梗阻的常见寄生虫相关知识，识别其临床表现并做出初步合适的诊断。

- 除了内镜下解除胆道梗阻外，需使用正确的杀寄生虫药物，从而达到清除病原微生物的目的。

参考文献见本书数字资源。

第七章　胆管狭窄和原因不明胆管狭窄的诊断

Mansour A. Parsi　John J. Vargo 著

病例介绍

一例已确诊原发性硬化性胆管炎（primary sclerosing cholangitis，PSC）的 54 岁男性患者，现因黄疸就诊。13 年前其被诊断为溃疡性结肠炎和原发性硬化性胆管炎。曾行数次 ERCP，最近的一次大约于 1 年前。胆管造影可见与 PSC 一致的肝内串珠状改变和狭窄。ERCP 另见胆管小结石，已成功取出。当时未见需要内镜治疗的明显胆管狭窄。

此次黄疸突然出现于就诊前几天，主要症状为弥漫性皮肤瘙痒，体重较前无明显变化。血清胆红素升高至 8.6 mg/dl，碱性磷酸酶升高至 432 IU/L，CA19-9 IU/ml 也升高至 236 IU/ml。该患者下一步应如何处理？

胆道狭窄的非侵入性检查

从病史和实验室检查中如何获取诊断胆管狭窄的线索？

病史

胆管狭窄的鉴别诊断很多（表 7.1）。在某些情况下，患者病史中的线索，如高龄、显著的体重减轻或无痛性黄疸，会更倾向于恶性肿瘤。另一方面，复杂胆囊手术后或胆管 - 胆管吻合术的肝移植病史往往是导致良性狭窄的术后致病因素。如有炎症性肠病病史，可能表明其存在 PSC，有酗酒史可能提示慢性胰腺炎，而其他自身免疫性疾病的存在可能表明有自身免疫性胆管炎或胰腺炎。虽然仅靠病史线索不能完成诊断，但能影响

表7.1　胆管狭窄的鉴别诊断

良性	恶性
炎症性	原发癌
原发性硬化性胆管炎	胰腺
慢性胰腺炎	胆管
急性胰腺炎	肝细胞
复发性胆管炎	壶腹
胆结石诱发	胆囊
自身免疫因素（胆管炎或胰腺炎）	
医源性	转移癌
胆囊切除术后	肝内转移
肝移植术后	肝门淋巴结肿大
其他	全身性癌症
乳头狭窄	淋巴瘤
局部缺血	
放射性治疗	
胰腺囊肿	
Mirizzi 综合征	

预测某种疾病的概率，并且能影响进一步诊断性检查方式的选择（表 7.2）。查询病史和临床资料，如是否存在其他合并症，也可能影响到寻求最终诊断时所选择的侵入性程度。比如，对于一个年老体弱的不能行外科手术的患者来说，确定其胆管狭窄的良恶性可能不会影响治疗方式，而且意义不是很大。

实验室检查

在用于鉴别胆管良恶性狭窄的肿瘤标志物中，糖抗原 19-9（CA19-9）的使用和研究较广泛。据报道，CA19-9 在鉴别良性和恶性狭窄方面灵敏

表7.2　病史和个人因素以及增加预测概率的潜在条件

病史 / 人口因素	增加预测概率的潜在病变
年龄（＞60）	胆管癌
炎症性肠病（溃疡性结肠炎或克罗恩病）	原发性硬化性胆管炎
胆囊手术并发症（胆漏，中转开腹，或过度使用夹子）	医源性胆管狭窄
肝移植受者	良性吻合或缺血性狭窄
有免疫疾病的年轻女性	自身免疫性胆管炎或胰腺炎
复发性胆管炎	由慢性炎症引起的良性狭窄
右上腹部放射治疗	辐射引起的狭窄

度（50%～90%）和特异度（54%～98%）差异较大[1-3]。这种较大的差异可能是由于患者群体的差异以及用于确定跨研究结果度量阈值的差异造成的。虽然目前没有就诊断恶性肿瘤的最佳阈值达成一致意见，但较高的临界值提高了特异度（较低的假阳性结果），但代价是灵敏度较低（假阴性结果较高）。在1990年发表的一篇综述文章中，Steinberg进行了24项对比胰腺癌患者和其对照组血清CA19-9的研究。结合24项研究的数据，在37 U/ml的阈值时，CA19-9的总体灵敏度约为80%，特异度约为90%[4]。当增加阈值到100 U/ml时，特异度也随之增加到98%，但是灵敏度随之降低到68%。当阈值为1000 U/ml时，特异度接近100%，但是灵敏度进一步减少到仅仅41%[4]。

2007年发表的一篇类似文章回顾对比了自1990年（Steinberg的综述发表的时间）到2005年的胰腺癌患者和其对照组的CA19-9水平[5]。结合包含2283名患者的22组研究数据来看，使用CA19-9作为肿瘤标志物诊断胰腺癌的中位灵敏度为79%（范围70%～90%），中位特异度为82%（范围68%～91%）。

作者注意到黄疸的出现会增加假阳性结果的数量，而且也因此导致测试特异度的下降。其他研究也显示CA19-9可能在良性胆管疾病或者胆管炎中错误地提高。随着胆管梗阻或败血症的缓解，CA19-9水平也会随之降低[6-10]。因此这也表明，已经升高了的CA19-9水平应在胆管支架置入后以及胆管梗阻或胆管炎缓解后再次评估[5,11]。

CA19-9水平也会在非胰腺的恶性肿瘤中升高，比如卵巢癌、结肠癌和胃癌[12,13]。另外，CA19-9水平升高也报道于许多良性疾病，如甲状腺炎、肺部疾病、糖尿病和卵巢囊肿[14-20]。甚至有报道称吸烟也会影响CA19-9水平[21]。此外，在Lewis抗原呈阴性的人群中，5%～10%的人CA19-9几乎无法检测到[4,5,22]。虽然CA19-9不是一个诊断恶性狭窄的可靠标志物，但当没有黄疸时其效果较好。

虽然在血清、胆管和尿液中已经报道了一些比CA19-9灵敏度和特异度更好的潜在肿瘤标志物，但研究表明，它们的准确性还尚未被重复，因此它们在临床实践中的作用也仍不确定[23-25]。

放射成像在鉴别良恶性胆道狭窄中的应用

横断面成像

由于经腹超声检查具有无侵袭性、普遍性和成本较低的特点，故常被作为诊断可疑胆道病变的首选方法。超声显示胆管扩张常常是胆道梗阻的表现。肝门部病变通常引起肝内胆管扩张。肝外胆管直径正常，然而，末端胆管病变常引起肝内和肝外胆管均扩张。虽然经腹超声对胆管扩张的诊断比较准确，但是它不能准确地判断出梗阻的病因或可靠地检查胆总管末端，因为胆总管末端经常被肠管气体所掩盖[26,27]。

腹部CT可能是最常用的肝胆管影像学检查。虽然CT在不同成像平面上显示肿瘤以及腹部血管的位置具有较高的空间分辨率，而且在区分可切除肿瘤和不可切除肿瘤方面也非常出色，但它对早期肿瘤的检测以及在没有病灶的情况下区分良性狭窄和恶性狭窄的灵敏度不够理想[27]。

磁共振胰胆管造影自1991年首次被报道以来，现已经发展成为一种可替代ERCP用于胆道疾病诊断的非侵入性检查方式[28,29]。MRCP

在 T2 加权像上对鉴别胆管和周围结构有较大优势。胆管在 T2 加权像上显示高信号，而周围结构不会被增强，在图像分析过程中可被抑制[30]。MRCP 可以显示胆道狭窄的部位和范围，灵敏度为 91% ～ 100%（图 7.1）[29]。对于原发性硬化性胆管炎患者，MRCP 在检查早期变化上的灵敏度不如 ERCP，但是对已经确定的病例随访还是有用的[29]。在 MRCP 上良性狭窄的典型表现为短节段、边界规则、狭窄对称，恶性狭窄则为长节段（> 10 mm）、狭窄不对称及狭窄不规则[29,31]。可是这些标准对于从良性狭窄中区分恶性狭窄既不灵敏，也不特异[27,32,33]。

"双管征"是指胆总管和胰管同时扩张。虽然这种征象最初是通过 ERCP 来描述的，可如今它更多的是通过其他影像检查方式检查的，如 MRCP、CT 或者超声[34]。典型的"双管征"被认为是涉及远端胆管或胰管恶性病变的征象。然而，如今我们已经知道许多良性疾病患者也可能会有"双管征"（图 7.2）。

病例后续

因该患者需要影像学检查，故行腹部 CT，但没有显示局灶性肿块，只可见弥漫性中度肝内胆道扩张。现在该怎么办？

胆道狭窄的侵入性检查

哪种胆管造影特征有助于区分良性胆管狭窄？

ERCP

ERCP 于 1968 年被 McCune 等首次报道[37]。时至今日，ERCP 已经从单纯的诊断转变成主要以治疗操作为主。仅在美国，每年就有大约 50 万例 ERCP 手术。ERCP 是目前应用最广泛的胆管狭窄内镜检查方法[38]。

在 ERCP 中，某些胆管造影特征的出现可提示为恶性。已经报道的与恶性病变有关的特征包括狭窄段的延长、突然的过渡点、不规则的边缘、平台状的外观及狭窄段的不对称（图 7.3 和 7.4）[39,40]。有两项研究表明，在胆道狭窄患者中，恶性肿瘤患者更容易出现肝内胆管扩张[39,41]。另

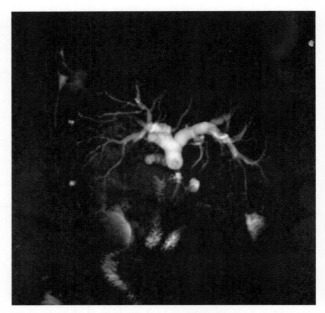

图 7.1　MRCP 图像显示肝总管远端闭塞性狭窄，狭窄段近端胆管扩张

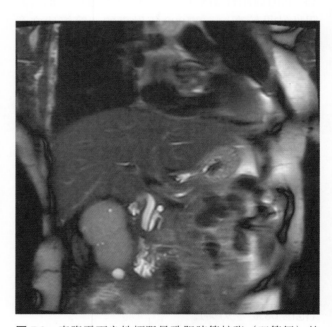

图 7.2　壶腹平面良性梗阻导致胆胰管扩张（双管征）的 MRI 冠状图

一方面，狭窄的对称外观以及平滑过渡提示其可能为良性（图 7.5 和 7.6）[31,32]。如无相关病史或临床资料而胆管造影表现为狭窄，则其鉴别良恶性狭窄的灵敏度为 11% ～ 74%，特异度为 63% ～ 100%[40,42–44]。

其他研究显示其灵敏度、特异度、阳性预测值（positive predictive value，PPV）、阴性预测值（negative predictive value，NPV）和胆管造影

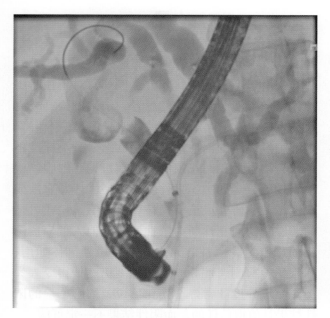

图 7.3 胆管癌患者的胆道狭窄呈平台状

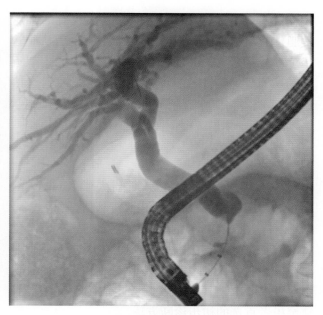

图 7.5 良性壶腹狭窄，壶腹近端胆道树平滑同心性狭窄和扩张。注意胆囊管残余的低插入

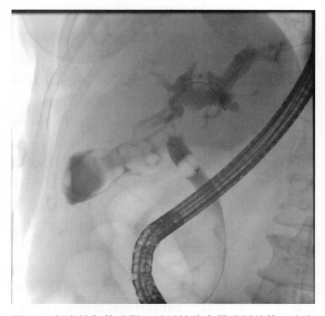

图 7.4 闭塞性胆管造影显示恶性狭窄累及肝总管。注意突变点和"苹果核"的表现

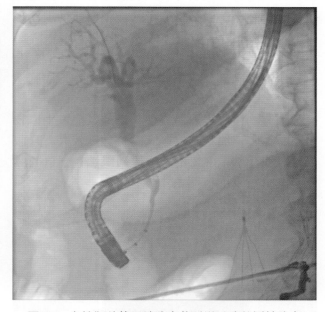

图 7.6 良性胆总管远端狭窄伴平滑过渡的同轴狭窄

（ERCP 或经皮）诊断恶性肿瘤的准确性分别为 74% ~ 85%、70% ~ 75%、74% ~ 79%、70% ~ 82% 和 72% ~ 80%[38]。胆管造影在恶性诊断中较低的准确性激励着人们在组织获取以及更高级影像技术方面的研究[38]。

ERCP 过程中组织活检的优缺点是什么？

虽然组织活检对于胆管狭窄的患者来说不是

必需的，比如那些有手术机会而且在 CT 图像上显示肿块可以通过手术切除的患者，但是对于那些没有明确肿块的胆管狭窄的患者或者只能接受放疗和化疗的患来说，组织活检诊断是必需的。在 ERCP 操作中，可通过胆汁抽吸细胞学、取出塑料支架的细胞学检查、细胞刷检或 X 线引导下活检钳取活检来进行组织活检。不出所料的是，胆汁细胞学检查和支架细胞学检查的诊断率都是较低的，其分别为 11.5% 和 13.5%。现有的细胞学胆汁收集技术一般是在进行细胞刷检后从胆管狭窄部位抽吸 20 ml 胆汁，同时将取出的支架近端的所有组织涂抹在载玻片上并洗入细胞学溶液 [45]，或者将整个支架放到溶液中送去做细胞学检查。

细胞刷检

1975 年，Osnes 等在奥斯陆大学（university of Oslo）首次介绍描述了内镜下细胞刷检 [46,47]。如今对于胆管狭窄的患者，经常是在治疗性 ERCP 时进行细胞刷检。在 ERCP 时进行细胞刷检是安全的，无须学习特殊的专业知识，而且也不会使 ERCP 费用增加，因此也成为对许多胆管狭窄患者首选的初步诊断方法。

包括我们在内的许多机构的内镜逆行细胞刷检技术都是标准化的。在透视引导下，将活检刷及其外鞘通过导丝引导置入理想胆管中，并定位于狭窄的远端。然后将刷子从外鞘向前推进到狭窄的近端，前后移动大约 10 次（图 7.7）[48,49]，然后将刷子收回鞘内，并将其从内镜中取出 [48,49]。将刷子的刷头部分取下放入防腐液中并送细胞学检查。

细胞刷检取样简单方便，且并发症发生率较低 [50-52]。胆道细胞刷检诊断的特异度较高，且假阳性较少 [50,53]。该技术的主要局限性在于诊断灵

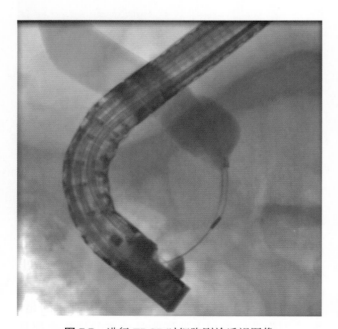

图 7.7　进行 ERCP 时细胞刷检透视图像

敏度相对较低。大多数病例系列的诊断灵敏度为 10% ~ 50%[50,53]。

导致不同研究报告中细胞刷检灵敏度差异的部分是由于患者的群体差异。例如，对于在断层扫描影像上能看到肿块的患者，细胞刷检具有更高的灵敏度 [48,54]。影响灵敏度差异的另一个因素是细胞学诊断的阳性结果与阴性结果分类标准不一致。在包括我们在内的大多数机构，细胞刷检结果一般分为四类：良性、不典型、怀疑恶性或恶性。一些研究人员将模棱两可（不典型或可疑的恶性）的问题诊断为阳性，而其他人把模棱两可的诊断定为阴性。无论分类或患者群体如何，细胞刷检检测恶性肿瘤的灵敏度仍然低得令人失望，而特异度非常好。换句话说，细胞刷检的阳性结果是值得信任的，而阴性结果不一定可信。

在 ERCP 过程中，已经有提高细胞刷检的灵敏度的尝试了。但改变活检刷的物理特性，如使用更长和更硬的刷子并不能提高灵敏度 [55]。使用球囊扩张狭窄段用以显露潜在的组织，同样证明是徒劳的 [56]。对刷检获得的细胞进行突变检测似乎并也不能提高诊断的准确性 [57]，并且对刷检标本进行 DNA 甲基化分析益处也很小 [50]。

最近，对刷检标本的荧光原位杂交（fluorescent in situ hybridization，FISH）技术的研究引起了人们的兴趣。FISH 是一种利用荧光标记的 DNA 探针检测细胞染色体改变的技术 [58]。FISH 技术是寻找染色体数量（非整倍性）、染色体结构以及遗传物质的丢失（缺失）和获得（重复）的变化 [58]。3 号、7 号和 17 号染色体的多倍体（额外染色体）与恶性肿瘤有关 [53,59]。然而，只有 80% 的胰胆管恶性肿瘤表达这些细胞的改变，因此也限制了 FISH 技术的灵敏度 [53,60,61]。此外，一些良性胆管狭窄的患者，如原发性硬化性胆管炎患者，也表现出染色体异常。结果就是 FISH 技术的特异度为 67% ~ 88%，低于常规细胞学检查 [60,62]。FISH 由于其阳性预测值较低，不推荐作为恶性肿瘤的常规筛查工具。在一些恶性肿瘤预检测概率较高的病例中，FISH 可提高细胞刷检的灵敏度 [60,63]。

透视引导下活检钳活检

活检钳可在透视下直接到达胆道狭窄部位，因此，胆道狭窄的组织标本可直接通过活检钳从胆道狭窄处获取。透视引导下活检钳活检技术比

细胞刷检的难度大，耗时长，且风险更高，如已报道过出血和胆道穿孔，因此其使用不是很广泛。然而，活检钳活检可以提供上皮下基质的样本，而这通过细胞刷检往往不能得到。因此，至少在理论上，它可以作为一个诊断手段去诊断尚未突破到胆道管腔内而只在胆管上皮下的胆管癌。

通常在胆管内放置导丝后进行胆道狭窄的活检钳活检[64]。导丝使胆道括约肌保持开放，从而使钳子更容易地通过括约肌。它还能显示透视下胆管的走向，也有助于引导活检钳在合适的部位进行活检（图7.8）。虽然在大多数情况下，即使没有行括约肌切开，活检钳也可以通过胆道括约肌，但是行括约肌预切开后能使活检钳更容易通过，并且也使取活检过程更为顺畅。随着活检次数的增多，并发症发生率也随之升高。因此，专门的过导丝活检钳使用起来会更方便[65,66]。

在较早的文献中，活检钳活检的整体癌症检出率（43%～81%）高于细胞刷检检出率[67-69]。近年来的研究也不断证实活检钳活检的灵敏度较高，特异度与细胞刷检相当[70]。有人建议需要三块或更多的活检样本才能最大限度地提高灵敏度[71]。

多模式组织取样

看起来将不同的取活检方法相结合可以提高组织标本检测恶性肿瘤的灵敏度。例如，一项对58名患者的研究显示透视下经十二指肠乳头细胞刷检检查的灵敏度为41.4%，活检钳活检的灵敏度为53.4%。当把它们联合在一起使用时，诊断灵敏度提高到60.3%[70]。在另一项涉及133例胆道狭窄患者的研究中，单独细胞刷检、单独细针穿刺和单独活检钳活检的灵敏度分别为30%、30%和43%。细胞刷检和活检钳活检联合应用使灵敏度提高到55%，而三种方法联合应用后灵敏度进一步提高到62%[72]。

多项其他研究已经证实，采用两种或两种以上技术对胆道狭窄进行取样是诊断恶性狭窄最有效的方法[73,74]。因此，一些内镜医师更倾向于在胆道狭窄患者胆道恶性肿瘤高度可疑的情况下，在ERCP中进行多模式的组织取样。在我们的实践应用中，当怀疑有恶性肿瘤时，通常在最初行ERCP时进行狭窄的刷检和组织活检。如果是阴性，则再次行ERCP细胞刷检和活检钳活检。

病例后续

鉴于该患者存在黄疸和瘙痒症状且伴有原发性硬化性胆管炎，对该患者进行转诊并行ERCP，确定了其患有高度肝门狭窄并伴有中度弥漫性肝内胆管扩张（图7.9）。细胞刷检回报为"不典型细胞"。在透视引导下活检钳无法到达狭窄，扩张狭窄段后放置一塑料胆管支架。那接下来该做什

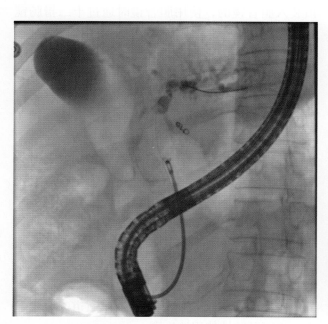

图7.8 活检钳对胆道肿块取活检的透视图像。导丝在透视下显示胆管的走向

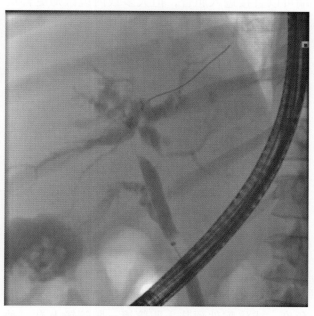

图7.9 表现为梗阻性黄疸的原发性硬化性胆管炎患者肝门部狭窄的ERCP图像

么呢？

把胆管镜检查用于诊断胆管狭窄怎么样？

胆管镜检查技术

与胆管造影术提供的二维图像不同，胆管镜提供的是胆管腔的三维图像。近年来，胆管镜检查作为 ERCP 的一种辅助诊断方法和治疗各种胆道疾病的手段，尤其是原因不明的胆道狭窄，引起了人们的广泛关注。

在美国应用的是经典的光纤胆管镜，一般是可重复使用的或半一次性的。视频胆管镜的实用性有限，但通常能提供高质量的图像。胆管镜检查操作可以通过以下三种方式之一进行：双人操作、单人操作或直接经口。在单人操作系统和双人操作系统中，胆管镜经十二指肠镜的操作通道进入，而较新的直接经口胆管镜检查（direct peroral cholangioscopy，DPOC）技术是使超细内镜通过口腔直接进入胆管。DPOC 技术将在本章后面进一步讨论。

双人操作系统用的是一个可重复使用的胆管镜。胆管镜的头端可以单平面改变方向（即上下），有一个可通过配件的工作通道以及空气 / 水和吸引按钮。根据需要，可行胆道括约肌切开和扩张狭窄段来方便胆管镜通过。虽然胆管镜的前端可以直接进入胆管，但大多数内镜医师更喜欢应用导丝引导（图 7.10）。将导丝顺行向下置入胆管镜并用于插管引导。如果逆行进入导丝，需先沿胆管镜的工作通道向前推进一导管，再进入导丝，从而避免损坏胆管镜通道。为了避免损伤胆管镜，必须注意保持抬钳器最大限度地打开。随着胆管镜进入胆管，十二指肠镜前端通常也随之靠近壶腹并位于壶腹下方。拉紧导丝可能会对其有帮助。一旦到位，应撤出导丝，以便使用工作通道。用无菌盐水通过工作通道冲洗胆管，以便获取清晰的视野，然后缓慢后撤胆管镜，对胆道黏膜进行系统检查。胆管镜的位置可以通过直接移动或通过十二指肠镜来调整，也可通过胆管镜上的"up-down"旋钮来实现。当配件沿通道推进时，应松开抬钳器，减小十二指肠镜和胆管镜的角度，或将配件预装入胆管镜。胆管镜上有一种特殊设计的绑带可以将胆管镜固定住，从而可以

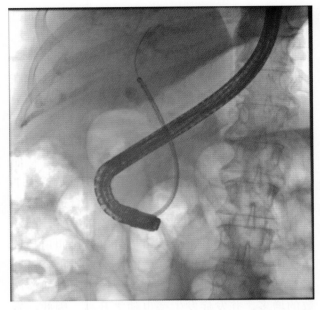

图 7.10　在 ERCP 中经导丝引导，将视频胆管镜插入胆管内，观察胆道黏膜的形态学变化

让单个操作者使用 [75]。

单人操作可重复使用胆管镜（Spyglass，Boston Scientific，Marlborough，MA）由以下几个部分组成：可重复使用光纤；10 Fr 一次性四向偏转导管，并且有三个端口（光学探头口、辅助通道和冲洗口），并用硅橡胶连于十二指肠镜；3 Fr 一次性活检钳。因其没有单独的吸引口，故需要通过在工作通道上连接注射器来进行手工吸引。其光纤是预装入胆管镜的，使用胆管镜时通过十二指肠镜的工作通道进入，类似于可重复使用的胆管镜。一旦进入胆管内，轻轻将光纤镜头推出工作通道之外以便获得画面，可以通过两个旋钮的调节和锁定来调整胆管镜前端的方向。在不久的将来会引入一种新的数字系统，即在胆管镜的头端用芯片来提供图像采集，而不再使用光纤。

在一项研究中，经胆管镜检查的 ERCP 与较高的胆管炎发生率有关，而这被认为是在胆管镜检查过程中过多盐水冲洗引起的 [76]。在我们医疗中心，我们避免在急性胆管炎发作的情况下进行胆管镜检查。在能保证图像质量的情况下把盐水冲洗限制在最低速率。行括约肌切开后能使多余的盐水通过括约肌排出，因此也可能降低胆管炎的风险。也可以通过胆管镜的工作通道来吸出盐水，也可预防性使用抗生素。

狭窄处黏膜的图像

众所周知，不规则扩张且曲折的血管（即所谓的肿瘤血管）是由于胰腺或胆管狭窄部位的新血管形成所致，往往说明是恶性肿瘤[79-81]。肿瘤血管可以用胆管镜直接发现并显示出来（图 7.11）[77,79]。窄带成像（narrow band imaging，NBI）是一种特别适合于显示和描述黏膜血管的成像技术。使用具有窄带成像功能的胆管镜有助于胆道狭窄与恶性肿瘤的诊断（图 7.12）[77,82]。导管内结节或肿块也可能是恶性肿瘤的标志，并且很容易通过胆管

镜检查发现（图 7.13）[80]。血管强化与结节型胆管癌关系较大，与浸润型胆管癌关系较小。浸润型胆管癌可能仅涉及胆管壁的上皮下层，而胆管镜检查只可以显示浅层，故其不能通过胆管镜来检查。浸润性肿块只有在管腔逐渐变细导致狭窄时才可见。乳头型胆管癌的特征是有大量乳头状突起[72]。对于胆道外受压引起的胆道狭窄，如胰腺癌相关的胆道狭窄，只有在晚期肿瘤浸润穿透胆管壁时才能通过胆管镜检查来发现[78]。

理论上，通过经口胆管镜检查可以直接观察狭窄处的黏膜以及进行针对性的活检，从而能提高对原因不明的胆道狭窄的诊断[78]。对胆管镜下狭窄显示有价值的评估研究已经报道了其对恶性病变检测的高灵敏度。迄今为止，最大的胆管镜研究已经对 226 名患有各种胆道疾病的患者使用 Spyglass 系统进行了诊断性纤维胆管镜检查。对于胆管狭窄患者，ERCP 诊断恶性肿瘤的灵敏度为 51%，胆管镜为 78%，靶向活检为 49%[83]。一例较小规模研究报道了使用具有更好成像能力的视频胆管镜单独观察狭窄部位来检测恶性肿瘤具有更高的灵敏度[82,84,85]。综上所述，这些研究结果表明胆管镜检查可以提高 ERCP 的诊断性能，尤其是对不确定胆道狭窄的诊断[77]。

胆管镜引导下的靶向活检

胆管镜引导下的靶向活检是指在胆管镜直接

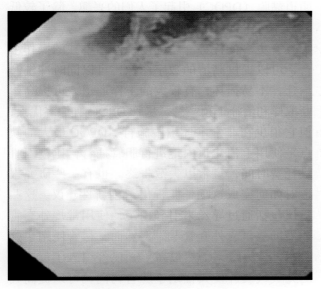

图 7.11　视频胆管镜显示胆道狭窄部位新生血管形成

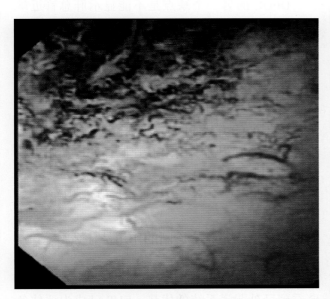

图 7.12　NBI 视频胆管镜显示胆道狭窄部位新生血管形成（病变与图 7.11 相同）。可更清楚地显示出异常血管

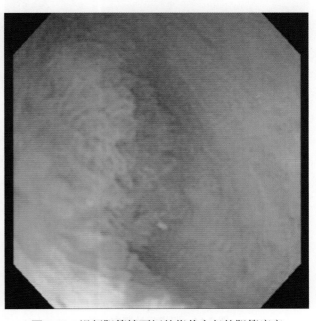

图 7.13　视频胆管镜下短的指状突起的胆管病变

观察下对疾病累及的部位进行活检（图 7.14）[78]。在实际应用中，在使用 Spyglass 系统时，可能会遇到活检钳通过活检通道时遇到阻力的情况。产生阻力的地方往往在胆管镜从十二指肠镜前端进入胆管的弯曲处。通常不断前后移动胆管镜就可以使活检钳通过。新的数字 Spyglass 系统有较大的附件通道，也有望解决这一问题。

从理论上讲，通过对可疑部位进行取样并进行有针对性的活检可以提高恶性胆道狭窄的癌症检出率。在一项大型多中心研究中，纤维胆管镜引导的靶向活检对不确定性胆道狭窄诊断的灵敏度仅为 49%，远低于胆管镜下显示的灵敏度（78%）[83]。然而，相比特异度，靶向活检要比单纯的图像诊断高（98% vs 82%）[83]。另一项研究比较了经口视频胆管镜可视化检查与视频胆管镜引导下靶向钳活检诊断不确定性胆道病变的准确性。可视化检查的灵敏度和特异度分别为 100% 和 91.7%，活检的灵敏度和特异度分别为 38.1% 和 100%[86]。

一项纳入了 89 例患者的研究对比了透视引导下活检和胆管镜引导下对不确定性胆道狭窄诊断的准确性[87]。两种方法的特异度均是 100%，透视引导下活检的灵敏度（76%）高于胆管镜引导（57%）。作者认为，这一发现最可能的原因是：在胆管镜引导下取样中，X 线引导下的活检钳更

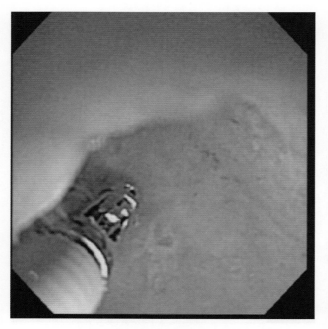

图 7.14 胆道病灶靶向活检

大，且更容易通过十二指肠镜的工作通道，而胆管镜引导下的取样活检钳较小[87]。活检标本的大小与胆道狭窄恶性肿瘤检测的灵敏度之间存在正相关[88]。

然而，应该指出的是，更大的活检样本可能与更高的穿孔率有关。

直接经口胆管镜

使用专用的胆管镜进行经口胆管镜检查需要的设备比较昂贵且更易损坏。因此，利用超细内镜（ultraslim upper endoscopes）进入胆管及显示胆道黏膜（DPOC）引起了人们的兴趣。除了较低的成本外，DPOC 比使用专用胆道镜的胆管镜检查具有更多的优势。超细内镜使用单独的操作平台，可以提供高清的数字图像，可以同时冲洗和治疗，不易损坏，有较大的工作通道，可提高诊断取样和治疗干预[89-91]。尽管 DPOC 有许多优点，但它很少在非学术环境中施行。DPOC 最大的缺点是使用上消化道内镜进行胆管插管，比较困难且耗费时间，且常以失败告终。也有一些研究报道对如何完成这项任务提出了创新性建议。这些建议包括通过导丝来引导内镜，使用常规外套管或借助双气囊外套管[92-94]。然而，尽管使用了这些附件，失败率仍然很高[95]。已经引入了可变形的充气气囊并使其锚定于胆管树内，可以提高其成功率[89,96]。

DPOC 的另一个缺点是不能显示肝总管近端胆管[89]。即使使用了锚定球囊，DPOC 也很少能看到右肝管和左肝管汇合处的近端胆管[89]。

使用 DPOC 进行胆管狭窄评估的研究很少。尽管如此，它们均表明其对恶性肿瘤检测的高灵敏度[89,96]。考虑到良好的图像质量和获得更大的活检标本的能力，DPOC 对胆道狭窄恶性肿瘤的检测灵敏度有望高于用于肝管汇合处远端胆道狭窄的专用胆管镜。由于缺乏大量研究，DPOC 在不确定性胆道狭窄检测中的真正价值仍不确定。

内镜超声对胆道狭窄诊断的作用是什么？

内镜超声（EUS）具有通过邻近胃和十二指肠壁看到肝外胆道系统的优势。EUS 已成为评估各种胰胆管疾病的敏感工具。细针抽吸术术的引入，

使组织标本可用于病理检查，扩大了 EUS 的诊断潜力。

多项研究都探讨了 EUS 在不确定性胆道狭窄评估中的作用，其中有两项规模比较大的研究，纳入了 40 名以上患者 [97-99]。Lee 等回顾性评估了 40 例 CT 或 MRI 检查及 ERCP 刷检（有或无活检组织）等未能确定狭窄原因的不明原因胆管狭窄的患者。胰头肿块或不规则胆管壁的发现对恶性肿瘤的灵敏度为 88%，特异度为 100%。胆管壁厚 ≥ 3 mm 对恶性肿瘤诊断的灵敏度和特异度为 79%。EUS 引导下细针抽吸术对恶性肿瘤的灵敏度为 47%，特异度为 100%。作者的结论是 EUS 引导下细针抽吸术细胞学是特异性的，但对不明原因的胆道狭窄的诊断不灵敏 [97]。在一项对 50 名患者的前瞻性研究中，Rosch 等比较了 ERCP 组织获取（刷检和活检钳活组织检查）和 EUS 引导下细针抽吸术在胆道狭窄中的应用。EUS 引导下细针抽吸术对近端和肝门部胆管肿瘤的灵敏度低于 ERCP（EUS 25% vs ERCP 75%），在胰腺肿块致胆总管远端狭窄的患者中优于 ERCP（EUS 60% vs ERCP 38%）[98]。与单独 ERCP 相比，增加了 EUS 引导下细针抽吸术之后诊断准确率，从 70% 显著提高到 86%。因此，对于胆道狭窄，如果怀疑胆道恶性肿瘤而初始 ERCP 未能诊断，则应行 EUS 检查，而对于由可疑胰腺肿块引起的远端胆道狭窄，ERCP 联合 EUS 检查可能是最有效的诊断方法。

什么样的新工具可以帮助诊断胆道狭窄？

共聚焦激光显微内镜

共聚焦激光显微内镜是一种成像技术，可显示体内黏膜的上皮和上皮下组织 [100]。静脉注射造影剂如荧光素（2.5 ~ 5 ml，10% 荧光素钠）后通过毛细血管扩散并染色表面上皮的细胞外基质 [100,101]。胆管内共聚焦激光显微内镜是使用专用探针通过胆管镜工作通道或各种 ERCP 导管进行的 [102]。利用头端探头不透射线的性质可以帮助在胆管内定位探头。实际上，探头需要与狭窄处的黏膜直接接触并尽可能垂直。各种导管，如头端可旋转导管（Olympus，Center Valley，PA）和括约肌切开刀可以用来协助调整方向。通过毛细血管对造影剂的摄取以及血流和造影剂渗漏的差

异，能区分正常表面黏膜与肿瘤组织。虽然最初的研究报告了令人兴奋的结果，但是其缺乏有效的标准来诊断恶性肿瘤，特别是在存在炎症的情况下 [103]。最近的一项多中心试验检测了探针共聚焦内镜对 ERCP 成像和组织样本结果在诊断原因不明的胆道狭窄方面的附加价值。这些原因不明的胆道狭窄最终是由恶性或阴性病理诊断决定的，而且伴有至少 6 个月的良好随访。随着探针共聚焦显微镜的加入，诊断准确率有了提高的趋势（88% vs 79% 的单独治疗标准），虽然这些结果没有统计学意义（$P = 0.06$）[121]。目前正在进行的研究有望进一步阐明该技术在评估不确定性胆道狭窄中的作用。

原发性硬化性胆管炎（PSC）中的胆管癌

PSC 是一种慢性胆汁淤积性肝病，其特点是胆管炎症和纤维化，导致多灶性胆管狭窄的形成 [104]。PSC 是一种进行性疾病，在大多数患者中最终会导致门静脉高压、肝硬化和肝功能失代偿 [104,105]。对一名具有胆汁淤积生化特征的患者进行 PSC 诊断时，其胆管成像（如 MRCP、ERCP 或经皮肝穿刺胆管造影）显示特征性胆管多灶性狭窄和扩张的变化（图 7.15）[104]。胆总管直径

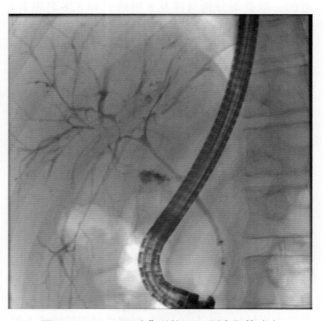

图 7.15　ERCP 显示典型的 PSC 肝内胆管改变

≤ 1.5 mm 或肝内胆管直径 ≤ 1 mm 的狭窄定义为明显狭窄，这也是 PSC 患者的常见表现[104,106,107]。这种狭窄与显著增高的胆管癌风险有关，因此预后不良。在一项对 128 例 PSC 患者进行平均 9.8 年随访的研究中，21 例患者进展成了胆管癌[108]。所有胆管癌都发生在有明显狭窄的患者中[108]。虽然 PSC 患者发生胆管癌的风险较高，但明显狭窄多为良性狭窄而非恶性狭窄[44,104]。

在随访期间，45% ~ 58% 的 PSC 患者存在明显狭窄[105,106,109]，而 PSC 患者胆管癌的 10 年累积发生率为 7% ~ 9%，终生风险为 20%[110-112]。

由于各种组织采集技术的灵敏度和特异度不一致，并且在早期胆管癌中肿块性病变并不常见，因此，明显狭窄和胆管癌之间的区分通常非常困难[104]。2010 年，美国肝病研究协会（American Association for Study of Liver Diseases，AASLD）发布了 PSC 诊断和治疗的实践指南，其中也包括 PSC 患者胆管癌的诊断部分[104]。尽管部分内容尚不明确，但它建议患有明显狭窄的 PSC 患者需接受肝 MRI 检查、ERCP 及其细胞刷检和常规的 FISH 分析，并对血清 CA19-9 水平进行测定。在一项对 50 名患者的研究中，其中 21 名 PSC 患者，结合 FISH 和明显狭窄的标准细胞学检查，诊断恶性肿瘤的灵敏度（89%）和特异度（97%）均提高[113]。本研究除纯合子和杂合子 9p21 缺失外，还对 FISH 多体（额外染色体）进行了评估。该基因位点的等位基因缺失与胆管癌的发生有关[114]。然而，最近的一项荟萃分析（涉及 8 项研究和 828 名患者）表明，FISH 多体对 PSC 患者的胆管癌检测是特异的，但并不敏感，因此，需要开发更好的标志物来早期诊断这些患者的胆管癌[115]。

根据指南，MRI 扫描为阴性，CA19-9 < 130 U/ml，细胞学检查阴性，可认为是良性狭窄。如果 MRI 扫描为阴性，但仍怀疑胆管癌，建议定期随诊 MRI、血清 CA19-9、ERCP 细胞刷检和 FISH 分析[104]。在我们的中心，重复测试的时间根据临床情况和对恶性肿瘤的怀疑程度因人而异。

指南没有评论胆管镜或共聚焦激光显微内镜在评估狭窄中的作用。新的研究表明，这些影像学方法可能对鉴别 PSC 患者的胆管癌有价值[84,116-118]。一项前瞻性研究显示，与单独 ERCP 相比，通过对 53 例具有明显狭窄的 PSC 患者进行胆管镜检查来发现恶性肿瘤更有效[119]。观察发现胆管镜检查组有更高的灵敏度（92% vs 66%）、特异度（93% vs 51%）、准确性（93% vs 55%）、阳性预测值（79% vs 29%）和阴性预测值（97% vs 84%）。因此，胆管镜检查可能在明显狭窄的 PSC 患者中有一定作用。一些专家主张在原发性胆管狭窄和非原发性胆管狭窄患者中常规应用胆管镜检查来评估可疑的胆道狭窄。对胆道狭窄的准确诊断最重要的是胆管镜图像的质量。在目前可用的专用胆管镜中，只有高清视频胆管镜才能提供高质量图像来进行可靠的诊断[120]。这些目前是作为样品生产的，因此不能用于商业用途。在包括我们在内的大型学术中心，由于缺乏具有窄带成像能力的高清视频胆管镜，因此，使用胆管镜检查来评估 PSC 患者的明显狭窄也受到限制。胆道刷检标本中胆管癌的生物标志物的发现可能有助于 PSC 患者中胆管癌的鉴别。最近发现了一个四种 DNA 甲基化生物标志物组，可以将胆管癌的诊断灵敏度从单独细胞刷检的 61% 提高到生物标志物小组的 85%。将两者相结合，则将提高至 94%[122]。

病例后续

置入支架后，患者瘙痒症状改善，胆红素恢复正常，复查血清 CA19-9 是 105 IU/ml。由于临床上对这例 PSC 患者怀疑肿瘤的程度较高，且有一处新的明显狭窄，故对本组患者行 ERCP 及胆管镜复查、常规细胞反复刷检及 FISH 分析。虽然 FISH 没有显示多体，但胆管镜检查显示在狭窄处有新生血管形成。后来患者接受了肝移植手术，术后肝病理证实为胆管癌。

结论

在临床实践中，胆道狭窄的诊断需要结合病史、临床表现、实验室检查、影像学检查和各种组织取样技术。决定进行何种诊断性检查取决于患者的临床状况和合并症，影像学检查是否存在肿瘤、相关的专业知识和资源以及临床环境。

在诊断中 ERCP 是缓解症状和初步检查的重要工具。在 ERCP 操作过程中结合应用各种组织采样技术可提高诊断灵敏度。EUS-FNA 是诊断有肿块病变的胆道狭窄的首选方法。有高清数字图像质量的胆管镜在不确定性胆道狭窄的诊断中可发挥重要作用。不幸的是，这些胆管镜费用昂贵，不易操作，且容易损坏。新技术，如共聚焦激光显微内镜或增强图像质量的单人操作胆管镜，是否能进一步促进这些狭窄的诊断，值得我们期待。

关键点

- 对原因不明的胆道狭窄采取多种方法联合诊断是很重要的。
- 在 ERCP 时，对胆道狭窄进行细胞刷检和组织活检均可提高诊断率。

- 虽然目前可用的胆管镜图像质量有限，但在胆管镜检查过程中对病灶的直接显示和有针对性的活检可以提高鉴别恶性狭窄的能力。
- ERCP 联合 EUS 和 EUS-FNA 可以提高诊断的准确性，特别是对胆总管远端恶性狭窄。
- 对于 PSC 的明显狭窄，必须用血清 CA19-9、MRI 和 ERCP 细胞学检查进行全面评估。FISH 和胆管镜检查可提高诊断率。

参考文献见本书数字资源。

第八章　胆道狭窄和胆管损伤的治疗

Guido Costanmagna，Ivo Boskoski，Pietro Familiari，Andrea Tringali 著

病例分析 1

初步介绍

患者，女，67 岁，主因出现无痛性黄疸收入急诊科，无其他并发情况。查体可触及明显增大的胆囊（库瓦西耶征阳性）。血清胆红素高于正常值 28 倍，其他肝功能检查指标也有明显升高。

此病例的鉴别诊断是什么?

无痛性黄疸、尿色加深、大便发白、伴或不伴皮肤瘙痒是胆胰系统恶性肿瘤最常见的临床症状。在体格检查中，胆囊管汇合部以下的胆总管出现梗阻导致胆囊明显肿大，右上腹体表可触及无痛性肿块，称为库瓦西耶征阳性。再结合无痛性黄疸，基本上可以确定为恶性肿瘤的临床症状。如果患者出现疼痛和（或）发热以及腹肌紧张，诊断为胆总管结石或者其他良性胆道狭窄的可能性更大。有慢性胰腺炎或急性重症胰腺炎病史以及近期肝移植手术史，可能与胆道良性狭窄有关。

胆汁淤积的异常指标主要为胆红素和碱性磷酸酶升高 [1,2]。梗阻性黄疸患者的血清胆红素主要是以结合胆红素（水溶性胆红素）升高为主。如果持续升高，可能导致术后肾衰竭和凝血障碍 [3]。

有哪些诊断性方法可以用来评估梗阻性黄疸?

评估胆道胰腺系统的无创性方法包括经腹部超声、CT、MRI 和磁共振胰胆管造影（MRCP）。这些方法可以检测到胆管扩张，证实是否存在梗阻及梗阻的位置、范围和原因，也可以利用这些方法评估切除胆道恶性肿瘤的可能性。

超声通常作为检查胆总管、胆囊和胰腺的首选检查，并且是证实胆道扩张的无创性成像技术。超声在检测胆石症和胆道扩张方面的灵敏度及特异度均超过 90%[4-8]，但其对胆道梗阻部位和病因的判断能力较差。超声应用广泛且价格低廉，但由于其不能确诊，尤其对于可疑的肿瘤，无法提供足够的肿瘤分期及相关手术信息，因此通常需要进一步的检查。

CT 扫描和超声一样，可能是证实胆总管扩张的首选检查。钙化和胆总管结石不通过强化即可诊断，增强 CT 通过显示血管和组织器官来使胆总管更好地显影，其在检测胆道梗阻、扩张和病因方面的灵敏度和特异度可达到 97%[9-12]。

MRCP 是胆胰系统的一种无创成像方式。它利用了液体呈高信号而其周围软组织器官呈低信号的差异。与直接胆管造影相似，其在检测胆道梗阻水平和病因方面的灵敏度和特异度高达 97%[13-15]。MRCP 联合常规 T1、T2 加权图像可以准确地评估肿瘤进展、远处转移及淋巴结转移情况 [16,17]。在不使用电离辐射的情况下，可提供高质量的胆胰造影图像。MRCP 的局限性包括成本高，患者不耐受，以及无法对患者体内不相容的金属和磁性物体进行成像。

内镜超声（EUS）、内镜逆行胰胆管造影术（ERCP）以及直视胆管镜检查是评估胆胰系统的侵入性诊断和治疗方法。胆总管穿行于十二指肠球部后方。EUS 不受肠道气体的干扰，可更直观地观察肝外胆管。EUS 对胆总管结石的灵敏度和特异度分别为 90% 和 100%[18-20]。EUS 还对评估肿瘤和胰腺囊性病变具有高度灵敏度，也可清晰地显示十二指肠壁和壶腹。但 EUS 对肝门部位和右肝管的评估有限。EUS 的另一个显著优势是能

够进行细针抽吸术（FNA）和获取组织活检，而且不会出现明显并发症[21]。近年来 EUS 也发展成为各类胰胆管介入治疗的手段，包括超声引导的会师技术和（或）恶性胆道梗阻穿刺引流术[22]。

ERCP 是一种侵入性操作，能显示胆管的解剖图像，明确梗阻的病因（狭窄或者结石），可进行组织取样和支架置入。随着 MRCP 的出现，ERCP 基本成为单纯的治疗手段。例如，对于肝门部狭窄的患者在进行 ERCP 术前，MRCP 图像能提供有关狭窄的类型、位置和肿瘤进展程度等重要信息[23]。这种方法可以避免部分胆管树被污染。被污染的胆管如果不能引流，可能导致严重的胆管炎。目前，经皮胆道穿刺引流治疗胆管狭窄应局限于不适合行 ERCP，或内镜下胆道引流失败的患者。在某些情况下，可以选择超声引导下的胆道引流。ERCP 最常见的相关并发症是术后胰腺炎，发生率高达 7%，其次为出血、穿孔和感染性并发症[24]。

通过胆管镜检查可以直接观察胆管树，而且对不确定的胆管狭窄进行组织取样尤为重要，也可直接对胆总管巨大结石进行碎石治疗。

病例后续

对患者行超声检查，显示胆总管明显扩张，伴有肝内胆管扩张。胆囊显示不清，但存在胆汁淤积。由于肠内气体的干扰，胰头显示不清。为了进一步明确诊断和分期，对患者行 CT 扫描以及 EUS 检查，诊断为原发性胆管癌（T1N0M0）。

胆道恶性梗阻置入塑料支架和金属支架的适应证是什么？

对于胆胰恶性肿瘤患者来说，第一步是评估肿瘤的分期、范围、可切除性、组织学特性以及姑息治疗的可行性。

对可行手术的患者，在术前行胆道引流依旧是一个具备争议的话题。在最近的 Meta 分析中，Y. Fang 等没有发现支持"术前常规胆道引流"的有力证据[25]。目前仍需要大量临床试验来确定胆红素的阈值水平。该阈值决定哪些患者在术前应进行胆道引流。

在行 ERCP 之前，明确胆道狭窄的位置和复杂性极为重要。胆道梗阻是近端梗阻还是远端梗阻，其治疗意义并不相同。例如，对于胆总管远端梗阻的患者，放置单个塑料或者金属胆管支架通常足以保证胆道引流通畅。而对于复杂的肝门部狭窄的患者，可能需要在 ERCP 之前行 MRCP 的详细评估。

欧洲胃肠镜协会（European Society of Gastrointestinal Endoscopy，ESGE）最近颁布了置入胆道支架的适应证以及选择支架类型的指南[26]。对于胆总管恶性梗阻或复杂的肝门部狭窄患者，术前应当行胆道引流，放置一个或多个塑料或金属支架，或者行经皮经肝胆道穿刺引流。

胆道金属支架可用于术前胆道引流，而且不会妨碍胰腺切除手术[26]。此外，如果患者失去手术机会，可以选择置入自膨式胆道金属支架（self-expandable metallic stent，SEMS）来保证胆道更好地通畅引流，并保证了姑息治疗的可能性，使治疗不会因为早期胆管堵塞而中断，而早期胆管堵塞通常与置入塑料支架有关[26]。虽然术前利用 SEMS 引流胆道增加了前期的手术花费，但其并不是禁忌，而且由于减少了更换堵塞支架的手术次数，最终可能会节省手术费用[27]。一项有关手术切除胰头肿物的随机性研究比较了术前置入塑料支架引流胆道 4 ~ 6 周和诊断 1 周内不置入支架直接手术的术后并发症发生率[28]。表明并发症的发生与术前置入支架引流相关（46% vs 2%），主要是塑料支架堵塞引起的胆管炎。两组在手术相关并发症方面并无明显差异（37% vs 47%）。如下所述，因 SEMS 通畅时间较长，放置 SEMS 可以避免本试验出现的问题。在这种情况下，无论是覆膜还是非覆膜支架，比较早期手术和术前置入 SEMS 行胆道引流的临床试验很有必要。

应根据狭窄部位和狭窄长度选择 SEMS 的类型。支架直径越大（10 mm），通畅时间就越长。支架是否覆膜是有关 SEMS 的另一个重要问题。覆膜支架容易移位，但通过支架网孔向内生长的组织较少，而非覆膜的 SEMS 正好相反。非覆膜 SEMS 多适用于恶性梗阻，全覆膜和部分覆膜 SEMS 适用于良性和不确定性狭窄。这是因为组织可以通过非覆膜支架的网孔向内生长，从而不易移位。在一项针对 749 例患者的回顾性研究中，向胆总管远端恶性狭窄患者置入覆膜 SEMS 和非覆膜 SEMS 的通畅率和总体生存率并无明显差异[29]。覆膜 SEMS 患者支架的移位率和胰腺炎的发生率明显高于非覆膜 SEMS 患者（支架移位率 36% vs 2%，胰腺炎发生率 6% vs 1%）。同样，在最近的一项超过 1000 例患者的 Meta 分析中，Almadi 等发现胆管远端恶性狭窄患者使用 6 个月和 12 个月覆膜 SEMS（全覆膜和部分覆膜）而不是非覆膜 SEMS，通畅引流胆道，但没有发现明显益处[30]。但是，覆膜支架比非覆膜支架通畅时间平均延长 68 天。此外，覆膜支架的移位率更高。一项仅比较覆膜支架（全覆膜和部分覆膜）和塑料支架在治疗胆总管远端狭窄的随机对照试验结果的 Meta 分析中也发现了类似结果[31]。

对未切除胆囊的患者来说，覆膜 SEMS 导致胆囊炎的风险增加[32]。这可能与 SEMS 封闭了胆囊管有关，也可能是肿瘤堵塞了胆囊开口所致。但是，上述所有 Meta 分析均发现，覆膜和非覆膜 SEMS 治疗胆总管远端恶性狭窄所致胆囊炎的发生率无明显差异[30,31]。根据目前可靠数据，在治疗胆总管远端恶性狭窄方面，覆膜 SEMS 并不比非覆膜 SEMS 更具有优势。但是，当恶性肿瘤尚未确诊时，在组织取样之后，尽可能放置一个易于移除的覆膜支架更为妥当。

在无法手术的胆总管远端恶性梗阻的患者中，支架的选择主要取决于患者的存活期和疾病的严重程度。胆管恶性狭窄的支架选择（塑料和金属支架）已成为很多临床试验的研究目标。在 95% 以上的病例中，置入塑料或金属支架后，黄疸立即得到缓解，但支架的通畅时间不同。塑料支架可以通畅 5 个月，而 SEMS 通畅时间可以增加到 10 个月甚至更长[33,35]。预计存活期长的患者放置塑料支架意味着需要额外行 ERCP 来更换支架，从而增加最终的治疗成本[33,35]。因此，预期寿命短的患者适合置入塑料支架，而预计存活时间长（＞ 6 个月）的患者应该置入 SEMS。

对肝门部狭窄而言，置入 SEMS 在生存率、通畅时间、并发症发生率、手术重复次数以及成本效益方面优于塑料支架[36-38]。肝门部狭窄将在后面章节进一步详细讨论。

胆道塑料支架置入术和取出术

胆道支架是为了让胆汁自肝通过狭窄段到达十二指肠。对于胆总管远端良性或恶性狭窄，一个胆管塑料支架足以保证胆道引流完全通畅。对胆总管远端恶性狭窄患者，与直径较小的塑料支架相比，推荐放置 10 Fr 支架，因其具有更好的通畅性。

胆总管深插管后，留置导丝，可行胆道括约肌切开术。与置入多个支架不同，在放置单个塑料支架时，括约肌切开术可能不是必要的。在置入支架前，当怀疑有恶性胆道狭窄时，可以进行胆道活检和（或）刷检取样（关于诊断胆道狭窄的讨论详见第七章）。在放置单个 10 Fr 支架时，很少需要扩张胆管远端狭窄。但如果放置多个支架，扩张狭窄段很有必要。为此可以使用锥形扩张导管（10 ~ 11.5 Fr）或者压力扩张水囊（4 ~ 6 mm）。在置入多个胆道支架时，应先置入较长的支架，使其开口于乳头下方 1 cm，因为置入第二个支架时的摩擦力会导致第一个支架发生管内移位。使用润滑剂，如硅油或者石蜡油，可能有助于防止支架移位进入胆管，亦有助于缓慢推进另一根支架进入胆管。

一般情况下，在胰腺癌导致胆道狭窄时，支架长度应选择 5 ~ 7 cm。应避免支架过长，因为支架移位可能导致其远端造成十二指肠穿孔。胆道狭窄的长度可以用不同的方法进行测量。最简单的方法就是用手指在插管导管上标记狭窄段的近端，利用导丝交换，直到内镜下在乳头外看到导管的头端。另一种测量狭窄段长度的方法是利用胆道支架套装（Cotton-Huibregtse catheter）（CooK Endoscopy，Winston-Salem，NC）进行测量，其远端有两个不透光的标记（相距 7 cm）。

当将导丝深入肝内胆管后，将预置支架的引导内管与在支架后放置的推送套管一起套入导丝，向上推送，直至引导内管头端超过狭窄段。通过推动引导内管将支架推进，同时助手释放推送套管。与此同时，助手应通过导丝和引导内管在与内镜医师推送支架作用力相反的方向上施加拉力，保持其平衡。这种操作称为"牵引"。此方法有助于支架的推进。开放和关闭抬钳器时推动支架推送套管，则可释放支架。利用内镜"转轴法"亦可推送支架，通过转动内镜的大钮，在旋转镜身的同时轻轻拉出内镜。注意不要将支架全部置入胆管内，或者胆管外支架留置过长。当支架即将释放时，将内镜的大钮向下转动，即可在内镜直视下置入支架。

当术者确定支架放置的位置恰当时，助手将导丝和引导内管从胆总管内撤出，同时术者在内镜直视下将推送套管向支架远端推进，然后释放支架。随后拔出推送套管。如果需要确定支架的位置和通畅性，在撤出导丝之后可通过引导内管注入造影剂。在第一个支架旁边插管，可以通过使用相同的技术置入其他支架。也可以在支架旁放置鼻胆管，以便用生理盐水对胆道进行冲洗。这应该在术后立即完成，以防止胆泥堵塞胆管支架。

胆道塑料支架可以利用鼠齿钳或圈套器轻松移除。具有直径 4.2 mm 钳道的十二指肠镜允许直径 10 Fr 的支架通过。一直以来，取出移位进入胆管内的支架是一项具有挑战性的手术。需要耐心和独创性，由熟练的内镜医师操作，提供最佳的透视，并有足够的配件来辅助取出支架。对于仅移位入胆总管的支架，鼠齿钳是非常有用的工具。可以在透视引导下缓慢插入胆管，尝试咬住支架的近端。要切忌进一步将支架误推入胆管。除此之外，将取石球囊放置在支架旁或者尽可能越过支架远端，膨起气囊后拉拽气囊可将支架取出。Soehendra 支架回收器（Cook Endoscopy）也有帮助，但是支架的近端必须先进入导丝，然后利用透视将其连接在支架上。这时导丝引导的带螺纹的金属螺丝头弹簧圈导管可以顺时针旋转支架手柄，将其旋进塑料支架的近端。圈套器、多米亚网篮和其他附件也可作为一种有效工具。

肝门部狭窄

肝门部恶性狭窄的治疗方法不同于胆管远端狭窄。在可切除的肝门肿瘤中（Bismuth I 型，图 8.1），经皮经肝胆道穿刺引流可以更安全地引流胆管，而不是内镜下引流[26]。如果计划进行姑息性引流，应在引流前进行 MRI 评估肝胆解剖[26,39]。一些专家认为利用内镜引流 25% ~ 30% 的肝实质足以缓解黄疸[40,41]。然而，与内镜下双侧胆道引流相比，单侧引流的发病率和死亡率更高[26,39]。

利用单个支架对经 MRCP 选择胆管进行内镜下靶向单侧引流可降低发生 ERCP 术后胆管炎的风险[23]。但引流量超过 50% 肝实质的有效率和生存率更高[26]。胆道引流不充分，特别是已经显影

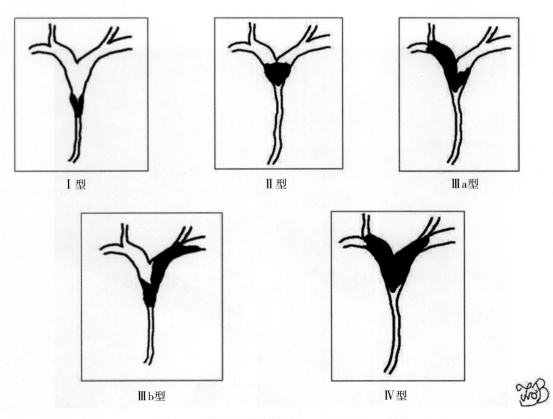

I 型   II 型   IIIa 型

IIIb 型   IV 型

图 8.1 恶性胆管狭窄的 Bismuth & Corlette 分型

的胆管如未经引流，往往会导致胆管炎。为了最大限度地降低胆管炎的风险，在行 ERCP 之前应该进行 MRCP 检查以查看胆管树，尽量使用导丝而不是造影剂进入肝内胆管。在注入造影剂之前尽可能多地抽出胆汁，对胆管系统进行减压，应避免过度注入造影剂。一些学者还提出了空气胆管造影代替传统造影剂造影，以便在计划放置单侧金属支架时使胆管系统更加直观[42]。该技术首先需要抽出至少 20 ml 胆汁，然后将 10 ~ 15 ml 的空气注入胆管。通常应给予每位患者 5 ~ 7 天抗生素治疗，以最大限度地降低 ERCP 前后出现胆管炎的风险。

复杂的恶性肝门部狭窄的肝内胆管通常用多个塑料支架进行引流（图 8.2a、b）。顺利通过复杂的肝门狭窄需要技能高超的内镜医师、足够的配件、时间和耐心。在某些情况下，利用气囊或机械扩张肿瘤性狭窄有助于放置多个支架。恶性肝门狭窄的支架长度通常在 12 ~ 15 cm。无论使用塑料支架还是金属支架，在进行双侧支架置入时，考虑到其解剖结构，最好先引流左肝管。

预先使用塑料支架或经皮胆道穿刺引流治疗的患者通常要放置多个 SEMS，并且此法很少作

为初始治疗（特别是如果狭窄段以下胆总管的直径小，需要两个以上的 SEMS 时）。仅针对具有明显支架堵塞迹象的有症状的患者，用 SEMS 更换以前放置的塑料支架，当然也要考虑到患者的一般状况和预计存活期。最近有报道称 SEMS 可以作为肝门部胆管癌手术的桥接治疗，而且没有出现严重的并发症[43]。

自膨式金属支架的置入术和取出术

在胆管深插管后，可以进行胆道括约肌切开术。最近一项随机试验表明，对无法切除的胰腺癌患者置入部分覆膜的 SEMS 之前进行或不进行括约肌切开术，两组之间的不良事件发生率没有差异。这意味着在置入 SEMS 前无须进行括约肌切开术[44]。在胆管远端狭窄中，导丝在进入胆管后穿过狭窄段。由于镍钛合金支架的径向力在 24 ~ 72 h 内逐渐扩张狭窄段，所以在放置 SEMS 之前没有必要扩张狭窄段。SEMS 通过导丝引导并在内镜和 X 线直视下展开。由于支架在展开时具有向前移动进入胆管的趋势，所以内镜医师应在支架传送系统上向相反的方向施加平缓的牵引

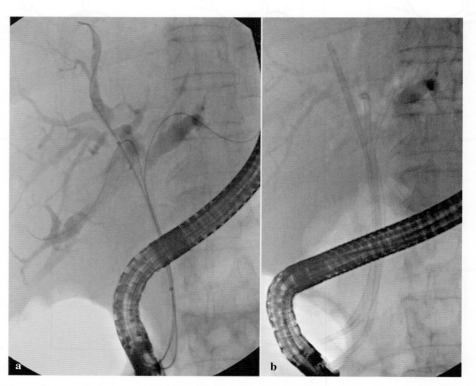

图 8.2 a. 向 Bismuth & Corlette Ⅲ型肝门部恶性狭窄置入三根导丝；b. 置入三根 8.5 Fr 塑料支架

力，使支架到达恰当位置。一些 SEMS 展开系统允许通过导管注射造影剂，以便快速检查支架位置是否恰当及其通畅性。

医疗市场上有许多类型 SEMS，其长度、扩展直径、有无覆膜、网孔的设计和材料、在支架展开过程中对其应变的能力、支架展开后存在缩短情况以及支架推送系统等各方面存在不同。内镜医师应该熟悉内镜中心里的所有支架。支架在释放期间无法重新回收，因此，必须在内镜和 X线的持续观察下小心、缓慢地展开。对于缩短的支架，在可能的情况下，应把支架展开在狭窄段中间。

进行多个 SEMS 放置可以缓解复杂的恶性肝门狭窄。此过程与放置单个 SEMS 完全不同。在复杂狭窄部分上方选择性肝内胆管插管和造影，通过狭窄部分后将 2 ~ 4 根导丝深入需要引流的肝内胆管中。每个金属支架在内镜和 X 线控制下释放，并且在先前预置的导丝上"并排"释放。建议将支架近端放置在乳头外，以便之后对堵塞的 SEMS 进行干预（图 8.3）。一项报道称可以使用大网孔 SEMS 的支架内支架技术来置入双侧肝内胆管金属支架[45]。这对于肝外胆管直径小的的患者可能是有用的。因其直径小，使彼此相邻的多个 SEMS 难以并排放置。导丝通常进入左肝

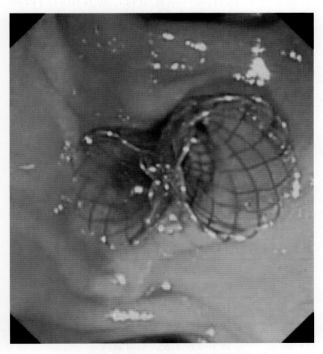

图 8.3　内镜视野下两根自膨式金属支架

管系统，然后将 SEMS 放置到该肝管中。在肝管内留置导丝，同时移除支架推送系统并沿导丝推进 ERCP 导管。在将导丝拉回到导管中之后，使导丝穿过第一根支架的网孔，导丝进入另一侧肝内胆管系统。必须使用 4 ~ 8 mm 球囊扩张器或 Soehendra 支架取出器扩张支架网孔，然后通过第一根支架的网孔将第二根支架推进到位。

应根据狭窄的复杂性选择应放置的支架数量。理想情况是对 Bismuth Ⅱ 型狭窄放置两个 SEMS 用于完全引流，对Ⅲ型放置三个支架，对Ⅳ型放置 3 ~ 4 个支架。当然这并不是一定的。此外，为了避免阻塞胆管的侧支，姑息性治疗恶性肝门狭窄的 SEMS 必须使用非覆膜支架[26]。

对于复杂恶性肝门狭窄放置多个 SEMS 不会妨碍光动力治疗的光传递，但需要调整光剂量[26]。恶性肝门狭窄放置的 SEMS 可能由于胆泥和组织的生长和（或）过度生长而堵塞。这时可以通过用气囊取出胆泥和破碎组织来治疗，或者为防止组织向内生长，可以在金属支架内部额外放置 SEMS 或塑料支架。

取出的覆膜 SEMS 通常是直的。利用鼠齿钳抓住支架末端的回收环，咬住支架的末端或使用支架内支架技术来完成。这需要在第一个支架内放置第二个较长的覆膜 SEMS，并在约 2 周后一并移除这两个支架，并且希望第二个支架可导致内生或过度生长组织的压迫性坏死[46]。其他更加烦琐复杂的取出非覆膜 SEMS 的技术已经在各种病例报告和系列中有所报道，包括使用内镜剪刀切割支架的远端并依次移除支架的钢丝，用鼠齿钳抓住支架近端，然后向后拉拽，使支架收入钳道等[47,48]。

病例后续

患者接受了外科会诊。由于胆红素水平非常高，外科医生倾向于延迟手术。术前患者接受了内镜下胆道引流术。从 ERCP 上可观察到在胆总管远端存在恶性狭窄（图 8.4），胆管下端扩张（Bismuth & Corlette Ⅰ 型）。在狭窄处行胆管钳活检和细胞刷检，并且放置一根 10Fr 5 cm 长的塑料支架，因为外科医生计划将尽快手术。如果要延迟手术，患者是有放置 SEMS 指征的。2 天后患者的胆红素水平降至正常上限的 2 倍。组织

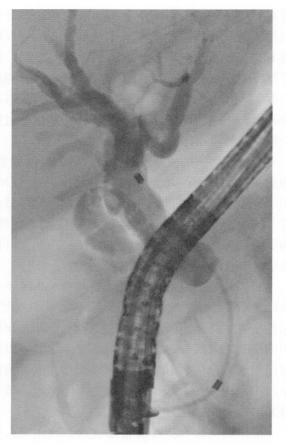

图 8.4 在 Bismuth & Corlette Ⅰ型恶性胆道狭窄段上方扩张胆管

学证实为胆管癌，而细胞学未诊断。患者在进行 ERCP 术后 1 周接受胰十二指肠切除术（Whipple 手术），随访 12 个月无复发。

病例 2

初步介绍

患者，男，35 岁，主因皮肤瘙痒伴尿色加深入院。患者于 6 个月前行腹腔镜胆囊切除术。肝功能检查指标全部升高，超声显示肝内胆管扩张。考虑有胆囊切除术后胆管损伤，遂行 MRCP 检查。根据 MRCP 诊断为术后胆管狭窄（postoperative biliary strictures，POBS），Bismuth & Lazorthes Ⅲ型[49]。狭窄主要位于胆管汇合处，尚未完全横断。狭窄可能是由胆囊切除术中使用的金属夹所导致。

胆管损伤和术后胆道狭窄如何分类?

在涉及胆道的所有外科手术过程中都有可能发生胆管损伤，主要由腹腔镜胆囊切除术导致。与开腹胆囊切除术相比，腹腔镜胆囊切除术造成的胆管损伤发生率高出 6 倍[50,51]。Bergman 等在 1996 年提出了术后胆管损伤的分类（表 8.1）[52]。

术后胆管狭窄通常是由胆管损伤引起的。胆 - 肠吻合术是外科治疗 POBS 的传统手术方式。Bismuth 等在 1978 年提出了一种基于狭窄部位的术后胆管狭窄的分类（表 8.2）[49]。内镜下放置多个胆管支架已成为术后胆管狭窄的首选治疗方法[52-54]。

胆管损伤的治疗概述

除特殊情况外，只有在确保胆管的连续性并且胆管未完全横断的情况下，才可对术后胆道损伤和狭窄进行内镜治疗。外科手术通常适用于胆总管的完全横断（Bergman D 型）（表 8.1、图 8.5）和顽固性狭窄。主胆道损伤和狭窄的内镜治疗主要在于通过损伤部位放置一个或多个胆道塑料支架（图 8.6）。对于轻微胆漏，可以通过放置短塑料支架来治疗，以克服胆道括约肌处的压力梯度，促使胆汁通过支架进入十二指肠，而不是经瘘口流出。在行 ERCP 检查时，应仔细进行胆管造影来检查有无胆总管结石，胆管结石约占胆漏的 25%。通常在 1 ～ 3 个月后取出支架。支架取出后，应进行堵塞式胆管造影，以评估胆漏是

表 8.1 根据 Bergman 等制订的胆管损伤类型[52]

A 型	来自异常肝管根部或周围的胆囊管漏（次要病变）
B 型	主要胆管漏伴或不伴胆管狭窄（主要病变）
C 型	胆总管狭窄不伴有胆瘘（主要病变）
D 型	胆管完全横断伴或不伴部分胆管切除手术史（主要病变）

表 8.2 术后胆道狭窄的 Bismuth & Lazorthes 分型

Ⅰ型	距离肝内分支 ≥ 2 cm
Ⅱ型	距离肝内分支 < 2 cm
Ⅲ型	在肝内分支水平处
Ⅳ型	狭窄包括左、右肝管
Ⅴ型	狭窄延伸至左、右肝管内

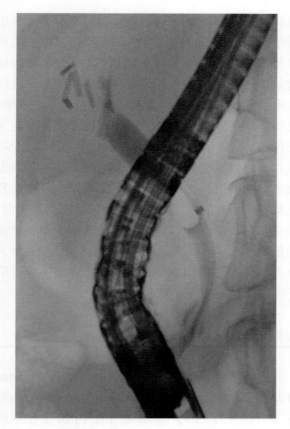

图 8.5　堵塞性胆管造影显示在腹腔镜胆囊切除术中放置多个金属夹，从而完全横断胆总管（Bergman D 型胆总管病变）

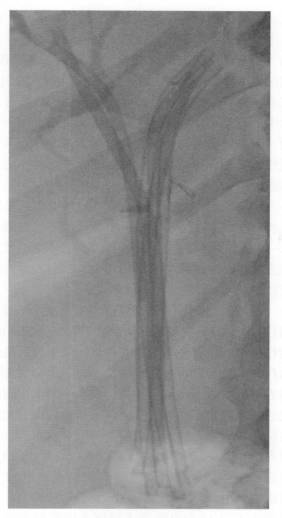

图 8.6　对胆管狭窄放置 6 个塑料支架术后的 X 线片。在腹腔镜胆囊切除术中放在肝门附近的金属夹亦可见。与图 8.7a 为同一患者

否完全愈合，以及胆总管结石和胆道狭窄是否持续存在。对顽固性胆漏，可通过置入延长的塑料支架，胆管括约肌切开术联合支架置入，或放置覆膜 SEMS 来治疗[55,56]。如果发现胆管狭窄，应放置多个胆管支架以扩张狭窄段。

如何治疗术后胆道狭窄和其他良性胆管狭窄？

由于纤维化瘢痕形成，术后胆管狭窄在胆管损伤后经常发生，并且通常在几个月后被诊断出来。对于疑似术后胆管狭窄的患者，应进行 MRCP 检查，以评估狭窄的类型和形态。CT 扫描可用于评估肝实质萎缩，尤其对于长期狭窄的患者。

术后胆管狭窄的内镜治疗与恶性胆管狭窄的治疗有很大不同。使用导丝顺利通过术后胆管狭窄通常比通过恶性狭窄更难。这是因为术后胆管狭窄通常是短的，不对称，有角度，并且富含纤维组织。优先选用直头或弯头（J 形）的亲水导丝（直径为 0.035、0.021 或 0.018 英寸）。正确扭

转导丝需要技巧性的、清晰的透视和足够的耐心。扭转导丝时必须非常轻柔，以避免造成胆管穿孔和额外的损伤。

为了通过狭窄，导管和导丝的方向必须与狭窄在同一轴线上。正确定位导丝可以通过在狭窄段下方拉动膨起的取石气囊来实现。此外，在一些情况下可以用不同类型的可旋转导管来实现。

一旦导丝顺利通过了狭窄段，放置 1～2 个大直径支架（通常为 10 Fr）就足以作为初始治疗，特别是在 Bismuth & Lazorthes Ⅰ型 POBS 中。在复杂的 POBS 中，特别是Ⅲ型、Ⅳ型和Ⅴ型，可能需要放置更多支架，以避免显影的胆管未得到引流而导致胆管炎。在这些情况下，通常先放置较细的支架。

就治疗而言，单纯球囊扩张可立即生效，但由于其狭窄再发率高（高达47%）而显得治疗不当[57-59]。在放置支架之前经常需要扩张狭窄段。建议根据狭窄段下端的胆管直径选择球囊的大小，以避免穿孔。球囊扩张通常仅在第一次支架置入术中进行，并且应该避免在随后的手术过程中使用，因为球囊引起的强力组织破坏可能导致胆管创伤性损伤，使在原有狭窄水平上产生额外的纤维瘢痕。

目前，治疗POBS最被认可的共识之一是通过狭窄段并排放置尽可能多的10 Fr支架。支架每3～5个月更换一次。每行一次ERCP，支架数量随之增加。治疗通常持续12个月，或直至通过胆管造影见到胆管狭窄完全消失[53]。

置入多个胆管塑料支架是术后胆管狭窄的首选治疗方法，具有良好的远期疗效[26,53,54]。在我们的治疗中心，经过平均7年的随访，结果显示接受治疗的术后胆管狭窄患者复发率为11%。对这些患者再次实施支架置入治疗，再次平均7年随访之后，没有发现任何复发。对于其他病因引起的良性胆管狭窄，如慢性胰腺炎和肝移植术后（见第九章），这种多个塑料支架置入的疗效也很好。在肝移植术后，在接受塑料支架置入治疗12个月的患者中，97%的患者吻合口狭窄消失，支架置入不足12个月的患者缓解率则明显下降至78%[60]。但与此同时，非吻合口的狭窄治疗效果不佳，缓解率仅在50%～75%[61]。治疗慢性胰腺炎相关的胆管狭窄也更具有挑战性。有少量报道称该技术治疗慢性胰腺炎相关的胆管狭窄总体成功率在44%～92%[57,62,63]。

全覆膜SEMS在术后胆管狭窄和其他良性胆管狭窄中是否有作用?

全覆膜SEMS可能在术后胆管狭窄的治疗中起作用，但其还未经FDA批准用于良性胆管狭窄。已有很多相关的文献报道，但其研究对象通常包括由许多不同疾病（如慢性胰腺炎、肝移植、原发性硬化性胆管炎和胆结石）引起的狭窄患者，并且在取出SEMS后仅进行了短期随访。最近一项大型多中心研究对采用覆膜SEMS治疗187例胆管良性狭窄患者（68%为慢性胰腺炎）取出支架后进行了5年的随访[64]。在慢性胰腺炎患者中

覆膜SEMS保留28个月（中位数），在POBS患者中保留13个月（中位数），在肝移植相关的狭窄患者中保留9个月（中位数）。所有支架均通过鼠齿钳咬住SEMS末端的回收环或圈套来进行取出，仅3名患者需要支架内支架技术取出支架。支架移位的发生率为29%。76%患者的狭窄在支架移除时已经消失。随访5年后，复发率为15%。现在已有观察发现在SEMS近端存在一些"新生狭窄"的情况。27%的胆管炎患者发生与支架和支架移除相关的并发症，其中腹痛最常见。然而，当支架覆盖胆囊管口时，胆囊炎的发生率有增加的趋势（7% vs 0，$P = 0.074$）。虽然这些结果令人欣喜，但全覆膜SEMS用于良性胆管狭窄应仅限于临床试验或塑料支架置入失败的情况[26]。

病例后续

患者接受了ERCP，证实为Bismuth & Lazorthes Ⅲ型狭窄。在第一次治疗期间仅放置了两个塑料支架（图8.7a、b）。患者在1年内接受了3次ERCP（每3个月一次），置换多个塑料支架（图8.7c），直至狭窄完全消失（图8.7d）。

随访2年，患者肝功能检查正常，临床情况良好。

结论

胆道狭窄和胆总管损伤的治疗具有挑战性。每一位患者均应以多学科的方式确定最佳的治疗方案。在未来，我们将拥有更精细的诊断工具和配件，有助于确定胆管狭窄的性质以及最佳的诊断和治疗方法。

关键点

- 在开展ERCP之前，必须了解胆管狭窄的性质和形态，尤其是肝门狭窄患者。
- 应根据病理和狭窄类型选择胆道支架。
- 非覆膜金属支架适合在拟行胆管远端恶性狭窄手术的患者术前置入。
- 对于不能手术的患者，金属支架比塑料支

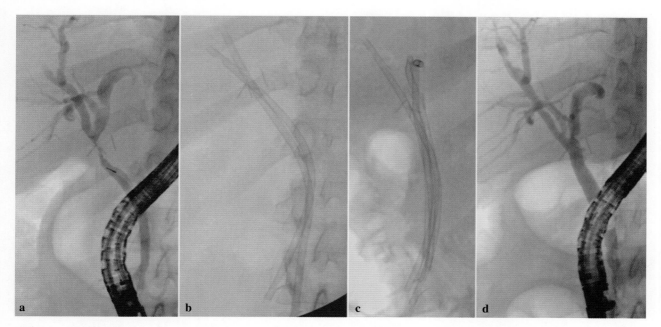

图 8.7　**a**. 胆管造影显示 Bismuth & Lazorthes Ⅲ 型术后胆管狭窄，狭窄段以上的肝内胆管扩张。请注意位于狭窄附近的腹腔镜胆囊切除术中放置的金属夹。**b**. 放置两个 10 Fr 胆道塑料支架。**c**. 1 年内每 3 个月增加一次放置胆道塑料支架的数量。**d**. 胆管造影显示 Bismuth & Lazorthes Ⅲ 型术后胆管狭窄完全消失

架能提供更好的通畅性并可以进行其他姑息治疗。

- 肝门部狭窄可能难以治疗。在行 ERCP 之前应行 MRCP 检查，以显示胆道解剖结构并制订适当的治疗方案。
- 放置多个塑料支架仍然是术后胆管狭窄以及其他良性胆管狭窄的首选治疗，长期疗效良好。
- 全覆膜 SEMS 尚未经 FDA 批准用于良性胆管狭窄，但越来越多的研究正在发表，表明这些支架的效果令人期待。

利益冲突　作者宣称没有利益冲突。

腹腔镜胆囊切除术后良性胆管狭窄

- 腹腔镜胆囊切除术后良性胆管狭窄可通过内镜成功治疗。
- 此病例的胆总管被外科夹子夹住。
- 将 0.018 英寸的导丝成功穿过夹子，然后用一个扩张器作为楔子沿导丝通过并打开夹子。放置 11.5 Fr 支架以引流胆汁并扩张狭窄部位。
- 移除支架 3 个月后，胆管狭窄未完全扩张，放置 2 个 11.5 Fr 支架。

- 移除支架 3 个月后，胆管造影显示狭窄的扩张效果令人满意。

胆管损伤术后良性胆管狭窄

- 该患者在腹腔镜胆囊切除术中放置 T 管以修复一段胆总管。
- 由于存在狭窄，在移除 T 管后放置两个支架。
- 3 个月后，移除支架后，由于存在顽固性狭窄，放置了 3 个大口径支架。
- 3 个月后，狭窄得到了彻底解决。

复杂的良性胆管狭窄

- 也可以通过内镜治疗涉及胆道汇合处的复杂狭窄。
- 此病例，用 4 mm 球囊扩张狭窄段，每 3 个月增加置入的支架数量，直至放置 3 个 11.5 Fr 支架，最终在堵塞胆管造影术中可看到移除支架后狭窄消退。

良性胆管狭窄合并胆漏

- 同一病例中存在胆总管狭窄和胆漏。
- 用探条扩张器轻轻扩张狭窄后，放置一个

支架治疗胆漏。

- 3个月后，通过球囊扩张和置入2个支架，尝试进行扩张严重的狭窄。
- 3个月后放置4个支架，支架移除后，狭窄得到解决。

参考文献见本书数字资源。

第九章　其他良性胆管狭窄：硬化性胆管炎、自身免疫性胆管炎和肝移植后

Charles C. Gabbert　Jennifer Chennat　Adam Slivka 著

引言

在众多胆管疾病中，最难的就是对于胆管狭窄的诊断，尤其是在影像及细胞病理检查均不能明确诊断的时候。胆管狭窄的鉴别诊断包括良性及恶性疾病（表 9.1）。由于良性疾病的惰性病程以及胆管癌进展较慢，经常会延误诊断，这可能会对患者的患病率和死亡率产生严重的影响。虽然排除恶性肿瘤是重点，但良性胆管狭窄疾病的确诊对于治疗方案的选择也同样重要，但其诊断可能存在一定的难度，尤其是肝门部及肝周疾病的确诊。此外，狭窄性的疾病在影像学上具有一定的相似性，进一步导致不同阅片者对于影像学的解读很难达成一致。

有多种无创性影像学检查方法可以对胆管树进行成像，包括腹部超声、CT 和磁共振胰胆管造影（MRCP）。这些低风险、易开展的检查方法可以准确地判断有无胆管扩张和结石。近 40 年来，内镜逆行胰胆管造影术（ERCP）已成为胆道疾病诊断和治疗的主要手段[1]。虽然 MRCP 已经成为胆系初步诊断的主要方法，但 ERCP 对于从胆道狭窄处获取病理活检仍然是必不可少的手段，虽然 ERCP 的灵敏度较差，即使联合使用细胞学刷检及胆管内活检，其灵敏度仍然只有 54% ～ 71%[2-4]。其他多种辅助检查技术，包括直接胆管镜检查和基于探针的共聚焦激光显微内镜检查（probe-based confocal laser endomicroscopy，pCLE），或许会提高胆管内获取组织标本的灵敏度。但这些检查只能在个别有经验的医疗机构来进行操作[5-7]。目前，尽管大家在提高这些诊断技术的可靠性和一致性方面做了许多努力，但对良恶性胆管狭窄的鉴别仍然比较困难。因此，胆道胃肠病学家将面临这样一个艰巨的任务：在患者的临床表现及血清化验结果的基础上来阐明胆管造影的结果，从而得出准确的诊断并给予正确的治疗。

表9.1　胆管狭窄的病因

良性胆系疾病	恶性胆系疾病
医源性损伤（即手术后）	胆管癌
原发性硬化性胆管炎	胆管 IPMN
自身免疫性胆管病（即 IgG4 相关性疾病）	壶腹癌累及胆道
炎症	绿色瘤
缺血性胆管病	骨髓瘤
纤维炎性胆道狭窄（FIBS）	
慢性胆总管结石	
胆系外的疾病	
胰腺占位 / 恶性肿瘤	
肝占位 / 恶性肿瘤	
转移性疾病	
囊性疾病	
淋巴结病	

病例 1

患者，男，70 岁，不吸烟，既往有冠状动脉疾病和高血压病史，近 1 个月出现疲劳以及新发黄疸。患者没有腹痛、发热或体重减轻，没有服用新的药物，也不饮酒或吸毒，也没有其他个人史以及炎症性肠病或胃肠癌的家族史。患者多年前曾行胆囊切除术，近期没有外出旅行史。查体

生命体征平稳，巩膜黄染伴轻度黄疸，没有慢性肝病的皮肤改变。初步化验结果如下：总胆红素 7.2 mg/dl，ALT 229 IU/L，AST 190 IU/L，碱性磷酸酶 622 IU/L，脂肪酶 27 IU/L。CBC 和凝血结果均在正常范围内。肝炎病毒血清学检查结果（A、B、C）均呈阴性，HIV 检测也呈阴性。CA19-9 轻度升高，为 118 IU/ml。抗核抗体阴性。对比增强 CT 扫描显示肝内外胆管轻度扩张，肝门处存在一大小约 4.5 cm 的不确定性病变（图 9.1）。没有胆总管结石或胆石症的证据。随后进行了 MRCP 检查并于胃肠病学科进行就诊。

针对该患者，应该鉴别哪些良性胆道疾病？

在西方国家，单纯的良性胆管狭窄通常是医源性的，大多数是由于手术创伤或胆囊切除术后造成的[8]。这些狭窄通常是局部的，并且是由于先前手术切口或吻合部位的瘢痕形成所致。虽然针对我们的患者需要考虑医源性因素所致病变，但是对于肝门部的病变以及伴随的弥漫性胆管扩张，需要考虑其他病因。因此，在该病例中，基本可以排除术后胆管狭窄（见八章）。

该患者一种可能的病因是原发性硬化性胆管炎（primary sclerosing cholangitis）。原发性硬化性胆管炎是一种慢性纤维炎性疾病，可导致肝内外胆管进行性和弥漫性狭窄[9]。高达 80% 的原发性

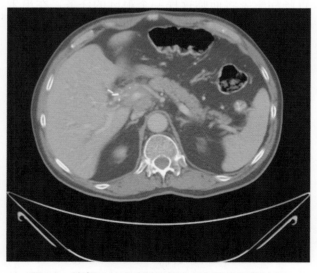

图 9.1　腹部 CT 显示肝门部病变和轻度胆管扩张

硬化性胆管炎与炎症性肠病相关，最常见的是溃疡性结肠炎，克罗恩病也在逐渐增多[10]。累及小胆管的原发性硬化性胆管炎也有报道[11]，并且由于缺乏影像学表现，需要进行肝活组织检查来明确诊断。

原发性硬化性胆管炎更常见于男性（男女比例为 2：1），发病年龄通常为 30 ～ 40 岁。早期症状通常是非特异性的，可能包括不适、疲劳和体重减轻。黄疸通常发生在病程后期。随着狭窄的进展，会导致严重的胆汁淤积。实验室检查最常见的是早期碱性磷酸酶升高，后期出现高胆红素血症。肝活检有助于原发性硬化性胆管炎的诊断，特别是仅累及较小胆管的情况下，但在临床中并不经常需要进行肝活检。胆道慢性炎症和胆汁淤积可进展为肝硬化，并且相当多的患者最终需要进行肝移植治疗。原发性硬化性胆管炎患者的 10 年生存率估计约为 65%，但其差异很大[12]，因为有报道同期胆管癌的发病率为 7% ～ 9%[13,14]。

除了胆管癌的变异型外，其他疾病也可能有类似于原发性硬化性胆管炎的表现，包括前面提到的术后胆管狭窄、慢性胆总管结石、动脉内化疗的后遗症甚至转移性疾病，肥大细胞胆管病和嗜酸性胆管炎也有报道[15, 16]。在后两种疾病中，通常存在潜在的全身性疾病，肥大细胞以及导管上皮的嗜酸性粒细胞浸润均可导致纤维炎症反应，进而进展为胆管狭窄。在影像学上，这两种疾病可能与原发性硬化性胆管炎相似，因此需要组织学来进行鉴别。另一种可能与肝外原发性硬化性胆管炎以及胆管癌混淆的类似良性疾病是纤维炎性胆管狭窄（fibroinflammatory biliary stricture，FIBS）。纤维性胆管狭窄是一种罕见的肌成纤维细胞病变，有特征性的免疫组织化学表现，并且经常是在对推测为胆管癌的疾病进行广泛切除后才明确诊断。另一个逐渐被认识的继发性硬化性胆管炎是 IgG4 相关性疾病，累及胆管时称为 IgG4 相关性胆管炎（IgG4-associated cholangitis）。Hamano 等 2001 年发表的一篇论文报道，在硬化性胰腺炎患者中检测到了高血清 IgG4 水平，也因此产生了自身免疫性胰胆疾病的新分类[17]。随后有报道在各种脏器中均存在 IgG4 相关性疾病，包括泪腺和唾液腺[18,19]。

大多数 IgG4 相关性胆管炎与自身免疫性胰腺炎（AIP）相关（92.5%），但也存在单纯的胆

管疾病[20]。在 IgG4 相关性胆管炎中，IgG4 阳性浆细胞的实质浸润可发展为组织纤维化和闭塞性静脉炎。患者通常比原发性硬化性胆管炎的患者年龄更大，并且大多数患者表现为梗阻性黄疸。其他临床表现包括体重减轻、腹痛和新发糖尿病。在胆汁淤积时，实验室检查通常显示肝酶升高，有或没有异常的脂肪酶或淀粉酶水平。与原发性硬化性胆管炎不同，胆红素水平通常在确诊的同时显著升高。IgG4 相关性胆管炎的标志性特征是血清 IgG4 水平显著升高（> 300 mg/dl），这发生在 50% ～ 80% 的患者中，并且可能提示对皮质类固醇的治疗有效[17,21]。需要注意的是，血清 IgG4 水平在 9% 的原发性硬化性胆管炎患者中也会轻度升高[22]。已经报道了有 IgG4 浆细胞浸润的原发性硬化性胆管炎病例，其中一项研究报道了在 23% 的原发性硬化性胆管炎移植肝中，每个高倍视野细胞有超过 10 个 IgG4+ 细胞[23]。尽管血清 IgG4 水平高于预期值，但在较大的胆管周围很少存在炎症，其他组织学特征与原发性硬化性胆管炎更为一致。这表明必须谨慎看待血清 IgG4 水平，特别是仅有轻至中度升高时。在血清 IgG4 水平升高的基础上，应结合其他临床特征，从而更准确地鉴别 IgG4 相关性胆管炎与原发性硬化性胆管炎和胆管癌。核周抗中性粒细胞胞浆抗体（perinuclear anti-neutrophil cytoplasmic antibody，p-ANCA）阳性可能有助于将原发性硬化性胆管炎与 IgG4 相关性胆管炎区分开，因为即使没有潜在的炎症性肠病，高达 80% 的原发性硬化性胆管炎患者也会存在 p-ANCA 阳性[11]。此时，其他自身免疫标志物在诊断原发性硬化性胆管炎或 IgG4 相关性胆管炎方面几乎没有作用。在胆汁淤积的情况下，CA19-9 的轻中度升高可能是非特异性的。因此，需要进一步的检查以排除潜在的恶性肿瘤，特别是在血清水平持续或显著升高时。

MRCP 和 ERCP 如何帮助诊断原发性硬化性胆管炎和 IgG4 相关性胆管炎？

腹部超声和对比增强 CT 通常是肝胆疾病影像检查的首选。原发性硬化性胆管炎的影像表现结果多变，并且取决于疾病的不同发展阶段，从微小的放射学表现到显著的胆管狭窄 / 扩张甚至

肝硬化都有可能出现。通常在 MRCP 或 ERCP 中表现为肝内外胆管的多灶性狭窄，介于正常或轻度扩张之间，从而导致"串珠状"导管表现。虽然高质量的 MRCP 可以很好地诊断或排除原发性硬化性胆管炎，但 ERCP 仍然是诊断原发性硬化性胆管炎的金标准。对 MRCP 的各种研究报告表明，在有经验的医学中心，其灵敏度为 80% ～ 88%[24-27]。最初报道的特异度为 92% ～ 98%[17-19]，但最近的研究结果提示其特异度并非如此之高[20]。虽然这两种检查对于肝内胆管狭窄程度具有相似的诊断价值，但 ERCP 更有助于判断肝外狭窄[20]，特别是那些可能需要内镜治疗的患者。目前，MRCP 对于预测是否需要内镜治疗方面仍然不是最理想的检查方法。

由于 MRCP 的高灵敏度和特异度，这种非侵入性检查方法可能对非恶性肿瘤或不需要内镜治疗的患者足以明确诊断。ERCP 通常用于不能接受 MRCP、MRCP 不能明确诊断或具有上游胆管扩张的显性狭窄的患者。在后一种情况中，ERCP 主要用于通过靶向取样排除胆管癌并提供胆道减压。

原发性硬化性胆管炎中一个重要的对疾病的治疗有较大影响的放射学表现、是胆管的严重狭窄（图 9.2）。文献中对于原发性硬化性胆管炎中

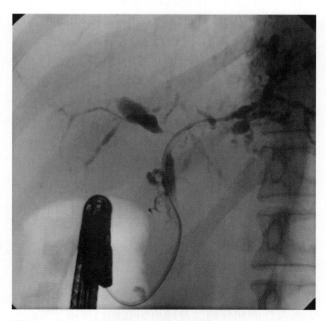

图 9.2　ERCP 显示原发性硬化性胆管炎的特征性表现是肝内胆管分支的串珠样表现和剪枝征，伴有肝总管的显著狭窄一直延伸到分叉处和双侧主肝管（Courtesy Dr. Linda Lee，Brigham and Women's Hospital，Boston，MA）

胆管严重狭窄的定义不一。已经反复尝试根据在胆管树内的位置和其各自的胆管直径来定义显著狭窄。在我们的医学中心，我们认为胆管树中的任何地方都可能出现显著狭窄，并且上游胆管的情况与狭窄段本身在确定哪种狭窄需要治疗时具有同样的重要性。纵向研究表明，33% ~ 50% 的原发性硬化性胆管炎患者在发病 8 ~ 13 年后就会出现胆管显著狭窄，因此，需要提高疾病检测和治疗的方法[28,29]。虽然尚未明确胆管显著狭窄发展的特定危险因素，但已有报道表明其与肝活检中 2—4 期纤维化炎症相关[29]。

对于胆管显著狭窄，最关心的主要问题是鉴别有无胆管癌。对于 MRI 和 ERCP 来说，排除恶性肿瘤可能具有一定的挑战性，特别是考虑到上述 ERCP 活检/刷检的灵敏度较低以及胆汁淤积性疾病中不太可靠的肿瘤标志物检测[30-32]。原发性硬化性胆管炎患者 CA19-9 的阈值越高（≥ 130 U/ml），其灵敏度就越高（约 80%）[30]。在我们的医学中心进行的一项对 333 例原发性硬化性胆管炎患者的研究报告表明，当把标准细胞学刷检与异常 CA19-9（＞180 U/ml）和 CEA（＞ 5.2 ng/ml）水平相结合时，其对胆管癌的诊断具有更高的灵敏度（100%）和近 80% 的特异度[32]。需要更多的数据来评估此类诊断方法的成本效益以及对有无临床症状原发性硬化性胆管炎患者的适当的筛查间隔。正在研究更新的检查方法，包括胆管三维重建 MRI 和具有或不具有共聚焦内镜检查的经口胆管镜检查，从而提高对胆管显著狭窄中恶性肿瘤的检出。

与原发性硬化性胆管炎类似，IgG4 相关性胆管炎通常累及较大胆管，并且在胆管影像学上表现为弥漫性狭窄，伴有中间胆管的扩张或者不扩张。目前成像技术尚不能区分原发性硬化性胆管炎和 IgG4 相关性胆管炎（图 9.3）。据 Nishino 等的报道，与原发性硬化性胆管炎相比，IgG4 相关性胆管炎中远端胆管狭窄的发生率更高，并且为节段性表现（串珠状表现较少）[33]。IgG4 相关性胆管炎中肝内胆管显著狭窄是罕见的（小于 10%），但是当存在肝内胆管显著狭窄时，一般累及范围较广。通常伴有胰管狭窄。甚至有报道称 IgG4 相关疾病引起炎性肿块样病变并随后引起胆道梗阻[34,35]。

ERCP 中获得的组织学可能有助于诊断 IgG4 相关性胆管炎。一项研究报道了从壶腹部及胆管内活检来诊断 IgG4 相关性胆管炎方面虽然灵敏度

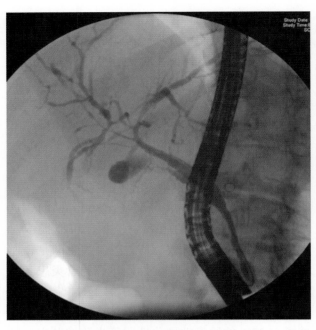

图 9.3　诊断为 IgG4 相关性胆管炎患者的 ERCP，其特征表现是肝内胆管有轻度串珠状改变，伴有远端胆总管的不规则表现（Courtesy Dr. Linda Lee，Brigham and Women's Hospital，Boston, MA）

不高（52%），但特异度较好（97%）[36]。在诊断时，组织病理学最常见的特征是典型的淋巴浆细胞浸润和透壁纤维化。IgG4 的阳性染色进一步支持了 IgG4 相关性胆管炎的诊断。与原发性硬化性胆管炎不同，在导管周围没有洋葱皮样的同心纤维化表现。

新兴的技术，如胆管镜检查和胆管内超声检查（IDUS），也已在 IgG4 相关疾病中进行了研究，但其确切的作用仍有待进一步明确。与胆管癌相比，IDUS 在 IgG4 相关性胆管炎中显示出更加同心增厚的胆管壁，边缘更平滑[37]。在合并有胰腺疾病时，在内镜超声引导下进行胰腺中心部位活检是有帮助的。

病例后续

MRCP 结果示肝内外胆管中度扩张，门静脉主干周围有肝外异常软组织区域。主肝管狭窄伴有上游肝管扩张。没有明显的胰头肿块。没有发现胆总管结石或胆石症。随后进行了 ERCP，没有发生并发症（图 9.4）。在置入支架后，患者的肝功能血清学检查结果得到了改善。肝内胆管活

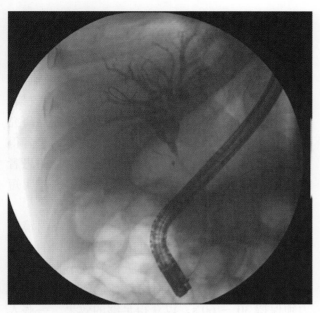

图 9.4　ERCP 显示肝总管狭窄和上游肝管扩张

组织检查和肝总管刷检结果均不支持恶性肿瘤。血清 IgG4 结果为 87 g/L，属于正常水平。随后进行内镜超声检查，以从肝门部病变获得组织学检查。细胞病理学结果显示轻度非典型上皮细胞，没有恶性肿瘤的证据。

诊断 IgG4 相关性胆管炎

在疑似自身免疫性胰胆病的背景下，各种新的发现促进了各种诊断共识的发展。使用 HISORt（组织学、影像学、血清学、受累器官以及对治疗的反应）标准，IgG4 相关性胆管炎的诊断需要肝内和（或）近端肝外胆管狭窄并伴有：①典型的自身免疫性胰腺炎放射学表现（包裹的、腊肠样胰腺）。②伴有胰管影像学异常的自身免疫性胰腺炎的支持性放射学表现（局灶性胰腺增大）和血清 IgG4 水平升高或其他器官受累（腹膜后纤维化或 ERCP 获得的导管内或壶腹活检组织中 > 10 个 IgG4+ 细胞 /HPF）。③存在支持性放射学检查结果的情况下，对皮质类固醇治疗有临床以及血清学的反应，或④ EUS 中胰腺中心活检的组织学结果与自身免疫性胰腺炎一致[38]。此后又出现了更新的日本共识标准[39]。在未来的研究中，有必要对这两个指南进行验证。

鉴于仅依据胆管造影检查来鉴别原发性硬化

性胆管炎和 IgG4 相关性胆管炎比较困难，因此主要依据患者的病史和临床表现来进行诊断。如前所述，原发性硬化性胆管炎患者往往是年轻男性，有轻度胆汁淤积并合并有炎症性肠病。他们很少有相关的胰腺疾病，其最常见的原因是来自硫唑嘌呤的药物相关后遗症。在没有潜在炎症性肠病的老年患者中，则更需要考虑到 IgG4 相关性胆管炎的诊断，特别是对疑似胆管癌反复进行内镜检查结果均为阴性时。在我们的医学中心，对怀疑患有原发性硬化性胆管炎的患者不会常规检查血清 IgG4 水平，因为可以会有轻微升高并且可能没有临床相关性。当有伴随的自身免疫疾病或其家族史时，则需要检测血清 IgG4 水平和 IgG4 染色的活组织检查。在伴有胰腺疾病和（或）肿块样病变的小部分患者中，当组织学上一直没有恶性肿瘤证据时，则需要考虑 IgG4 相关性胆管炎的诊断，因此，倡导在手术切除之前需要考虑经验性的皮质类固醇药物治疗。

原发性硬化性胆管炎与 IgG4 相关性胆管炎的治疗有何不同？

原发性硬化性胆管炎的治疗选择包括药物和内镜治疗，以期延长（并有望避免）肝移植的需要。美国肝病研究协会（AASLD）目前不建议使用熊去氧胆酸治疗原发性硬化性胆管炎，因为它对无肝移植患者的生存期没有明确的益处[40]。来自斯堪的纳维亚半岛的最新数据建议对碱性磷酸酶正常化或显著降低（≥ 40% 降低）的患者应用熊去氧胆酸 [17 ~ 23 mg/(kg·d)]，因为这可延长生存期[41]。虽然熊去氧胆酸可以改善肝功能，但其对疾病进展的影响仍然不明确。大型多中心研究已经评估了在原发性硬化性胆管炎中应用低剂量 [10 ~ 15 mg/(kg·d)] 和高剂量 [(17 ~ 30 mg/(kg·d)] 熊去氧胆酸，但两组均未改善组织学表现或延长需要肝移植的时间[42-44]。事实上，一项多中心试验发现，高剂量 [(28 ~ 30 mg/(kg·d)] 熊去氧胆酸与死亡率增加和移植时间缩短有关[44]。最近的研究表明，熊去氧胆酸可能对降低伴有炎症性肠病的原发性硬化性胆管炎患者发生结肠癌的风险具有化学性保护作用[45,46]。在胆管癌中尚未证实这种作用。在推荐使用熊去氧胆酸用于化学预防之前，必须依据有限的循证医学证据。除了原发性硬化性胆管炎和自身免疫性肝炎的重叠综合征和（或）肝活检中 IgG4+ 浸润外 [48,49]，免疫调节剂和皮质类固醇治疗也在没有充分证据的条件下进行了试验性治疗 [47]。

急性胆管炎主要是针对肠道病原体常用抗生素进行治疗，特别是针对革兰氏阴性菌和厌氧菌的抗生素。对于反复发作胆管炎的患者，抗生素治疗一般作为肝移植的桥接治疗。在这些患者中，可以不予终末期肝病模型（Model for End Stage Liver Disease，MELD）评分并且需要更急迫的肝移植治疗。

原发性硬化性胆管炎的内镜下治疗通常发生在疾病后期，并且在很大程度上依赖于内镜医师来准确识别胆管有无显著狭窄。通过球囊扩张和（或）支架植入用来缓解胆道流出受阻和可能的肝细胞损伤。自 1982 年第一个原发性硬化性胆管炎内镜减压报告以来 [50]，多项研究（主要是回顾性研究）评估了球囊扩张和支架在这些患者中的作用 [51-54]。Stiehl 等进行的一项前瞻性研究表明，使用内镜治疗显著狭窄的患者的生存率较 106 例原发性硬化性胆管炎患者在 ERCP 前使用熊去氧胆酸进行治疗的梅奥诊所生存模型的预测生存率相比有所改善 [29]。然而，梅奥诊所模型并不适用于急性梗阻性黄疸的原发性硬化性胆管炎患者。由于它对血清胆红素水平的影响较大，因此，应在内镜干预后立即应用于患者，然后进行长期随访。抛开这些局限性，梗阻性黄疸和原发性硬化性胆管炎患者在内镜治疗后预后均得到了改善 [29,55,56]。

为了探查胆管树以及便于胆道评估和减压，经常进行较小的括约肌切开术。在胆管插管后，识别潜在的可予治疗的狭窄部位变得至关重要。短节段（≤ 2 cm 长）的胆总管显著狭窄是第一个在内镜下被成功治疗的。随后也研究了内镜治疗在长段胆总管狭窄和远端肝管狭窄中的作用。在一项前瞻性研究中，对 171 名接受熊去氧胆酸治疗的患者进行了为期 20 年的随访，其中 96 名患者由于胆管显著狭窄或由于胆管炎进行了内镜治疗 [57]。长度 > 2 cm 的胆总管狭窄以及分叉处短于 2 cm 的狭窄均可以通过扩张和（或）支架进行有效的治疗。对于长 2 cm 左右的肝内胆管的显著狭窄，可能难以通过内镜来进行治疗，因此，可能需要更紧急的移植治疗。

至于单纯的球囊扩张与联合使用"短期"胆管支架哪个效果更好，还需要进一步的研究。长期支架置入的并发症发生率更高，约为 20% [56]。胆道支架会发生堵塞，同时还会阻塞外周的胆管。这些并发症不可避免地会导致胆汁淤积和败血症。由于这些原因，通常建议使用"短期"胆道支架。在一项纳入 32 例植入胆管支架患者的回顾性研究中，平均 11 天后取出其胆道支架，80% 的患者得到了临床改善 [58]。也许更重要的是，60% 的患者在 3 年的随访中不需要进行二次干预。这表明短期支架放置可能达到预期的临床和生化反应。

球囊扩张仍然是原发性硬化性胆管炎内镜下治疗的主要方法，因为它可以实现胆管树的分级扩张。球囊直径必须与下游胆管的较小直径相匹配，以避免造成医源性损伤。一旦球囊膨胀，压力须保持 30 ～ 60 s，以获得足够的效果。一些人主张在球囊扩张后使用短期支架，而另一些人则不建议联合使用支架。在我们的医学中心，对于急性细菌性胆管炎患者，在球囊扩张后一律植入 10 Fr 塑料支架。指导患者在 2 周内返院进行重新评估并移除支架。对于复发性胆管炎（> 3 次发作）和（或）依赖于内镜治疗以缓解持续性梗阻的进行性胆管狭窄的患者，同样建议予以移植治疗。肝移植前的手术重建会导致预后更差，因此一般应予以避免。

推荐围术期使用预防性抗生素治疗，因为在手术过程中仅仅注射造影剂便会导致败血症和（或）更多周围胆管的感染。一般在术后给予环丙沙星 500 mg，每日 2 次，持续 3 ～ 5 天；对于有系统性全身症状或内镜下存在脓肿证据的患者，则需使用更长时间的抗生素（7 ～ 14 天）。ERCP 在原发性硬化性胆管炎患者中的并发症发生率疑似略高于胆总管结石或孤立性恶性狭窄的患者。7% ～ 14% 的原发性硬化性胆管炎患者发生了严重的并发症 [29,53,59,60]，主要是由于胆管炎的发病率增加。其他系列报道的并发症发生率甚至更高，尽管这些发现可能归因于在支架移除之前放置时间更长和（或）支架数量更多。

与原发性硬化性胆管炎中皮质类固醇药物治疗无效不同，IgG4 相关性胆管炎的一线治疗是泼尼松，起始剂量为每天 40 mg，逐渐减量。通常建议每周减 5 mg，直至每日 5 mg 的维持量，持续 3 ～ 6 个月。对于皮质类固醇治疗抵抗性疾病，使用硫唑嘌呤、霉酚酸酯和利妥昔单抗作为维持治疗[20,61,62]。整个治疗期间应根据实验室检查结果进行调整（特别是肝功能、葡萄糖和 IgG4 水平）。对于皮质类固醇治疗期间出现病情恶化和（或）实验室检查结果恶化的患者，应该逐渐减少治疗剂量，并随后应进一步进行恶性肿瘤的评估。在初次皮质类固醇治疗期间，经常置入胆管支架进行间歇减压，并且通常在 1 ~ 2 个月后移除支架。在难治性疾病中，可能需要反复进行扩张和支架植入。围术期通常建议使用预防性抗生素，特别是在肝门部狭窄和肝内胆管受累的情况下。

病例后续

鉴于疑诊 IgG4 相关性胆管炎并且缺乏恶性肿瘤的证据，患者开始了皮质类固醇的长疗程治疗。对其进行了密切随访，在皮质类固醇治疗期间临床以及血清学均得到了改善。在皮质类固醇治疗后的 1 个月复查了影像学（图 9.5）。在一个疗程的皮质类固醇治疗后，复查了 ERCP 来重新评估疾病进程，以便进行可能的支架移除 / 更换（图 9.6）。

病例 2

患者，男，55 岁，既往有丙型肝炎肝硬化，

2 年前进行了原位肝移植术，目前需要对肝功能进行评估。他的手术过程并不复杂，并且在移植后没有任何不适。患者否认黄疸、腹痛和发热。生命体征平稳，查体基本正常。实验室检查结果如下：总胆红素 2.9 mg/dl，ALT 202 IU/L，AST 121 IU/L，碱性磷酸酶 1000 IU/L。CBC 和凝血功能均在正常范围内。多普勒腹部超声显示血管正常，并且没有胆管扩张的证据。随后进行了MRCP 检查。

肝移植后可能发生哪些胆道并发症？

肝移植已成为具备适应证患者的主要治疗方式。最常见的需要肝移植的疾病仍然是终末期肝病、肝细胞癌（hepatocellular carcinoma，HCC）和急性肝衰竭。在美国，75% ~ 88% 使用供体 - 受体胆总管 - 胆总管造口术来进行肝移植[63-65]，其他方式为 Roux-en-Y 胆管空肠吻合术（主要用于原发性硬化性胆管炎和儿科患者）。肝移植后经常会出现胆道并发症，发病率为 5% ~ 25%[66-68]。早期并发症发生在移植后 30 天内，通常归因于手术操作本身或血管损伤。最常见的早期并发症包括胆漏和肝外胆管梗阻。虽然后者通常是手术后水肿或炎症的结果，但其他病因包括吻合口狭窄、血管功能不全甚至血管扭转。晚期并发症通常在

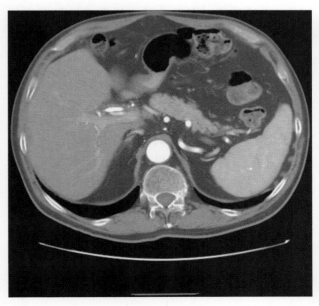

图 9.5 腹部 CT 显示在疑诊 IgG4 相关性胆管炎中，皮质类固醇治疗后肝门肿块和扩张的胆管几乎得到了完全缓解

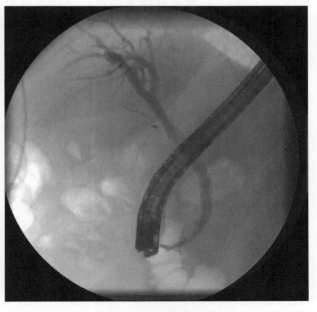

图 9.6 复查 ERCP 时再次明确肝总管狭窄的缓解

肝移植后 1 个月发生。在这些患者中，需要警惕胆管消失性排斥反应和肝动脉血栓形成这两个可能的重要并发症。两者都可能仅由胆汁淤积引起。晚期胆汁淤积的其他可能病因包括复发性肝病、胆总管结石、胆道铸型综合征和（或）移植后壶腹功能障碍。缺血性胆管病变与移植后肝动脉血栓形成相关。与之类似，胆道铸型综合征常见于血管功能不全的患者，并且在肝门部狭窄的患者中更常见。这种可能与术中缺血时间和（或）伴随有急性细胞排斥反应有关的不常见的现象，通常需要反复的内镜治疗（括约肌切开术和大范围的球囊扩张）来清理胆道。晚期胆汁淤积的另一个病因是移植后壶腹功能障碍。这些患者通常缺乏与 Oddi 括约肌功能障碍相关的疼痛，可能是与去神经支配的胆管树有关。在胆管造影中未观察到充盈缺陷，并且胆管扩张的程度在乳头开口的上游通常是均匀的。胆道括约肌切开术是有效的治疗手段。鉴于肝移植后胆道并发症的多样性，何时进行肝移植可能对患者的发病率和死亡率产生深远的影响。

吻合口和非吻合口狭窄的主要区别是什么？

　　肝移植后任何时间都可能发生并且通常需要内镜治疗的一种并发症是移植后吻合口胆管狭窄。在肝移植后，狭窄占所有胆道并发症的 40% ~ 45%[69,70]，并且在接受活体供体相关移植的患者中发生率更高。高达 32% 的活体供体移植物可以发生胆管狭窄[71]，而对于死亡供体肝其发生率则为 5% ~ 15%[71-73]。移植后狭窄最常发生在胆总管 - 胆总管吻合术部位，但也可发生在胆管树内吻合术的远端。在 Roux-en-Y 肝空肠吻合术患者中，也可能发生胆肠吻合术相关的狭窄。虽然这些胆管狭窄可能由术后局部炎症和纤维化引起，但其他可能的原因包括缺血和疾病复发（即原发性硬化性胆管炎）。

　　患有胆管狭窄的患者临床表现不一，从无症状到伴有腹痛和（或）发热以及新发黄疸的胆管炎均有可能发生。实验室检查通常表现为肝酶升高，以及直接胆红素升高为主的胆汁淤积表现。通常首先使用腹部超声、对比增强 CT 或 MRCP 来评估胆管狭窄。这些检查方法可以明确

狭窄区域以及伴随的供体胆管扩张。超声检查的另一个好处是多普勒检查能够明确有无肝动脉血栓。超声和 CT 由于在诊断移植后狭窄的灵敏度和特异度偏低，因此临床应用受限。MRCP 在评估移植后并发症（包括狭窄）方面的准确性似乎与 ERCP 相当[74-76]。最近的数据表明 MRCP 在诊断肝移植术后胆道并发症时的灵敏度和特异度大于 95%[76]。因此，MRCP 仍然是在内镜介入检查前对移植术后胆管树成像有效的非有创性检查方法。

　　移植后胆道狭窄一般分为吻合口或非吻合口狭窄，主要由其发生的部位和长度来区分。涉及胆管吻合口的狭窄通常是肝移植后 1 年内发生的短节段狭窄。受体年龄较大，既往发生过胆漏，术中热 / 冷缺血时间较长以及吸烟是发生吻合口狭窄的可能危险因素[77-79]。迟发性吻合口狭窄通常发生在复发性丙型肝炎患者以及移植前需要进行动脉化疗栓塞治疗的 HCC 患者[80]。这些狭窄通常通过腹部超声或 MRCP 诊断。这两种检查都可以通过供体胆管的上游扩张来明确吻合口狭窄。将吻合口狭窄与供体、受体胆管尺寸不匹配区分开来是很重要的。在后一种情况下，不论是供体胆管还是受体胆管都可能表现为"扩张"，但这可能只是反映出胆管尺寸之间的差异，而并非吻合口处存在狭窄。

　　非吻合口狭窄是指手术吻合口附近大于 5 mm 的狭窄，占移植后胆管狭窄的 20% 以上[81]。非吻合口狭窄的最常见病因是缺血性胆管病、血管损伤 / 血栓形成（即肝动脉血栓形成）和疾病复发（即原发性硬化性胆管炎）。也有报道指出病毒性胆管炎和胆管消失性排斥反应可以导致胆管狭窄[82,83]。非吻合口狭窄通常是肝内胆管树的弥漫性、多发性以及肝门附近的狭窄。这些狭窄的发展与心脏死亡后的供体、术中缺血时间较长以及移植期间需要较长时间地应用血管活性药物有关[83-85]。在移植后检测非吻合口胆管狭窄应该通过多普勒超声检查和（或）血管造影术来进行全面的血管评估，以确保同种异体移植物可以得到充分的灌注。

病例后续

　　MRCP 显示肝外胆管的短节段不显影，好像

在胆管吻合区。肝内胆管和供体的肝总管也有轻度扩张（图 9.7a）。随后进行了 ERCP 来进一步的评估和治疗。发现在吻合口处有 6 mm 胆管狭窄（图 9.7b）。

移植后狭窄的内镜下治疗方法

吻合口狭窄的内镜下治疗非常有效，成功率在 65% ~ 100%[71,72,86,87]。约 20% 的吻合口狭窄患者在内镜治疗后可能会复发。在使用胆总管 - 胆总管吻合术进行肝移植的患者中，常通过 ERCP 进入胆管树。在插入标准十二指肠镜后，可以进行胆道括约肌切开术，以方便进行胆管内治疗。内镜治疗包括球囊扩张和支架植入。前者在移植后不到 1 个月的患者中是禁忌的，这是由于吻合口还未完全愈合以及术后可能存在持续不消退的水肿。

在移植后超过 1 个月的患者中，通常进行球囊扩张治疗，其球囊尺寸与吻合口两侧较小的胆管的直径相匹配。球囊一般持续 30 ~ 60 s 后才放气，然后常规置入塑料胆管支架（10 Fr）。这些支架通常在 1 年内需要每 3 个月更换一次，因为随着时间的推移它们往往会发生堵塞。据报道，内镜治疗吻合口狭窄的总体成功率在 70% ~ 100%[74]。

多项研究表明球囊扩张联合支架置入比单独球囊扩张更有效[71,88-95]。Zoepf 等在 2006 年发表的一篇论文中指出，单独球囊扩张治疗后的复发率（62%）高于球囊扩张联合支架置入治疗（31%）[95]。在某些特定情况下，特别是较大的狭窄以及胆管尺寸较大时，可以置入多个塑料支架来实现充分的胆管扩张和胆汁引流。研究表明，这种在吻合口狭窄处放置尽可能多的塑料支架的方法可以使远期成功率超过 90%[91,92]。通过这种方法，患者可能需要接受更少次的手术来实现狭窄问题的解决。更新的研究评估了在这些患者中超适应证使用全覆膜自膨式金属支架的情况。最近一项纳入 54 名患者的前瞻性研究表明，尽管置入支架的总体成功率为 75%，但支架的移位率仍然很高[93]。另一项研究报道，移植后使用全覆膜金属支架治疗难治性狭窄或胆漏的支架移位率接近 40%，尽管限制使用包括支架尺寸较小以及使用没有抗移动法兰的支架[94]。尽管如此，根据这些数据，仍然通常使用全覆膜金属支架来治疗难治性狭窄[93]。当用内镜或经皮治疗未能解除狭窄时，可能需要进行肝空肠吻合术的外科手术治疗。严重的病例可能需要重新的肝移植。

对非吻合口狭窄可能更难以通过内镜来进行治疗，因为经常涉及肝门和肝内近端胆管的狭窄。较小的胆管尺寸和解剖结构的变化通常会妨碍内

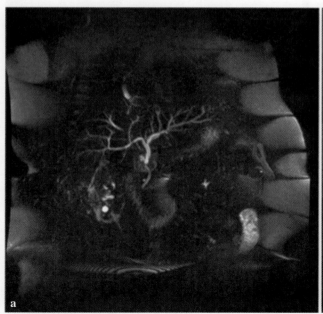
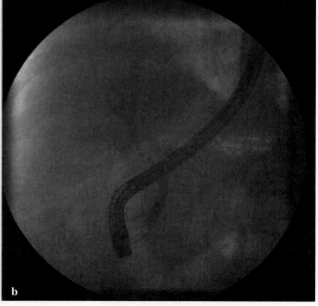

图 9.7 **a.** MRCP 显示原位肝移植后胆管 - 胆管吻合处的短节段狭窄。**b.** ERCP 中的吻合口狭窄

镜医师进行有效的支架引流。据研究报道，胆道支架术在 50% ~ 75% 选择性非吻合口狭窄的患者中有效 [73,86,95,96]，远低于吻合口狭窄。在大多数情况下，非吻合口狭窄的内镜治疗也是通过球囊扩张，不管是否置入支架。回顾性数据显示，在非吻合口狭窄中，单独使用球囊扩张发生胆管炎的概率（12%）较联合使用支架的发生率（25%）更低，尽管这需要进一步的研究来证明 [97]。尽管如此，通常会置入支架来维持胆管通畅，但存在与支架本身相对应的更多近端胆管阻塞的风险。严重的疾病可能需要经皮胆道引流和介入手术来实现足够的肝动脉血流，甚至重新进行肝移植。需要更多的研究来更好地阐明在这些患者中最有效的内镜治疗方法，从而提高患者和移植物的存活率。

使用供者 - 受者胆总管 - 胆总管吻合术进行肝移植是有优势的，因为它可以维持肠道完整性，并促进更大程度的胆道无菌性和连续性。肠道解剖结构的维持也有利于 ERCP 的胆道通路操作。使用 Roux-en-Y 胆管空肠吻合术进行肝移植后发生吻合口狭窄的患者可能难以通过内镜来进行治疗。内镜进入吻合口通常需要多种深部肠镜检查技术。单气囊和螺旋 - 外套管辅助肠镜检查的成功率不一。在近期对 31 例 Roux-en-Y 重建移植后患者的回顾性研究中，在大多数患者中使用儿科结肠镜在 22 例患者中成功进行了 ERCP（71%）[98]。当插入胆道内时，根据吻合术的年限，使用如上所述的通过球囊扩张和（或）置入临时支架类似的方式治疗吻合口狭窄。当难以识别吻合口并且技术层面内镜不可行时，可能需要经皮方法进行治疗。

病历后续

在进行 8 mm 胆道括约肌切开术后，用 6 mm 球囊扩张器来扩张吻合口狭窄。然后将两个带有内外倒刺的 10 Fr 9 cm 胆管支架置于胆管内 8.5 cm 处（图 9.8）。顺利地完成操作后，患者出院回家。支架置入后不久肝功能检查便正常化。患者在接下来的 3 个月内反应良好，没有发生并发症，并按计划复查 ERCP。在随后的检查过程中，其临床上明显改善并且患者又重复进行了球囊扩张（图 9.9）。鉴于吻合口狭窄很快得到解决，因此未

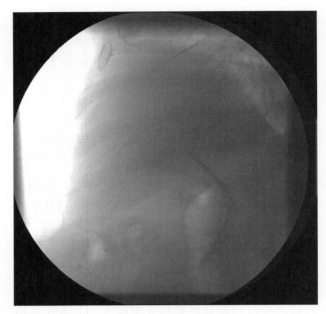

图 9.8　胆道括约肌切开术后成功放置两个 10 Fr×9 cm 的胆管支架

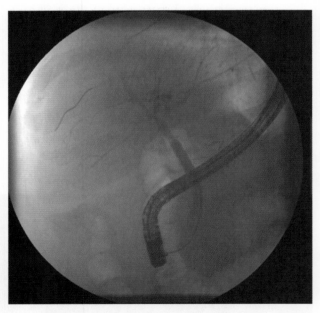

图 9.9　吻合口狭窄的球囊扩张治疗

更换胆道支架。患者一直在门诊与移植肝病学家进行随诊，肝功能检查仍然保持正常。

结论

虽然胆管狭窄最担心的问题是可能存在胆管癌，但是也有许多具有类似临床表现的良性疾病。

其中包括术后胆管狭窄、原发性硬化性胆管炎、IgG4 相关性胆管炎、慢性胆总管结石，甚至既往化疗的后遗症。每种疾病都可能表现出血清学和放射学检查的特征性表现，但它们也可能具有相似性，尤其是在胆管造影检查中。无创成像技术的进步促使 MRCP 成为评估胆管狭窄的主要诊断手段，包括肝移植术后患者的检查。一旦明确存在胆管狭窄，ERCP 仍然有助于诊断和治疗，尽管其在提供组织学诊断方面的灵敏度和特异度不一。在内镜评估后，胆管造影结果和组织学检查常常并不能明确诊断，因此，应综合考虑临床表现和实验室检查结果，以便进行准确的诊断和有效的治疗。内镜干预方法仍然是治疗大多数良性胆管狭窄疾病的基石。

关键点

- 根据疾病过程，胆道内镜检查在硬化性疾病中的成功率可能与干预的部位最相关。这需要更深层次地了解疾病的潜在病因和疾病发展过程。
- MRCP 是评估胆管狭窄的非侵入性诊断性成像检查方法。
- 在原发性硬化性胆管炎患者中，上游胆管扩张的程度对于明确是否为显著狭窄以及是否应通过内镜检查来评估和治疗明确的狭窄至关重要。
- 球囊扩张仍然是原发性硬化性胆管炎内镜下治疗的主要方法，而置入短期支架可能对发作急性细菌性胆管炎和（或）球囊扩张后仍有持续性胆道流出受阻的患者最有益处。
- 大多数自身免疫性胆管疾病伴随有胰腺炎症，高血清 IgG4 水平可能意味着对皮质类固醇治疗反应良好。
- 肝移植后吻合口狭窄的内镜治疗成功率为 70% ~ 100%，长期数据表明在球囊扩张后置入临时支架可使狭窄的复发率降至最低。

参考文献见本书数字资源。

第十章 胆总管囊肿：评估和治疗

James Stayner Douglas G. Adler 著

引言

胆总管囊肿是一种罕见的先天性胆管树扩张性疾病。大部分胆总管囊肿患者在婴幼儿期即可被确诊，但是成人胆总管囊肿的确诊比率也在逐年增加。该病有恶变风险，因此早期发现并进行正确治疗十分重要。内镜逆行胰胆管造影术（ERCP）在胆总管囊肿的诊断和随访，甚至对其中一种亚类的治疗方面都起着核心作用。本章总结回顾了一些胆总管囊肿的病例及其诊断、分型和治疗方法。

病例介绍

患者，男，55 岁，主因间断右上腹痛伴恶心和呕吐就诊。发作间期无特殊不适，健康状况良好。既往无特殊疾病史。查体无明显阳性体征。辅助检查：肝功能正常，胃镜检查无阳性发现，腹部 CT 检查示胆总管中下段呈囊状扩张。遂于肝胆外科就诊。外科医师讨论后认为患者虽有潜在的胆总管囊肿相关风险，但不建议手术，建议患者行 ERCP 术。

胆总管囊肿的流行病学特点

早在 1700 年即有人描述了胆总管囊肿。肝内外胆管的囊状扩张常常在儿童时期确诊，60% 以上的胆总管囊肿患者在 10 岁之前即被确诊。成年后才被确诊的病例在逐渐增加。这些患者常常没有症状[29,50,55]。尽管成年人的发病比例增加，通过 ERCP 确诊的胆总管囊状扩张的病例仍然非常少，低于 0.1%[47,55]。该病在女性常见。女性发病率是男性的 3 ~ 8 倍，甚至更高[55]。既往报道显示，该病在西方人群中发病率为 1∶100 000 ~ 1∶150 000。美国和澳大利亚曾报道该病发病率最高可达 1∶13 500 ~ 1∶15 000[50]。亚洲国家（特别是日本）所报道的该病发病率最高，每 1000 个新生儿中即可见 1 例[39,50]。

胆总管囊肿是如何形成的？

主流观点认为，胚胎发育异常导致的解剖变异是胆总管囊肿形成的主要原因。肝胆胰系统的早期分化发生于妊娠第 3 周末。中肠的部分内胚层外翻，称为肝部（pars hepatica）或肝憩室（hepatic diverticulum，HD）。这一部位随后发育为肝、胆囊、肝外胆管和胰腺[44]。

当内胚层细胞进入中胚层的颅部并分化时，肝憩室开始发育成肝实质。头支进一步分化为肝和胆总管，而尾支分成两个芽。上芽最终分化为胆囊及胆囊管，而下芽最终发育成腹侧胰腺。妊娠 6 周后，胆管树的所有成分都已发育完成并且旋转至最终所在的部位[3]。第 8 周时，肝前体细胞分化为胆管板。胆管板重塑后将形成胆管。

胆总管囊肿的发生过程尚不完全清楚。Babbit 提出了共同通道学说。他认为畸形的胰芽发育出过长的（常常 > 8 mm）共同通道和异常胆胰管汇流部（abnormal pancreaticobility junction，APBJ）[18]，导致胆管和胰管在十二指肠壁外汇合。长共同通道和无效的 Oddi 括约肌使胆汁和胰液混合，从而激活胰酶，引发炎症反应、结构蛋白和胆管壁退化，以及进一步的管壁扩张。但部分学者认为该理论仅适用于 Todani Ⅰ型和Ⅳ型的囊肿。许多研究发现异常胆胰管汇流部和胆总管囊肿并非总是同时出现[1,26]，50%～80%的胆总管囊肿伴发异常胆胰管汇流部。此外，还有学者认为胆总管囊肿是胆胰系统胚胎发育畸形的一种表现。

胆总管囊肿最常用的分型是哪种？

1959年，Alonso-Lei提出可将胆总管囊肿分为三种类型：先天性囊状扩张、先天性胆总管憩室以及先天性胆总管囊肿[2]。该分型提出后即被广泛接受。1977年，Todani等将该分型扩展为五种，即Todani分型[62,65]。该分型有所微调，但仍然是受到最广泛认可的分型方法。Todani分型包含五种亚类，详见下文。

Todani I 型囊肿表现为肝内外胆管节段性扩张（图10.1和图10.2），为最常见的胆总管囊肿，占已报道病例的80%～90%以上。I 型胆总管囊肿根据扩张形态的不同，可进一步分为 I A～I D四种亚型。I A型表现为胆总管显著囊状扩张，不伴有肝内胆管扩张，胆囊管和胆囊与扩张的胆总管相连。I B型为局灶节段性肝外胆管扩张，以远端胆总管扩张为著，胆囊管与正常的胆总管相连。I C型囊肿表现为整个肝外胆管（包括胆总管和肝总管）呈梭形扩张，扩张范围常常延伸

至肝内胆管（不像 I A型那样呈球形）。I D型囊肿为近期提出的，表现为胆总管、肝总管和近端胆囊管的扩张[34]。

Todani II 型囊肿表现为罕见的起源于肝外胆管的憩室样改变。囊性膨出与正常的胆管之间有一条细茎相连。该型好发于任何年龄，男女比例相等。Toani II 型囊肿与胆囊管和胆囊无交通，借此可与胆囊重复畸形和胆管周围囊肿相鉴别，后者是与肝内胆管相连的小的非交通性潴留性囊肿[7,35]。影像学检查对评估充盈液体的憩室是否与胆囊或胆总管相通、是否需要手术以及是否为良性液体积聚很重要。造影剂可导致微小交通变得不透明，故MRCP在诊断微小交通方面灵敏度较差。因此ERCP较MRCP效果更佳。

Todani III 型囊肿是少见的远端胆总管壁内段囊状扩张（图10.3a）。常表现为向十二指肠腔内的突起（图10.3b），也称为胆总管囊肿

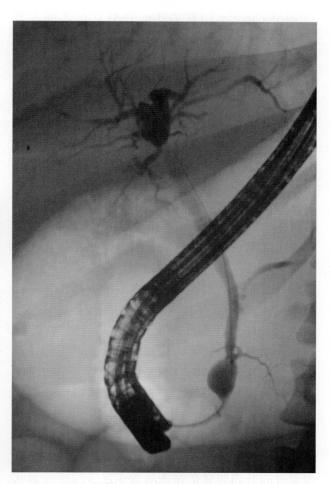

图10.2　ERCP胆管造影显示 I B型胆总管囊肿合并胆胰管汇流异常（Courtesy Linda Lee，Brigham and Women's Hospital，Boston，MA）

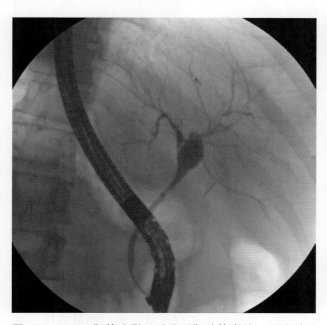

图10.1　ERCP胆管造影显示 I 型胆总管囊肿，可见到近端肝内胆管树从分叉以下呈囊状扩张

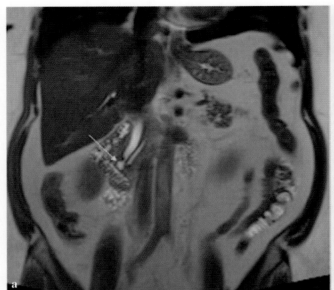
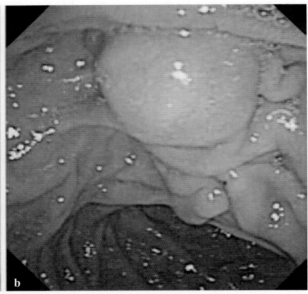

图 10.3　**a**. T2 加权的冠状位胰腺 MRI 图像显示Ⅲ型胆总管囊肿（箭头）。**b**. Ⅲ型胆总管囊肿内镜下表现为壶腹部膨出（Courtesy Linda Lee，Brigham and Women's Hospital，Boston，MA）

（choledochoceles）[在 Todani 分型发布之前，类比输尿管囊肿（ureteroceles）命名][9,26]。与其他类型的胆总管囊肿相比，该型在发病年龄以及发病时症状等方面均有着明显差异，并且恶变风险较低[74]，故此类囊肿是否是真正的胆总管囊肿一直存有争议。

　　根据壶腹部乳头、胰管和胆总管之间的关系[45]，可将 Todani Ⅲ型囊肿进一步分为ⅢA 和ⅢB 两种亚型。ⅢA 型囊肿表现为胰管和胆总管引流均进入囊肿，而ⅢB 型则是胆总管壁内段的憩室样扩张[48]。由于所有的 Todani Ⅲ型囊肿的处理方法几乎一样，故这一亚型分类法在临床实践中并不常用[50]。

　　Todani Ⅳ型病变表现为多发的肝外胆管囊状扩张，伴或不伴有肝内胆管扩张（图 10.4）。在ⅣA 型病变，肝内外胆管均呈现多发囊肿扩张，扩张的胆管可表现为梭状和囊状两种形态的任意组合。ⅣB 型囊肿则只累及肝外胆管，呈节段性多发囊状扩张，影像学上表现为串珠样或葡萄串样改变。

　　Ⅴ型胆管囊肿也称 Caroli 病，表现为肝内胆管非阻塞性单发或多发扩张[27]。大多数 Tadoni Ⅴ型囊肿的肝内胆管扩张表现为多发节段性的囊状扩张，呈现特征性的"串珠样"外观[26]。如果肝外胆管有扩张，则表现为梭形扩张，与ⅣA 型囊

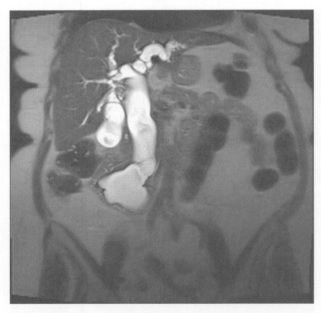

图 10.4　T2 加权的冠状位 MRCP 图像显示显著扩张的胆总管和近端肝内胆管，与ⅣA 型胆总管囊肿表现相符（Courtesy of Marta Heilbrun，MD）

肿呈巨大囊状扩张相比，此种扩张程度轻微[45]。Caroli 综合征为 Caroli 病合并先天性肝纤维化、多囊肾，以及其他先天性异常的疾病[26,49]。Caroli 综合征和 Caroli 病均常出现胆管炎症状，但 Caroli 综合征可能会发展至肝纤维化和门静脉高压，最终可导致肝衰竭。

从组织学上来看，胆总管囊肿均有不同程度的异型增生表现，但是 Todani Ⅰ～Ⅳ型胆总管囊肿并无特征性的组织学表现。Todani Ⅴ型囊肿则特征性表现为胆管板持续呈胚胎时期形态、炎症及肝内胆管扩张 [45]。局限在较大肝内胆管的畸形改变将形成 Caroli 病，而小叶间胆管畸形的患者则发展为先天性肝纤维化。当以上两种畸形均存在时，即为 Caroli 综合征，累及所有的肝内胆管系统。

不伴胆管扩张的胆胰管汇流异常称为顿挫型囊肿，不在 Todani 分型之内 [28,50]。该病变的症状、组织学改变和恶变潜能与其他胆总管囊肿相似 [18]。

胆总管囊肿患者的症状有哪些？

胆总管囊肿患者的症状非常多样，常见的并发症状包括胆管炎、胆囊炎和胰腺炎，或无症状，而只是无意中被发现患有此病 [4,57]。50%～80%的胆总管囊肿患者确诊时年龄在 10 岁以内 [29,51]。经典的三联征——腹痛、黄疸和腹部包块在年轻患者中更加常见。60% 以上的患者仅有上述三种症状中的两种，仅 20% 的患者可能三种症状同时出现 [2,55,57]。在年轻患者中，梗阻性黄疸和可触及的腹部包块是最常见的症状。在年长患者中，右上腹痛、恶心、呕吐和发热症状较常见。这与肿块占位效应或囊肿内胆汁淤积相关。胆汁淤积可导致结石形成和感染，并可最终发展为继发性胆汁淤积性肝硬化 [42]。这些患者可能有食管 - 胃底静脉曲张出血、脾大及全血细胞减少等肝硬化的症状和体征。胆总管囊肿机械性压迫门静脉，可出现不伴有肝硬化的门静脉高压。在少见情况下，患者可能出现致命并发症，如囊肿破裂（1%～12%）、门静脉高压导致的静脉曲张出血、肝脓肿或脓毒血症 [23,57]。囊肿破裂可表现为腹痛、脓毒血症和胆汁性腹膜炎。由于囊肿破裂后胆管压力降低，在腹部超声下可见正常的胆管树表现。肝胆系统亚氨乙酸扫描可见造影剂进入腹膜后。

Ⅲ 型囊肿患者与其他类型囊肿患者的症状有相似之处，但常表现为无症状。少数情况下，该型囊肿若为壁内巨大囊肿突入十二指肠腔，可出现胃流出道梗阻 [41,57]。

虽然患者常没有症状，但是由于囊肿的占位效应或胆管内的继发结石造成胆管机械性梗阻，许多成年患者可出现胆管炎和胰腺炎等胆总管囊肿相关并发症 [28,57]。若不及时治疗，炎症和感染反复发作将进一步加重病情。而门静脉高压、肝硬化和恶变等继发性改变也常见于成年患者 [55]。

胆总管囊肿的恶变风险是什么？

在胆总管囊肿患者中，癌症很常见（表 10.1），其中将近 2/3 为胆管癌。第二位是胆囊癌，还有一些少见肿瘤，如肝细胞癌和胰腺癌 [57]。这种肿瘤特征性的好发部位位于胆总管囊肿内，而顿挫型囊肿患者的肿瘤好发于胆囊内。各型胆总管囊肿均为癌前病变，Todani 分型中所有类型的囊肿都有癌症病例的报道，以 Ⅰ 型和 Ⅳ 型为著（分别为 68% 和 21%）[63]。胆总管囊肿的总恶变率为 2.5%～8%，是一般人群的 20～120 倍 [38,55,57]。此外，胆总管囊肿患者确诊恶性病变比一般人群要早 10～20 年，且预后更差。确诊恶变后，生存期一般不超过 2 年 [54,57,70]。

表 10.1 胆总管囊肿的各型占比及发生胆管恶性肿瘤的比例 [18,50,23]

Todani 分型	各型囊肿占比	胆管恶性肿瘤占比
Ⅰ 型	80%～90%	50%～80%
Ⅱ 型	2%	5%
Ⅲ 型	4%～5%	1.4%～4.5%
Ⅳ 型	19%	15%～35%
Ⅴ 型	20%	7%～15%

胆总管囊肿患者发生恶变的风险随着年龄增长而增长（表 10.2）。小于 10 岁的患者恶变风险小于 1% [18]。20 岁以上的患者，恶变风险增长至 2.3%，30 岁患者为 10%，70 岁患者为 75% [5,50]。即使行手术切除治疗，患者发生恶变的风险仍较高。在胆总管囊肿完整切除后的前 30 年内，患者的恶变风险极低。术后 30～50 年，恶变风险每隔 10 年逐渐升高至 19%。术后 50～70 年，恶变风险为 50% [36]。有学者认为这是由于手术时残留了部分囊肿组织，或是未发现临床症状不明显的恶性病变所致 [18]。

表 10.2   胆总管囊肿中年龄与癌症发生率的关系 [18,54]

年龄（岁）	胆管恶性病变发生率（%）
< 10	< 1
10 ~ 30	0
31 ~ 50	19
51 ~ 70	50
> 75	75

诊断胆总管囊肿的手段有哪些？

　　血清肝生化学检查对诊断胆总管囊肿没有作用，因为胆总管囊肿没有特征性的实验室指标变化。血清学指标可能是正常的，胆管炎常可导致转氨酶或胆红素升高。由于没有特征性的体征或实验室检查，影像学检查为诊断胆总管囊肿的决定性检查方法。影像学检查可以评估囊肿是否与胆管相通以及是否存在占位。许多有创性或无创性的影像学检查方法都可以用来诊断胆总管囊肿。无创方法包括腹部超声、CT、MRI 以及 MRCP，有创检查方法包括 ERCP、内镜超声以及 经 皮 经 肝 胆 管 成 像（percutaneous transhepatic cholangiography，PTC）。胆管扩张的最常见原因是梗阻，而不是胆管囊肿。胆管囊肿与胆管相通，并非由远端梗阻所致 [26]。胆管成像检查方法，如 ERCP、MRCP 和 PTC，可以显示胆管系统的连续性，排除梗阻，评估胆管树的解剖结构，更加全面地显示胆总管囊肿的特征。

　　对于有腹痛和黄疸症状的患者，腹部超声是首选检查方法。胆总管囊肿的特征性表现为右上腹可见与胆管相通的非梗阻性占位 [22]。超声可评估囊肿的大小和形状，与其他胆管组成部分的关系，以及囊肿内有无结石和胆泥等。多种因素可影响超声诊断胆总管囊肿的灵敏度（为 71% ~ 97%），如超声医生的水平、患者的体型、胃肠道气体、病变处叠加的其他结构等 [14,16]。"中心点"征（扩张的胆管环绕门静脉束）只见于 Todani Ⅴ型胆总管囊肿，是 Caroli 病的特征性表现。Todani Ⅲ型囊肿由于囊肿较小，位于十二指肠壁内，以及胆总管扩张程度轻等原因，很难通过腹部超声发现 [57]。虽然 EUS 较腹部超声更具有侵入性，但其不受诸多限制腹部超声成像的因素影响，在需要扫查Ⅲ型胆总管囊肿患者的胰腺段

胆总管时，特别有效 [53,57]。同时，EUS 可以提供胆胰管汇合部位更加详尽的图像。

　　产前超声检查可以在症状出现之前诊断胚胎内有无胆总管囊肿 [31]。这一手段可以有效地鉴别胆总管囊肿和其他右上腹包块，如胆道闭锁（该病常常需要行急诊手术治疗）[18,66]。

　　CT 扫描可以显示出各型 Todani 囊肿与胆管树之间的连续性。该方法在显示肝内胆管系统和远端胆管及胰头部等方面较腹部超声更优 [57]。肝外的恶性病变可以表现为占位或局灶性管壁增厚 [37]。CT 扫描还可以显示肝和肝内病变的结构。这对Ⅳ和Ⅴ型囊肿在术前准备以及评估可否行节段性肝叶切除方面很有用。在术后监测方面，它同样要优于 MRI [33]。在 CT 胆胰管成像（computed tomographic cholangiopancreatography，CTCP）时注射造影剂泛影葡胺。泛影葡胺可被肝细胞吸收并分泌至胆管，从而显示胆管形态 [19]。虽然 CT 胆胰管成像对胆管造影及诊断胆管囊肿和胆石症方面的灵敏度均超过 90%，但其显示肝内胆管和胰管的能力仍低于 MRCP、EUS 和 ERCP [13,25]。此外，CT 和 CT 胆胰管成像具有放射暴露、造影剂注射存在潜在肾毒性等其他劣势。

　　HIDA 扫描是一种评估囊肿与胆管之间连续性的核医学方法。染色剂被肝细胞吸收，随后在胆汁中积聚，充满囊腔，并进一步排入肠道 [18,57]。该方法诊断肝外胆管囊肿的灵敏度接近 100%，但是在诊断肝内胆管囊肿时，灵敏度只有 67% [36]。HIDA 扫描在鉴别新生儿胆总管囊肿与先天性胆道闭锁方面效果显著：在胆总管囊肿内可见染色剂排泌，而在胆道闭锁时则可见造影剂潴留。

　　MRCP 是一种评估胆管系统的无创检查方法，据报道其诊断胆总管囊肿的灵敏度高达 90% ~ 100%。MRCP 可用于胆总管囊肿的诊断、术前评估及术后监测。MRCP 也是 ERCP 前的常规检查。与 ERCP 相比，MRCP 安全，无放射暴露、术后胰腺炎及胆管炎等风险，并且不依赖操作者进行图像采集。胰泌素注射可能会增加诊断的准确率，并且是更新颖、更快捷的序列成像技术，可将运动产生的伪影降至最低，使成年人更加耐受该检查，并且儿童可在不麻醉的情形下进行成像扫描 [8,12,33,72]。有学者认为 MRCP 可以替代 ERCP 作为诊断胆总管囊肿的金标准，但是该方法不能直接评估胆管上皮组织形态，无法取活检

或实施其他治疗手段[33,40,55,57]。此外，MRCP 评估高度扭曲的胆管、小的组织、小结石以及胆胰管结合处病变的诊断灵敏度低至 40% ~ 60%[24]。因此，MRCP 在诊断异常胰胆管汇流部（APBJ）和小的胆总管囊肿方面价值有限。

ERCP 是诊断胆总管囊肿的金标准，灵敏度可达 100%[21]。ERCP 具有可发现结石、充盈缺损、识别恶性病变以及显示异常胆胰管汇流的特点。除了诊断灵敏度高外，操作者还可以进一步获得其他影像资料，比如胰管成像、胆管成像、胆管内超声和（或）同一层面的 EUS 图像。ERCP 最大的优势可能是在治疗方面，如乳头括约肌切开（常常用于 III 型囊肿）。但是，胆总管囊肿患者的 ERCP 术后胰腺炎发生率非常高，有报道显示可达到 87%[56]。此外，对于大的囊肿需要更多的造影剂。过多的造影剂可能使囊肿扩张，从而过度判断囊肿的大小，并且使溃疡或恶性病变本应出现的黏膜缺损显像变得模糊[32,57]。

胆道镜技术是在 ERCP 时插入一根很细的带可视摄像头的光纤进入胆管，从而可以更加全面地评估胆管树形态[61]。在诊断方面，胆道镜可以评估囊肿的形态和大小，并且可以从胆管壁取活检；在治疗方面，可以碎石和取石。与传统 ERCP 及胆管刷片相比，胆道镜引导的活检在诊断先天性胆管囊状扩张患者有无胆管癌方面的灵敏度及特异度均更高[11,36]。腔内超声（intraductal ultrasound，IDUS）也可用于诊断胆总管囊肿的早期恶性病变[73]。在操作 ERCP 时通过导丝引导实施腔内超声操作，从而可以显示胆胰管特征[20]。腔内超声探头的穿透深度在 2 cm 左右，在识别腔内病变方面非常敏感。胆管狭窄可能阻碍超声探头的通过，从而无法实施腔内超声。

当腹部超声和（或）腹部 CT 发现患者有可疑胆总管囊肿时，建议其行 MRCP 检查进一步评估。如果仍不能判断囊肿是否与胆管相通，下一步可行 HIDA 扫描，也可行 ERCP。对于可疑的 III 型囊肿，可使用 ERCP 来诊断和治疗。当 MRCP 无法实施，不适合实施，无法排除胆道梗阻，或考虑有恶性病变的可能时，可行 ERCP。ERCP 时可以使用胆道镜和 IDUS 来检查胆管壁，以寻找可能需要活检和刷片的可疑部位。总的来说，不推荐在正常外观的胆总管囊肿壁内随机刷片，该方法的效率极低。I 型胆总管囊肿与胆管梗阻很难区分，后者可导致继发性胆管扩张，需要通过 EUS 或 ERCP 进一步评估。诊断胆管梗阻的线索包括发现结石、狭窄、占位和肝功能异常，以及治疗后胆管扩张改善。而异常胰胆管汇流部的存在则提示胆总管囊肿的可能。

经皮经肝胆管造影可能有助于在术前判断肝内外胆管扩张的程度，也可作为其他方法无法全面评估囊肿时的补充手段，不过这一方法现在不太常用[46,58]。此外，经皮经肝胆管造影还可以用来给胆管减压。对解剖结构改变、通过传统内镜途径行乳头括约肌切开术有技术难度的患者，可应用经皮经肝胆管造影成功地实施括约肌切开术[17]。

病例后续

患者接受了 ERCP 手术，术中发现胆总管中下段至壶腹部呈囊状扩张（图 10.5）。囊肿同时具备 I 型和 III 型胆总管囊肿的特征。由于其具有 III 型囊肿的特点，与肝胆外科医生讨论后，我们决定实施胆管括约肌切开术。手术实施顺利，无并发症发生，随后患者接受了胆道镜检查，发现胆管壁光滑，无癌前病变征象。

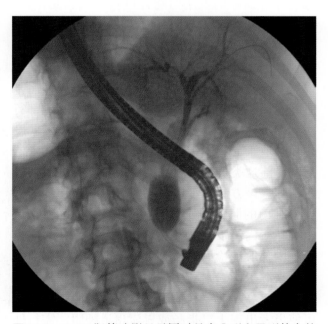

图 10.5 ERCP 胆管造影显示同时具有 I 型和 III 型特点的胆总管囊肿。囊肿范围到达十二指肠壁水平，并且向近端延伸，累及胆总管

如何处理胆总管囊肿？

对于大部分胆总管囊肿患者可行外科手术治疗。最初，外科医生实施囊肿 - 小肠吻合内引流或囊肿部分切除术来缓解患者的症状。但术后胆管炎和吻合口狭窄的发病率较高，且囊肿壁内恶变率达 30%，使上述治疗措施被摒弃[21,64,68]。对于囊肿不完整切除的患者，其恶变风险很高，需要再次行囊肿完整切除术。而既往行囊肿 - 小肠吻合术的无症状患者，则需要行胆道分流术[69]。

一般状况良好的 Todani Ⅰ 型囊肿患者需要行完整切除术[17]。最佳治疗方法包括完整切除肝外异常扩张的胆管，清除肝内胆管及胆总管内的结石及胆泥，以及外科吻合，从而使胆汁引流入消化道[16,17]。已成功实施了一些外科手术技术，如微创腹腔镜手术。该方法可缩短康复的时间，减少粘连，但是腹腔镜手术尚未广泛开展[67]。1924 年提出的 Roux-en-Y 肝肠吻合术（Roux-en-Y hepaticojejunostomy，RYHJ）是目前大多数西方国家治疗 Ⅰ 型囊肿患者的常用术式。Roux-en-Y 肝肠吻合术的成功率为 92%，可以解除大部分患者的症状。其围术期并发症发生率低[59]，手术相关并发症发生率及恶变率（7%）也明显低于肝十二指肠吻合术（HD）（42%）[21,52]。该术式最常见的迟发性并发症的发生与吻合口狭窄或恶变相关，需要再次采取治疗措施。6% 的患者可发生术后恶变，多与手术时未鉴别出囊肿组织恶变有关。

Todani Ⅱ 型和 Ⅲ 型的恶变率均较 Todani Ⅰ 型或Ⅳ型低。这两型患者的恶变率低于 5%[58]。由于恶变率低，对于 Ⅱ 型胆总管囊肿可仅在其颈部行圈套器勒除术，而无须胆道重建[6]。Ⅲ 型囊肿既往多采取十二指肠切除术及乳头括约肌成形术治疗。目前这类病变多通过内镜下乳头括约肌切开术治疗。该方法还可以清除胆管结石及胆泥，减少囊肿内的胆汁淤积[67]。即使是无症状的患者，也推荐行内镜下乳头括约肌切开术。操作时应在囊肿内部取活检以评估有无异型增生，或判断黏膜是来源于十二指肠还是胆管，胆管组织来源的恶变率更高。在罕见情况下，巨大的胆总管囊肿可使患者出现十二指肠或胃流出道梗阻，需行外科手术切除及十二指肠吻合术[68]。

Todani Ⅳ 型胆总管囊肿的患者恶变率很高，与 Ⅰ 型囊肿类似，推荐行肝外病变的完整切除及肝肠吻合术。如果肝内病变局限于一个肝叶，可考虑行全肝叶切除术[17,64]。如果病变累及更多的肝叶，则无法实施外科切除，需要通过长期放置支架或经皮肝肠吻合术来缓解症状[55,64,68]。

Todani Ⅴ 型囊肿，包括 Caroli 病和 Caroli 综合征的患者，与 Ⅳ 型囊肿患者的处理方法类似，需行外科手术完整切除肝外病变[64]。肝内病变的治疗取决于肝内累及的范围和相关肝病变的严重程度。对复发性胆管炎和肝内胆管结石可行预防性使用抗生素以及内镜或经皮碎石术等保守治疗。熊去氧胆酸曾被用于减少肝内胆管结石负荷[43]。对局限于一个肝叶的肝内病变，如胆管狭窄、扩张或脓肿等，可行局部肝叶切除术[68]。对合并肝病的弥漫性囊性病变，如肝衰竭、肝硬化、门静脉高压或复发性胆管炎等，最好实施原位肝移植术[60,64,67]。对 Caroli 病或 Caroli 综合征患者实施肝移植后的总体生存率与其他原因行肝移植的患者相当。Caroli 病的移植后 5 年生存率（86%）高于 Caroli 综合征（71%）[10,15]。

对于顿挫型囊肿的患者，至少需要行胆囊切除术。对于是否需要行胆总管切除加肝肠吻合术，仍有争议。

手术切除后如何进行随访？

各型胆总管囊肿患者均需终身随访，监测恶变发生情况。胆总管囊肿患者发生胆管癌的风险为 2.5% ～ 30%，较一般人群高 20 ～ 30 倍[64]。发生恶变后预后极差，很多患者在确诊时已丧失了手术机会[68]。行外科手术治疗完整切除囊肿可降低患者恶变的风险，但无法杜绝恶变发生[30,67]。曾有学者应用影像学和血清学指标来监测恶变情况，但是该方法并不能作为一个确切的筛查模式来应用[18,57,60]。胆管癌患者 CEA、CA19-9 和 CA125 可升高，但该类指标在炎症性疾病中同样可以升高，特异性差。关于胆总管囊肿患者最合适的监测手段及随访频率尚无定论。目前推荐每 6 ～ 12 个月行腹部超声、肝功能、CEA 和 CA19-9 检查，终身随访[18]。

病例随访

　　该患者行 ERCP 和乳头括约肌切开术后症状缓解。患者拒绝行外科手术治疗，故定期予其 MRI 或 MRCP 检查监测囊肿情况，必要时可行 ERCP 和（或）EUS 检查。对于未行胆总管囊肿切除或行部分切除的患者，目前指南尚未明确指出如何随访，可每年做一次 MRCP 或 CT 来评估有无恶变。

结论

　　胆总管囊肿是胆管先天性扩张性疾病。大部分患者在婴儿或儿童时期即被确诊并行外科手术治疗，但成人时期确诊的病例越来越常见。虽然越来越多的学者推荐 MRCP 作为首选的诊断方法，但 ERCP 仍在绝大多数 Todani 囊肿患者的诊断和术前处理中起着重要作用。对 III 型患者，推荐行 ERCP 下乳头括约肌切开术来作为确切的治疗方案。

关键点

- 胆总管囊肿最常在儿童时期发病，不过成年时期确诊的病例逐渐增多。
- Todani Ⅰ型和Ⅳ型患者的恶变风险最大，并且随着年龄增长而增加。
- 大部分胆总管囊肿的治疗首选外科切除，而Ⅲ型囊肿由于恶变风险低，可以选择内镜下治疗。
- 推荐 MRCP 作为诊断胆总管囊肿的首选影像学方法。当诊断仍不能明确时，怀疑有恶变可能。伴有胆管梗阻，或无法行 MRI 时，可行 ERCP 术。
- 该病发生恶变的风险随着时间推移逐渐升高，因此，即使患者已行外科手术切除，仍应持续监测其有无恶变发生。

参考文献见本书数字资源。

第三部分
胰腺疾病

第十一章 急性胆源性胰腺炎：影像学检查、干预或者观察

Faris M. Murad Steve Edmundowicz 著

介绍

管理急性胆源性胰腺炎患者时，有必要确定其是否存在持续的胆道梗阻和（或）胆管炎。虽然目前文献资料显示，对所有胆源性胰腺炎患者早期实施 ERCP 仍有较大争议，但早期干预对于合并持续胰胆管梗阻，尤其是合并胆管炎的重症胰腺炎患者而言显然更有益处。因此，临床医生应该优先利用一手诊断资料对患者进行分层管理，以提供更方便、经济的医疗服务。由于患者的临床表现具有异质性，因此，通过风险分层系统管理胆源性胰腺炎患者至关重要。本文将对多种病例进行回顾，并重点讨论其风险分层。

病例 1

患者，男，72 岁，急性发作性腹痛，脂肪酶高达 15 000 U/L，其临床表现与急性胰腺炎一致。生化检验结果显示：总胆红素 4.7 mg/dl，碱性磷酸酶 273 IU/L，转氨酶升高，其中 ALT 为 118 IU/L，AST 为 165 IU/L。否认大量饮酒史。右上腹超声显示胆石症（图 11.1），肝外胆管轻度扩张（直径 8 mm）。患有心动过速，心率可达 110 次 / 分，白细胞计数高达 18×10^9/L。但血压平稳，肾功能正常。住院前 8 h 内已静脉输注 4000 ml 液体，后续监测生命体征平稳。

问题：

1. 上述哪项肝功能指标异常对该患者的医疗决策是最重要的？

2. 该患者需要进一步的影像学检查吗？

3. 该患者此时是否可行 ERCP 检查？

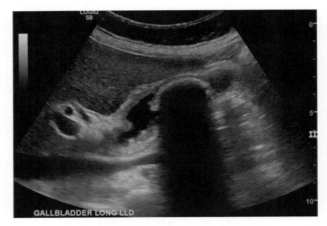

图 11.1 可见高回声，其后伴声影

如何对胆总管结石进行危险分层？

在确定急性胰腺炎患者是否需行胆道内镜检查时，生化指标异常和经腹超声检查通常是临床医生进行危险分层的最重要手段，应作为首选。一项纳入超过 1000 例病例的研究评估了生化指标作为腹腔镜胆囊切除术前胆管结石的预测指标。将生化指标用作腹腔镜胆囊切除术前胆管结石的预测指标。研究结果表明，在包含 ALT、AST、ALP、TBil 和 GGT 的五项肝功能检查中，若存在至少一项异常，则其用于预测胆管结石的灵敏度为 87.5%。相反，肝功能检测完全正常对于 ERCP 检查结果阳性的阴性预测值是 97%。在生化指标中，TBil 的特异度最高，为 87.5%，其比率为 3.9。虽然所有肝功能指标对于胆管结石的阳性预测值只有 15%，但多变量分析表明总胆红素和碱性磷酸酶水平仍为 ERCP 证实胆管结石的独立预测因素。因此，肝功能检测指标均正常有助于排除胆总管结石。即使 TBil 和 ALP 升高，也可能是假阳性（即无胆管结石存在）。

类似地，如经腹超声提示胆管正常，其排除胆总管结石的阴性预测值为 95% ~ 96%。当然，超声发现胆总管结石对于确诊胆管结石存在高度特异性。当影像学检查未见确切结石时，多项其他预测指标增加了阳性预测值。这些胆管结石的预测指标的研究是基于拟行腹腔镜胆囊切除术的患者进行的。这些研究表明，胆红素升高至 2 mg/dl 且年龄在 55 岁及以上，或超声提示胆管扩张直径超过 6 mm，以上因素在 ERCP 检查中可能发现胆管结石。

一项来自美国消化内镜学会（ASGE）的声明推荐将肝生化指标和超声结果作为依据来评估胆石症患者患有胆管结石的风险。依据高、中、低风险结果来决定哪些患者需要行 ERCP 检查。基于循证医学预测因素进行分类并用于明确是否需要行 ERCP 确认胆管结石的存在，如经腹超声诊断的胆总管结石、临床诊断胆管炎或者胆红素大于 4 mg/dl 为非常强的预测因素，超声提示原位胆囊胆总管直径大于 6 mm、胆红素为 1.8 ~ 4 mg/dl 为强预测因素。除了胆红素以外的其他肝功能异常、年龄超过 55 岁以及临床胆源性胰腺炎为中等预测因素。患者存在任一非常强的预测因素或两项强预测因素则为高风险，有超过 50% 的概率为胆石症并需要行 ERCP。而无任何预测因素的患者，因其患胆管结石的概率小于 10%，故可能无须进一步检查。具有不符合高风险类别预测因子组合的患者有中等可能性存在胆管结石。那么，在进行 ERCP 之前需进一步评估这组患者。具体而言，内镜超声（EUS）或磁共振胰胆管造影（MRCP）将对评估大有裨益[2]。

在这个病例中，患者具有非常强的预测因素，即胆红素水平高于 4 mg/dl 以及强预测因素——超声提示胆总管直径大于 6 mm，以及中等预测因素——有胆石症的急性胰腺炎。因此认为该患者有极大可能患有胆总管结石，并且需要进一步行 ERCP。而内镜超声或 MRCP 并不能提供额外有用的信息，反而只会延迟最终的治疗，并给患者增加额外的费用。

病例后续

在胆管内镜检查时，胆总管下 1/3 见多发结石，最大者为 12 mm×10 mm。胆总管造影见胆总管扩张至 12 mm。我们对患者进行内镜下胆管括约肌切开术及球囊取石术，取出了所有结石。

病例 2

患者，女，55 岁，因晚饭后腹部持续疼痛于急诊就诊。该患者在就诊 1 年前曾因胆石症症状行胆囊切除术。此后间断出现自限性右上腹疼痛，伴恶心、呕吐及出汗。门诊行上消化道内镜检查，未见异常。患者既往有饮酒史，每天 2 ~ 3 杯，每周 4 天。入院时脂肪酶高达 2130 IU/ml，肝功能 AST 140 IU/L，ALT 250 IU/L，总胆红素 1.5 mg/dl。右上腹超声检查显示肝外胆总管最大直径为 8 mm，但无胆管结石表现。患者入院时无发热，生命体征平稳，无器官衰竭及炎症反应综合征证据。在住院保守治疗期间，患者疼痛改善并要求进食，然而其 AST 仍高达 124 IU/L，AST 180 IU/L，总胆红素 1.8 mg/dl。当患者尝试经口进食时，腹痛再次发作，性质同前。

问题：

1. 针对该患者急性腹痛发作，相关的鉴别诊断有什么？

2. 如何对该患者就持续胆胰管梗阻进行危险分层？

3. 此时，什么检查有助于评估病情？

4. 该患者是否需进一步行 ERCP？

对中等概率的胆石症需要行内镜超声或 MRCP 检查吗？

与第一个病例相反，确定该患者是否存在胆源性胰腺炎以及是否为胆源性胰腺炎合并胰胆管梗阻，需要考虑很多因素。首先，患者的饮酒史可以解释胰腺炎及转氨酶升高。另外，患者急性胰腺炎发作时，由于胰腺水肿、胰周渗液可引起暂时性胆管堵塞，从而导致肝功能异常。但患者既往有胆结石病史，结合胆囊切除术后复发典型胆源性腹痛以及就诊时肝转氨酶升高的程度，均支持胆源性胰腺炎的诊断。而酒精性胰腺炎可能表现出类似的生化异常，但在患者有胆石症的背景下，肝酶指标升高的程度呈现出较大差异。

总而言之，该患者缺乏先前讨论的与胆管

结石相关的检查结果［胆管炎、胆红素升高，和（或）影像学提示胆管扩张］，而这些结果可促使我们直接行 ERCP。该患者最多存在中等持续胰胆管梗阻的风险。此时，需谨慎行进一步检查。

内镜超声是诊断胆石症的一种成熟、安全的方法。前瞻性研究表明内镜超声对胆总管结石的检出具有灵敏度和特异度，且与 ERCP 有相同的诊断准确性，而其风险大大降低。一项对 36 例胆源性胰腺炎患者在 ERCP 之前接受 EUS 的前瞻性研究发现，EUS 对胆石症的诊断准确率高达 97%，阴性预测值为 95%。内镜超声可确定患者是否患有胆总管结石且是否需要行 ERCP，同时使没有胆总管结石的患者避免出现 ERCP 相关并发症。一项 Meta 分析纳入了 267 例接受 EUS 评估胆总管结石的患者，结果显示联合检测对胆总管结石的灵敏度为 89% ~ 94%，特异度为 94% ~ 95%。

胆管结石在 EUS 下的典型表现是高回声结构病灶，其后伴或不伴声影。这些高回声结构可见于胆管系统的任何部位，包括壶腹、肝外胆管、胆囊管和胆囊。内镜超声也可以用于观察胆管淤泥和微小结石。胆泥通常是低回声到等回声的，并且可能在胆道系统内分层。微小结石通常表现为胆泥中的微小高回声灶。在进行胆管系统的内镜超声检查时，一种方法是使内镜超声进入主乳头的远端并缓慢撤回，直到在腹侧观察到主胰管，然后将内镜超声稍微逆时针旋转，直至在多普勒下看到一种不流动的无回声管道结构，即远端肝外胆管，就可较容易地观察到壶腹。将肝外胆管保持在内镜超声的视野中，通过缓慢拔出内镜超声即可轻松地评估肝外胆管。

MRCP 也可以作为一种评估中度预测概率患者是否存在胆胰管梗阻的有效工具。与 EUS 相比，MRCP 的一个明显优势是它的非侵入性。对五项研究进行系统评价结果显示，EUS 和 MRCP 在检出胆管结石方面没有总体统计学差异，总灵敏度为 85%，特异度为 93%。然而，MRCP 存在着一些局限性，包括需要专家解读，伪影和处理可能导致假阴性和阳性结果，识别小的结石（< 6 mm）和胆泥的能力低，以及当壶腹部存在结石时，利用管道直径来检测结石的准确度存在潜在的可变性。

根据这两种方式的可用性和当地的专业水平，

任何一种都适合对患者进行危险分层。最近在随机试验中评估的第三种选择是胆囊切除术和术中胆道造影术（intraoperative cholaniography，IOC），必要时则接着行 ERCP。本研究将患有胆结石和中间概率胆总管结石的患者随机分配至入院 48 h 内进行胆囊切除术和术中胆管造影，必要时接着进行 ERCP 的一组，以及先行 EUS 或 MRCP，接着行 ERCP，后行胆囊切除术的一组。主要研究结果是住院时间。其中，胆囊切除及术中胆道造影组的住院时间明显缩短（中位数为 5 天 vs 8 天，P < 0.001），且内镜超声检查操作次数更少（10 例 vs 54 例，P < 0.001）。本研究的问题包括：大多数患者在不同日期进行 EUS 和 ERCP，从入院到 EUS 的中位时间为 1.5 天 ［四分位数间距（interquartile range，IQR）1 ~ 2.75］，较手术及术中胆管造影组的 1 天（IQR 1 ~ 2）更长，然而，上述结果没有统计学差异。虽然两组的再入院率没有差异，但缺乏足够的关于复发性胆道症状的随访数据。因此，起初行胆囊切除术和术中胆管造影是治疗中等概率患有胆总管结石患者的另一种可行性选择。

病例后续

患者完善了内镜超声检查，于壶腹水平的胆总管远端可见一个直径 6 mm 的结石（图 11.2）。ERCP 证实为胆总管结石，随后进行了内镜下胆道括约肌切开术和球囊取石术。

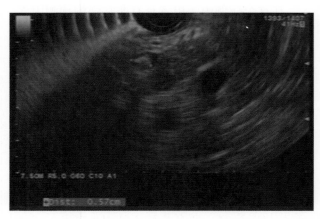

图 11.2 EUS 显示远端肝外胆管可见高回声结构，其后伴声影。提示仍有胆管小结石

病例 3

患者，女，42 岁，诊断为急性胆囊炎。既往疑患有非酒精性脂肪性肝炎肝硬化，有短暂的复发性阵发性胆源性胰腺炎病史。患者主因右上腹及上腹部疼痛就诊。实验室检查提示：脂肪酶 434 IU/L，WBC $12×10^9$/L，血红蛋白 98 g/L，血小板计数 $68×10^9$/L，胆红素升高至 3.8 mg/dl，转氨酶升高至 200 IU/ml，碱性磷酸酶升高至 450 IU/ml，国际标准化比值（international normalized ratio，INR）高达 3.26。CT 扫描显示胆囊扩张，胆囊壁轻度增厚，邻近肝充血，提示急性胆囊炎。随后行经腹超声检查，显示胆囊扩大，胆囊壁增厚，未见结石影。测量肝外胆管直径为 7 mm。数支重要的血管沿胆囊壁走行。该患者于急诊室就诊时的生命体征为体温 36.8 ℃，脉搏 112 次 / 分，呼吸频率 18 次 / 分，血压 102/67 mmHg。在吸氧 4 L/min 的情况下，血氧饱和度为 100%。给予静脉输液和广谱抗生素，并转入内科重症监护室（medical intensive care unit，MICU）。

问题：

1．此时进行手术、介入放射学检查或 ERCP 的作用是什么？

2．如果患者不行胆囊切除术，预防性内镜下胆道括约肌切开术的作用是什么？

3．患者胆石性胰腺炎发作后胆囊切除的时机是什么时候？

是采取手术还是 ERCP 以预防复发性胆石性胰腺炎？

在这种情况下，患者需要积极的支持治疗，因为不确定其是否合并持续性上行性胆管炎，或者其症状因疑似非酒精性脂肪性肝炎肝硬化而加重。我们同时获得了外科与介入放射科和介入内镜科的会诊意见。肝胆外科医师会诊认为：因患者疑有肝硬化和胆囊周围数支重要血管，腹腔镜胆囊切除术的风险太高。介入放射学医师认为，由于胆囊周存在的血管，对患者经皮胆囊穿刺置管的风险太高。两者都建议通过 ERCP 尽可能进行内镜胆道括约肌切开术和经乳头在胆囊内置入支架。在与 MICU 团队讨论后，决定在 INR 恢复正常后进行 ERCP。

目前对轻度胆源性胰腺炎患者的建议是在首次住院期间进行胆囊切除术以预防胰腺炎复发[17,18]。美国胃肠道和内镜外科医师协会（Society of American Gastrointestinal and Endoscopic Surgeons，SAGES）建议在症状消退及实验室检查恢复正常后，对轻度和自限性胆源性胰腺炎患者进行胆囊切除术[19]。大量研究报道了未行胆囊切除术的患者出现大范围的复发性胆源性胰腺炎的概率为 2.5% ~ 21.1%[20,21]，而接受胆囊切除术的患者患胆石性胰腺炎的风险显著降低为 1% ~ 1.7%[22]。综合以上数据，建议患者在首次发作轻度胆石性胰腺炎后即进行胆囊切除术。虽然胆囊切除术后患者仍有复发性胆石性胰腺炎的风险，但该风险显著低于未进行胆囊切除术的患者[23]。而对于患有严重胆源性胰腺炎的患者，胆囊切除术应推迟至其完全康复。

一些研究认为对高危手术患者和老年人而言，ERCP 联合内镜胆道括约肌切开术（EBS）是腹腔镜胆囊切除术的替代方案[21,24,25]。ERCP 联合 EBS 后胆石性胰腺炎的复发率为 0 ~ 6.4%。英国胃肠病学会（BSG）指南建议，不适合手术的患者应接受内镜下胆道括约肌切开术[26]。Kaw 等[23]在一项对患者进行前瞻性随访的小型研究中将单纯行 EBS 与胆囊切除术治疗胆源性胰腺炎者进行了比较。平均随访近 3 年后，内镜下胆道括约肌切开术组复发性胰腺炎的发生率为 2.9%，胆囊切除术组复发率为 2.4%（$P > 0.05$），而在 5 年随访期内，接受内镜下胆道括约肌切开术后行腹腔镜胆囊切除术的患者复发性胰腺炎的发生率最低，为 1.2%。与胆囊切除术患者相比，内镜下胆道括约肌切开术组较胆囊切除术者的胆道并发症的总体发生率无统计学差异（11.6% vs 3.6%，$P = 0.19$）。

对于不适宜手术或老年人，国际胰腺病学会（International Association of Pancreatology，IAP）亦推荐用内镜括约肌切开术替代胆囊切除术，以减少复发性胆源性胰腺炎的发生率。该建议与胆总管结石存在与否无关。

病例后续

该患者接受了 ERCP 下胆管括约肌小切开（＜ 4 mm）及球囊清扫并用球囊清理胆道。结果胆管及球囊清除未发现结石（图 11.3）。另外，将造影剂经胆囊管插管注入至胆囊，未见胆囊管阻塞。由于患者胆囊炎仍未解决，予放置一枚 7 Fr 双猪尾塑料支架跨越乳头至胆囊内。随后患者临床症状改善，并于 24 h 后转出 MICU。

胆源性胰腺炎与减肥手术患者

Roux-en-Y 胃旁路术后患者胆石症的发病率差异很大。然而，文献报道其发病率高达 30% ~ 50%[27,28]。目前除非接受减肥手术者在术前或术中有症状，否则通常进行预防性胆囊切除术。预防性胆囊切除术未能在此类患者中表现出明显优势，并且由减肥手术后胆结石引起的并发症也较少[29]。由于在减肥手术时不常规进行预防性胆囊切除术，因此，在 Roux-en-Y 胃旁路术后解剖结构中治疗胆源性胰腺炎可能较复杂，这将是许多机构面临的问题[30]。

对具有 Roux-en-Y 胃旁路手术后解剖结构的患者进行内镜操作具有挑战性。可使用多种技术进行 ERCP。这些技术分为两大类，利用肠镜或腹腔镜辅助内镜通过残胃到达乳头。然而，肠镜辅助技术存在一些局限性，包括未能完成操作至所需胆道干预的位置（发生率可高达 30% ~ 40%），因此需要手术或内镜进入残胃，而且两种方式的操作时间均很长。经皮进入残胃亦有晚期并发症，如持续性胃瘘，以及因患者的复杂性，内镜和外科手术团队需要协调护理，以免进行单一干预[31-33]。在疑似胆源性胰腺炎者和 Roux-en-Y 胃旁路术解剖的患者中，必须有证据明确胆道梗阻，才可考虑行内镜 / 外科联合手术来进行 ERCP 或肠镜辅助 ERCP。

病例 4

患者，男，59 岁，高脂饮食后出现自限性腹痛、恶心。既往有糖尿病史，曾行 Roux-en-Y 胃旁路术。入院时实验室检查提示：脂肪酶升高至 960 U/L（正常值上限为 99 U/L），总胆红素为 1.5 mg/dl，碱性磷酸酶 302 IU/L，AST 93 IU/L，ALT 308 IU/L，WBC 11.2×10^9/L。患者血流动力学稳定且无发热。腹部超声检查提示胆石症，胆囊壁增厚，无胆囊周围积液，肝外胆管和肝内胆管无明显扩张，没有明确的胆总管结石证据。MRCP 显示胆总管直径为 9 mm，没有胆总管结石的证据。

回顾患者病史，发现患者先前发生急性胰腺炎时伴随肝功能指标升高，而腹部超声检查无胆结石征象。患者的症状快速缓解，故患者选择推迟胆囊切除术。

问题：

1．为什么该患者的 Roux-en-Y 胃旁路手术史很重要？

2．进一步管理该患者时有哪些选择？

3．对该患者进行外科手术干预的作用是什么？

术中胆管造影的作用

该患者出现复发性急性胰腺炎，其病因可能是胆源性的。已知患者患有胆石症，胆囊完整。虽然其肝功能指标升高，但总胆红素 < 2 mg/dl，并且肝外胆管虽扩张至 9 mm，但未见胆总管结石。该患者的 Roux-en-Y 胃旁路术后解剖结构的改变使操作 ERCP 时难以轻松进入主乳头，并且肠镜辅助进行 ERCP 的可用工具是有限的。由于需要对患者进行胆囊切除术，因此，可以行术中胆道造影，以评估肝外胆管内的充盈缺损情况。

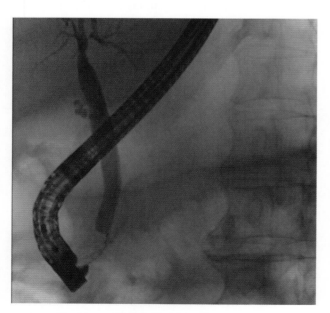

图 11.3 正常的胆管造影，未见充盈缺损

术中胆管造影是通过在胆囊切除术时将小导管置入胆囊管进行的。术中外科医生对图像进行了解读。造影检查具有特异性，将腹腔镜胆囊切除术的手术时间延长 16 ~ 20 min[34]。然而，文献表明，在腹腔镜胆囊切除术中常规进行胆道造影没有显著的益处。因此，腹腔镜胆囊切除术在所有适应证中的使用和可用性是不同的[35,36]。然而，最近的一项前瞻性研究发现，根据术前危险因素选择进行术中胆道造影的方法可以产生较高的阳性预测值（PPV）。手术时，存在急性胰腺炎、胆总管扩张或黄疸时，其阳性预测值分别为26%、45% 和 86%。肝功能检查异常且合并胆总管扩张，较两者中的一项出现时阳性预测值增加[37]。目前已明确，对于急性胰腺炎患者，如有中等概率患有胆总管结石，仍然推荐进行术中胆道造影[2]。在本病例中，可对腹腔镜胆总管探查术或术中ERCP 进行积极的研究。已在随机试验中证明腹腔镜胆总管探查术具有与术前及术后 ERCP 相当的疗效和结果。与未探查胆总管而需要进行额外ERCP 的胆石症患者相比，术中进行胆管探查可能降低住院费用及缩短住院时间[38,39]。

病例后续

由于该患者疑似胆源性胰腺炎反复发作，需进行胆囊切除术，故决定进行胆囊切除术及术中胆道造影。如果术中胆道造影结果为阳性，外科医生会试图清理肝外胆管。如果不能成功清理，将通过腹腔镜进入残胃，从而辅助进行 ERCP。该患者术中胆管造影为阴性（图 11.4）。术后病理提示胆石症伴有急性和慢性胆囊炎。因此，通过详细进行术前评估和术中胆管造影，可以避免冗长、复杂的外科 / 内镜联合手术，并最大限度地降低成本和减少潜在的并发症。

妊娠期胆源性胰腺炎

妊娠期发生急性胰腺炎极为罕见，每 1000 ~ 3000 例妊娠女性中有 1 例发生急性胰腺炎[40,41]。其中急性胰腺炎在多产女性中似乎更为普遍，约占妊娠期急性胰腺炎的 75%，且急性胰腺炎在妊娠晚期和产后期更常见，而在妊娠早中期较为罕见。

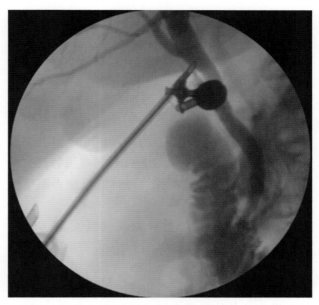

图 11.4 术中胆管造影显示正常，造影剂易从肝外胆管流至十二指肠，未见充盈缺损

超过一半的急性胰腺炎发生在妊娠晚期，38% 发生在产后[42]。

妊娠期急性胰腺炎的发病率很高，但母婴死亡率很低（约 3%）[40]。最常见的病因是胆结石（65% ~ 100%）、酒精（5% ~ 10%）和高甘油三酯血症（5%）[43]。由于流产的风险可能很高，故应尽早明确诊断，以便进行适当的咨询和治疗。

诊断妊娠期急性胰腺炎可能较困难。碱性磷酸酶由胎盘产生，因此其水平升高并非胆道系统所特有的。妊娠时碱性磷酸酶可达正常上限的 3倍，对于确诊妊娠期胆源性胰腺炎无较大意义。然而，ALT 作为胆源性胰腺炎的一种非常敏感的标志物，超过正常上限的 3 倍即有意义。另外，如妊娠期淀粉酶和脂肪酶升高超过正常上限的 3倍，应该与非妊娠患者一样考虑急性胰腺炎。

妊娠期急性胰腺炎患者的早期检查与非妊娠患者类似。应进行适当的病史采集和体格检查，完善实验室检查，其中包括全血细胞计数，生化指标检查包括肝功能检查、淀粉酶和脂肪酶。

妊娠患者的影像学检查应该对母亲和胎儿是安全的。妊娠期急性胰腺炎的初步影像学检查是经腹超声。腹部超声是一种安全的检查方法，其诊断胆结石的灵敏度高于 CT。超声存在一定的局限性，包括其对胆总管结石的灵敏度低（22% ~55%），以及由于肠气干扰而导致难以评估远端肝外胆管，从而可能导致胆管结石的漏诊。此外，MRCP评估胆囊结石时与超声一样准确，但其对整个肝外胆管的评估能力更强。尽管钆并非MRCP检查必需的，但钆不会对胎儿造成毒性，而用于CT扫描的碘化造影剂可能导致胎儿甲状腺功能减退[44]。以上这些放射学检查都是非侵入性的，而用于评估胆结石的一种更准确但有创性的检查是EUS。由于EUS是一种需要镇静且更具侵入性的检查，因此不作为评估妊娠患者胆道疾病的一线检查。

妊娠期急性胆源性胰腺炎的复发率（70%）高于普通人群（20%～30%）。因妊娠期复发性胰腺炎或重症急性胰腺炎流产的风险很高，医学决策者应同时考虑其对母亲和胎儿的风险，需权衡进行操作的益处是否大于母体损害或流产的风险。治疗选择包括保守治疗和观察、ERCP或手术。

目前关于对妊娠期胆源性胰腺炎进行最有效的治疗来降低母婴发病率和死亡率方面尚没有标准化指南。若妊娠早中期发生急性胰腺炎，则保守治疗可能导致治疗转变为ERCP或手术，而不是等到产后。一项处理策略指出需要依据妊娠的不同阶段进行：妊娠早期推荐保守治疗，中期推荐行腹腔镜胆囊切除，或可进行手术治疗。如果拟产后早期进行胆囊切除术，可在妊娠晚期进行ERCP或保守治疗。妊娠期间专家对患者进行ERCP似乎是安全的（第19章）。

病例 5

患者，女，26岁，体型肥胖，孕8周。诉24 h前开始出现上腹部疼痛加剧。既往为G2P1，2年前首次妊娠顺利。自述过去1年中出现右上腹部疼痛间歇性发作，通常持续数小时后缓解。自觉症状与脂肪膳食摄入相关。就诊时，患者存在轻度呼吸窘迫和心动过速，心率110次/分。给予静脉液体输注并抽血检查。实验室检查提示：脂肪酶2500 U/L，总胆红素1.0 mg/dL，ALT 250 IU/L，AST 275 IU/L，ALP 300 IU/L，WBC $9×10^9$/L。腹部超声检查提示胆石症，无胆囊壁增厚或胆囊周围积液，胆管扩张至直径6 mm，无胆总管结石表现。

问题：
1．患者发生胆总管结石的概率是多少？
2．目前行ERCP的作用是什么？
3．此时是否应进行其他影像学检查？
4．复发性急性胰腺炎的风险是多少？

权衡妊娠期急性胰腺炎的风险和获益，以及潜在的复发情况和治疗

由于胆石症患者存在持续性腹痛、肝转氨酶升高及胆管扩张，患者患胆管结石的可能性很高。胆结石可自发地从胆囊排出，像"球阀"一样进入远端肝外胆管，或者停留在壶腹部。患者目前正处于妊娠早期，是胎儿畸形的风险最大的时期（药物暴露和辐射暴露）。此外，如果胆源性胰腺炎持续存在、复发、恶化，或者患者发生ERCP术后胰腺炎，则患者的流产风险较高。有数据表明保守治疗后复发性胰腺炎的发生率很高。患者需要针对胎儿风险的具体咨询：如果选择保守治疗，需考虑流产的风险；而如果在妊娠早期进行ERCP，则存在接触辐射及胎儿畸形的风险，以及发生ERCP术后胰腺炎及可能的流产风险。由于该患者处于妊娠早期，为发生胎儿畸形最大的风险期，因此，对于母亲和胎儿而言。EUS可能是最安全的检查方法，可用于评估超声或MRCP可能遗漏的小的残留结石，如果EUS证实存在残留结石，那么进行ERCP的获益大于风险。对妊娠患者进行ERCP时应强调限制透视时间，用铅围裙屏蔽母体骨盆和胎儿，并尽量缩短手术时间[46]。

病例后续

经过与患者及妇产科长时间的讨论后，决定应用EUS评估肝外胆管。过程中应用麻醉镇静并进行监护。EUS提示无肝外胆管内残留结石或胆泥征象。由于EUS结果为阴性，因此未进行ERCP。患者随后在妊娠中期接受了腹腔镜胆囊切除术，未发生并发症。

图11.5是用于处理疑似胆总管结石患者的流程图。

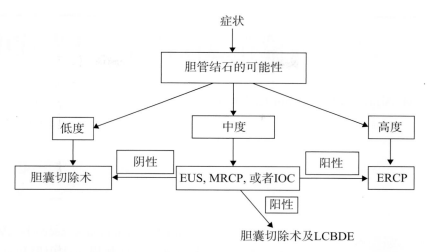

图 11.5 处理疑似胆总管结石患者的流程

EUS：内镜超声；MRCP：磁共振胰胆管造影术；ERCP：内镜逆行胰胆管造影术；IOC：术中胆道造影；LCBDE：腹腔镜胆总管探查（Adapted from [2]）

关键点

- 需依据患者的临床表现、生化指标和影像学检查对疑似胆源性胰腺炎者进行评估。
- 没有单一的参数能准确地预测胆总管结石的存在。
- 有多种影像学方法（经腹超声、CT、MRCP和 EUS）可用于评估胆总管结石。每种方式都有其优缺点。
- 建议采用风险分层方案处理疑似胆源性胰腺炎者，以确定高度怀疑为胆总管结石而需要 ERCP 的治疗者。
- 对于中等概率存在胆总管结石的患者，可根据可用性和当地条件，进行 EUS、MRCP或胆囊切除术以及术中胆道造影。

- 如果怀疑胆总管结石或胆管炎，具有 Roux-en-Y 胃旁路手术后解剖结构的患者存在胆源性胰腺炎可能会给治疗带来特殊挑战，腹腔镜胆总管探查及术中胆管造影术是 ERCP 的替代方案。
- 妊娠期患者的急性胆源性胰腺炎有较高的复发率，对母亲及胎儿均有潜在的风险。可依据不同妊娠时期的治疗流程指导患者选择进行保守、ERCP 或手术治疗的医疗决策。

参考文献见本书数字资源。

第十二章　内镜在急性胰腺炎并发症中的应用

Wasif M. Abidi　Christopher C. Thompson 著

引言

胰腺炎是目前导致患者住院最常见的消化系统疾病，其中 2009 年收治住院的患者超过 27 万人 [1]。急性胰腺炎的一个常见并发症是出现胰腺或胰周液体积聚，以前通常称为"假性囊肿"。目前对这些积液进行了更好的描述，并将其分为四种不同的类型（图 12.1）：急性胰周液体积聚、急性坏死性积聚、胰腺假性囊肿及胰腺包裹性坏死

（walled-off pancreatic necrosis，WOPN）[2]。顾名思义，急性胰周液体积聚和急性坏死性积聚发生较早（通常小于 4 周）。两者根据有无坏死进行区分——前者仅为胰腺周围的液体聚集，后者则包括胰腺或胰周组织的坏死。而假性囊肿和胰腺包裹性坏死则在积液的基础上进一步形成明确的积液包裹，多出现在大约 4 周后。假性囊肿的胰周积液只包含有液体成分，而胰腺包裹性坏死既含有液体成分，又含有坏死的组织。以上任何一种积液都可伴有感染的发生。此外，胰管

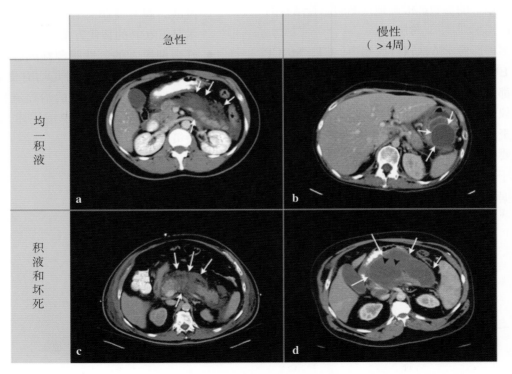

图 12.1　基于修订的急性胰腺炎亚特兰大分级系统对胰腺及胰周液体积聚具有代表性的 CT 增强图像进行分型。根据有无坏死以及是否为慢性（大于或小于 4 周）来区分。**a**. 急性胰周液体积聚（APFC；白色箭头显示有边界的急性胰周液体积聚）。**b**. 胰腺假性囊肿（白色箭头显示有边界的假性囊肿）。**c**. 急性坏死性胰腺炎发作后的坏死性液体积聚（白色箭头显示有边界的积聚）。**d**. 与 c 图同一患者，1 周后形成胰腺包裹性坏死（白色箭头表示胰腺包裹性坏死的边界，黑色表示坏死区）

（pancreatic duct，PD）的破坏常常是导致积液形成的原因之一。我们认为急性胰腺炎与胰管的局部坏死及由此造成的破坏有关。正如本章将讨论的，认识到胰管破裂可能对患者的治疗和预后有重要影响 [3,4]。

根据积液的位置和程度，胰腺和胰周液体积聚表现为多种症状和并发症。积液的存在通常与腹痛的程度、腹胀和厌食症有关。这些症状并没有随着胰腺炎其他症状的缓解而减轻。此外，根据积液的位置，可观察到局部十二指肠或胆道梗阻，需单独进行处理。其周围结构也可形成瘘，表现为胰外瘘、胰腺 - 腹膜瘘 [5]，或可引起呼吸急促的胰腺 - 胸膜瘘 [6]。

积液可引起较严重的腹胀，并可导致弥漫性腹腔间隔室综合征（abdominal compartment syndrome，ACS）[7]。ACS 是指腹内压（intra-abdominal pressure，IAP）持续升高，与新发的器官衰竭或现有器官衰竭的急性恶化有关。其典型表现为腹胀伴肌紧张、少尿和气道压力峰值升高。ACS 在坏死性胰腺炎中出现较早，认为与坏死性积聚的团块效应、急性炎症、周围组织水肿及复苏过度有关。诊断方法为经尿道探头测量膀胱内压 [8]。住院患者正常的膀胱内压为 5 ～ 7 mmHg。当压力 ≥ 12 mmHg 时，腹腔内器官灌注减少。而当膀胱内压大于 20 mmHg 时，可出现器官衰竭，开始进展为腹腔间隔室综合征。因其发病率为 90%，死亡率可高达 50%[7]，故识别腹腔间隔室综合征至关重要。针对腹腔间隔室综合征，最初的治疗包括镇静、神经肌肉阻滞、经鼻胃肠减压以及纠正可导致腹内压增加的积液失衡。如果以上治疗措施无效，需行经皮导管引流急性积液或腹腔积液。最后，如果上述治疗均失败，可行手术减压或保持开腹状态。

胰周液体积聚也可引起血管病变。如胰液侵蚀周围血管，可导致假性动脉瘤。一旦假性动脉瘤破裂，血液进入积液内，可表现为腹痛加剧。如果血液进入胰管，则可表现为血性胰液（见第十六章），并可伴有间歇性黑便及腹部隐痛。CT 血管造影（CTA）、磁共振血管造影（MRA）或单独使用 MRCP 可用于鉴别假性动脉瘤。这些影像学检查应该由介入放射医师进行操作 [9]。当存在慢性胰腺炎时，需行外科手术治疗。如果胰腺发生坏死，可引起脾静脉、门静脉或者肠系膜上

静脉血栓形成，导致内镜下可见侧支静脉形成及静脉曲张（见于急性胰腺包裹性坏死区的下方）。这种血栓形成引起的并发症发生率很低，一般极少需要治疗 [10]，除非出现明显的静脉曲张，如累及下腔静脉或即将引起肾损害。

病例 1

患者，男，37 岁，既往有糖尿病及高脂血症病史，主因严重急性腹痛及背部放射痛就诊。查体发现血压低、心动过速、焦虑及呼吸急促，并伴有腹胀及肠鸣音减弱。生化检查提示脂肪酶高达 1840 U/L（正常值为 13 ～ 60 U/L）。立即予乳酸林格液进行液体复苏。后肝功能及右上腹超声检查回报均正常。无酗酒史。进一步实验室检查发现甘油三酯高达 2000 mg/dl。随后患者转入 ICU，继续以 300 ml/h 的速度输注乳酸林格液以维持尿量为 0.5 ml/（kg·h），并给予适量胰岛素治疗。治疗几天后，患者的膀胱压维持在 10 ～ 12 mmHg，血流动力学及实验室检查结果逐渐恢复正常，但疼痛及腹胀仍不缓解。行腹部及盆腔增强 CT 检查，显示胰腺肿大，未见明确的坏死。在胰腺前部可见一 17 cm×12 cm×18 cm 大小的均质囊性液体积聚（图 12.2）。边缘轻度强化，积液内未见明显坏死组织。内外科医师会诊，并讨论了积液及持续腹痛的治疗措施。

我们的初步诊断及治疗方案

病例 1 描述了患者存在的胰周液体积聚，其体积巨大，且无明显特征。通常对于临床治疗而言，一旦怀疑存在胰腺积液或者胰周液体积聚，需进行影像学检查（常用增强 CT 检查）以明确积液的位置及类型（表 12.1）[2]，尤其需确定积液内有无坏死组织。因为当存在坏死组织时需行内镜下清创术，而非单纯的内镜下引流术。虽然 CT 的灵敏度及特异度很低，但它可以辨别出液体积聚的范围以及是否存在坏死组织 [11]。研究表明，MRI 比 CT 在评估坏死组织时具有更高的灵敏度和特异度，对不明确的病例可能比 CT 帮助更大 [12,13]。此外，MRI 的优点是避免患者暴露于

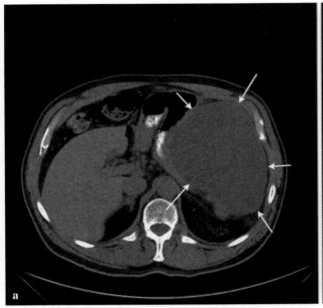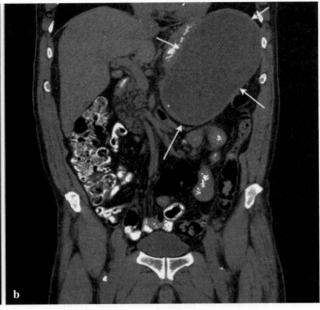

图 12.2   病例 1 患者，男，37 岁，腹部增强 CT，为继发于高甘油三酯血症的急性胰腺炎。CT 的轴位（a）及冠状位（b）示一体积巨大的急性胰周液体积聚。箭头示液体积聚的边界

表 12.1   四种典型的胰腺及胰周液体积聚类型的影像学形态特征

	相关胰腺炎类型	CT 密度	包裹	位置
急性胰周液体积聚	间质水肿	液性	无	胰外的
假性囊肿	间质水肿	液性	有	胰外的
急性坏死积聚	坏死	液性及非液性	无	胰外的或胰内的
胰腺包裹性坏死	坏死	液性及非液性	有	胰外的或胰内的

有害的辐射中，非常适用于需要多次影像学检查的年轻患者[14]。

胆胰管造影术联合 MRCP 可用于检测胰管损害及胰瘘。在 MRCP 检查期间，注射促胰液素可诱导胰管分泌激素，有助于更好地观察胰管形态及胰瘘。最近研究报道指出 MRCP 联合注射促胰液素检查能将检测胰管异常的灵敏度从 47% 提高到 66%[15,16]，但目前该方法还未得到广泛应用。

值得注意的是需要排除胰腺囊性肿瘤。如果囊性积液是肿瘤性病变，那么就要调整治疗方法，即可能需要手术治疗。临床病史及与胰腺炎发作前的腹部影像学进行比较均可用于鉴别诊断。在极少数情况下，如液体积聚病因不明确，可应用内镜超声或经皮穿刺取样检查。

液体积聚的早期治疗策略

对急性胰腺炎的初步治疗策略包括积极的支持治疗（包括乳酸格林液静脉滴注）、疼痛治疗及有效地鉴别胰腺炎的病因。一旦明确存在液体积聚，需要单独进行处理并发症（见引言）。如果治疗急性胰腺炎及并发症后，患者症状消失或大部分缓解，则可继续保守治疗及观察。关于胰腺液体积聚的数据显示，如不进行任何干预，30% ~ 60% 的患者可以自愈[17-19]。少数研究报道非坏死性胰腺炎相关的液体积聚可很快缓解，2 周内患者的自愈率为 70%[20]，而坏死性胰腺炎相关的液体积聚在 6 个月内的自愈率仅为 30%[17]。目前缺乏更多的关于不同类型的急性液体积聚的研究数据。

回到病例 1

在治疗 2 周后，虽然患者仍持续轻度腹痛、腹胀及厌食，但疼痛程度及症状有所改善。后对患者进行了 MRCP 及胰腺 MRI 检查。结果显示腹部液体积聚范围轻度扩大，仍无坏死组织，并且在胰体中部液体积聚似乎与胰管是连通的，这提示可能存在胰管破裂。

经乳头胰管支架置入术

时机和途径

在上述病例中，患者出现了胰管破裂，可能导致急性胰周液体积聚继续发展。无论胰管破裂的病因（急性胰腺炎、胰腺手术或创伤）如何，都可以使用类似的内镜治疗方法进行治疗。最初的保守治疗包括鼻饲饮食、生长抑素类似物和胰酶替代治疗。其中鼻饲饮食与术后胰管瘘的自发闭合率显著相关，可能是由于前者对胰腺的刺激减少。生长抑素类似物常规用于胰腺手术的围术期[22,23]，但只有少数研究报道其用于假性囊肿，而且这种做法仍存在争议[24]。

如果经过保守治疗后临床及影像学检查均没有任何改善，应尝试 ERCP 下经乳头胰管支架置入术[3,5,25,26]。而影响经乳头胰腺管支架置入术治疗效果的一种情况是"胰管离断综合征"[5,27]，指胰管完全离断，导致胰腺近端（尾部）部分不断分泌胰液。在胰管造影图像上，可见胰管破裂或完全断裂，在该区域的上游未见胰管显影（图12.3）。在胰管完全离断的情况下，较难放置桥接支架。此时应考虑行囊肿 - 胃吻合术，以允许积液经瘘管引流至胃或肠管。如果这种方法失败，经皮穿刺和内镜联合治疗可能会成功[27]，手术治疗方案则包括胰肠吻合术和远端胰腺切除术。此外，经皮体外引流不是首选的治疗措施，因为持续性胰外瘘的发生率很高[27]。

可根据临床情况选择实施 ERCP 的时机，既可在察觉胰液异常渗漏后立即进行，亦可等待至急性胰腺炎发作 4 周后。相关资料表明，对于胰腺炎相关的胰管破裂患者，即使可能因患者不适或临床表现加重导致我们提前干预治疗，但

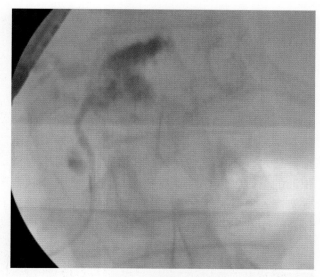

图 12.3　发生急性胰腺炎后胰管破裂综合征的 ERCP 透视图像。胰管造影显示胰管完全破裂，造影剂在颈部区域漏出，上游胰管不显影。桥接支架放置不可行，治疗重点是行囊肿 - 胃吻合术

通常我们也会对患者密切观察 4 ～ 6 周后尝试治疗。常规行 ERCP 检查时，行胰管造影以定位胰管破裂处，并需要关注胰管狭窄或结石的病变部位。虽然不同的支架尺寸与成功闭合胰管破裂并无明显关联，且医生会根据具体临床情况决定置入胰管支架的尺寸，但实际中多使用 5Fr 或 7Fr 的支架。在检查过程中，应该详细研究和处理任何可能导致胰液渗漏的狭窄或结石。此外，理想情况下，支架应该能够在破裂之处形成桥接，从而最大限度地提高成功率（见下一节）。支架应至少保留 6 周，但胰管瘘闭合时间可能会有很大差异。研究表明，中位闭合时间高达 4 个月[3,26]。因 ERCP 将非无菌的造影剂引入无菌积液中，因此在治疗过程中应预防性使用抗生素。

应该注意的是，根据临床情况（包括液体积聚所致症状和假性囊肿囊壁的成熟度），许多研究人员报道了在行 ERCP 的同时进行囊肿 - 胃吻合术，特别是对于那些存在大量囊液积聚的患者。Hookey[28] 等在回顾性分析和前瞻性随访中报道了15 例单纯经胰管支架置入术者、60 例单纯经囊壁引流者、41 例接受联合治疗者的胰液收集情况。总体的临床成功率（临床症状缓解、积液改善）为 88%，并且未依赖引流。然而，不同组的患者特征差异显著。例如，单纯行支架置入术的 15 名患者积液较少（＜ 7 cm），并且有胰管阻塞以及胰

管与假性囊肿之间连通的情况。联合治疗用于与
胰管连通的较大囊肿，或经乳头入路无法连通至
胰漏部位的患者。与印度 Singh 小组进行的一项
小型研究进行对比后发现，他们采用单纯经十二
指肠乳头介入的方法治疗胰腺尾部较大的囊肿
（> 7 cm）后，仅有 33% 的患者症状改善，而另
外 67% 的患者并发感染，需进一步经皮外引流治
疗。总之，不推荐将单纯的支架植入术用于大量
积液的情况，其中经囊壁引流或经囊壁引流联合
支架置入术可能具有最佳效果。未成熟的积液无法
经囊壁排出，应在具备引流条件后置入支架。

治疗效果和替代治疗

　　ERCP 下经十二指肠乳头胰管支架置入
术治疗胰漏相当有效[3,26,29,30]。文献回顾显示
58% ~ 100% 的患者胰漏消退，尽管这些研究中
胰漏的病因包括慢性胰腺炎、创伤和急性胰腺炎
以及术后渗漏。此外，该技术的操作差异很大，
因而可以解释结果的变异性。手术的成功与胰管
部分破裂的发现、胰管破裂的位置、支架至少维
持 6 周以及桥接破裂胰管的支架放置呈正相关。
我们机构的数据显示[3]，桥接破裂处的支架成功
地解决了 92% 患者的胰管渗漏问题。相比之下，
将支架仅放置在乳头部或刚达破裂处的患者仅有
44% ~ 50% 的治疗成功率（图 12.4）。这更加强
调了桥接破裂胰管的重要性。

　　该手术的死亡率很低，并发症（7% ~ 9%）
主要与 ERCP 操作有关。更为特殊的并发症包
括支架置入术后的发热和感染、支架闭塞以及对
较大假性囊肿仅行单纯支架植入术。对支架置入
失败或支架移位者可以行二次 ERCP 治疗，重
新置入支架 6 ~ 8 周。对由于未能放置胰管支架
或未能解决胰液渗漏而导致手术失败的情况，可
以尝试单独引流积液（参见下文：内镜超声和假
性囊肿的经囊壁引流）。大约 4% 的患者最终需
要外科手术。手术方式包括胰肠吻合术和远端胰
腺切除术，多用于胰体和尾部的导管破裂患者。
该手术的死亡率为 6% ~ 9%，但总成功率高达
90% ~ 92%[31]。

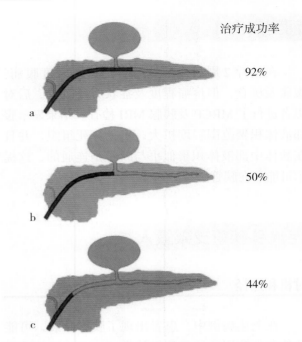

治疗成功率

a　　　92%

b　　　50%

c　　　44%

图 12.4　**a**. 放置于桥接破裂胰管处的支架与 92% 的症状
改善率相关。**b**. 放置在渗漏处末端的支架仅有 50% 的症
状改善率。**c**. 放置的支架仅通过乳头时的改善率为 44%
（Adapted from[3]）

病例后续

　　将患者送至内镜室进行检查，在胰管造影过
程中发现渗漏部位。将一枚 7 Fr × 9 cm 塑料支架
置于胰管中，并桥接胰管渗漏处（图 12.5）。因
假性囊肿的囊壁尚未成熟，故无法进行囊肿 - 胃
吻合术。术后患者症状立即好转，腹痛逐渐缓解，
但疼痛并未消失，仍有食欲不振和体重下降。在
行 ERCP 和支架置入术后 4 周复查增强 CT，显示
邻近胃周有 8 cm × 10 cm 的积液，并形成形态理
想的包壁。

内镜超声和假性囊肿的经囊壁引流

内镜下囊肿 - 胃吻合术

　　胰漏的远期并发症有胰源性腹水、胰十二指
肠瘘和胰腺假性囊肿。该病例出现假性囊肿，伴
有明确囊壁形成。对于无症状性的假性囊肿患者，
可予观察；对于有症状的患者，可采取经皮介入、

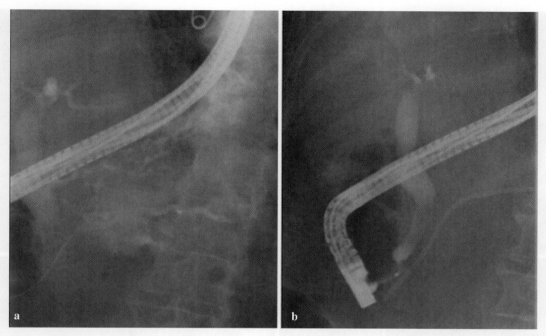

图 12.5　病例 1 的 ERCP 结果。**a**. 在 ERCP 下可见胰管渗漏，胰腺图像显示胰管体部破裂，造影剂在胰管周围漏出。**b**. 放置塑料支架桥接破裂的胰管

外科手术或者内镜治疗等方式，具体选择应通过多学科会诊并结合专科知识进行判断。内镜下引流假性囊肿首先由 Gerald Rogers 等在 1975 年提出[32]。之后在 1985 年，Richard Korazek 通过在胃中造瘘的方式对该术式进行了改进[33]，随后此术式又经历了多次改进。

在行囊肿 - 胃吻合术前，通常需要咨询放射科医师，至少应仔细行腹部 CT 和（或）MRI 检查，以确保积液周围囊壁已成熟（图 12.1b），且胃壁和假性囊肿为直接并排[34]。需要注意，影像学检查应安排在术前 1 ~ 2 周。囊壁通常需 4 ~ 6 周发育成熟，但我们也观察到有的囊壁 3 周就已成熟[2]。目前认为 > 3 cm 的囊壁适合行囊肿 - 胃吻合术和坏死切除术。一些研究中心认为囊壁厚度的上限为 1 cm，因为较厚的囊壁会增加并发症的发生风险[34]。但我们的治疗标准并未局限在 1 cm 以内，并且我们对囊壁更厚的患者亦有过成功的治疗经验。

在手术前给予抗生素（通常静脉注射环丙沙星和甲硝唑）。通常选择全麻而非静脉镇静，用以降低大量积液排入胃内时引发的呼吸系统并发症的发生风险。当需要更长时间的操作以及出现并发症时，允许应用最大程度的镇静。我们应用 CO_2 进行吸入麻醉，因其在手术结束时可被身体迅速吸收。手术第一步，首先识别假性囊肿的位置，并找到合适的穿刺部位。虽然常规进行内镜检查时将胃或十二指肠腔内的隆起作为标记点，但目前大多数中心应用 EUS 进行引导[35-39]。在没有较大的腔外压迫、辨识物以及缺乏坏死组织而无法确认的条件下，EUS 对于更好地定位液体积聚部位非常重要。支持使用 EUS 的最佳研究资料是 Varadarajulu 等的随机对照试验。他比较了普通内镜与内镜超声引导的囊肿 - 胃吻合术治疗，证实内镜超声治疗成功的概率更大（100% vs 33%，$P < 0.001$），并且可减少并发症的发生。普通内镜相关的并发症包括 1 例因无法显示出穿刺部位而导致穿刺部位的胃静脉曲张大出血最终致患者死亡。

当内镜超声确定穿刺部位后，我们使用 19 号针穿刺入假性囊肿（图 12.6），尝试以理想的角度穿刺，使内镜在体内保持直立，从而使力直接传递到假性囊肿的壁上。穿刺时可抽液送检细菌培养和生化检查，并且可将造影剂注射到假性囊肿中，以辨识假性囊肿的边界并维持扩张形态。我们过度注射造影剂，使假性囊肿扩大 5 ~ 10 mm，以保持其膨胀。且穿刺囊壁时避免应用电凝（已发表文献报道）。然后将 0.035 英寸的导丝盘圈后送入囊腔，再应用球囊扩张穿刺点。可从 6 mm

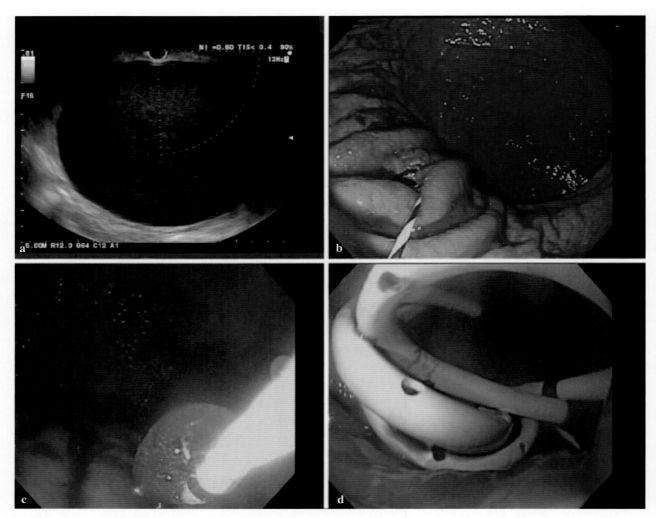

图 12.6 病例 1 患者的囊肿 - 胃吻合术。**a**. 使用 EUS 找到了合适的路径，无血管干扰，并确认为积液。**b**. 然后将长导丝放入囊液中。**c**. 用球囊扩张穿刺通路。**d**. 将一个 10 Fr×7 cm 和一个 10 Fr×4 cm 的双猪尾支架置于囊肿中引流

胆道扩张球囊（多为 Hurricane 胆道球囊扩张导管，Boston Scientific，Marlborough，MA）开始，逐步扩张至 15 mm。备选方式包括应用括约肌切开刀或囊肿切开刀进行短暂灼烧。然而，这些方式可能会因不慎切到胃血管而增加出血风险。然后放置双猪尾支架以保证充分引流。我们通常使用 3 枚 10Fr 双猪尾支架进行引流，支架的长度取决于充分引流囊液所需的深度。

在随访中（图 12.7），我们在术后 4 ～ 6 周对患者复查 CT 或 MRI，以评估囊腔的持续缩小或溶解情况以及支架的位置。尽管一项小型随机对照试验表明，在治疗假性囊肿后仍将支架留在原位可能会减少复发，但如果假性囊肿已经溶解并且支架维持在原位，我们会进行普通内镜治疗并取出支架[40]。在这项小型研究中，对囊肿 - 胃吻合术的患者分别于术后平均 2 个月或 12 个月后取出支架。前者中有 38%（5/13 例患者）复发，而后者无复发。如果支架自行脱出，则无须进一步手术；如果假性囊肿正在溶解，则可更长时间地保留支架以进一步引流且使囊肿退化。如果支架已经脱出，且患者仍持续存在假性囊肿的症状，则可能需进一步行囊肿 - 胃吻合术以充分引流囊液。最后，如果假性囊肿没有变化或进展，需重新评估是否存在胰管破裂和支架堵塞的可能。也可进行下文提及的外科手术治疗。

结局、并发症和治疗失败时的替代治疗

在经验丰富的多学科治疗小组中，行囊肿 - 胃吻合术的初次成功率可高达 94% ～ 95%，假性

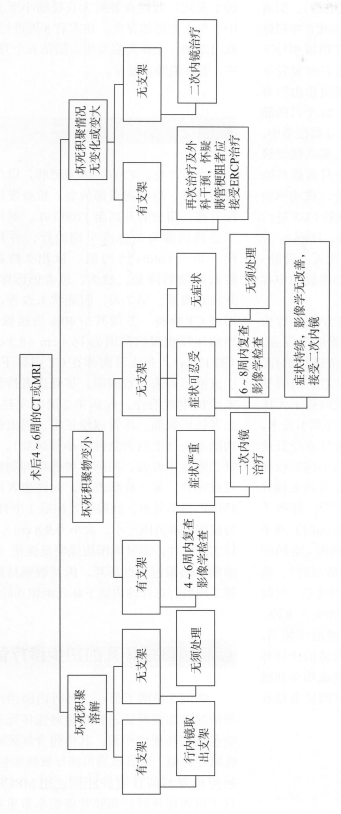

图 12.7 对胰腺假性囊肿施行囊肿 - 胃吻合术或对形成包壁的胰腺坏死积聚行内镜切除术后的随访示例。实际方案应根据不同患者的临床表现进行相应的调整

囊肿的缓解率为 90% ～ 100%[41-43]。0 ～ 20% 的患者可出现并发症，包括需要二次手术治疗的出血（通常由于在没有 EUS 引导下使用电凝）、引流不充分和假性囊肿感染。假性囊肿者的死亡率很低（< 1%），其中至少 1 例死亡与在没有 EUS 引导下使用电凝进入囊肿有关。假性囊肿患者的复发率为 0 ～ 16%，并且至少有一篇文献报道指出所有患者的假性囊肿均得到缓解，在至少 24 个月的随访中没有复发[41]。值得注意的是，在这篇报道中，如果影像学检查显示假性囊肿消失，那么接受镜下囊肿 - 胃吻合术的患者在术后 2 个月常规移除支架。如果积液中存在坏死组织碎片，成功率会显著降低。这强调了应用影像学检查和 EUS 进行术前评估并确定为假性囊肿的重要性。Hookey 等表明，假性囊肿患者无论有无支架置入，囊肿 - 胃吻合术的成功率都超过 88%，而如果囊肿中存在坏死组织碎片，成功率只有 25%[28]。

如果内镜治疗失败，无论是由于早期治疗失败、症状未缓解，还是由于出现严重的并发症，都可以采用经皮穿刺或外科手术方法进行治疗。如果急性液体积聚引起明显的临床症状，且囊壁未成熟至可耐受囊肿 - 胃吻合术，或内镜下无法辨别清晰的引流通路，可考虑行经皮穿刺引流术。通常在 CT 引导下，采用直接经皮途径或经肝途径引流[44]，且必须留置引流管，因为单纯抽吸很难使积液消失。但经皮穿刺引流的疗效尚无较好报道，其成功率从 32% 至 90% 不等[44]。外科手术选择包括：胰管 - 小肠吻合（存在渗漏时）或手术引流[45,31]。具体来说，手术包括胰腺 - 空肠吻合术，远端胰腺切除术（体尾部胰管破裂时）、囊肿 - 胃吻合术、囊肿 - 空肠吻合术以及瘘管 - 空肠吻合术。手术方法的总体成功率为 90% ～ 92%，死亡率为 6% ～ 9%[31]。复发率与内镜治疗相当。此外，从随机对照试验结果来看，内镜治疗和外科手术的临床疗效无显著差异，早期成功率和缓解率相似。然而，外科手术的住院时间显著延长和相关费用显著增长[41,43]。

病例后续

患者接受了 EUS 引导的囊肿 - 胃吻合术，进行假性囊肿引流（图 12.6），放置一个 10Fr×7 cm

和两个 10Fr×4 cm 的双猪尾支架。患者术后恢复良好，腹胀缓解，食欲增加。在术后 4 周的随访中发现，假性囊肿最大直径缩小至 18 mm，其中 1 个支架仍然存在。在术后 8 周进行内镜检查，取出支架，无并发症发生。随访 6 个月和 12 个月后，假性囊肿未复发。

病例 2

患者，女，42 岁，体型肥胖，以严重的急性腹痛就诊，疼痛向背部放射。检查发现肝功能指标升高，脂肪酶升高至 1200 U/L。对该患者进行了急性胰腺炎的标准早期治疗，并行 ERCP 治疗，切开 Oddis 括约肌，取出 2 枚胆管结石。转氨酶随后降低。然而，患者仍诉疼痛、发热，并出现腹胀。第 7 天，因症状未改善，行腹盆腔增强 CT 检查，发现其中 40% 的胰腺出现坏死，胰腺坏死积聚的范围为 16.4 cm×8.3 cm×8.9 cm（图 12.8a）。介入科医师在 CT 引导下抽出积液，引流液培养未见致病原。尽管患者持续发热，但未予抗生素治疗。起病第 2 周时发热症状缓解，患者仍诉腹痛。尽管尿量正常，仍出现了急性肾功能不全（推测为急性肾小管坏死）。到第 3 周，肾功能逐步改善，用阿片类药物抑制疼痛。患者可进流食。鉴于症状改善，允许患者出院并安排后续影像学复查。胰腺炎发病后 1 个月，CT 显示为胰周积液范围变小，大小为 9.8 cm×4.5 cm，并伴实性碎片，囊肿周围边缘明显强化（图 12.8b）。诊断为胰腺包裹性坏死。因其腹痛持续存在，安排 2 周后行选择性内镜下坏死组织切除术。

胰腺包裹性坏死的初步诊疗管理

病例 2 说明了另一个可行内镜治疗的坏死积聚情况。如前所述，胰腺包裹性坏死是由成熟囊壁包裹的坏死性积聚，其内包含坏死碎片。与假性囊肿类似，胰管破裂可能导致胰腺包裹性坏死。初步检查与假性囊肿相同，用 MRCP 进行评估对于识别坏死碎片和胰管破裂非常重要。当临床上充分怀疑假性动脉瘤可能时，应行增强 CT 或 MRA 以排除假性动脉瘤。

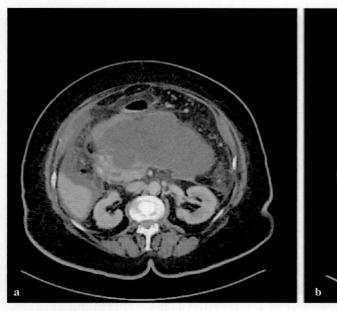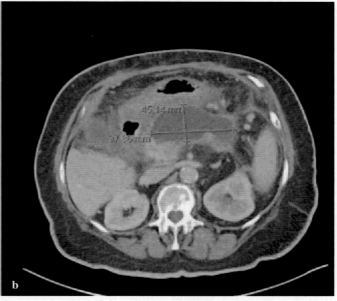

图 12.8 病例 2 患者的 CT 图像。患者，女，42 岁，体型肥胖，患有坏死性胆源性胰腺炎。**a**. 入院第 7 天的 CT 显示 16.4 cm×8.3 cm×8.9 cm 急性坏死性积聚。**b**. 5 周后，范围缩小并形成了成熟囊壁。2 周后影像学检查显示胰腺包裹性坏死没有变化（图中未展示）

类似于假性囊肿，最初治疗主要侧重于对症支持，可以使 30%～60% 的患者胰腺坏死积聚得到缓解 [17]。医疗管理包括：如有感染迹象，比如发热、全身炎症反应综合征及影像学显示气体征象时（图 12.9），是否应用抗生素 [2]。发热和全身炎症反应综合征症状可能会引起混淆，因为它们可能由胰腺炎本身引起，也可能因积聚的坏死积液引发感染造成。通常在出现急性症状的 7～10 天应考虑存在感染。如果通过 CT 引导下细针抽吸术证实感染，即使有 4%～10% 的假阴性率，也

应使用抗生素 [46-48]。因此，如果临床症状提示感染，即便细针抽吸术结果未见病原菌，也应使用抗生素。

尽管已讨论了抗生素可用于坏死性胰腺炎和急性胰腺坏死性积聚的感染预防，但仍存在争议。美国胃肠病学协会（AGA）目前未给出任何确切的建议，仅将抗生素的预防限制在胰腺坏死＞ 30% 的患者，而美国胃肠病学院（ACG）不推荐抗生素预防性应用 [46,47]。我们也不常规预防性应用抗生素。

内镜引流术和胰腺包裹性坏死的清创术

内镜下坏死组织清除术

如果症状未缓解且持续存在，可以考虑最终的治疗措施，可选择手术、内镜，以及经皮穿刺引流和清创术。传统上认为"假性囊肿"中存在坏死组织是内镜下治疗的禁忌证，因坏死物的存在增加了感染等并发症的风险。对这些患者需行外科清创术。但是，1996 年，Baron 等报道了第一例内镜治疗胰腺坏死性积聚，即通过放置鼻胆引流管至积液中，每 4 h 进行冲洗 [49]。多年来，

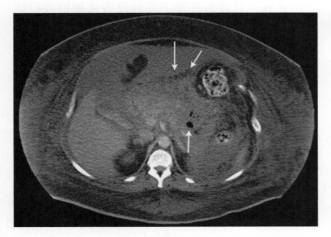

图 12.9 腹部 CT 显示急性坏死性积聚，坏死物内可见气体影（白色箭头）

该操作方案得到了进一步修改。我们目前不再常规放置鼻囊引流管，而是进入坏死物积聚内直接清除坏死组织[50,51]。

内镜下坏死物清除术的最初步骤类似于假性囊肿引流。在给予患者抗生素、全麻醉下镇静并二氧化碳给气后，第一步是识别和穿刺WOPN壁，（图12.10）。EUS用于确定胰腺包裹性坏死的位置并确认其中的坏死组织。应用多普勒分析找到合适的入路，可以避免大血管或胃静脉曲张的干扰。我们尝试使内镜保持直立来接近WOPN壁，从而可以最大限度地将力传递到壁上，并且简化清创操作过程。应用19号针头进行抽吸液体，进行包括细菌培养在内的诊断研究。然后在透视引导下将造影剂注入腔中，使胰腺包裹性坏死显影。继续注入造影剂，使WOPN扩大5～10 mm，使壁产生张力，且使其余程序更容易完成。将一根长0.035英寸的导丝置入WOPN中。首先用直径6 mm的胆道球囊导管连续扩张，然后用18～20 mm的球囊连续扩张至直径达20 mm。我们通常使用Hurricane胆道球囊扩张导管（Boston Scientific，Marlborough，MA）。然后沿着导丝将线阵内镜超声替换为操作通道更宽的治疗胃镜，使之进入坏死性积聚中，并使用包括圈套器、鼠齿钳和网篮在内的器材进行直接清创。我们尝试及时清除所有坏死组织。如果可能的话，在1 h内完成清创。为避免二次手术，我们对所有坏死组织进行清创，除非症状复发或临床过程要求重复手术（图12.7）。在整个过程中，应用温热的抗生素溶液灌洗坏死腔。清创术完成后吸出抗生素冲洗液。手术结束时，通常在胃造口处放置3个10Fr双猪尾支架。这些支架可以使坏死腔自动消化并进一步引流坏死腔。

因为坏死空间对病原体而言是开放的，故抗生素应用持续了4周，并建议进流质饮食至少2周。类似于假性囊肿，于4～6周后开始随访（图12.7），复查CT或MRI，以评估WOPN是否持续缩小或消退以及支架是否存在。我们交替使用CT和MRI来减少辐射的总剂量。出于同样的原因，我们选择对年轻患者行MRI检查。如果WOPN已经消失，我们会根据需要进行内镜检查取出支架（它们可能会自行脱落）。如果WOPN减小，则需要更长的时间进行引流以及使之缩

小。然而，如果假性囊肿的大小没有变化甚至是增大，我们会重新评估胰管破裂和支架阻塞的可能。此时，可能适合将患者转至外科继续治疗。

内镜下坏死物清除术的替代技术

其他医学中心对内镜治疗胰腺包裹性坏死的各种可选择的技术和策略进行了报道。虽然如前所述，对于胰腺包裹性坏死不推荐单独使用内镜引流而不清创，但最近提倡经皮穿刺联合内镜引流的方法来避免清创[52]。虽然已证明这种方法优于单纯经皮穿刺引流，且长期数据也很有前景，但还缺乏与坏死清除术的比较研究。此外，该治疗方案的缺点是：患者至少需带1根经皮导管回家持续2个月（中位时间），这导致其生活质量下降，并且患者需要进行平均7次CT扫描和6次介入放射学检查以观察经皮穿刺引流情况。

一些医学中心使用的另一种方法是进入胰腺包裹性坏死并放置支架，然后重复进行经腔坏死物质清除术[54]。尽管我们在技术上取得了很好的成功并且没有患者死亡，但这种方法与我们使用的引流同时全面清创的方法并未进行明确的比较[55]。Varadarajulu等发明了一种改良的方法[56]，即建立多个通路并放置支架（"多个入路"）。这样可以提供更有效的引流。该技术的另一个改良是放置一个全覆膜的食管金属支架与猪尾支架，以保持腔道开放而不进行清创。对5名患者进行上述治疗后显示临床成功，且无须清创[57]。然而，与塑料支架相比，该策略的安全性、成本效益和长期效果尚未得到探索，需要进一步完善的数据。

此外，目前新开发了几种设备来辅助进行坏死清除术，一种新型的短（30 mm）且宽（16 mm）并带有防迁移系统的全覆膜自膨式金属支架（Nagi支架，Taewoong-Medical Co，Gyeonggido，韩国），专门用于坏死物清除术，且初步数据表现良好。然而需要开展进一步的研究，并且目前未在美国销售[58]。最近开发用于内镜黏膜下剥离的离合切割器（Fujifilm，Tokyo，Japan）已被用于辅助清除坏死组织[59]。该装置是一种剪刀式抓取钳，可以抓握组织并使用电外科电流切割来止血。同样，还需要进一步的研究来证明其疗效和成本效益。

结局、并发症和治疗失败的替代治疗方案

在回顾性队列研究中胰腺包裹性坏死治疗的成功率很高，平均成功率可达 81%[60-62]。但应该注意的是，在治疗过程中内镜操作的平均次数是 4 次。尽管根据我们在最初治疗期间的清创经验，大多数患者的坏死物集聚在 1 ~ 2 个疗程中可好转。虽然有少数几个案例报道的并发症发生率低（5%），但平均 36% 的患者出现并发症，包括出血、穿孔和最常见的空气栓塞。总体死亡率仍然很低，平均为 6%。使用我们的方法后，60 多名患者无一例死亡。我们将其归因于使用了 EUS，避免了电灼和抗生素灌洗（数据在报道中）。

最近，荷兰胰腺炎研究小组公布了他们的 PENGIUN 试验结果[63]。这是一项纳入 22 例感染坏死性胰腺炎患者的随机对照试验，将患者随机分为手术组或内镜下坏死物清除术组。虽然他们的主要结果不是临床结果（术后 IL-6 的检测），但次要结果是死亡率和主要并发症的预设终点事件，包括新发多器官衰竭、肠痿、胰痿和出血。内镜下坏死物清除术后 24 h IL-6 水平降低，主要并发症的复合临床终点事件比例较低（20% vs 80%，$P = 0.03$），并且死亡人数也较低（10% vs 40%，$P = 0.30$）。其他远期并发症在两组中均大致相同，包括新发糖尿病（20% vs 30%）、胰酶替代需求（0 vs 30%）和坏死集聚复发（20% vs 30%）。因此，内镜下清创是首选的治疗方法。

如果通过 EUS 无法探查坏死物集聚，治疗后未缓解，或者出现诸如出血或感染等重大并发症，则内镜下治疗可能会失败。如果内镜治疗失败，替代策略包括手术坏死物清除术（开放或微创）和经皮穿刺引流术。尽管已经报道了微创技术，但传统的手术方法是开放式坏死物清除术。手术治疗通常与高并发症、高死亡率和长期胰腺功能不全相关。最近，提倡采用"阶梯或（step-up）方法"来减少并发症。在该方法中，首先进行内镜下或经皮穿刺引流。如果不能愈合，则进行微创腹膜后坏死物清除术[64]。在 PANTER 试验中，88 名患者被随机分配到开放性坏死物清除术组与 step-up 方法治疗组。虽然死亡率没有差异（step-up 方法组为 16% vs 19%），但 step-up 方法显著降低了主要并发症的综合评分（69% vs 40%，$P = 0.006$）和新发糖尿病比例（38% vs 16%）。因此，

在需要时，step-up 方法可能比开放性坏死物清除术更有效、更安全。然而，如果可行，直接进行内镜下坏死物清除术（DEN）是首选的初始手术方式。在我们对疑似或确诊感染胰腺包裹性坏死的患者的研究中，将 step-up 方法与 DEN 进行了比较。结果发现，在未接受 DEN 治疗的患者中，抗生素使用、呼吸衰竭、内分泌功能不全、住院时间和医疗保健利用率均减少[55]。临床解决方案不变。以上这些数据提供的证据表明，对于内镜难以接近或未成熟的坏死物积聚进行经皮穿刺引流后可选择进行内镜下坏死物清除术和清创术。

病例后续

患者在 CT 扫描后 1 周因发热及腹痛加重就诊。淀粉酶及脂肪酶正常，没有证据表明胰腺炎复发。后进行了 MRCP 检查，未提示胰漏或急性胰腺炎。坏死物积聚边缘强化。住院后给予广谱抗生素治疗，入院第 2 天予行内镜下坏死物清除术（图 12.10）。我们认为经胃入路是最可行的，因此，我们在 EUS 引导下进行穿刺。抽取 50 ml 液体并送细菌培养。然后通过球囊将穿刺部位连续扩张至 20 mm。后从囊肿 - 胃吻合术处引流出约 500 ml 脓性液体。然后将治疗内镜引入坏死物积聚部位，使用大齿镊子多次进行坏死组织清除。整个过程中，用温热的杆菌肽溶液灌洗胰腺包裹性坏死。将三个不同长度的双猪尾 10 Fr 支架置于空腔中。手术后进行持续 2 周的流质饮食，并使用环丙沙星和甲硝唑治疗 4 周。患者术后恢复良好，未再出现发热、疼痛及腹胀。但术后病程因新发糖尿病而较复杂。经过 3 个月、6 个月和 12 个月的随访，患者影像学检查未显示胰腺包裹性坏死复发。

关键点

- 对于急性胰腺炎导致的一些并发症可通过内镜方法解决，包括胰管破裂、假性囊肿和胰腺坏死。
- 胰管破裂的最初诊疗包括：适当的影像学检查（CT 或 MRCP）、鼻空肠营养、生长

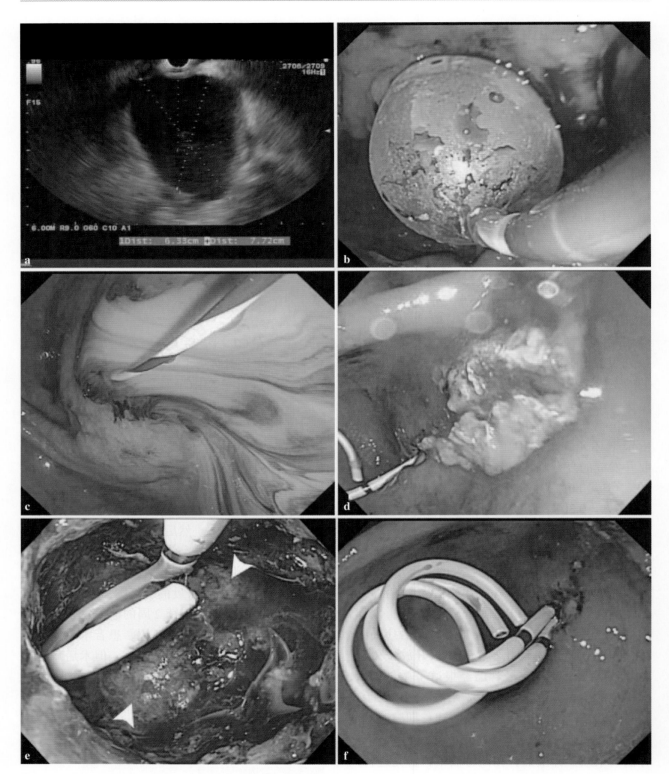

图 12.10 在病例 2 中对胰腺包裹性坏死进行内镜坏死物清除术。如图 12.6 所示，使用 EUS 发现合适的入路，并且放置
导丝。**b.** 扩张管道。**c.** 扩张后脓性和血性液体排出。**d.** 进入胰腺包裹性坏死并将坏死物质移入胃腔。**e.** 清创后胰腺
包裹性坏死内侧的视图（白色箭头指向 WOPN 壁）。**f.** 最后，通过囊肿 - 胃吻合术放置三根猪尾支架，以便继续引流

抑素类似物和胰酶替代治疗。

- ERCP 可以治疗对初始内科治疗没有反应的胰管破裂，并且可以放置支架，解决任何远端狭窄并修补破裂。
- 准确的成像对胰腺坏死分类很重要，因为坏死会发展为包裹性坏死。条件允许时需要通过内镜下坏死物清除术进行清创。

- 通过内镜囊肿 - 胃吻合术和放置猪尾导管可成功地解决不能自发消退并有症状的假性囊肿。

参考文献见本书数字资源。

第十三章　ERCP 在慢性胰腺炎中的应用

Amit Maydeo　Suryaprakash R. Bhandari　Mukta R. Bapat 著

引言

慢性胰腺炎是一种常见于印度次大陆和世界各地的疾病，主要的病理学表现为胰腺结石伴或不伴胰管狭窄。胰管破裂时可见假性囊肿形成和腹水，伴或不伴胸腔积液（见第十二章）。实质上，其中某些患者可能存在小的导管疾病，并伴有实质性萎缩，而无结石或明显狭窄。患者的临床表现通常为腹痛、脂肪泻、糖尿病和体重减轻。胆管狭窄时可伴有黄疸（见第八章）。慢性胰腺炎的确切病因和发病机制尚不明确，目前认为与各种环境、营养和遗传因素有关。常用治疗措施为药物、内镜治疗或外科手术。各项针对这些治疗措施的研究充分探讨了其短期和长期效果。

内镜治疗现已成为慢性钙化性胰腺炎这一特定患者群体的既定治疗方式。它主要对梗阻的胰管进行减压。治疗能否成功取决于梗阻的病理形态和原因，即结石数量、结石的坚硬度（显影或不显影）、结石的位置以及伴或不伴相关的胰管狭窄。与胆管结石不同，胰管结石通常可显影，质硬，呈毛刺状且致密，因此在尝试内镜取石前需先进行碎石。所以，有必要进行某些形式的碎石术。目前认为体外冲击波碎石术（extracorporeal shock wave lithotripsy，ESWL）连同 ERCP 治疗是治疗可显影的钙化性胰腺炎患者不可或缺的一部分，并有少数研究认为其是一种单一模式疗法[6-13]。

本章重点介绍联合 ESWL 和 ERCP 治疗技术有效地清除胰管结石的胰内治疗和胰管狭窄的内镜治疗。由慢性胰腺炎引起的胰漏、假性囊肿和胆管狭窄的处理已在第八章和第十二章讨论。

病例

患者，男，38 岁，表现为长期上腹痛和糖尿病。腹痛反复发作，呈间歇性，程度剧烈，并且放射至背部。反复住院进行镇痛剂注射治疗。患者体重持续下降，糖尿病近期发展为无脂肪泻、黄疸、消化道出血或腹胀。临床查体未见异常。腹部超声显示胰管扩张伴胰管内钙化，无胆囊结石或胰腺肿块。化验指标显示血象和肝生化正常，血清钙和维生素 D_3 水平降低，CA19-9 正常。午餐前后血糖水平分别为 180 mg/dl（18 mmol/l = 1 mg/dl）和 330 mg/dl。

根据可显影的胰管结石治疗策略，我们首先使用 C 形臂对患者进行透视检查（动态透视法），评估结石的数量、位置和密度，结果显示在胰头、胰体和胰尾部存在致密的显影结石（图 13.1）。后行胰胆管磁共振检查（MRCP）以评估胰管形态，明确是否存在相关的胰管狭窄、胆管狭窄、假性囊肿和胰腺分裂。该患者 MRCP 显示胰腺尾部胰管均匀扩张，伴有多处充盈缺损（图 13.2），无胰腺分裂表现。经商议，患者同意内镜治疗作为一线治疗方案。

胰腺内镜治疗：哪些患者适合进行该治疗？

有症状的胰腺结石患者及 MRCP 显示有适宜的胰管形态（尾部胰管均匀扩张）的患者是内镜治疗的最佳人选。我们诊疗中心推荐进行透视检查确认具有显影结石的患者在接受 ERCP 之前先行 ESWL。对于有可显影结石（＞ 5 mm）患

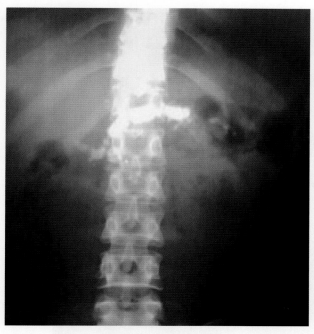

图 13.1　在进行 ESWL 前，腹部 X 线图像显示沿胰头部和胰体区域的胰管内见多个大小不一的结石

者，我们通常不建议在 ERCP 前行 ESWL，因为胰腺结石质硬，嵌顿在胰管内管，有时甚至不允许导丝穿过。行 ESWL 前放置胰腺支架并不是必需的，因为 ESWL 的 X 线很容易地定位可显影的胰腺结合。另外，对于体积较小的不显影结石，可以直接行 ERCP。因为这些石头柔软，适合内镜下网篮或球囊取出。体积较大者需要其他方法，如胰管口球囊括约肌成形术或在插入鼻胰管（nasopancreatic tube，NPT）前在 C 形臂引导下行 ESWL。

在内镜治疗前对患者行预处理评估

在拟行胰腺内镜治疗（ESWL 和 ERCP）前需要对所有患者进行详细的问诊及查体，详细记录腹痛的特点、体重减轻、脂肪泻、糖尿病、饮酒或吸烟等情况，以及既往治疗和手术的细节。进行常规生化检查，包括空腹和餐后血糖、肾功能、CA19-9、血钙以及维生素 A、B_{12}、D_3 水平的检测，必要时需检测甲状旁腺激素。最好在可旋转的 C 形臂下进行动态 X 线检查，以评估结石的坚硬度、数量和位置。这对设定粉碎结石所需

大致的冲击波的量十分必要。然后行 MRCP，以准确地评估胰管形态，寻找有无相关的胰管狭窄、胆管狭窄、假性囊肿、胰腺分裂、导管破裂或胰腺肿块。如果怀疑有肿块，应常规行增强 CT 和 EUS 引导下细针抽吸术检查。胰腺内镜治疗的相对禁忌证包括解剖结构改变、十二指肠明显狭窄及门静脉高压。对此类患者应选择其他替代治疗。

如何进行？

在我们诊疗中心，ESWL 通常由一名训练有素的放射技师操作，尽管泌尿科医师可以指导操作，但通常由胃肠病学专家来指导完成。我们使用 Dornier Compact Delta Ⅱ 碎石机（Dornier Med Tech，Wessling，Germany）。该设备有一个集成的 C 形臂，有助于冲击时对可显影结石准确定位。理想的体外冲击波碎石机应该有一个等中心的震动头，聚焦范围应小于 5 mm（图 13.3）。这可以防止冲击波的散射，以免造成周围胰腺实质和肾损伤。焦点能量通常为 0.1 ~ 0.6 mJ/mm²，Dornier 机器的能量水平可以从 1 级（10 kV）调到 6 级（16 kV）。由于治疗可能会很痛苦，ESWL 通常在静脉镇静、镇痛或硬膜外麻醉下进行。过程中需持续监测血氧饱和度和心电图。患者通常取仰卧位，震动头自上而下接触腹部。有时可取侧卧，可在后背放置枕垫，以实现与震动头的有效接触。通过彼此垂直的两个轴定位结石，并进行冲击波治疗。冲击波最好从低强度 1 级或 2 级开始，并缓慢增加。平均每段时间内进行 3000 ~ 8000 次冲击，大约 120 min 可以全部完成。根据石头的负荷程度，应单次或多次冲击波治疗交替进行，直到取得有效的粉碎效果。患有多发结石的患者，平均需要 2 ~ 3 个疗程。结束 ESWL 治疗的终点应该是将结石完全粉碎成粉末而不仅仅是碎片。粉碎的石头直径应小于 3 mm，通常其致密度减小、形状改变，并沿着纵轴在管道中扩散。

病例后续

患者随后接受了 ESWL 碎石。每隔一天一次，共进行 2 次，总计接受 15 000 次冲击波（先后分别

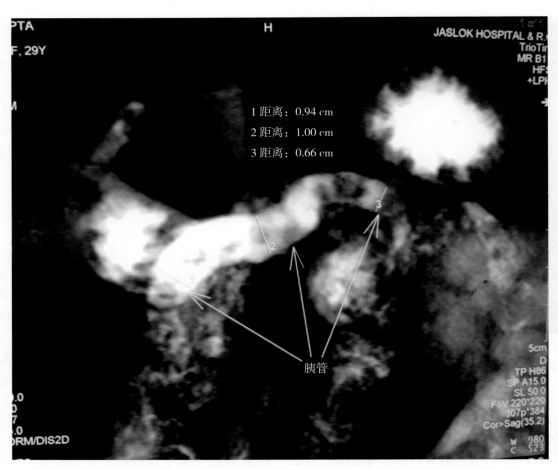

图 13.2　MRCP 显示弥漫性扩张的胰管内含有多个结石

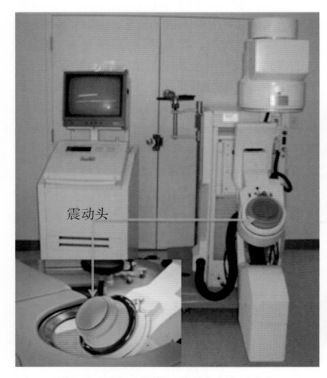

图 13.3　ESWL 机器，箭头指向为震动头

为 7000 次和 8000 次）。患者在静脉镇静下进行该治疗，耐受性良好。结束 ESWL 后，重复行 X 线透视检查，显示粉碎效果良好，碎石沿着整个管道扩散（图 13.4）。

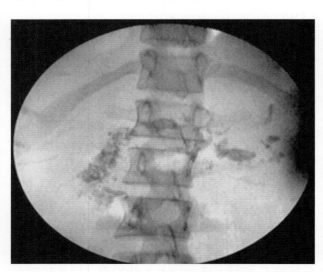

图 13.4　ESWL 后透视图像显示沿胰管内散在的碎片状粉碎结石

何时以及如何行 ERCP？

ESWL 结束至少 48 h 待水肿消退后方可行 ERCP。在 ESWL 2 天后进行内镜下逆行性胰管造影 ERCP，失败率为 18%；而不足 2 天进行 ERP，则失败率高达 84%[14,15]。ERCP 在静脉麻醉下进行。患者保持仰卧位或俯卧位，以便在 X 线透视下进行胰腺形态学检查并提供合适的解剖学定位。治疗时选用一种操作通道直径为 4.2 mm 的治疗性十二指肠镜（如 TJF-160 或 180 Olympus，Tokyo，Japan；ED-3490TK，Pentax Medical，Montvale，NJ）。ERCP 的目标应该是清除导管内所有的结石。

胰管的初始插管最好使用锥形尖端 ERCP 插管，如 Contour 插管（Boston Scientific，Marlborough，Massachusetts，USA），也可应用其他制造商的锥形尖端插管。另外，在有计划的治疗过程中，也可使用双腔或三腔括约肌切开刀。

在进行胰管造影评估导管形态后，经套管置入完全亲水的滑动导丝，通过已粉碎的结石直达胰管尾部。可选择的最佳导丝型号是 0.035、0.021 或 0.018 英寸 J 尖头 Terumo Glide 导丝（Terumo Corp.，Tokyo，Japan），但其他具有亲水尖端的导丝，如 Boston Scientific Dream Wire 或 Cook Endoscopy Metro Tracer（Cook Medical，Bloomington，IN，USA）也是不错的选择。在胰腺完全分裂的患者，可以使用相同的材料插管小乳头。

在极少数情况下，若因水肿或乳头后狭窄而不能经正常的乳头开口直接进入胰管（主胰管或副胰管），同时伴有胰管扩张，可应用 EUS 引导的会合技术，在内镜超声引导下经胃将导丝置入胰管，然后通过乳头盘绕在十二指肠中，再将内镜超声换成十二指肠镜继续完成治疗。

乳头括约肌切开刀

导丝引导的括约肌切开刀如 Olympus Clever Cut、Boston Scientific Ultratome Excel 或 Cook Medical Dome Tip 括约肌切开刀可用于胰管括约肌切开术。重要的是括约肌切开刀具有短的单丝导丝和短的圆形或无创伤尖端。如果小乳头需要插管并且开口很小，则需要一个超短的可以容纳更细的导丝（0.018 或 0.021 英寸）括约肌切开刀。我们通常使用混合的内切电流进行胰管括约肌切开。通常在 12 点钟与 2 点钟位置之间进行括约肌切开。切开大小应始终根据壶腹的大小、结石负荷和内镜治疗计划进行调整。

取石技术及工具

一旦深入胰管，通常可以使用 1.0 cm 或 1.5 cm 的取石球囊（可从几个制造商处获得，包括 Boston Scientific、Cook Medical 或 MediGlobe）取出粉碎的石头。然而，奥林巴斯的三倍尺寸的球囊有时更适用于取出胰腺结石，因为它更坚固，并且具有三种不同的可扩展直径，其尺寸可根据管道尺寸进行调整。由于粉碎的石头可能很硬且有刺，球囊可能很容易破裂。在这种情况下，应使用导丝引导的取石网篮来取石。针对胰腺结石，理想的取石网篮要小到易于进入胰腺尾部，并可以通过导丝。Olympus Tetra V 钢丝引导的网篮是最理想的用于此目的的工具。但是，Olympus 硬质钢丝网篮（FG-22Q）也可以与先前放置的导丝一起使用。无论使用哪种取石网篮，都应该适用于紧急碎石术以防结石嵌顿。在某些特殊情况下，可以使用小型螺旋篮，如 Segura 篮（Cook Medical，Bloomington，IN，USA）。应首先取出最接近壶腹的结石，然后依次将头部至尾部剩余的结石取出。对于可积极进行 ESWL 方案的中心，先前很少用像来自 Boston Scientific 公司的梯形网篮这样的碎石兼容网篮来粉碎胰腺结石。考虑到僵硬的网篮难以通过硬质和结实的胰腺结石，故我们不建议这样做。

病例后续

对患者通过 ESWL 有效碎石后 48 h 进行了 ERCP。在进行 ERCP 之前即常规给予双氯芬酸栓剂（100 mg）。从主乳头获得的胰管图像显示胰头至胰尾部导管均匀扩张，在头部区域可见充盈缺损。使用混合电流和标准括约肌切开器（Clevercut，Olympus，Japan； 或 Ultratome XL，Boston Scientific）进行胰管括约肌切开术。然后使用导丝引导的 Dormia 篮（Olympus Tetra V, Japan）取出大块粉碎的碎石，并清理部分导管。在手术结束时，在胰管中临时放置了一个 7 Fr 单猪尾支架，以确保胰液引流通畅并使残留的粉碎石粉通过（图 13.5）。患者在 ERCP 后一天出现轻度上腹痛，用非阿片类镇痛药治疗，术后在医院观察 2 天后出院。

如何处理嵌顿的粉碎结石？

如果粉碎的石头仍然嵌顿或聚集在一起，并且不能使取石球囊或网篮通过，可以使用 10 Fr 导丝引导 Soehendra 支架取出器（Cook Medical）创建一条穿过结石的通路。使用这种工具，可以通过嵌顿的结石创建通路，这样不仅建立了放置支架的通道，而且使粉碎的石头变得松散而易于取出。这有助于从胰管中取出大块粉碎的结石，并在某些情况下更好地清理管道。

胰管支架

在取胰腺结石期间通常使用临时支架，直到进行下一次结石取出并且胰管结石完全清除。最常用的支架是 Cook Medical 或 Olympus 公司的 5 Fr 或 7 Fr 单猪尾支架。支架的长度可根据导管的形态和狭窄的长度来决定。胰管狭窄的治疗将在本章后

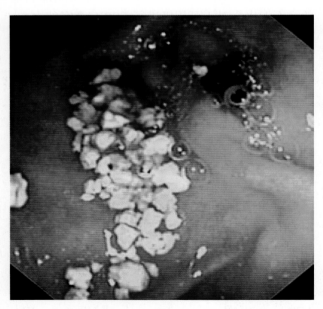

图 13.5　内镜图像显示取出的胰管结石。于胰管内临时置入 7 Fr 支架

面详细讨论。

困难的胰腺内镜下治疗和补救技术

在对患者进行 ERCP 治疗之前，应先判断 ESWL 的充分性及结石是否完全粉碎。为此，我们常规进行透视检查，以评估 ESWL 碎石的充分性。粉碎的胰管结石似乎不那么致密，失去了其特性，且通常沿着管道长径扩散。胰管结石通常是坚硬的，而且尽管已行 ESWL。一些碎石仍很坚硬，并且难以用简单的技术取出。因此，当使用网篮取石时，必须小心地打开部分网篮并一次抓取很少量石头，以防止网篮嵌顿。在极少数情况下，如果网篮嵌顿，应尽力通过快速摇晃运动和用生理盐水冲洗网篮的方式解除嵌顿。若反复尝试后网篮仍处于嵌顿状态，那么可以原位进行补救性 ESWL。这是一种消除网篮嵌顿的有效方法，可以在充分碎石后再进行 ERCP。

选择性胰管插管（主胰管或副胰管）有时较困难。对于胰管扩张的患者，可以在 EUS 引导下会合进行胰管插管。在不完全胰腺分裂的患者中，可以在透视引导下进行大、小乳头的会合。将导丝从大乳头通过，越过小乳头，并向外进入十二指肠腔。然后用圈套器或镊子夹住导丝，穿过十二指肠镜的孔道，就可以完成该操作。

尽管进行了充分的 ESWL，对于合并胰管均匀扩张且仍持续存在较大结石碎片的患者，可以进行胰管镜检查，以便使用钬激光或电液压碎石术在可视化条件下粉碎胰腺结石碎片，然后使用常规技术取出石块。

初次内镜治疗后患者的后续处理

术后应立即评估患者的并发症。据报道大约 6% 的患者发生并发症，主要包括轻度胰腺炎[16]。其他较不常见的并发症包括括约肌切开术后出血、支架移位或闭塞、管漏和胰腺脓肿[17]。导管的损伤通常发生在使用坚硬的材料，特别是在胰腺尾部使用这些材料时。ESWL 的相关并发症很少，包括 1% 胰管出血（见第十六章）以及皮肤或十二指肠壁红斑。

在大多数情况下，不能一次性完全清除粉碎的结石。因此，需要放置临时胰腺支架，以确保

在下一阶段取石之前胰液引流通畅。在 3 个月内进行透视检查寻找残留的显影结石。如果发现可显影的结石，则需要先行重复的 ESWL，然后行 ERCP，以尝试完全清除胰管结石。对于胰管狭窄和上游结石的患者，如果狭窄尚未解决，则在随后的每次 ERCP 期间放置多个大直径支架（10 Fr），直到无狭窄并且可以清除结石。在每次随访期间，还需要评估患者的疼痛缓解程度、体重增加情况以及外分泌和内分泌功能减退的控制情况。建议必要时补充胰酶和严格控制血糖。一旦进行胰腺内镜治疗，必须忌烟酒。

病例后续

在 3 个月后的第一次随访中，患者诉腹痛发作次数显著减少，体重增加 3 kg。在 ERCP 期间，移除先前的支架并进行重复胰管造影，显示胰管轻度扩张，其中含有少量残留的充盈缺损。使用网篮取出残留的石块，完全清除胰管结石，并用生理盐水冲洗管道，对患者进行无支架试验。在随后间隔 3 个月的随访期间，患者无腹痛，并且体重增加 8 kg。糖尿病得到了很好的控制。在移除支架后 1 年随访结束时，患者仍无疼痛发作。

ESWL 和 ERCP 的长期影响

目前包括随机试验在内的大量数据显示，支持在内镜处理胰腺结石之前进行 ESWL。使用 ESWL 进行胰管结石碎石的成功率为 38% ~ 100%[18]，单独使用 ESWL 可以显著缓解疼痛[19-21]。而在慢性钙化性胰腺炎患者中，在 ESWL

后进行 ERCP 可达到满意的疼痛缓解程度。ESWL 与 ERCP 的联合应用时，碎石粉碎率为 54% ~ 100%，完全或部分疼痛缓解率为 48% ~ 85%[22-27]。表 13.1 总结了目前为止发表的 7 项关于慢性钙化性胰腺炎 ESWL 和 ERCP 术后长期随访（≥ 23 个月）的研究。其中 Tandan 等进行了最大样本的研究[28]。该研究纳入了 636 名患者，其中 364 名患者随访了 2 ~ 5 年，272 名患者因非酒精性慢性钙化性胰腺炎随访超过 5 年。两组患者的临床结果相似。与手术前的 0 缓解率相比，他们的疼痛评分显著改善，60% ~ 69% 持续无疼痛，术前严重疼痛比例为 25% ~ 36%，而术后仅有 4% ~ 6% 患有严重疼痛。所有患者中 76% ~ 78% 完成全导管结石清除。94% ~ 99% 的患者体重保持稳定或增加，93% 的患者生活质量提高。中期随访（2 ~ 5 年）和长期随访（> 5 年）患者之间存在两项差异。即在长期组中，对重复手术的需求增加（47% vs 29%，$P = 0.007$），以及糖尿病发生率升高（51% vs 24%，$P = 0.000\ 1$）。

美国的慢性胰腺炎主要是由酒精引起的，其治疗经验与此相似，虽然疗效可能略低，但平均随访 4 年，50% 的患者仍无腹痛[22]。行 ESWL 前和最后一次随访相比，77% 的患者生活质量提高，但糖尿病患病率从 18% 上升至 35%。有趣的是，至少随访 4 年后，ESWL + ERCP 组的患者与外科术后患者相比，尽管前者需行更多 ERCP，而其完全疼痛缓解率更高（61% vs 21%，$P = 0.009$）。

少数前瞻性和回顾性研究评估了预测钙化性胰腺炎胰腺内镜治疗成功的影响因素[8,10,12,13,25]。这些因素包括年龄和性别，慢性胰腺炎的病因，结石的数量、位置和最大直径，结石是否完全清除，主胰管是否狭窄，病程长短以及病程中 ERCP 操作的时间。然而，结果显著不同。Brand

表 13.1 长期研究中的碎石情况和疼痛缓解率

作者	年份	病例数	碎石百分比	部分或完全疼痛缓解率（%）	平均随访时间（月）
Seven 等 [22]	2012	120	—	85	28
Dumonceau 等 [16]	2007	29	100	55	51
Kozarek 等 [24]	2002	40	100	80	30
Farnbacher 等 [25]	2002	125	85	48	29
Adame 等 [26]	1999	80	54	76	40
Costamagna 等 [35]	1997	72	100	72	27

等[8] 对 48 例慢性胰腺炎患者的早期治疗结果进行了前瞻性评估，发现非酒精性病因和胰管直径减小是与疼痛明显缓解相关的因素。Smits 等[13] 对 53 例患者的回顾性分析显示，对比以下因素：酒精性与非酒精性胰腺炎，存在疼痛或存在胰腺炎，单发或多发结石，单独胰头部结石或胰头部、体部、尾部结石，有无胰管狭窄，结果显示治疗成功率（疼痛缓解）无显著差异。

ESWL 的潜在替代方案是行 ERCP 并进行胰管镜检查和电液压碎石术或激光碎石术。在一项针对 46 名患者的研究中，有 17% 的患者最初行胰管镜检查失败。经过重复努力，最终 91% 的患者成功检查。每一位患者平均行 4 次 ERCP，其结石完全清除率为 70%，临床成功率（定义为最终 ERCP 后中位随访 18 个月后疼痛评分或阿片类药物使用减少至少 50%）为 74%。其中，10% 的患者出现并发症，主要与胰腺炎有关。虽然需要进一步研究和长期随访，但 ESWL 和 ERCP 联合治疗可能是一种选择方案[29]。

根据我们的经验，ESWL 是目前胰腺结石治疗的核心。因为它有助于粉碎硬质的、具有毛刺的甚至嵌顿的胰管结石，从而便于 ERCP 取石。正如在慢性特发性胰腺炎中常见的导管形态良好（均匀扩张且无狭窄）的患者，近 90% 的患者的结石被完全清除。虽然适合行 ESWL 治疗的结石数量值得商榷，但我们发现，如果结石定位准确，结石的数量或位置不是 ESWL 的禁忌证[17]。然而，慢性酒精性胰腺炎者存在下游狭窄或复杂导管疾病时，尽管使用积极的 ESWL 方案和 ERCP 技术，仍难以取石及清除结石，成功率低至 40%。对这部分患者，可能不能完全清除结石，患者会持续疼痛并最终需要手术治疗。

简而言之，慢性胰腺炎患者可选择以下手术方式[30]。Partington-Rochelle（改良的 Puestow）手术创建了胰管空肠侧向吻合术（在纵向切开的主胰管与 Roux-Y 空肠环之间吻合）。这是慢性胰腺炎患者最常进行的引流方式。在 Beger 手术中，在保留十二指肠的同时切除胰头，于胰头和胰体的交界处横切，在胆总管和十二指肠之间留有薄的胰腺组织。对胰体通过胰管空肠端端吻合术引流，对胰头残留组织通过胰空肠侧侧吻合术引流。Frey 手术结合了 Puestow 术式并切除了病变的胰头。最后，Whipple 手术包括胰十二指肠切除术，

且通过胰管空肠吻合术、肝空肠吻合术和胃空肠吻合术进行重建。

两项随机研究[31,32] 比较了手术和内镜治疗慢性胰腺炎疼痛的疗效，随访了 2 ～ 5 年，结果表明手术治疗更有优势。一项纳入 72 例患者的研究随机将患者分为内镜治疗组和手术治疗组。前者包括胰管括约肌切开术、支架植入术（平均置入 16 个月）和（或）取石；后者主要包括切除加少量引流（20% 的患者行胰空肠吻合术）。两组即时疼痛缓解或改善率均约 90%。但随访 5 年后，手术治疗组术后疼痛完全缓解率更高（34% vs 15%，$P = 0.002$）。第二项试验将 39 例患者随机分配至内镜治疗组（括约肌切开术、支架植入术伴或不伴扩张，ESWL 联合 ERCP）和手术组（主要是胰肠吻合术）。在内镜治疗组中，虽然 89% 的患者的结石被完全取出，但只有 50% 的患者的狭窄得到了解决，内镜治疗的整体成功率仅为 53%。最终放置 10 个 Fr 支架，支架留置中位时间为 27 个月（6 ～ 67 个月），56% 的患者置入多个支架。中位随访 2 年后，手术治疗后完全或部分疼痛缓解率明显高于内镜治疗组（75% vs 32%，$P = 0.007$）。两项试验都存在严重偏倚。原因是前者在内镜治疗前未行 ESWL，后者因患者的支架置入时间非常短而导致内镜下扩张胰腺狭窄的成功率低。

胰管狭窄的处理

慢性胰腺炎患者可以有单个主要的狭窄或多发性狭窄，约有一半接受内镜治疗的慢性胰腺炎患者有胰管狭窄。由于慢性胰腺炎患者患胰腺癌的风险增加，因此，在存在胰管狭窄的情况下必须排除恶性肿瘤[16]。应使用影像学检查 [CT、MRI 和（或）EUS] 进行评估。如进行 ERCP，则应在狭窄处行细胞刷检，也可留取胰液送细胞学检查。

主要胰腺狭窄的定义是狭窄且伴有以下任何一项：上游导管扩张至少 6 mm，从 6 Fr 导管向上游推进狭窄处时没有造影剂流出，经鼻胰管输注 1 L 盐水 12 ～ 24 h 过程中出现腹痛[16]。如前所述，可使用滑动导丝来确定更严重的狭窄。然而，对于具有非常紧密的纤维化狭窄患者，可以使用 10 Fr 以上的 Soehendra 支架取出器来穿过狭窄部位，同时应行胰管括约肌切开术，使用 6 mm 或

8 mm Boston Scientific Hurricane 球囊扩张短而紧的狭窄。然后每隔 3 个月使用单个或多个直径逐渐增大的塑料胰腺支架（7 Fr 或 10 Fr）进一步扩张这些狭窄，然后在狭窄部分或完全消失后尝试清除胰管结石。如果使用单个塑料支架治疗，则推荐 10 Fr 支架。因为与较小的支架相比，10 Fr 支架可减少住院时间[33]。由于支架阻塞率高（20%），建议定期更换支架[34]。当 6 Fr 导管易于通过狭窄段，盐水引流通畅或上游没有明显的造影滞留时，可认为狭窄扩张充分。通常此过程至少需要 12 个月。如果在移除支架后症状复发，则可尝试另外置入一枚支架或采取手术治疗。

从技术上来讲，胰腺支架置入术对于 85% ~ 98% 的胰管狭窄有效，65% ~ 95% 的患者即刻缓解疼痛，而在更长的随访期间（14 ~ 58 个月），32% ~ 68% 的患者疼痛持续缓解[18]。经过长时间的胰管支架植入术后，确定狭窄解除后取出支架，36% ~ 48% 的患者出现疼痛复发，22% ~ 30% 的患者需要重新置入支架，4% ~ 26% 的患者需要接受胰腺手术治疗[18]。6% ~ 39% 的患者发生与胰管支架置入相关的并发症，包括轻度急性胰腺炎、支架闭塞、支架移位、出血以及需要采取手术的胰腺脓肿[16]。

与使用多个塑料支架治疗良性胆管狭窄类似，同一意大利研究组将这一观念应用于有症状的重症慢性胰腺炎患者胰头部的胰管狭窄[35]。这些患者先前 2 次放置单枚支架（≥ 8.5 Fr），每个支架至少放置 3 个月，但均治疗失败。在该研究中对患者平均 7 个月内置入 3 枚（中位数）支架，狭窄段扩张至平均直径为 7.8 mm。在最终移除支架后平均随访 38 个月，84% 的患者无症状，11% 的患者出现症状性复发性狭窄，并且对重复置入支架术仍有效果。与对良性胆管狭窄的处理类似，人们对使用自膨式全覆盖金属支架（SEMS）治疗这些胰管狭窄很感兴趣。最近发表的一篇综述发现，SEMS 的技术成功率为 100%。与多个塑料支架相似，移位率仅为 8%，85% 的患者疼痛缓解[36]。然而，也有另一些病例报道移除支架后存在新的局灶性狭窄，故仍需要进一步的研究来评估 SEMS 的有效性、安全性及远期疗效，并与塑料支架进行比较。

欧洲胃肠内镜学会（ESGE）指南指出，针对主要的胰管狭窄，可放置单个 10 Fr 支架，1 年后更换支架。应在单支架放置 1 年后或更早，在狭窄部位置入多个塑料支架，而未覆膜的 SEMS 不应将其放置在胰管内。最后，ESGE 指南还指出，只有在试验环境中才能临时放置全覆膜的 SEMS[18]。

结论

对于慢性胰腺炎胰管结石可以通过内镜进行有效治疗。积极应用 ESWL 联合胰管内镜治疗在清除胰管结石方面具有较高的技术成功率，并且在慢性钙化性胰腺炎中具有良好的短期和长期疼痛缓解效果。在胰管狭窄的情况下治疗更具有挑战性，应采用括约肌切开术、扩张术以及长期单个或多个胰管支架术治疗。至于特发性慢性胰腺炎是否比酒精性胰腺炎有更好的治疗反应是我们正在研究的主题。

关键点

- 慢性胰腺炎可导致包括胰管结石伴或不伴胰管狭窄、胆管狭窄和假性囊肿在内的后遗症。
- 对于发病率低的特定患者，内镜治疗胰管结石和胰管狭窄有效。
- 胰管结石的类型、数量和大小将决定治疗方法。对小的不显影结石，可以通过 ERCP 加括约肌切开术取出，而大的可显影结石可能需要球囊括约肌成形术或 ESWL。
- ESWL 碎石联合使用各种工具进行 ERCP 取石对于大的可显影结石治疗有效。
- 手术是内镜治疗失败的替代方案。典型的手术包括胰管引流术（如胰管空肠侧侧吻合术）、胰腺切除术（如 Whipple 手术）或引流和切除的组合手术。
- 对于慢性胰腺炎相关的胰管狭窄，必须排除恶性肿瘤。
- 慢性胰腺炎引起的胰管狭窄通常需要长期支架植入至少 1 年，并且可能需要置入多个塑料支架。

参考文献见本书数字资源。

第十四章　急性特发性胰腺炎和 Oddi 括约肌功能不全：ERCP 和 Oddi 括约肌压力测定的诊断和治疗角色

Ji Young Bang　Gregory A. Coté 著

病例介绍

患者，女，44 岁，1 月前发作急性胰腺炎（acute pancreatitis，AP）来院就诊。否认饮酒、吸烟史，否认胰腺炎家族史，无药物服用史。患者就诊时血清肝功能检查、血钙和甘油三酯水平正常，血清脂肪酶是正常上限的 3 倍以上。患者 5 年前因间歇性腹痛和疑似慢性胆囊炎行胆囊切除术。入院时经腹超声提示胆囊切除术后。胆总管显示不佳，但直径正常。在入院期间，腹部增强 CT 示胰腺周围改变与间质性急性胰腺炎一致。没有证据表明存在慢性胰腺炎或其他结构异常。

患者急性胰腺炎已完全恢复，但目前诉短暂、轻微的间歇性上腹部疼痛，每次持续 15～60 min。就诊时无症状，但担心其胰腺存在永久性损伤的风险，并担心再次发生严重腹痛且因急性胰腺炎入院。该患者被诊断出患有特发性急性胰腺炎。您的诊断和治疗方法是什么？

引言

急性胰腺炎是由多种病因引起的胰腺急性炎症性病变，其短期和长期发病率变化很大，死亡率最低为 1%[1-5]。急性和慢性胰腺炎是最常见的导致患者住院治疗的消化系统疾病，在美国每年有超过 250 000 例住院治疗。

诊断和初步评估

急性胰腺炎患者通常表现为突发上腹部疼痛，常向后背放射，并伴有恶心或呕吐。这些症状可能在患者就诊前数分钟至数天出现。在某些情况下，特别是在既往有胰腺炎发作史的患者，会在家中处理急性胰腺炎而不是寻求医疗帮助。如果患者仅在医疗机构中进行一次治疗，对于判断其患复发性急性胰腺炎（recurrent acute pancreatitis，RAP）提出了独特的挑战。除了存在急性胰腺炎的症状外，明确诊断需要患者血清脂肪酶或淀粉酶显著升高（＞ 3× 正常上限的 3 倍），伴有或不伴有影像学证据。

急性胰腺炎最常见的病因是胆结石和酒精（在美国约占 70%）。虽然没有明确的导致急性胰腺炎酒精摄入的阈值，但若有明确饮酒史者出现胰腺炎，其病因往往不言而喻。当胆囊完整或 ALT 升高至大于正常值上限 3 倍时，应怀疑胆源性胰腺炎，其阳性预测值为 95%[9]。然而，任何病因引起的急性胰腺炎都可能引起肝外胆管树的外源性压迫，导致肝生化检查轻度升高甚至胆总管扩张。因此，肝生化检查结果轻度升高不是胆源性胰腺炎的特异表现。

当患者无胆结石及饮酒史时，应考虑其他病因。这些病因可包括药物、高甘油三酯血症、高钙血症、感染（病毒、细菌或真菌）、自身免疫性或炎症性疾病（如自身免疫性胰腺炎或系统性红斑狼疮）、局部缺血以及术后或其他创伤（表 14.1）[8,10-19]。因此，对于首次发生急性胰腺炎的患者，初始处理策略必须包括完善的病史和体格检查，基础实验室检查（包括肝生化检查、血清钙和甘油三酯水平），以及腹部超声和（或）腹部增强 CT（图 14.1）[1,14,20]。

经腹超声检查是一种低成本且应用广泛的检查方法，其对胆囊结石的检出相当灵敏。然而，它对检出胆总管结石和胆总管扩张的灵敏度有限，

表14.1　急性胰腺炎的病因

病因	相对频率（占所有胰腺炎的百分比，除非特殊说明）
胆石症	40%～70%
酒精	25%～35%
基因突变	
PRSS1（阳离子胰蛋白酶原编码基因；"遗传性胰腺炎"）	
囊性纤维化（CFTR）	
SPINK1（Kazal 1 型丝氨酸蛋白酶抑制剂）	
CTRC（胰凝乳蛋白酶 C）	
α_1 抗胰蛋白酶缺乏症	
代谢性因素	
高甘油三酯血症	1%～4%
高钙血症	＜1%
药物性因素	0.2%～6%
硫唑嘌呤	
6- 巯基嘌呤	
质子泵抑制剂	
祥利尿剂	
复方新诺明	
氨基水杨酸	
ACEI 类	
他汀类药物	
GLP-1 抑制剂	
感染或中毒	4%
细菌：支原体、军团菌	
病毒：流行性腮腺炎病毒、乙型肝炎病毒、水痘 - 带状疱疹病毒、柯萨奇病毒	
寄生虫：蛔虫	
蝎子咬伤	
有机磷杀虫剂	
自身免疫性疾病	
乳糜泻	HR 2.85
系统性红斑狼疮（SLE）	1/1000[a]
自身免疫性胰腺炎	5%
梗阻因素	2%～3%
新生物（胰腺、壶腹和胆管）	
导管内乳头状黏液瘤（主导管或分支）	
胰腺分裂	
环状胰腺	
异常胰胆管连接	
Oddi 括约肌功能障碍[b]	
创伤 / 医源性（术后或 ERCP 术后）因素	3%
热带性胰腺炎	
吸烟	RR 2.29

a. SLE 患者的年发病率为 1/1000。

b. 本章后面将详细讨论 Oddi 括约肌功能障碍的临床意义和影响。

特别是在肥胖个体中。在急性胰腺炎发作期间，当患者不能配合使用超声探头对上腹部进行深度探查时，经腹超声检查便受到限制[8,21-24]。

在急性胰腺炎的最初 72 h 内，CT 通常不是必需或有益的。碘造影剂可能会导致肾衰竭，并且 CT 检查在早期评估急性胰腺炎的严重程度上是不准确的，尤其是当存在局部并发症时。另一方面，在结合病史以及进行常规实验室检查后诊断仍不

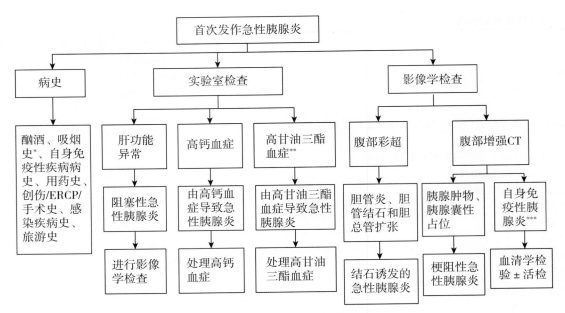

图 14.1　急性胰腺炎初步检查流程图

* 吸烟是急性胰腺炎的独立危险因素；** 尚不清楚诱发急性胰腺炎的血清甘油三酯特定阈值，但通常在血清甘油三酯 ≥ 1000 mg/dl 的情况下需要考虑会诱发急性胰腺炎；*** CT 成像可能提示自身免疫性胰腺炎

明确时腹部增强 CT 可辅助诊断。CT 可用于识别隐匿性胰腺肿瘤和急性胰腺炎的局部并发症，如胰周液体积聚和胰腺坏死，因此，如果患者在住院治疗的最初 48 ～ 72 h 后没有改善，进行 CT 检查也是有帮助的 [21]。

急性胰腺炎单次发作后 ERCP 的作用

　　鉴于医源性胰腺炎的风险，ERCP 通常适用于高度怀疑胆结石诱发的急性胰腺炎并伴有胆道梗阻或胆管炎的患者 [25]。在单次发作后 ERCP 的其他合理指征包括影像学显示主胰管狭窄并伴有上游胰管扩张，或怀疑主胰管内乳头状黏液性肿瘤（intraductal papillary mucinous neoplasm，IPMN）、主胰管结石或疑似壶腹部肿瘤。ERCP 很少在这些适应证以外范围内进行。考虑到 ERCP 存在特异性风险（表 14.2），可应用磁共振胰胆管造影（MRCP）和 EUS 等微创检查。目前认为大多数特发性急性胰腺炎单次发作患者不会进展到第二次发作。

　　当高度怀疑胆源性胰腺炎时，适宜行经验性胆道括约肌切开术。在胆囊完整的患者中，隐匿性胆泥（胆汁中的晶体和其他物质的悬浮液）或

微小结石（直径 < 3 mm 的小结石）的患病率可能高达 75%[26,27]。在 MRCP 和 EUS 刚开始应用于临床时完成的一些研究表明，当胆汁或十二指肠吸出物中含有微结晶时，胰腺炎的病因为微小结石的概率增加 [20,28,29]。当早期的异常表现（肝生化指标短暂升高伴或不伴胆管扩张）提示胆源性胰腺炎，或 CT、超声、MRCP 或 EUS 提示胆囊或胆汁淤泥时，我们推荐行经验性胆囊切除术或对胆囊切除术后者行经验性胆道括约肌切开术。

病例后续

　　在初步咨询后，不建议进行额外的诊断检查或干预。患者在 6 个月后出现急性胰腺炎的第二次发作。在入院期间再次查血清肝生化检查、血钙和甘油三酯均正常。增强 CT 证实为间质性胰腺炎，但没有其他异常。其症状在 2 周内消失。现在您建议下一步怎么做？

复发性急性胰腺炎

　　单次急性胰腺炎发作后，高达 20% ～ 30% 的患者会出现一次或多次复发，称为复发性急性胰腺

表14.2 首次发作急性胰腺炎后ERCP的适应证

高度怀疑胆石症诱发的急性胰腺炎
急性发作时总胆红素升高＞4 mg/dl
其他影像学检查发现胆总管结石
胆总管扩张，尤其是在胆囊完整，伴有总胆红素升高的情况下
胆管炎
怀疑梗阻性病因导致急性胰腺炎
慢性胰腺炎并伴有阻塞性胰管结石或其他影像可见的狭窄
在其他影像学检查中发现或怀疑有壶腹周围肿瘤
原因不明的主胰管扩张，如疑似主导管内乳头状黏液性肿瘤（IPMN）

炎（RAP），甚至 10% ～ 25% 的病例完全发展为慢性胰腺炎（图 14.2）[26,30,31]。另外，当进行上述所有初始常规检查仍未发现病因时，将其定义为特发性复发性急性胰腺炎（idiopathic RAP，iRAP）。大约 20% 的复发性急性胰腺炎为特发性的[14,32]，并且由于特发性复发性急性胰腺炎患者具有反复发作的高风险，因此，需要更高级的诊断检查。而关于特发性复发性急性胰腺炎的文献中存在的问题主要为：缺乏对特发性疾病的确切定义的认识，对于在认定 RAP 的病因前应该做哪些研究尚不断发展，对于酒精摄入的阈值和甘油三酯水平多少应该考虑为 RAP 的病因缺乏共识，以及某些发现属于偶然或是真正的病因（如胰腺分裂或

Oddi 括约肌功能障碍）认识不清。

在本章的其余部分，我们将围绕两个基本问题来讨论对特发性复发性急性胰腺炎进行 ERCP：第一，诊断性 ERCP 和 Oddi 括约肌测压（sphincter of Oddi manometry，SOM）在确定特发性复发性急性胰腺炎病因方面的诊断和预后意义是什么？第二，内镜下括约肌切开术（胆道括约肌、胰管括约肌或两者兼有）对预防急性胰腺炎发作的治疗效果如何？此外，我们将简要地讨论胆胰括约肌功能障碍的内镜治疗。

对特发性急性胰腺炎应该进行哪些初步诊断检查？

几乎没有共识为明确急性胰腺炎是否为特发性而确定"最低"的诊断检查措施。通常当"常规"诊断为阴性时，认为急性胰腺炎是特发性的。大多数人赞同这些常规检查应包括：完整的病史及体格检查，其中包含吸烟饮酒史、药物应用史，以及实验室检查排除高甘油三酯血症及高钙血症。随着更复杂的检查，如胰泌素刺激的磁共振胰胆管造影增强（secretin-enhanced MRCP，S-MRCP）、EUS 的出现以及对自身免疫性胰腺炎和基因突变等不常见原因的检测，在那些最初被认为是特发性胰腺炎的患者中 38% ～ 76% 可以找到病因[20,34]。因此，在具有两次及以上不明原因发作的患者中强烈推荐进行一个或多个相关检查[14,20]。在最

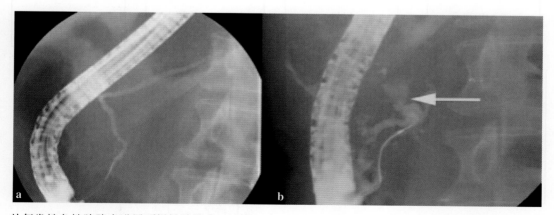

图 14.2　从复发性急性胰腺炎进展到慢性胰腺炎。患者，女，53 岁，在发作 3 次不明原因的急性胰腺炎后接受了 ERCP 括约肌测压术。在她最初做 ERCP 时（图 a），胰管造影无特殊提示。她接受了双括约肌切开术治疗胰腺 Oddi 括约肌功能障碍，并且恢复良好。在随后的 16 个月中，她又发作了 2 次胰腺炎。随后的 CT 扫描和 ERCP 显示严重的慢性胰腺炎伴有胰管结石梗阻（图 b，箭头所示）

初诊断为特发性急性胰腺炎的患者中，最常见的病因包括微小结石和隐匿性胆总管结石[34,35]、胰腺先天性异常（如胰腺分裂和环状胰腺[36]、胆总管囊肿[37]和胰胆管合流异常[38]）、慢性胰腺炎伴主要胰管狭窄[39]、遗传学异常[40]和SOD（图14.3）[41]。SOD作为RAP的病因或后果均较复杂。最近一项试验表明在RAP和胰腺SOD患者中，胰管括约肌切开术并未表现出比胆道括约肌切开术更大的优势。在进行ERCP（有或无Oddi括约肌压力检测）之前，我们提倡使用以下一种或多种微创性的诊断方式来进一步描述特发性复发性急性胰腺炎患者的特征。

胰泌素刺激–磁共振胰胆管造影（S-MRCP）

MRCP对检测胰胆管异常具有非常高的灵敏度（95%）和特异度（97%）[43]。同时注射胰泌素可促进中心腺泡细胞和胰管细胞分泌胰液及产碳酸氢盐，从而使主胰管和侧支显影[44]。有研究比较了S-MRCP与ERCP诊断特发性复发性急性胰腺炎患者胰胆管异常的诊断率，结果未发现显著差异（S-MRCP为66%，ERCP为64%）[44]。但是，S-MRCP用于检出胰胆管树中的梗阻性病变的特异度为100%（尽管灵敏度低，为57%）[45]。与ERCP相比，操作相关胰腺炎的风险最小[42,45]。MRCP可识别胰腺炎的潜在原因，如隐匿性胰腺肿瘤、胰腺分裂、胆管淤泥或导管内乳头状黏液性肿瘤。其中一些异常情况应避免对患者进行ERCP，此时医生应选择手术或其他干预措施。最近一项纳入252例急性或急性复发性胰腺炎患者的研究证实了S-MRCP比MRCP有更大的益处。这些患者均在30天内接受了MRCP、S-MRCP和ERCP，并由专家进行了盲法阅片[46]。给予胰泌素后MRCP的灵敏度从47%增加到了66%（$P < 0.0001$）。其特异度从90%降低到了85%（无统计学差异）。使用胰泌素后可以完全显示胰管的患者比例更高（55% vs 26%，$P < 0.0001$）。虽然还需要更进一步的研究，S-MRCP可以通过突出导管解剖结构[47-49]帮助我们诊断轻度慢性胰腺炎和胰腺分裂，也可用于诊断Oddi括约肌功能障碍[44,50,51]。

内镜超声（EUS）

与ERCP相比，EUS是一种侵入性较小的内

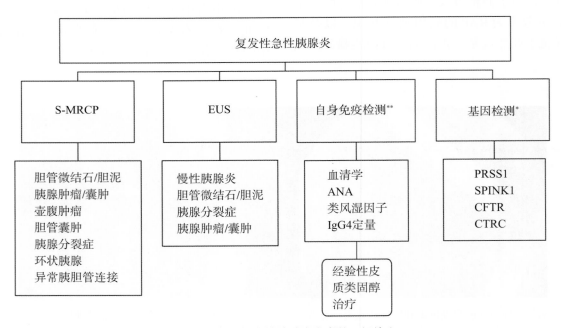

图 14.3 复发性急性胰腺炎患者的二级检查

* 对于40岁以下有急性胰腺炎家族史。自身免疫血清学阴性并用S-MRCP或EUS排除结构异常的患者进行基因检测

** 影像学特征（如肿块状病变或香肠状胰腺）多见于男性

镜检查，可提供胰腺实质、胰管和肝外胆管树的良好图像，且在未行胰腺细针穿刺或活组织检查的情况下不会出现操作相关急性胰腺炎的风险。EUS 可帮助 68% ~ 88% 的特发性急性胰腺炎患者明确病因[20,52-56]，且对于检测胆囊或胆总管中的隐匿性结石大有裨益[52]。此外，对于既往接受过胆囊切除术的特发性急性胰腺炎患者，EUS 从中区分出了慢性胰腺炎者（占 39%）和胰腺分裂者（占 10%）[56]。EUS 对于 CT 未显示的胰腺恶性肿瘤[18,45]以及早期慢性胰腺炎的诊断具有较高的灵敏度[57]。因此，与 S-MRCP 类似，EUS 可以识别急性胰腺炎的病因，从而避免进行无意义的 ERCP 或 Oddi 括约肌压力测定。

基因检测

尽管没有胰腺炎或胰腺癌家族史，对于患有特发性复发性急性胰腺炎或慢性胰腺炎的成年个体也应考虑一些基因异常。其中包括 *PRSS1*（阳离子胰蛋白酶原编码基因）、*SPINK1*（Kazal 1 型丝氨酸肽酶抑制剂）、*CTRC*（胰凝乳蛋白酶 C 基因）和 *CFTR*（囊性纤维化跨膜传导调节蛋白）突变[58]。此外，有新的证据强调了新发现的 *CLDN2*（claudin）和 *PRSS1-PRSS2* 基因突变的重要性[59]。存在基因异常的患者更可能在较年轻的时候出现急性胰腺炎（尽管不一定在儿童时期），伴有胰腺分裂，并且进展为慢性胰腺炎[49]。尽管 *PRSS1* 突变可能会导致 40% 的患胰腺癌的终生风险，但对于胰腺癌的长期风险仍需要进一步研究[58]。

对于特发性复发性急性胰腺炎成年人群，尚不清楚对其基因检测的时机和必要性。由于许多遗传异常的患者没有家族史，因此不应将其视为必要条件。如果确认存在基因突变，主治医师还必须考虑患者可能会存在焦虑以及其对保险的影响。此外，现在可以获得完整的基因测序，并且可以鉴定混淆了测序图的无意义突变[48]。我们通常对以下患者进行基因检测：排除结构异常和自身免疫性疾病、且年龄 < 40 岁的特发性复发性急性胰腺炎患者，有急性胰腺炎家族史，ERCP 和胆囊切除术后急性胰腺炎复发，当然也会视情况而定。

病例后续

由于患者已经发作两次不明原因的急性胰腺炎，故之后接受了 EUS 检查。结果未提示存在胰胆管恶性肿瘤、慢性胰腺炎、胰腺分裂、隐匿性胆总管结石或胆泥。其血清自身免疫学检查（抗核抗体、类风湿因子和 IgG4 定量水平）和壶腹活组织 IgG4 染色也是正常的。患者未行基因检测，主治医生决定进一步行 ERCP 和 SOM。

ERCP 在特发性急性胰腺炎中的作用

ERCP 在特发性急性胰腺炎患者中具有三种潜在作用：①通过胰胆管造影明确病因，可行组织活检。②评估胆总管和胰管括约肌压力的升高（即通过 SOM 的 SOD）。③通过括约肌切开术取石、扩张狭窄部位、置入支架，或进行上述组合治疗[20]。

ERCP 作为特发性复发性急性胰腺炎的诊断性检查

随着横断面成像水平的改进和 EUS 的发展，ERCP 在特发性复发性急性胰腺炎患者中的诊断率可能已经下降，但这需要对那些在 ERCP 前完善了 MRCP、EUS 和实验室检查（包括自身免疫学指标和基因检测）的原发性急性胰腺炎患者进行进一步的研究。通过 ERCP 可确定 38% ~ 79% 的特发性复发性急性胰腺炎患者的潜在病因。然而，这是基于 MRCP 和 EUS 得到常规使用之前的较早研究。ERCP 的诊断率根据胆囊是否完整而存在差异。在胆囊完整的患者中，患隐匿性胆总管结石或微小结石（胆结晶）的可能性最高（50%），而胆囊切除术后的患者几乎没有上述情况发生[20,64]。结构异常如梗阻性肿瘤和胰腺分裂更多见于年龄较大（年龄 > 60 岁）的患者[15]。特发性复发性急性胰腺炎患者在 ERCP 期间最常见的异常包括：15% ~ 65% 的患者出现 SOD，1% ~ 23% 的患者出现胰腺分裂（图 14.4）[20,34,60,62-64]。我们建议只有在完善了自身免疫性疾病的实验室检测和影像学检查后（如 EUS，

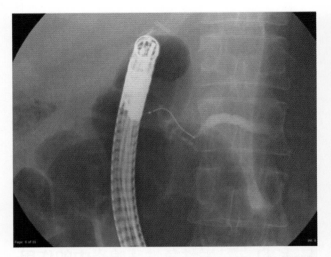

图 14.4 完全的胰腺分裂。当十二指肠镜处于长轴位置时，采用小乳头插管。脊柱背侧胰管的显影证实了该患者完全性胰腺分裂的诊断。该患者为复发性急性胰腺炎，既往 CT 扫描和 EUS 未见异常

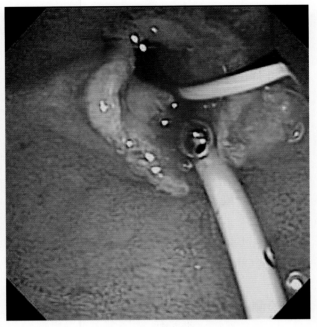

图 14.5 经验性胆道括约肌切开术。患者，女，26 岁，在第二次急性胰腺炎发作后进行了胆道括约肌切开术。在第一次发作时，患者有胆结石和肝生化指标升高，便进行了胆囊切除术。然而，第二次发作 5 个月后，其肝生化指标再次升高，经腹超声显示胆总管直径为 11 mm。因为高度怀疑胆泥或微小结石诱导的复发性急性胰腺炎，该患者进行了胆道括约肌切开术。注意预防性胰管支架的存在

MRI/MRCP 或两者兼有），才能对特发性复发性急性胰腺炎患者行 ERCP 和 Oddi 括约肌压力测定[20,65-67]。

经验性胆道括约肌切开术的作用

评估胆道括约肌、胰管括约肌或双括约肌切开术治疗特发性复发性急性胰腺炎疗效的研究受到样本量小和随访时间短的限制。由于微小结石或隐匿性胆总管结石通常被认为是潜在的病因，特别是在胆囊完整的患者中，在某些情况下提倡经验性胆道括约肌切开术（图 14.5）。这是从证明经验性胆囊切除术对特发性复发性急性胰腺炎的疗效的研究中推断出来的。这些较早的研究是在横断面成像较差和没有 EUS 的时期进行的，当时检出胆石症的假阴性率较高。当患者的肝生化检查正常或接近正常并且内镜超声未显示有胆结石迹象时，经验性胆囊切除术的效果大大降低。上述两项检查均无异常的胆囊切除术后的患者出现复发性胰腺炎的可能性（61%）明显高于同时存在两种检查异常患者（9%）。虽然缺乏胆道括约肌切开术的可比研究性，但少数患有特发性复发性急性胰腺炎和正常 Oddi 括约肌压力测定者被随机分为胆道括约肌切开术组（n = 11）或安慰手术组（n = 9），在随访期间两组显示出相似的复发性

胰腺炎发生率（两组均为 50%）[42]。其他研究表明，当怀疑微小结石时，胆道括约肌切开术是有益的[15]。如充分怀疑微小结石，即出现与急性胰腺炎发作相关的肝生化指标的短暂波动，或存在促使行胆囊切除术的胆源性胰腺炎病史时，我们建议进行经验性胆道括约肌切开术。流行病学数据间接支持了这一建议。数据显示，胆源性胰腺炎患者初次入院期间进行 ERCP 可减少重复住院率[44]。对肝功能正常的患者不推荐进行经验性胆道括约肌切开术。

Oddi 括约肌功能障碍

Oddi 括约肌功能障碍（SOD）是 Oddi 括约肌阻塞性疾病。我们对其病理生理学与临床的相关性知之甚少。根据定义，Oddi 括约肌功能障碍是一种功能性梗阻，患者不会出现黄疸或胰腺流出道完全闭塞。功能障碍可能涉及胰管括约肌、

胆总管括约肌和（或）共同通道的括约肌[14]。胆道型和胰腺型 Oddi 括约肌功能障碍在临床上分为Ⅰ～Ⅲ型。胆道型Ⅰ型被定义为胆源性疼痛伴有 ALT、AST 或碱性磷酸酶升高至大于正常上限的 1.5 倍，且胆管直径 > 10 mm。Ⅱ型是疼痛且伴有Ⅰ型的两个标准之一。Ⅲ型仅表现为疼痛。胰腺型 Oddi 括约肌功能障碍分类类似于Ⅰ型胰腺炎且伴有胰头部胰管扩张 > 6 mm 或胰体部胰管扩张 > 5 mm [68]。在测压方面，Oddi 括约肌功能障碍通常被定义为基础括约肌压力升高 > 40 mmHg，尽管有些人认为应该考虑峰值压力和相位波频率[10]。理论上讲，胰腺 Oddi 括约肌功能障碍导致导管内压力升高，从而引发胰酶过早激活及急性胰腺炎。另外，反复发作的急性胰腺炎（或可能是早期慢性胰腺炎）可能引发纤维炎症反应，导致基础括约肌压力升高，而不是作为引起特发性复发性急性胰腺炎的原因。

在胆道和胰管括约肌压力测定中，异常括约肌压力发生的大致频率可能因分型而异：在胆道型括约肌障碍患者中，Ⅰ型为 75%～95%，Ⅱ型为 55%～65%，Ⅲ型为 25%～60%。而在胰腺型括约肌功能障碍的患者中，Ⅰ型为 100%，Ⅱ型为 67%，Ⅲ型为 59%[68,69]。无论测压结果如何，胆道括约肌切开术对 90% 以上的胆道型 Oddi 括约肌功能障碍Ⅰ型有效，且不需要进行 Oddi 括约肌压力测定[70]。测压结果似乎确实可预测胆道型Ⅱ型患者对括约肌切开术的反应，因为胆道括约肌切开术对 50%～70% 的 Oddi 括约肌压力测定异常患者有效，而对不到 30% 的 Oddi 括约肌压力测定正常者有效。最近一项针对胆道型Ⅲ型患者的随机对照试验发现，Oddi 括约肌压力测定结果不能预测治疗效果，括约肌切开术的效果并不优于假手术组。因此，对Ⅲ型患者不宜行 ERCP 加 Oddi 括约肌压力测定和经验性括约肌切开术。

在Ⅱ型和Ⅲ型胆道括约肌功能障碍患者中，可在 ERCP 加 Oddi 括约肌压力测定之前进行药物治疗。舌下含服硝苯地平和硝酸盐可降低 Oddi 括约肌的压力。一些研究表明 67%～75% 的疑似或经过人工测定的 Oddi 括约肌功能障碍患者可因此缓解疼痛[72-74]。尽管缺乏长期数据以及患者对药物的耐受性，但在进行 ERCP 和 Oddi 括约肌压力测定之前，尝试进行药物治疗相对安全可靠。

Oddi 括约肌功能障碍与急性胰腺炎的关系

对于既往行胆囊切除术的特发性急性胰腺炎患者，尤其是年轻人（年龄 < 60 岁）[15]，ERCP 术后最常见的病理改变是括约肌功能障碍。不幸的是，尽管声称 15%～50% 的复发性急性胰腺炎的"病因"是 Oddi 括约肌功能障碍，但治疗效果（即内镜括约肌切开术或外科括约肌成形术）并不明确。

15%～65% 特发性复发性急性胰腺炎患者存在 Oddi 括约肌功能障碍，但胆道括约肌切开术、胰管括约肌切开术和双重括约肌切开术的长期疗效尚存在争议。多项队列研究表明，胆道括约肌切开术更有效[18,47,75-78]。目前已报道了两项相关的随机临床试验，Jacob 等将 34 例特发性复发性急性胰腺炎患者随机分为胰管支架置入组和安慰手术组，平均随访时间为 33 个月[47]，观察到支架组复发性急性胰腺炎的发生率从 53% 降至 11%。而在 69 例特发性复发性急性胰腺炎和胰腺癌患者的一项大型临床试验中，括约肌功能障碍患者被随机分为胆道括约肌切开术组或双重括约肌切开术组。最少随访 12 个月后，两组的急性胰腺炎复发率（每组接近 50%）无显著差异[42]。然而，在接受过重复 ERCP 及 Oddi 括约肌压力测定的亚组中，包括曾经接受过胰管括约肌切开术的患者在内，复发性或持续性胰管括约肌功能障碍的发生率很高。无论如何治疗，与具有正常胰管括约肌压力的患者相比，胰腺 Oddi 括约肌功能障碍是急性胰腺炎发生的一个重要的独立危险因素（HR 4.3，95% CI 1.3～14.5）。因此，虽然胰管括约肌切开术不能预防急性胰腺炎的后续发作，但这可能是由于胰管括约肌分离不充分、再狭窄率高，或者胰腺 Oddi 括约肌功能障碍不是特发性复发性急性胰腺炎的病因，而仅仅是更有侵袭性疾病的一种标志。以上这三种情况都有可能，但还需要进一步研究。单纯胆道括约肌切开术是否可降低复发性急性胰腺炎的风险尚不清楚，应在安慰对照研究中进行评估。在这一点上，无论测压结果如何，我们不支持对特发性复发性急性胰腺炎患者进行经验性胰管括约肌切开术。

什么是胰管括约肌切开术和 Oddi 括约肌测压？

胰管括约肌切开术

有两种方法可进行胰管括约肌切开术。首先，可在置入胰管引流支架后用针状刀行胰管括约肌切开术。该方法使用支架作为"背板"引导切开。或者可以使用标准的拉式括约肌切开刀切开，类似于胆道括约肌切开术。切口通常指向 1 点钟方向，括约肌切开的上缘比胆道括约肌复合体切开要小。

Oddi 括约肌测压

在进行 Oddi 括约肌压力测定之前应停用可能会干扰括约肌压力的药物至少 8 ～ 12 h。这些药物包括可降低压力的钙通道阻滞剂、抗胆碱能药、硝酸盐和胰高血糖素，以及可升高括约肌压力的麻醉剂和胆碱能药[69]。如果已使用胰高血糖素，应将 Oddi 括约肌测压推迟 8 ～ 15 min。

大多数 Oddi 括约肌测压是使用三腔抽吸导管（Cook Medical，Bloomington，Indiana，United States）通过水灌注气动液压系统进行的。灌注测压（特别是胰管括约肌或导管）过程中的抽吸可以最大限度地减少 ERCP 术后胰腺炎的发生率[57]。抽吸导管具有三个腔：其中一个腔有一个可容纳导丝（0.018 或 "0.021"）或注射造影剂的末端端口，其余两个腔具有可进行水灌注（0.25 ml/min）的侧口。导管尖端有一个红色环（远端侧）和一个黑色环，近端侧可见第二个红色环，另外可见七个黑色环（图 14.6）。每个环间隔 1 mm。固态导管测定与抽吸导管系统检测结果相似，风险也相同[79]。所有接受 Oddi 括约肌测压治疗的患者均应在直肠放置吲哚美辛并放置预防性胰管支架，以尽量减少 ERCP 术后胰腺炎的发生风险。

对于特发性复发性急性胰腺炎的患者，如果在胰胆管造影中未发现其他病因，应该在 ERCP 过程中进行括约肌压力测定。理想情况下，应对胆管和胰管插管造影，以排除复发性急性胰腺炎的其他病因。进行自由插管时首选测压导管，理

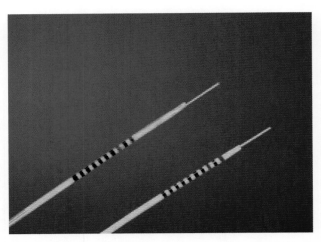

图 14.6 抽吸式测压导管。通过三腔抽吸导管容纳导丝（0.018 或 0.021）或尖端处的端口（所示线）注射对比剂。每个环间隔 1 mm，红色环表示 Oddi 括约肌测压过程中用于水灌注的远端和近端侧端口的位置

想情况下胰管和胆道括约肌的测压最好在同一时间进行。可以用导丝辅助插管，但是关于导丝对随后测压结果影响的研究很少。尽管确保测压导管不嵌入侧支很重要，但应尽量减少胰管造影剂的使用。充分的胰管造影仅需要对胰管近端检查，以排除完全性胰腺分裂、主胰管狭窄或异常胰胆管连接，且术前应用 MRI 或 MRCP 对于排除这些病变具有较高的灵敏度（＞ 80%）。

Oddi 括约肌测压技术相当简单。在导管插管之前，需要测定十二指肠的基线压力作为参考。在深插管并实现正常胆管造影或胰管造影后，应逐渐撤出测压导管，同时观察压力变化（图 14.7）。应以标示环为导向，每次增加 1 mm 将导管回撤。在此过程中，最重要的是，在括约肌的阶段性收缩期间观察括约肌最低或基础压力（图 14.8）。如果确定压力升高且＞ 40 mmHg，则应在该位置保持至少 30 s，以最大限度地减少误差。随着导管进一步回撤，可观察到更远侧传感器压力的升高。导管应在此位置再次保持至少 30 s。理想情况下，应使传感器通过括约肌复合体两次，以确认结果的可重复性。但在实际操作中，单次通过可能就足够了。

病例后续

在充分、详细地说明操作的潜在风险，并

且针对不明原因的复发性急性胰腺炎回顾了有关 Oddi 括约肌测压和括约肌切开术的争议性证据后，患者同意接受该项检查。ERCP 显示胰管和胆管解剖结构正常。使用抽吸式测压导管测定胰管括约肌基础压力为 120 mmHg，胆道括约肌压力为 60 mmHg。根据术前讨论的结论，内镜医师对其进行了胆道括约肌切开术，并放置了临时预防性胰管支架。鉴于支持胰管括约肌切开术有益处的证据水平较低，未进行该项操作。目前患者仍在随访中，ERCP 术后前 6 个月内没有胰腺炎复发。

结论

ERCP 在特发性急性胰腺炎患者的诊疗中正发挥越来越大的作用。ERCP 在特定病例中仍然是一种有用的影像检查，但较新和风险更低的检查，如 MRCP 和 EUS 等通常可以在不进行 ERCP 的情况下明确急性胰腺炎的病因。而对于急性胰腺炎或复发性急性胰腺炎患者，如极有可能存在微小结石，经验性胆道括约肌切开术是有效的。否则，如果对特发性复发性急性胰腺炎患者行 ERCP，而假设胆管造影未发现其他病因，则内镜医师应在同一时期行括约肌测压。胰管括约肌功能障碍意味着后续急性胰腺炎发作的风险较高，但目前仍未证实胰管括约肌切开术较单纯胆道括约肌切开术对于减少胰腺炎复发更有益。依据胆管括约肌功能障碍的测压分型，进行治疗时不推荐对 Ⅲ 型患者进行胆道括约肌切开术。鉴于胰腺成像检查和遗传学方面的重大发展，目前对特发性复发性急性胰腺炎的定义变得更加严格。对于符合这些严格的特发性复发性急性胰腺炎标准的患者，需要进一步的研究来权衡 ERCP 和括约肌切开术（胆道括约肌、胰管括约肌或两者兼有）的诊断率和疗效。此外，关于胰管括约肌功能障碍的预后和治疗方案的选择还需要进一步研究。

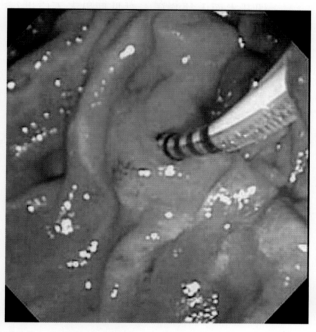

图 14.7　Oddi 括约肌测压——内镜检查。将抽吸式导管慢慢拉过括约肌复合体，依据标记环来表示其深度

关键点

- 高达 20% 的急性胰腺炎是特发性的。
- 患有特发性急性胰腺炎的患者有再次发作

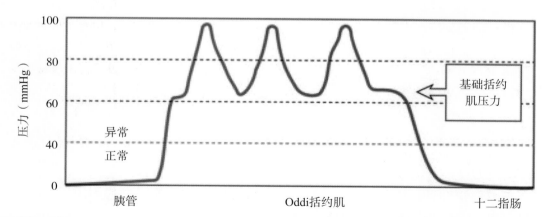

图 14.8　Oddi 括约肌测压。在 Oddi 括约肌测压中观察到的典型描迹的曲线。基础括约肌压力较峰值压力和波频率的升高更为重要。Oddi 括约肌功能障碍定义的阈值为 35 ～ 40 mmHg

急性胰腺炎的风险，随后可发展为慢性胰腺炎。

- 急性胰腺炎患者的诊断检查应至少包括完整的问诊（饮酒史、吸烟史和药物应用史、最近的突发事件如手术以及家族史）、体格检查（长期饮酒的表现、高脂血症及创伤）、基础实验室检查（血清钙和甘油三酯）和横断面成像［经腹超声和（或）增强 CT 扫描］。

- 单次急性胰腺炎发作后，对高度怀疑胆源性胰腺炎的患者，特别是既往有胆囊切除术的患者，应行 ERCP 及经验性胆道括约肌切开术。

- 在发作两次或多次特发性急性胰腺炎后，ERCP 之前应进行 MRCP 和（或）EUS，即使在没有家族史或成人发病的情况下也考虑进行基因检测，并在特定情况下进行自身免疫性胰腺炎相关检查。

- 胰管括约肌基础压力升高（即胰腺 Oddi 括约肌测压）与急性胰腺炎反复发作可能相关性较大。

- 内镜下胰管括约肌切开术对减少复发性急性胰腺炎的发作无效。这可能与胰管括约肌消融技术的局限性有关，或者因为胰管括约肌狭窄是急性胰腺炎的结果而非原因。

- 在三种类型的胆道型括约肌功能障碍中，仅推荐对 II 型进行测压，以指导胆道括约肌切开术。对 I 型患者应进行胆道括约肌切开术而无须测压，对 III 型患者不应进行括约肌切开术或测压。

参考文献见本书数字资源。

第十五章　ERCP 在其他胰腺疾病中的应用

Surinder Singh Rana　Robert H. Hawes 著

胰腺分裂

病例

患者，男，28 岁，以急性腹痛就诊，血淀粉酶和脂肪酶升高。既往 2 年间患者曾因类似的症状三次住院治疗，期间诊断为特发性复发性急性胰腺炎。否认酗酒史，无胰腺炎家族史。肝功能提示血钙和空腹血脂水平均正常。彩超检查未见胆囊结石及胆泥。患者经保守治疗 2 周后出院。对该患者应行哪些进一步的检查以评估此次急性胰腺炎复发的病因？

引言

胰腺分裂（pancreas divisum，PD）是胰腺最常见的先天畸形，因胚胎发育过程中胰原基的腹侧和背侧未能融合所致[1]。这使较大的背侧胰腺只能通过副乳头分泌胰液，而较小的腹侧胰腺则通过主乳头分泌胰液。据报道，在尸检中胰腺分裂的发病率达 4.4%～12%，而经 ERCP 发现的胰腺分裂达 0.3%～8%[1-3]。最近的一项综述指出胰腺分裂的内镜检出率为 2.9%，在美国和欧洲这一比率显著高于亚洲[4]。

学术界对胰腺分裂存在相当大的争议。一部分专家认为这种解剖变异几乎无临床意义，因为大部分患者终其一生都没有出现胰腺疾病症状[5,6]。但另一方面，特发性胰腺炎人群中不断升高的胰腺分裂的发病率又在理论上支持了这种先天性胰管变异的致病作用[1,4-7]。研究人员推测，在出现临床症状的患者中，存在副乳头严重梗阻引发胰液流出道不畅以及胰管压力增加的现象，进而导

致腹痛和胰腺炎的发生[7]。除此之外，大部分患者接受副乳头括约肌切开术后均可出现症状的缓解和病程的改善，这也支持了梗阻性胰腺疾病在胰腺分裂患者中的发病机制假说[8]。近期一项基于社区人群的研究也证实，在慢性及复发性胰腺炎患者中，胰腺分裂的发病率更高。因此作者认为，应将胰腺分裂视为慢性及复发性胰腺炎的易感因素[9]。

然而，胰腺分裂与胰腺炎之间的病理生理和因果关系并非如此简单，亦未获得普遍认可。最近遗传学研究对内镜医师"梗阻性胰腺疾病"这一概念提出了质疑，并认为分子遗传因素应占主导地位。两个不同的研究小组发现，在胰腺分裂和复发性胰腺炎患者中，囊性纤维化跨膜转导调控因子（cystic fibrosis trans-membrane conductance regulator，CFTR）基因突变频率增加[10,11]。研究人员认为，CFTR 突变（或其他未明确的基因突变）使胰腺分裂患者较胰管受损的患者更易患急性或慢性胰腺炎。学术争论仍在继续，但针对一项大型多中心随机对照试验（副乳头括约肌切开术 vs 无手术）的长期随访可能会给予我们很多答案。

胰腺分裂患者的症状与体征

大部分胰腺分裂患者终身无症状，依据症状不同可分为以下三类：①复发性急性胰腺炎。②慢性胰腺炎（chronic pancreatitis，CP）。③胰源性腹痛，但不具备胰腺炎的发病证据[1-4]。绝大多数患者在成年后症状出现进展。出现复发性急性胰腺炎的患者平均年龄为 53 岁，而表现为单纯性腹痛的患者平均年龄为 43 岁[1,12]。对胰腺分裂患者进行分类非常重要，因为其临床表现的不同很大程度上会影响内镜治疗的效果。

哪些诊断性检查可发现胰腺分裂？

影像学

ERCP 是诊断胰腺分裂的"金标准"，但它为有创检查，且具备一定的操作难度（图 15.1）。腹侧胰腺腺体的体积较小，可能显影效果不佳。因为副乳头开口小难以被发现，因此注射造影剂同样存在难度。一次成功的选择性插管造影需要良好的镇静状态，插管失败会导致较高的 ERCP 术后胰腺炎风险。因此，研究者对能够准确诊断胰腺分裂的无创检查产生了浓厚的兴趣。三种最常用的影像学检查分别为：腹部增强多层螺旋计算机断层扫描（multidetector row computed tomography，MDCT）、磁共振胰胆管造影（MRCP）和内镜超声（EUS）。当胰管较明显并可在 CT 上显示时，MDCT 对诊断胰腺分裂显示出较好的灵敏度和特异度[13,14]。MRCP 可以对胰胆管系统进行检查评估，并且对诊断胰腺分裂同样具备良好的灵敏度和特异度（图 15.2）[15]。胰泌素的刺激使 MRCP 的诊断灵敏度从 52% 提升至 86%，特异度提升至 97%[16,17]。虽然 MRCP 优于 CT，但胰腺分裂的诊断准确率存在相当大的差异。早期典型模式研究显示出 MRCP 诊断胰腺分裂具有出较高的灵敏度和特异度，而最近的研究报告显示其准确率较低[18,19]。

内镜超声

EUS 无须注射造影剂即可对胰胆管系统成像，并且具有能够仔细检查胰腺实质的额外优势。这对发现早期慢性胰腺炎提供了重要信息。环形和线阵的 EUS 能够诊断胰腺分裂，但两者诊断的准确性各不相同。造成诊断结果不一致的原因是：尽管已有多种标准（影像学分类）来判断是否存在胰腺分裂，但特定的 EUS 检查不一定会在特定患者中检测到那些特点。若在内镜下观察到某些特定表现，便可以诊断或排除胰腺分裂。在其他指南里，诊断标准数量的增加使诊断胰腺分裂的特异度升高，灵敏度却降低[20]。EUS 的诊断标准包括：缺乏"叠加征"，存在胰管交叉征，可见胰管穿过背侧胰腺，不能沿着胰管从大乳头到达胰体[21]。叠加征是通过将环形内镜超声放于十二指肠球部的长轴，尖端位于球部的顶点进而观察。在这个位置上，应可见胆管、胰管和门静脉平行走行，形似"叠列"。当应用位于球部的环形式内镜超声观察到背侧胰管穿过胆总管时，即为胰管交叉征。缺乏交叉征可作为胰腺分裂的提示性而非诊断依据。它的灵敏度为 50%，特异度为 97%。胰管交叉征的存在似乎符合胰腺分裂，然而其灵敏度有限。胰管伴行对于排除胰腺分裂非常有帮助。如果可以明确见到胰管走行于主乳头至胰体，或自胰体倾向主乳头，则可排除胰腺分裂。如果未观察到上述情况，那么是因为存在胰腺分裂，还是胰管因弯曲而无法在对应成像层面维持形态呢？尽管存在这些潜在问题，近期一项研究比较了 EUS、CT 和 MRCP 对诊断胰腺分裂的灵敏度。研究人员发现，EUS 的灵敏度为 86.7%，显著高于 CT 和 MRCP[22]。

虽然这些研究在大部分患者中能确诊胰腺分裂，但仍需与特发性复发性急性胰腺炎进行鉴别

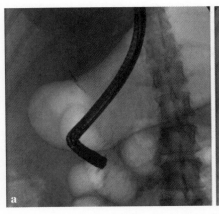
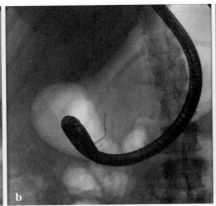
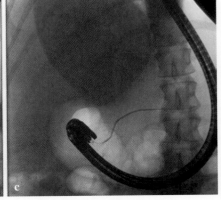

图 15.1 经 ERCP 行胰管造影，显示较小的腹侧胰腺（**a**）。两张影像学图片显示造影剂正在经副乳头充填背侧胰管（**b**、**c**）

诊断[19]。ERCP 可用于确诊胰腺分裂，但在大多数情况下，ERCP 用于计划进一步干预的胰腺分裂患者。

病例后续

患者完善 MRCP 检查后，提示完全性胰腺分裂可能。其背侧胰管未扩张，胆道正常。EUS 使用环形式内镜超声探头也证实了胰腺分裂的存在：未见交叉征，可见背侧胰管穿过胆总管，并在副乳头处进入十二指肠。胰腺实质正常，未见异常

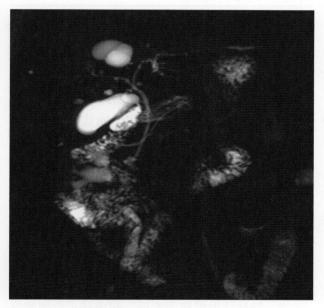

图 15.2 MRCP 显示胰腺分裂。背侧胰管经胆总管开口处的主乳头向十二指肠近端排出胰液

回声影。下一步该做什么？

ERCP

在行 ERCP 检查期间，如果胰腺造影无法通过主乳头完成，则应怀疑存在胰腺分裂。且当主乳头插管造影示腹侧胰管较短时，应更加怀疑（图 15.1）。应小心避免误诊为导管完全断裂，因其可见于胰腺癌和带有腹侧胰管的胰腺分裂患者。腹侧胰管长 1 ～ 4 cm，不与脊柱交叉，逐渐分成多个侧支，可迅速发生胰泡化[1]。在一小部分胰腺分裂患者中，腹侧胰管可能缺如，经主乳头造影只可见胆道显影[23]。此类发现仅供参考，不能作为胰腺分裂的诊断依据，因类似的发现也可见于良性或恶性肿瘤致严重胰管梗阻的患者。对于高度怀疑胰腺分裂的情况，需要进行副乳头插管造影明确诊断。

副乳头定位

副乳头位于主乳头前上方（头侧、内侧）1 ～ 3 cm 处，因此，当内镜正对主乳头时，副乳头应位于内镜视野的右上象限（图 15.3）。随着新一代视频内镜的问世，大多数患者的副乳头均可被内镜定位。当无法识别副乳头或其乳头开口处时，可以通过静脉注射促胰液素来刺激胰液分泌，进而通过直视分泌出的清亮胰液来定位开口。但在少数患者中即使通过促胰液素，也不足以清晰地显示副乳头开口。在这种情况下，可在常见的副

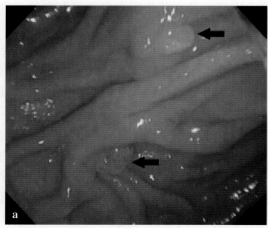 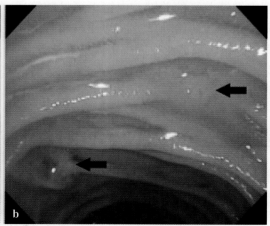

图 15.3 **a，b**. 内镜图像显示主乳头和副乳头（箭头），副乳头位于主乳头的头侧和内侧区域

乳头区域喷洒稀释的亚甲蓝（1∶10），通过胰液分泌引起的局部染色变淡来查找具体部位[1]。对于上述方式均失败的患者，可在内镜超声引导下穿刺背侧胰管注射亚甲蓝，由分泌的蓝染胰液来定位副乳头的位置。

副乳头的内镜下表现可用来预测胰腺分裂[25]。如副乳头较大，或副乳头开口处明显可见，均能在一定程度上预估胰腺分裂的出现。在 ERCP 过程中，内镜进入十二指肠时，镜头在顶端附近前进和回拉之前，可以较好地显示大乳头的头侧和内侧区域，此时应寻找小乳头。

副乳头选择性插管术

副乳头及其开口非常小，并且几乎没有十二指肠肠内段。插管需要精确技术和特殊的附件。可以通过向左转动左右旋钮和逆时针旋转进镜来使内镜处在"长轴"的位置。操作者亦可以从胃内开始操作：进镜并通过幽门，至十二指肠顶点附近开始旋转。一旦通过顶点，立即停止进镜并开始寻找副乳头，而不是进镜至十二指肠降部后才开始调整内镜。用于插管最佳的器材是锥形导管或配有小口径导丝（0.021'或 0.018'）的乳头括约肌切开刀。将导丝置入导管内，并于导管尖端露出 1 ～ 2 mm，再将导丝尖端精确地插入副乳头开口内。不能将导丝或导管尖端"塞入"副乳头内。一些多余的尝试会导致乳头水肿和出血，继而使后续插管失败。在此过程中，了解背侧胰管的走行至关重要。在导丝定位后，导管随导丝向乳头跟进。冲洗乳头开口后向开口内注射造影剂而使胰管显影。获得胰管造影图像是确保导丝能在胰管内继续前行的关键。内镜下可见胰管通常自右向左走行，初始导丝方向往往与胰管走行方向垂直。内镜医师需要在透视下调整导丝方向，使导丝深入胰管。操作目标是使导丝送至胰尾部，并避免进入分支。

胰腺分裂的类型

学者对胰腺分裂患者胰管的解剖畸形进行了描述。这些解剖畸形的临床意义等同于完全性胰腺分裂[7,26]。不完全性胰腺分裂的特点为：一根小的细丝状分支连接腹侧与背侧胰管。当向主乳头注射造影剂后背侧胰管显影时，此分支无法引流胰液，使分泌的大部分或全部胰液均经背侧胰管由副乳头排出[7,26]。当背侧胰腺仅有某个孤立部分经副乳头排出胰液，且背侧胰管无法与腹侧胰管相连时，则存在反向性胰腺分裂。这时胰液主要经主乳头分泌。此类胰管变异无明显的临床意义，但当内镜操作者在不知情的情况下对怀疑为胰腺分裂的患者经副乳头反复尝试造影时，可能会获得完整的胰管造影[7]。胰腺分裂的功能性变异表现为：整个胰腺包括钩突部的胰液均经副乳头排出，没有胰管连接到主乳头[26]。

识别副乳头狭窄患者

大多数胰腺分裂患者一生中无症状发作。一部分人会出现胰源性疼痛或复发性胰腺炎。现阶段基于对胰腺分裂和胰腺炎或胰源性疼痛的病理生理学的理解进行如下假设：由副乳头狭窄引发胰管内压力升高，从而引起相关症状。相反，已经证明通过内镜或手术治疗缓解梗阻可以减轻大多数副乳头狭窄患者的疼痛。已有一系列影像学标准建议用于鉴别胰腺分裂和副乳头狭窄：

1. 背侧胰管异常而腹侧胰管正常，考虑为副乳头狭窄。类似地，认为背侧胰管末端部分的囊性扩张是背侧胰管流出道梗阻[1,7]。尽管这些 ERCP/MRCP 的发现高度提示副乳头狭窄，但很少能观察到。

2. 静脉注射促胰液素后，超声显示背侧胰管持续扩张超过 15 min[27]。但仍不清楚确切的阳性标准[1,7]。

3. 在向背侧胰管内注入造影剂的过程中可诱发疼痛，但这并非所有患者都存在的，且其意义尚不明确[1,7]。

4. 注射促胰液素后，采集背侧胰管分泌的纯胰液，并分析碳酸氢盐浓度以及分泌的胰液量。此检查有助于诊断位于背侧胰管引流区域的早期慢性胰腺炎[7]。

5. 副乳头测压 只有少数研究评估过副乳头压力。这是因为操作技术困难，且正常的压力并没有明确定论[1]。一项研究发现，与胰管正常患者的主乳头压相比，胰腺分裂症患者的背侧胰管压力较高[28]。然而，Satterfield 等发现，4 例胰腺分裂和复发性急性胰腺炎患者主乳头及副乳头的基础压和阶段压类似[29]。

6.当完成背侧胰管深部插管后，可以依次通过 3 Fr、4 Fr 和 5 Fr 导管并感受其阻力来主观测量轻微的乳头狭窄[7]。

7.开放副乳头试验 可以通过置入括约肌支架而暂时扩大副乳头开口。这种方式可能对每日或每周周期性症状发作的患者有帮助，但是对于发作不频繁的胰腺炎患者，由于支架可能会损伤胰管，因此，这种方法可能会存在问题[1,7]。大多数病理学研究表明，副乳头没有括约肌，所以注射肉毒杆菌毒素对治疗无益。

如上所述，许多检查和影像学结果可能提示副乳头狭窄，但其灵敏度和特异度未经前瞻性实验研究评估。此外，人们高度怀疑副乳头狭窄，并不总能保证成功地进行内镜或外科治疗[1,7]。当前证据表明，无确定病因的复发性胰腺炎是轻度副乳头狭窄的最佳标志[30]。副乳头括约肌切开术对一些典型的无胰腺炎的胰源性疼痛患者有效，但这仅仅是在一些经过精挑细选的患者中进行的，并且支持这一方法的证据较少。

内镜治疗胰腺分裂：扩张、支架还是切开？

内镜下开放副乳头的方式包括应用内径逐渐增大的锥形导管、球囊、支架或采取乳头括约肌切开术[1,7]。然而，对乳头进行球囊扩张会导致与之相关胰腺炎的风险增加，因此，不建议对相对正常或适度扩张的背侧胰管进行球囊扩张[7]。然而，最近亚洲的一项小型回顾性研究指出了球囊扩张治疗胰腺分裂具有安全性和有效性[31]。在他们针对 16 例复发性急性胰腺炎或慢性胰腺炎所致的症状性胰腺分裂患者的研究中，可以成功地使用球囊扩张副乳头至 4 ~ 6 mm。85% 的患者出现了临床症状改善。主胰管的平均直径为 4.3 mm，并且没有出现球囊扩张的并发症。

背侧胰管支架置入术是一种短期及长期缓解疼痛的实验性治疗措施（图 15.4）。一项对比长期背侧胰管支架置入术（置入支架 1 年，支架每 4 个月更换 1 次）和保守治疗对胰腺分裂患者疗效的前瞻性随机研究指出，在接受保守治疗的患者中，因特发性复发性胰腺炎住院治疗、急诊就诊和出现胰腺炎的患者数量明显增多[32]。另一项关于长期支架置入术疗效的研究提到，支架置入

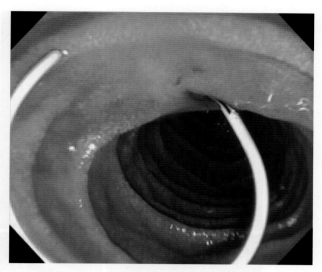

图 15.4 内镜下经副乳头置入胰腺支架

术对于以复发性急性胰腺炎为主要症状的胰腺分裂患者效果更佳，而在单纯表现为疼痛的胰腺分裂患者中只有 13% 的人在置入支架后症状得以完全缓解[33]。此外，在一项针对 48 名胰腺分裂和慢性胰腺炎患者的研究中，96% 的患者获得满意疗效[34]。在这项研究中，大多数患者接受了长期支架置入术。在术后进行的 67 个月中期随访中，39% 的患者因症状复发而需要再次行支架置入术。虽然长期胰管支架置入术可能改善胰腺分裂患者的症状，但留置数周的胰腺支架与下列潜在的严重并发症密切相关：支架闭塞、支架移位、胰腺炎、胰管穿孔和破裂[7]。然而，主要问题是主胰管的狭窄。置入胰腺支架后，胰管和胰腺实质相对较快地出现变化，虽然这些变化对进展期慢性胰腺炎患者意义不大，但对具备正常胰管的患者来说，很可能是灾难性的[35]。因此，不建议对胰管外观正常的患者进行长期胰管支架置入术。

内镜下括约肌切开术或副乳头括约肌切开术被认为是症状性胰腺分裂患者的一线治疗（图 15.5）[1,7]，主要有两类方式——针状刀乳头括约肌切开术（needle-knife papillotomy，NKP）和标准牵拉式乳头括约肌切开术（standard pull-type papillotomy，PTP）[1,7]。针状刀切开术在胰腺支架的 10—12 点位置进行操作，支架可为治疗操作提供保护性平台，指引切开方向并避免切开过深。同时，当出现胰管出血时，支架亦可作为保障引流通畅的通路，避免患者因明显的不适症状而导致治疗过早终止。标准牵拉式乳头括约肌切开术

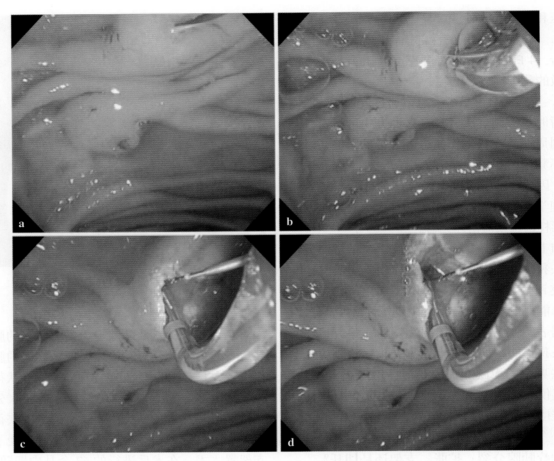

图 15.5　a—d. 使用锥形乳头切开刀行副乳头括约肌切开术

可使用微小乳头括约肌切开刀或由手控导丝导引的标准牵拉式括约肌切开刀进行操作。括约肌的切开程度是否足够并无统一的标准，但切开后应使其水平面与十二指肠壁完全齐平。偶尔出现副乳头凸起，可更容易明确副乳头末端和十二指肠壁的起点[36]。

通常内镜医师根据个人倾向性选择乳头括约肌切开术的实施类型。Lehman 等提倡推广 NKP，因其操作的方向和深度可控且安全。但最近的研究表明，这两种技术具备相同的安全有效性[36-38]。根据现有的循证资料报道，这两种括约肌切开术的术后再狭窄和再手术率接近一致。具体括约肌切开术的应用取决于胰管解剖结构。例如，如果胰管较弯曲，需要置入一个短支架，那么先用乳头切开刀进行括约肌切开术，随后再放置一个短支架，可能会较好。对于胰管解剖结构可容纳更长、更稳定支架的患者，先行支架置入术，随后行 NKP 可能是最佳的治疗方式。

与主乳头括约肌切开术相比，副乳头括约肌切开术有较高的并发症发生率，包括胰腺炎、出血、脓毒症和穿孔[26,37-39]。实际上，针对副乳头的治疗较主乳头更少见，而这无疑导致了更高的并发症发生率。正如研究者所预料的，主胰管插管的胰腺炎发生率很低（1.2%），而背侧胰管插管的胰腺炎风险更高，接受副乳头括约肌切开术的患者发生 ERCP 术后胰腺炎的风险最高，达 8%～11%[38,39]。

内镜治疗结果：哪些患者应当接受治疗？

评估内镜治疗胰腺分症疗效的研究存在一些局限性，而这些局限性普遍存在于许多内镜疗效的研究中，包括样本量小，转诊偏倚，患者异质性，缺乏控制对照，随访时间短，无盲法和随机分组[7]。多数针对内镜疗效评估的研究是对小样本量患者进行回顾性研究，且缺乏对照组。现阶段尚无对比内镜和外科手术效果的前瞻性对照实验。近期一组针对 2009 年已发表文献的系统性综述观察了内镜治疗的效果，并指出内镜治疗的有效率明显低于手术治疗的有效率（69.4% vs 74.9%，$P = 0.106$）[4]。综述肯定了早期研究的这项结论：对患有胰腺分裂和复发性急性胰腺炎的患者行内镜和外科治疗可获得最佳效果。对复发性急性胰腺炎的患者行内镜和外科治疗的有效率分别为 79.2% 和 83.2%；慢性胰腺炎患者则分别为 69.0% 和 66.7%；单纯腹痛患者的有效率最低（54.4% 和 51.6%）。因此，上述所有相关研究表明，胰腺分裂和复发性急性胰腺炎患者最适合接受内镜或外科治疗。慢性胰腺炎和胰腺型疼痛的患者有效率较低，因此，要想取得理想的结果，必须仔细挑选患者。近期一项研究表明，对几乎无胰管结石的慢性胰腺炎患者进行积极的内镜治疗反馈率很高，这也再次证实了选择合适患者的重要性[34]。虽然对副乳头括约肌切开术后再狭窄的检查方式尚无共识，但一些研究指出，10% ~ 20% 的再狭窄率导致他们再次接受治疗，而两种副乳头括约肌切开术的再狭窄率相当[38]。

迄今没有针对内镜和外科手术治疗胰腺分裂疗效的随机对照研究，而现有循证医学证据表明两者的效果相同。内镜治疗的创伤较小，目前被认为是治疗症状性胰腺分裂患者的一线方案。

病例后续

由于患者 EUS 和 MRCP 均诊断为胰腺分裂，且既往病史提示急性胰腺炎曾多次发作，我们决定为其行 ERCP 下副乳头括约肌切开术。我们的治疗原则是对那些单次发作的严重急性特发性胰腺炎或发作 > 2 次的轻度急性胰腺炎的胰腺分裂患者进行内镜下治疗。通过主乳头获得的胰管造影显示腹侧胰管较短，因此用金属尖端导管识别副乳头并插管。造影示背侧胰管未扩张，在置入 3 Fr 胰腺支架后行 NKP 治疗。3 周后腹部平片提示支架移位。该患者经过 2 年多的随访示无症状发作。

ERCP 在自身免疫性胰腺炎中的应用：能否发挥作用？

自身免疫性胰腺炎（AIP）是一种罕见的慢性胰腺炎类型，在某些情况下，较难与胰腺癌鉴别[40]。起初，人们热衷于坚持，血清 IgG4 升高可协助诊断自身免疫性胰腺炎，但随后人们意识到，在某些人群如白种人中诊断性能并不理想[40]。现在我们知道自身免疫性胰腺炎分为两型（1 型和 2 型），而 2 型的血清 IgG4 通常正常。1 型自身免疫性胰腺炎也称为淋巴浆细胞性硬化性胰腺炎，最常见于亚洲国家，发病年龄较高，且通常表现为无痛性梗阻性黄疸。这是一种多系统疾病，可影响胆管、唾液腺、肾和后腹膜[41]。1 型自身免疫性胰腺炎的血清 IgG4 升高，并且在病理标本的免疫组化切片上可见许多 IgG4+ 细胞。1 型自身免疫性胰腺炎患者对皮质类固醇治疗的效果良好，但常会复发。2 型自身免疫性胰腺炎或称特发性导管中心性慢性胰腺炎，在欧洲和美国更为常见，其发病年龄较低。患者多表现为梗阻性黄疸或急性胰腺炎，血清 IgG4 通常正常，且仅限于胰腺受累。与 1 型自身免疫性胰腺炎类似，2 型患者对皮质类固醇激素的治疗效果也很好，且少有复发[41]。

自身免疫性胰腺炎尚无典型的临床表现，实验室或影像学检查亦无显著特征，诊断自身免疫性胰腺炎的主要标准是组织学检查。在常规临床诊疗中获得胰腺活检标本送检组织病理分析非常困难。因此，部分研究团队建议确立一份诊断标准 [日本胰腺学会（Japanese Pancreas Society, JPS）、韩国标准、梅奥诊所 HISORt 标准和国际共识诊断标准和流程（International Consensus Diagnostic Criteria, ICDC）][40,41]。这些诊断标准综合了影像学特征、血清学检验、其他器官受累证据、胰腺组织免疫组化检查及皮质类固醇治疗效果显著等方面（表 15.1 至 15.3）。

目前的影像学检查如 MRCP、MDCT、EUS 联合（或不联合）细针抽吸术和穿刺活检等，均具备先进的技术，那么 ERCP 在诊断自身免疫性胰腺炎方面是否能够发挥作用呢？这方面存在一定争议。实际上，JPS 标准要求应用 ERCP 检查，而 HISORt 标准中并无 ERCP 诊断的条目；韩国标准则建议将 MRCP 用于胰管成像。这些不同标准间的差异可能缘于 Ⅰ、Ⅱ 型自身免疫性胰腺炎的流行程度，以及胰液和组织活检采集的差异。尽管存在上述差异，大多数专家仍建议应联合所有可行的检查来建立自身免疫性胰腺炎的最佳诊断策略，包括 ERCP 中的血清学检验和横断面成

表15.1　日本胰腺学会（JPS）诊断标准（2002年提出，2006年修订）

类别	诊断标准
影像学检查	主胰管弥漫性不规则狭窄（累及范围＞1/3主胰管）以及胰腺弥漫性肿大
	修订版标准中删去"累及范围＞1/3主胰管"
	将"主胰管弥漫性不规则狭窄""胰腺弥漫性肿大"分别修改为"弥漫性/节段性不规则狭窄""胰腺弥漫性/局限性肿大"
实验室检查	血清γ球蛋白和（或）IgG升高，或自身抗体阳性
	修订版标准新包括了"血清IgG4升高"
组织学检查	出现胰腺淋巴细胞、浆细胞浸润及纤维化
	修订版标准改为"标记的胰腺小叶间出现淋巴细胞、浆细胞浸润及纤维化"

影像学表现为必需，加上实验室或组织学检查中的任意一项表现，诊断即可成立

表15.2　韩国自身免疫性胰腺炎诊断标准（Kim标准）

类别	诊断标准
影像学	①胰腺弥漫性肿大
	②主胰管弥漫性/节段性不规则狭窄
实验室检查	①血清IgG4升高，或
	②其他自身抗体阳性
组织学检查	出现淋巴浆细胞浸润及纤维化
皮质类固醇治疗	有反应

影像学表现为必需条件，其他三项至少有一项符合，诊断即可成立

表15.3　HISORt自身免疫性胰腺炎诊断标准（梅奥诊所）

类别	诊断标准
组织学检查	①确诊表现
	a. 胰腺组织出现淋巴浆细胞硬化性胰腺炎改变
	b. 在淋巴浆细胞浸润的胰腺组织内出现大量IgG4阳性细胞（＞10个/高倍视野）
	②疑诊表现
	a. 在淋巴浆细胞浸润的胰腺外器官组织内出现大量IgG4阳性细胞（＞10个/高倍视野）
	b. 胰腺组织出现淋巴浆细胞浸润和硬化性改变
影像学检查	典型影像学特征
	① CT/MRI：胰腺弥漫性增大，并伴有延时的边缘强化
	② ERCP：主胰管弥漫性不规则变细，不典型表现，胰腺炎，胰腺局灶性肿块，局限性胰管狭窄，胰腺萎缩，胰腺钙化
血清学检查	血清IgG4水平升高
其他器官受累	肝门部或肝内胆管狭窄，持续远端单管狭窄，腮腺或泪腺受累，纵隔淋巴结增大，腹膜后纤维化
皮质类固醇治疗反应	皮质类固醇治疗后，胰腺或胰腺外表现消退或明显改善

诊断：分为下列三组，其中任意一组均可单独诊断自身免疫性胰腺炎。
A组：仅具备组织学检查的确诊表现。
B组：具备影像学典型表现，以及血清IgG4水平升高。
C组：出现难以解释的胰腺疾病，同时具备血清IgG4水平的升高和（或）其他器官受累，以及皮质类固醇治疗有效

像 [42,43]。与自身免疫性胰腺炎患者增强 CT 的典型表现相比（弥漫性胰腺肿大，动脉期实质均匀增强，有或无环形征），诊断性 ERCP 提供的信息有限。但当影像学结果不确定（胰管节段性或局灶性扩大，胰管扩张或中断，或胰腺肿块），血清学检验无诊断价值，并且没有其他器官受累证据时，逆行胰腺造影可以辅助支持或推翻相关诊断（图 15.6）[41,43]。

自身免疫性胰腺炎的 ERCP 表现

一项国际多中心研究发现，ERCP 的以下特征可鉴别自身免疫性胰腺炎与胰腺癌 [42]：

1. 长狭窄（＞主胰管长度的 1/3）。
2. 狭窄导致上游扩张不足（＜5 mm）。
3. 存在多处狭窄。
4. 由胰管狭窄段引起的侧支增加。

这些 ERCP 检查的特征本身都不能诊断自身免疫性胰腺炎。这项多中心研究发现，所有四种特征均对诊断具有高度特异度（91%），但灵敏度较低（52%）[42]。同一项研究还表明，无上游扩张的单个或多个狭窄的存在对诊断自身免疫性胰腺炎具有最高的特异度 [42]。此外，最近的一项研究报道，这些 ERCP 的表现在 1 型和 2 型急性特发性胰腺炎中频率相同。因此，ERCP 可能对

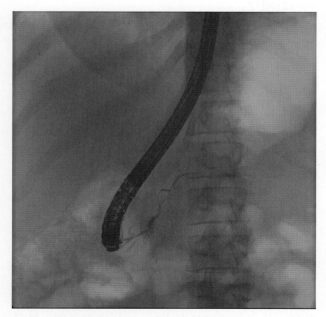

图 15.6 ERCP 显示自身免疫性胰腺炎的特征是主胰管弥漫性不规则和衰减且无扩张

怀疑患有 2 型自身免疫性胰腺炎的患者最有帮助，因为它们在血清和组织样本中 IgG4 检测往往呈阴性。虽然可以对胰管狭窄进行刷检或活组织检查以排除恶性肿瘤，但是没有数据表明其在诊断自身免疫性胰腺炎中的用途。

由于自身免疫性胰腺炎是胰腺的弥漫性炎症性疾病，可累及胆管，因此，胆管造影特征可以有助于诊断自身免疫性胰腺炎 [44]。自身免疫性胰腺炎患者比胰腺癌患者更易发生远端胆管光滑狭窄以及肝门或肝内胆管狭窄 [44]。此外，这些胆管狭窄患者亦需要与原发性硬化性胆管炎（primary sclerosing cholangitis，PSC）和胆管癌相鉴别。短环状或带状狭窄、憩室样突出和珠状外观在 PSC 中更常见，而在 IgG4 相关疾病中长段狭窄伴有狭窄前扩张更常见 [41]。与胆管癌患者相比，尽管存在长段狭窄 [41]，自身免疫性胰腺炎患者仍有多灶性狭窄和轻度近端扩张。对狭窄胆管的活组织检查进行 IgG4 染色可能对区分自身免疫性胰腺炎和恶性肿瘤帮助不大，且该组织 IgG4 阳性与血清 IgG4 水平升高无关 [45,46]。胆道活检标本 IgG4 染色的灵敏度和特异度分别为 18% ~ 88% 和 9% ~ 100% [41]。自身免疫性胰腺炎中壶腹也可受累，壶腹活组织检查的 IgG4 染色可能有助于诊断自身免疫性胰腺炎，尤其是在无法获得胰腺组织的情况下 [41]。据报道其灵敏度和特异度分别为 60% 和 97%。经乳头导管内超声（intraductal ultrasound，IDUS）可以帮助区分 IgG4 相关的胆管狭窄和恶性狭窄。对于 IgG4 相关疾病，导管内超声最特异的发现是非狭窄区域的胆管壁增厚（＞1 mm），其特异度为 100%，灵敏度为 85% [41,46]。增厚的胆管壁通常是对称、均匀的，且具有光滑的内壁和外壁层。

在疑似自身免疫性胰腺炎患者中，MRCP 可以代替具有诊断性的 ERCP 吗？

ERCP 是一种侵入性检查，存在 ERCP 术后胰腺炎的风险。尽管如此，但已发表的文献尚无有关自身免疫性胰腺炎患者发生 ERCP 术后胰腺炎的报道。这可能是由于潜在的纤维化和酶活性降低，而其同样可用于解释慢性胰腺炎患者 ERCP 术后胰腺炎发生率下降。也可能是由于报告不足造成的，因为轻度 ERCP 术后胰腺炎可能

被患者因自身免疫性胰腺炎引起的持续胰腺炎所掩盖。由于 ERCP 的潜在风险，有人对 MRCP 这种侵入性小的胰管造影是否可以替代 ERCP 用于疑似自身免疫性胰腺炎患者的检查进行了研究[41]。新的韩国自身免疫性胰腺炎诊断标准表明 MRCP 可以取代 ERCP。然而，一些研究表明诊断自身免疫性胰腺炎时，MRCP 的准确性不如 ERCP，尽管这些研究受到主要使用较旧的 MRI 扫描仪，以及很少有患者接受三维 MRCP 的限制[46-48]。一项研究显示，与金标准 ERCP 相比，MRCP 在自身免疫性胰腺炎中检出胰管异常的准确率为 65%。其中大多数不一致是因为 MRCP 高估了胰管狭窄[48]。另一项研究发现，在弥漫型自身免疫性胰腺炎中，ERCP 发现的胰管弥漫性狭窄在 MRCP 检查中 50% 间断性不显影，19% 为微弱显影，31% 不显影[45]。在 ERCP 操作中可以很好地观察到因胰管狭窄而形成的侧支导管，但在 MRCP 中仅有 21% 的患者可模糊显示[45]。此外，在节段型自身免疫性胰腺炎中，ERCP 观察到的导管狭窄，在 MRCP 检查中 14% 为模糊显影，86% 未显影[45]。因此，在 MRCP 上难以观察到胰管狭窄和在狭窄段内产生的侧支。

尽管目前 MRCP 不能完全取代 ERCP 诊断自身免疫性胰腺炎，但由于它侵入性小，并且可以同时提供导管和胰腺实质信息，因此它可以用作疑似自身免疫性胰腺炎患者的早期诊断方式。而 ERCP 应留给那些横断面成像和血清学不明确，以及需要导管内活检和（或）胆道减压的患者。

ERCP 在胰管内乳头状黏液性肿瘤（IPMN）中的应用

IPMN 是一种独特的胰腺囊性肿瘤，由于高质量横断面成像（主要是 MDCT 扫描仪）的广泛应用和可用性，使越来越多的 IPMN 被诊断出来。IPMN 是分泌黏液的肿瘤，起源于主胰管和（或）其分支的上皮细胞，与 IPMN 的主胰管型和分支胰管型相对应。IPMN 的生物学行为可以从无害的良性病变到侵袭性恶性肿瘤[49]。IPMN 给主治医师提出了两个困难但重要的挑战：首先，鉴别 IPMN 与胰腺的其他囊性病变；其次，鉴别良性和恶性囊肿。传统上，主胰管型 IPMN 的诊断是基于 Ohashi 等描述的 ERCP 三联征：①十二指肠乳头"鱼眼"征。②分泌黏液。③主胰管扩张。在主胰管 IPMN 患者中，鱼嘴样乳头的发生率高达 40%。然而，随着分支胰管型 IPMN 发病率的增加，MRCP、MDCT、EUS 高分辨率成像技术的出现，以及 EUS 引导的囊肿抽吸的应用增加，ERCP 在 IPMN 诊断中的作用已显著降低[51]。事实上，ERCP 禁用于分支胰管型 IPMN，因为如果向胰管内充分注射造影剂以显示充满黏蛋白的扩张分支，则发生胰腺炎的风险非常高。然而，随着胰管镜检查和经乳头腔内超声（IDUS）的出现，ERCP 可以在主胰管型 IPMN 中定位病变以利于实施手术。胰管镜联合 IDUS 定位病变以及经胰管穿刺行细胞学检查和肿瘤标志物分析都有助于主胰管型 IPMN 患者的治疗计划。

胰管镜检查

通过胰管镜检查可直接观察导管的异常情况，并在直视下对其进行取样，因此有助于对可疑主胰管型 IPMN 患者进行评估。尽管胆胰子母镜系统已经使用了很长时间，但由于仪器的脆弱性和成本高，需要 2 名经验丰富的内镜医师，操作时间较长，以及图像质量不佳等原因，限制了它的常规临床应用[52]。目前单人操作的用于诊断 IPMN[52] 的内镜系统再次引起人们对胰管镜检查的兴趣，其特点是可实现尖端四向偏转、组织活检和内镜治疗。

导管内镜检查范围

用于胰管镜检查的内镜可大致分为单操作或双操作系统。这里不会对各种内镜的细节进行详细讨论，会在其他地方进行回顾[53]。双操作系统或"母-子"系统包含较小直径（子）胆胰管镜，可将其通过十二指肠镜母镜的工作通道插入胰管。大多数可用的子镜采用光纤技术，外径范围为 2.8 ~ 3.1 mm，只可进行单平面（向上向下）偏转。由于对仪器整体直径的限制，光纤技术只能实现有限的图像分辨率。使用电荷耦合器件（charged coupled device，CCD）视频芯片技术的新型视频子镜使图像质量有了显著提高[53]。目前这一代视频子镜具有 1.2 mm 的操作通道，外径为 3.3 mm。超小型 CCD 的开发推动了原有的外径 2.2 mm 且没有附加孔道的电子胰管镜的发展。

可使用两种不同的内镜检查系统进行单人操作的胰胆管镜检查：超细胃镜或 SpyGlassR 直视化系统（Boston Scientific，Marlborough，MA）。超细胃镜的直径范围为 5 ~ 6 mm，但插入胆胰管困难。迄今为止，很少有人报道使用超细胃镜直接进行胰管检查[54,55]。SpyGlassR 系统则由直径为3.3 mm 的一次性导管组成，具有四向尖端偏转和三个通道（一个为光学探头；一个为操作通道，容纳包括特殊活检钳或激光或电液压碎石探针等附件；另一个为注水通道）。通过光纤探头通道传递图像和光源[53]。要求胰管扩张才能使该仪器顺利插入。如果胰管口没有扩张，可能需要行大范围的胰管括约肌切开术。为了更深入、更容易地观察胰管，目前已经提出了一种改进的胰管镜检查技术，即将 SpyGlassR 系统的 0.8 mm 光纤探头通过已经深度插入的 ERCP 导管进入胰管[56]。该方法的优点是能够在不需要进行括约肌切开术的情况下显现未扩张的导管。但该方法的主要限制是无法对病变进行采样。虽然这两个系统尚未直接比较，但 SpyGlassR 系统的图像质量似乎不如视频胰管镜[53]。

胰管镜检查的技术取决于主胰管的扩张程度、有无狭窄或肿块、主胰管的弯曲度以及胰管口的"扩张"程度[54]。胰管镜只能在乳头扩张的情况下直接插入胰管，否则需要进行胰管括约肌切开术。插入深度可能受到胰管的弯曲段或狭窄管道的直径的限制。使用较硬的导丝可以通过在相反方向向导丝施加张力而使胰管镜转弯。另外，黏蛋白可能会影响视野。去除黏蛋白的技术包括盐水输注和抽吸，在胰管镜检查前进行球囊抽取，或用 1% N- 乙酰半胱氨酸冲洗[54]。

胆道镜用于诊治胰管内乳头状黏液性肿瘤（IPMN）

与所有其他肿瘤一样，准确区分良恶性病变并准确描述病变范围对于确定 IPMN 患者的最佳治疗策略至关重要。不幸的是，目前可用的影像学检查准确性有限，并不能解答这些问题。因此，可直视导管病变的胰管镜检查在指导主胰管型IPMN 的诊治方面具有巨大潜力。直接胰管镜检查可以检测到意外的恶性肿瘤的高风险特征，如

肿块和肿瘤血管，但最重要的是，可以确定主胰管中的病变程度。IPMN 可能是多灶性的，而胰管镜检查可以帮助确定是否行远端胰腺切除术、Whipple 切除术或全胰切除术。另外，该检查还可以在疑似混合型 IPMN（主胰管和分支胰管型IPMN 的混合）中检测主胰管疾病[54]。

IPMN 患者胰管镜下表现包括可见黏液，主胰管或分支的乳头状突起，以及微小的黏膜结节性改变（图 15.7）[54]。其中 67% ~ 83% 的 IPMN患者在胰腺镜检查中发现上述导管病变[53]。由于操作通道直径非常小，难以或无法对这些病变进行活组织检查，这也是当前一代较细的胰管镜最显著的不足。但可以较容易地吸出胰液用于细胞学检查。经盐水灌洗后通过子镜的抽吸通道对胰液进行取样，然后进行细胞学检测，其对 IPMN的诊断阳性率高于通过 ERCP 套管收集的液体。通过胰管镜检查对收集的胰液进行细胞学检查确诊了 50% 的恶性 IPMN[53,57]。这种较高的诊断率可能是由于可在直视下紧邻病灶快速收集胰液。最近研究的用于检测的新标志物，如胰腺分泌型胰蛋白酶抑制剂（pancreatic secretory trypsin inhibitor，PSTI）或用黏蛋白对胰液进行染色，提高了诊断以及鉴别良恶性 IPMN 的准确性[58,59]。在胰管镜检查中增加胆管内超声（IDUS）和内镜窄带成像术（NBI）可以提高我们鉴别良恶性IPMN 的诊断能力[53,60,61]。胰管镜检查通常较安全且术后胰腺炎很少见。这可能反映了这样一个事实，即只有经验丰富的内镜医师才会进行这一具

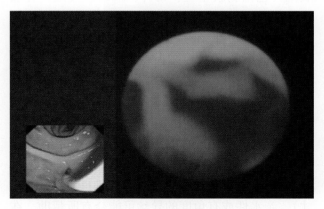

图 15.7　使用 SpyGlass 进行的胰管镜检查图像（Boston Scientific 右侧图），显示在主胰管型 IPMN 中可见典型乳头状突起。左侧内镜视图显示 Spyscope 插入胰管（Courtesy：Dr. Linda Lee Brigham and Women's Hospital, Boston, MA）

有挑战性的操作。当发生胰腺炎时，通常是因为主胰管不够充分扩张来适应子内镜的直径，或者胰管开口不够开放[53]。胰管镜检查的主要问题是需要保持视野清晰。黏蛋白容易遮挡光线，需要用盐水或水灌洗清除。在胰管镜检查期间，胰管类似一个密闭空间，在狭窄的胰管上游有一个非扩张的胰管口。向密闭空间内注水将导致胰腺炎。在不过度扩充胰管的情况下又保持足够的视野是胰管镜检查的主要技术挑战。

ERCP 在胰管恶性狭窄中的应用

众所周知，胰腺癌预后不良，因为大多数患者在确诊时已无法切除。而良好预后的关键是早期诊断，EUS 大大提高了对小病灶的显影能力以及取样能力。然而，EUS 引导下细针抽吸术在慢性胰腺炎和孤立性导管狭窄中的诊断率很低[62]。尽管慢性胰腺炎的绝大多数导管狭窄是良性的，但早期胰腺癌或胰腺上皮内瘤变可在高达 12% 的患者中表现为孤立性导管狭窄[63]。在这些临床情况下，ERCP 可能有助于鉴别良恶性狭窄。文献[64]已经描述了主胰管、分支胰管或胰腺腺泡区的各种胰管造影表现。然而，这些发现的鉴别效果较差，即便联合传统的细胞学刷检，诊断的准确性也有限[65]。通过胰管镜直接观察胰管及图像引导下组织活检可以提高不明原因胰管狭窄的诊断率。然而，胰管镜检查的临床经验仅来源于少数病例研究，这些研究描述了导管腺癌的各种胰管镜下表现，包括黏膜粗糙、易碎、红斑、突起、肿瘤血管和乳头状突起[54,66]。与 IPMN 相似，据报道，胰管镜检查对抽吸的胰液进行细胞学检查提高了胰腺癌的诊断率[67]。在大多数患者中进行胰管镜检查的一个主要限制是由于导管直径与子镜不匹配而无法到达狭窄处。

恶性胰腺狭窄可能偶尔导致梗阻性疼痛，即为持续 1 ~ 2 h 的上腹部或左上腹部的餐后痛[68]。尽管导丝通过狭窄可能很困难，但支架置入可能有助于缓解梗阻性疼痛，小口径（0.018 英寸）、亲水性或有角度的导丝可能会有所帮助。在置入塑料支架之前，可能需要球囊扩张或探条扩

张严重的狭窄。也有病例报道成功置入了金属支架[69]。小范围病例研究显示，在 62% ~ 100% 的患者中置入支架并使疼痛部分或完全缓解，其技术成功率为 66% ~ 81%，并且没有并发症[70]。

关键点

- 胰腺分裂是胰腺最常见的先天性胰腺变异，其在特发性胰腺炎患者中发生频率增加，使其可能为一种致病原因。
- 少数胰腺分裂患者存在以下三种临床表现之一：复发性急性胰腺炎、慢性胰腺炎或无胰腺炎证据的胰源性腹痛。
- ERCP 是诊断胰腺分裂的金标准，但 CT、MRCP、s-MRCP 和 EUS 也具有相当好的准确性。因此，应将 ERCP 保留用于胰腺分裂的治疗。
- 不明原因的复发性胰腺炎可以最好地提示副乳头狭窄。这些患者对内镜治疗的反应最佳。
- 开放副乳头的首选内镜方法是乳头括约肌切开术，可通过针刀乳头括约肌切开术或标准拉式乳头括约肌切开术进行。
- 没有单一的临床、实验室或影像学特征可以用于诊断自身免疫性胰腺炎，组织学检查是诊断的参考标准。
- ERCP 可以帮助诊断疑难的自身免疫性胰腺炎，特别是在影像学检查结果不确定，血清学检查无法诊断，且没有其他器官受累的证据时。
- ERCP 在胰管内乳头状黏液性肿瘤（IPMN）中的主要作用是使用胰管镜检查和导管内超声定位主胰管型 IPMN 中的病变，从而有助于制订手术计划。
- 对恶性胰腺狭窄进行支架置入可以帮助其缓解梗阻性胰腺疼痛。

参考文献见本书数字资源。

第四部分
特殊问题分析

第十六章　十二指肠乳头出血

Simon K. Lo 著

引言

十二指肠乳头出血通常指胆道出血，提示出血来源于胆管。实际上，出血也可以来源于胰管，称为胰管出血或胰源性出血。经皮胆管造影、组织消融或肝活检导致的医源性胆管损伤是导致胆管出血的最常见原因[1,2]（表16.1）。此外，胰源性出血最常见的原因是胰腺假性动脉瘤破裂出血，通常是由急性或慢性胰腺炎导致的（表16.2）。由于胆系出血和胰腺出血均不是常见的胰胆管疾病，所以对它们的发生概率没有准确的统计。临床医生应该高度警惕，以便预测这些情况的出现。每当胰腺或胆管疾病伴有明显的消化道出血时，必须重点对胰腺出血及胆道出血进行鉴别诊断。

在日常工作中很少遇到胆道出血及胰腺出血。考虑到它们的不同表现，我们选择了一些我们自己的病例来突出十二指肠乳头出血的关键特征和临床情况。

病例 1

患者，男，33 岁，右上腹痛伴黄疸，因急性胆囊炎及较大胆总管结石已行胆囊切除术、胆总管探查及 T 形管置入术。术后仍存在严重的黄疸，术后 1 周内已输注 6 个单位红细胞。随后出现间断低热。在此期间，T 形管及经皮肝下引流管见少量淡红色血性液体。

表16.1 胆管出血的原因

医源性因素	肝活检
	经肝胆管造影术
	经肝消融治疗
	经肝胆管引流
	胆囊切除术
	胆管外科手术
	ERCP 操作（支架植入术、括约肌切开术、活检、碎石术和狭窄扩张术等）
外伤	肝或者胆管的穿透性损伤
	闭合性肝损伤
肿瘤性疾病	原发性肝癌
	胆囊癌
	胆管癌
	肝良性肿瘤
	转移性肝 / 胆管癌
胆结石	胆结石刺激
胆囊 / 胆管因素	炎症
血管因素	炎性假性动脉瘤
	动脉炎
	动静脉畸形
	动脉瘤
胰腺因素	假性囊肿
	肿瘤转移
感染因素	寄生虫
	肝脓肿

如何进行鉴别诊断？

大范围胆管和胆囊手术后可出现胆管炎及持续性黄疸，最让人担心的是出现胆管损伤，如肝外胆管横断、结石残留或弥漫性肝损伤。T 形管

表16.2 胰源性出血的原因

胰腺炎	胰腺坏死
	假性囊肿
	脾动脉假性动脉瘤
胰腺肿瘤	胰腺癌
	神经内分泌肿瘤
	转移性胰腺癌
	浆液性囊腺瘤
血管性疾病	腹腔或脾动脉瘤
	节段性动脉中膜溶解
	胰腺动静脉畸形
胰腺外伤	穿透伤（贯通伤）
	钝性损伤
医源性胰腺损伤	胰腺囊肿针吸
	内镜下坏死组织清除术
	胰腺支架植入
	胰管扩张
	胰腺结石碎石
胰腺感染	布鲁氏菌病
	结核分枝杆菌感染

引流量低提示胆管通畅或 T 形管故障。若床旁冲洗困难，则表明出现了 T 形管障碍，则支持后一种情况。经皮引流及 T 形管引流出淡血性液提示胆道内外的出血，应高度怀疑为两处引流管之间出血及连通障碍。此外，大范围的胆管治疗操作后出现少量渗血并不是出现出血并发症的明确证据。在包括放射性核素胆管扫描、T 形管胆管造影、磁共振胰胆管造影（MRCP）以及内镜逆行

胰胆管造影术（ERCP）这四种检查胆管完整性的方法中，ERCP 可能是最准确也是最有潜力的治疗方法。在此之前，应该先完善腹部 CT 来排除脓肿、血肿或胆汁瘤。

病例后续

腹部 CT 显示没有明显的积液和脓腔。术后第 12 天进行了 ERCP，术中显示十二指肠乳头看起来正常。最初造影剂注射困难，是因为整个胆管塞满了一些不明的填充物。切开括约肌后，通过球囊清扫清除了大量新鲜血液和血块。胆囊管残端和 T 形管部位发现胆汁漏（图 16.1）。从胆管中排出血液和碎屑后，放置了两个 10 Fr 塑料胆管支架。该患者 ERCP 术后恢复正常，后续未再出现黄疸、发热或出血。2 个月后取出胆管支架。

胆管出血

医源性胆管或肝组织损伤是胆管出血最常见的原因，大约占所有此类病例的 2/3[2]。经皮肝组织活检后经常会出现十二指肠乳头短暂出血，认为是肝内胆管、肝动脉和门静脉在解剖位置上紧密相邻的缘故[3]。细针抽吸时很容易穿透这些结构，形成动静脉瘘、动脉胆管瘘或静脉胆管瘘。静脉胆管瘘出血通常量少，并且为自限性的，很少需要治疗干预。2% ～ 2.5% 的经肝胆管造影和

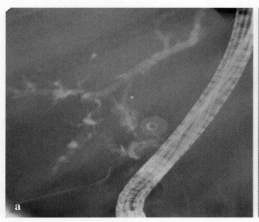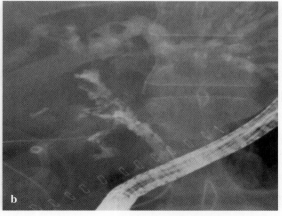

图 16.1 胆囊切除术后出现胆管出血。**a**. 初始造影剂注射困难，胆管造影显示胆总管及右肝管广泛的充盈缺损。**b**. 清除肝外胆管中的血凝块后，造影剂从胆囊管残端和 T 形管插入胆管部位流出来

经皮胆管引流术会导致出血[4]，并且可因损伤肝动脉或门静脉导致胆管出血从而威胁生命[5]。即使是胆管内部支架，尤其是金属假体，也可能会导致直接的血管穿刺伤或肝动脉假性动脉瘤形成[6]。

胆道出血的一个重要线索是出现明显的消化道出血、黄疸和右上腹痛三联征[7]。然而，这通常是例外，而不是常规情况，因为这三种症状只在 22% 的胆道出血病例中出现[2]。更常见的是，内镜医师在 ERCP 术中发现出血要么在胆管内，要么从十二指肠大乳头渗出。极少情况下胆管出血可以解释不明原因的消化道出血。根据出血的部位，胆管炎、胆囊炎及胰腺炎都被报道过可以导致胆道出血。出血较多时可以类似下消化道出血。

胆道出血的评估取决于其临床表现和对其原因的推测[1]。对于高度怀疑胆道出血的患者，需行 CT 血管造影，不仅可以确定出血的存在，辨别出血的来源，而且可以规划治疗性血管造影术。否则，应对有消化道出血迹象和症状的患者采用上消化道内镜来评估。十二指肠镜是使十二指肠乳头充分可视化所必需的检查手段。对表现为胆管炎或胆管梗阻的患者，无论有无先前的影像学检查如经腹超声、CT 或 MRCP，ERCP 都是一种合理的初始诊断方法。在胆管造影中，血块的轮廓常显示不清，并且不像结石那样保持不变。这种奇怪的充盈缺损有些类似于肿瘤组织。有趣的是，新鲜的血液及血块在胆管充满造影剂的初始阶段显示最清楚。当胆管继续填充造影剂时，充盈缺损可能会消失。因此，在注射造影剂的初始阶段注意观察透视图像或获得 X 线图像比较好。最终证明胆管出血的证据是可以看到血液从胆管中流出，通常发生在球囊清理胆管时。一些血块在形成过程中可能表现为像柔软的出血性肿瘤。事实上，胆管中的血液通常含有肿瘤细胞，应将这些血液吸入容器进行细胞学评估。

在使用 ERCP 进行狭窄处球囊扩张、活检钳活检或胆管取石后会出现少量胆管出血，但这并不是特殊情况或者是比较重大的问题。然而，当遇到胆管自发出血和大量出血时，思考疾病可能的原因、病变程度以及在更全面地对胆管进行检查及操作前制订备份计划十分重要。以下情况导致的胆管出血应该高度重视：晚期门静脉高压[8]、假性动脉瘤、留置的胆管支架侵蚀周围的脉管系统以及括约肌切开术的出血反流入胆管。文献曾报道过致命性的胆道出血[9]。在这些情况下可能会突然出血，在继续操作前应该备好一个较好的预期计划。在大出血不能自行停止时，可以用回收球囊堵塞胆管。最终的治疗方案包括紧急血管造影栓塞[10]、球囊填塞、全覆膜金属支架以及各种内镜下止血方法。

并不是所有的胆管出血患者均需要接受治疗，因为肝活检或经皮胆管引流等大多数医源性出血可以自行停止。对于持续或复发的出血，可选择血管造影和栓塞。据报道，其成功率可达 75% ～ 100%[11]。ERCP 在治疗胆管出血方面不能发挥作用，仅用于建立胆管引流。

这个病例说明在胆囊手术期间发生不良事件时，可以同时发生多种胆管并发症，包括胆汁漏、出血、胆管梗阻以及胆管炎。尽管可能造成潜在的损伤，这些问题可以通过简单的胆管支架植入而成功得到解决。虽然文献报道全覆膜支架是有效的[8,11,12]，但是我们在此病例中使用的塑料支架可能同样有效。

病例 2

患者，女，46 岁，表现为黄疸及可疑肝门部肿块。肝穿刺活检探查未能通过胆管狭窄处。ERCP 显示其胆总管近段严重梗阻，左右肝管扩张（图 16.2）。导管抽吸的肝内液体为含有脓液的血性物质。继续注射造影剂，显示出边界不清的充盈缺损遍及整个梗阻的导管，与胆管出血和肿瘤浸润相一致。我们对狭窄部位进行刷检和扩张后，放置了一个 10 Fr 塑料胆管支架，随后排出大量血性液体。刷检细胞学提示腺癌阳性。

医源性胆管出血的另一个原因

这个病例表明经肝细针穿刺可以导致胆管出血，尤其是经过长时间的努力进入胆管进行引流后。最初的胆管造影图片显示出线性匍行的充盈缺损。这些充盈缺损可能代表胆道蛔虫或肿瘤浸润而不是胆管出血。当然，确认胆管出血的唯一方法是通过胆管支架或清理球囊看到血液。肝穿刺失败导致的出血通常呈自限性，但是假性动脉

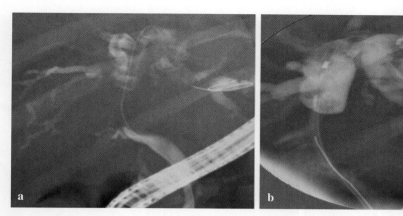

图 16.2 经肝总管狭窄处穿刺引流失败后的胆管造影。**a．**肝总管严重阻塞。注意：血液表现为线性匍行性充盈缺损。**b．**继续注射造影剂，显示出肝内胆管充盈缺损的不同表现，以及胆管内血凝块的特征

瘤出血可以使血液从留置的经肝导管反复流出[13]。此前有报道称一半的胆管出血来源于肝内胆管，另一半则来自于肝外系统和胆囊[14]。随着越来越多的经肝治疗，近来也许会出现更多的肝内出血病例。

病例 3

患者，男，44 岁，临床表现为黄疸和右上腹痛。ERCP 显示肝门部肿块和肝外胆管血块，胆管活检提示肝细胞癌。随后多次行 ERCP 以及支架植入均未能改善肝功能，于是转入我们机构进行进一步评估。取出胆管内支架时，大量血液从乳头涌出。从胆管内清扫出的一些物质似乎是柔软的肿瘤组织或相对完整的血凝块（图 16.3）。胆管造影显示出广泛、形状不规则的充盈缺损。在接下来的几周内，尽管放置了多个塑料胆管支架、金属支架甚至鼻胆引流管，黄疸仍未消退，并且需要持续输血。最终他接受了一次非常困难的胆管切除术，术后又活了 2 年。

胆管出血的一种非医源性原因

胆管出血是中央型肝细胞癌侵犯胆管后的常见表现。这些肿瘤富含大量血管，出血量可以很大并持续出血。此时应当高度怀疑近端胆总管或肝内胆管自发性出血。然而，我们发现一些肝细胞癌可以沿着整个胆管延伸甚至浸润十二指肠乳头。在这些病例中，可以获取组织标本用于诊断，因为较容易获取血凝块或者外生性生长的组织来明确肿瘤的性质。这些病变大部分不能切除且很难处理。与出血倾向最小的肿瘤内置入支架不同，对导致胆管出血的肝肿瘤行姑息性胆管支架置入通常无效，因为持续的出血可能导致支架过早失效和堵塞。由于有较大的血凝块，甚至大口径金属支架也不能保证胆管通畅。同样，经肝或血管介入治疗可能也无法阻止这些血管丰富的病变出血。晚期肝细胞癌的化疗与致命性胆管出血有关，所以对于既往曾有胆管出血史的患者，应谨慎进行化疗[15]。这个病例是这种不确定情况的完美例子。尽管存在风险和技术困难，但在某些情况下，手术切除可能是唯一的治疗选择。在极少见情况下，血块甚至脱落的瘤体可能表现为像胆结石一样，并引发急性胰腺炎[16,17]，需要行括约肌切开术缓解。在这些情况下发现胰腺炎可能会使我们误认为是胰源性出血而不是胆管出血。

病例 4

患者，女，91 岁，因为严重的胆总管结石转入我中心。转入前接受了两次 ERCP 及括约肌切开术和胆管支架植入术。尽管如此，肝化验指标仍然持续升高，白细胞计数也进一步升高。在我们中心行内镜检查，结果显示少量血液从十二指肠乳头渗出。然而，没有明确的证据表明血液来

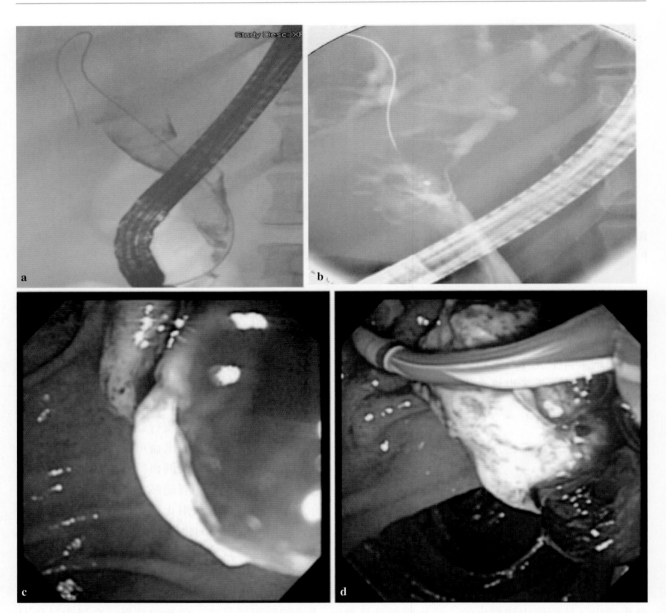

图 16.3　肝细胞癌表现为胆管出血。**a**. 最初的胆管造影显示血液充满整个胆管，仅在胆管周围留下的狭窄空间填充造影剂，呈现肝外胆管外观的双对比轮廓。**b**. 血凝块与肝门部肝癌混合，表现为占据胆管分叉处的巨大肿块。**c**. 从胆管中取出大量血凝块。**d**. 这个巨大的软质肿块像血凝块与肿瘤之间的混合体，含有肝细胞癌成分的组织

自先前的括约肌切开处。造影剂注射十分困难，胆管似乎空间十分狭小或者充满结石。实际上，胆管内存在广泛的充盈缺损，结果都证明是新鲜血液和血凝块（图 16.4）。在球囊清理过程中未见结石。植入胆管支架后，在括约肌切口边缘留置了三枚夹子。此后未再出现出血和胆管炎。

酷似胆总管结石的出血

如 ERCP 和取石术后出现胆管梗阻，应该高度怀疑有更多的胆结石遗留或新结石从胆囊的原部位脱落。其他解释包括近期操作导致括约肌水肿或遗漏的壶腹浸润性病变导致的括约肌梗阻。一种极少被考虑的实际情况是括约肌切开术后出血[18]，血液积聚在胆管内，酷似残留的结石。有

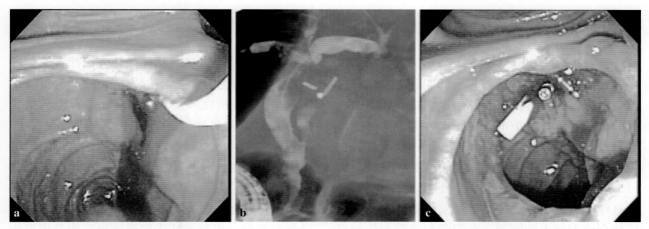

图 16.4　括约肌切开术表现为胆管出血。**a.** 乳头最初没有出血。球囊清扫显示血液从乳头流出。**b.** 胆管造影显示由血凝块导致的广泛充盈缺损。**c.** 在括约肌切开的上缘留置夹子或胆管内留置支架后，出血停止

趣的是，括约肌切开部位看上去可能会显得干燥，就像这个病例，没有明显的出血迹象。如果在过去几天内曾行 ERCP，在胆管出血的来源方面应始终考虑到括约肌切开导致的出血。在这种情况下，治疗持续性黄疸的方法就是首先通过重复 ERCP 来探讨黄疸的病因。尽管胆管内很容易发现血液，但是很难明确血液来源。应该清扫和仔细检查胆管来排除近期操作中遗漏的病变以及胆管损伤。在排除导管出血后，应该考虑括约肌切开导致的出血。当无法明确诊断时，应该放置胆管支架来保持胆管通畅。有人认为全腹膜支架可以用来通过对十二指肠乳头压塞来额外解决潜在的复发性出血。或者，可以根据内镜医生技术及个人喜好，用夹压、烧灼或黏膜下注射来处理乳头的切割边缘。

病例 5

患者，男，78 岁，因急性胆囊炎行胆囊切除术。由于技术上的困难，腹腔镜手术转成放置引流管的开腹手术。在引流装置中出现大量胆汁，故诊断为胆汁漏。随后行 ERCP，术中显示肝总管中部及左右肝内胆管系统广泛的胆管外渗。从胆管中清除胆汁和血凝块后，我们注意到多处渗漏及肝右叶可能坏死（图 16.5）。肝动脉损伤需要手术修复的报道为广泛的胆汁漏和肝损伤提供了可能的原因。该患者在接下来的 24 个月内，每 2 个月放置并更换多个塑料支架。最终解决了胆汁漏，拔除了腹部引流管。然而，该患者出现了左右肝内缺血性胆管狭窄、晚期肝硬化和复发性胆管炎，最终导致死亡。

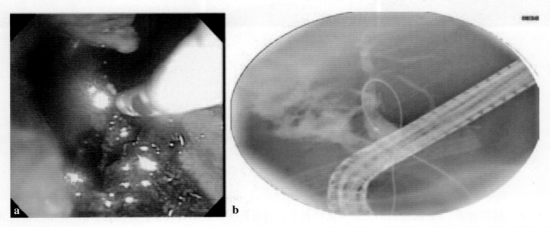

图 16.5　胆囊切除术后出血。**a.** 血凝块很容易从胆管中清除。**b.** 正常的右肝系统被渗入肝实质的造影剂所取代，意味着导管丧失完整性，很可能已经发生肝坏死

严重的医源性疾病

　　已有报道称胆囊切除术中严重的血管损伤可以导致急性肝坏死[19]。该患者的胆管出血极有可能是由直接的导管损伤导致的组织坏死和出血引起的。或者，外科手术解剖区域内的血液可能已经进入肝外胆管大的损伤处，进而导致胆管出血。就像这种情况，肝损伤导致的出血通常呈自限性。另外，空腔形成、脓肿进展、胆管炎反复出现、缺血性胆管狭窄以及最终的继发性胆汁性肝硬化可能会成为更大的问题。在胆管和血管损伤的患者中，无论合并脓肿与否，进展成肝坏死者高达75%[19]。尽管胆汁漏可以很容易通过内置胆管支架来解决，但是考虑动脉重建和肝切除前的血管研究和外科咨询仍然是十分必要的。不幸的是，我们的肝外科医生认为该患者肝和胆管损伤较广泛，无法从胆道旁路或肝段切除手术中获益。唯一的治疗方法是肝移植。但是由于患者的年龄限制以及健康状态不佳，肝移植并不可行。

病例 6

　　患者，男，53 岁，从外院转入治疗上消化道出血和胰腺炎。患有饮酒继发的慢性胰腺炎的病史，2 周前因呕血入院。住院期间，胃镜和结肠镜检查均无明显异常。CT 扫描显示胃前方有胰周积液。最初入院时表现为急性胰腺炎。随后出现了 2 次呕血，血红蛋白降至 5 g。住院期间，共输注 9 个单位红细胞。在胃镜检查中，我们发现十二指肠内有新鲜血液和血凝块（图 16.6）。侧视镜观察发现一血凝块从壶腹部突出。为发现可能存在的胃静脉曲张或假性囊肿内出血进行了 EUS 检查。结果显示胰腺体尾部有一个 9 cm、界限清楚、回声不均一的没有血流的囊性结构。针吸活检显示囊性结构内部为明显的血性液体。有趣的是，住院期间该患者的肝血清学指标和胰酶均保持正常。血管造影显示脾动脉假性动脉瘤，同时行弹簧圈栓塞了 2 支供血血管。在接下来的 8 个月随访中，该患者未再出血。

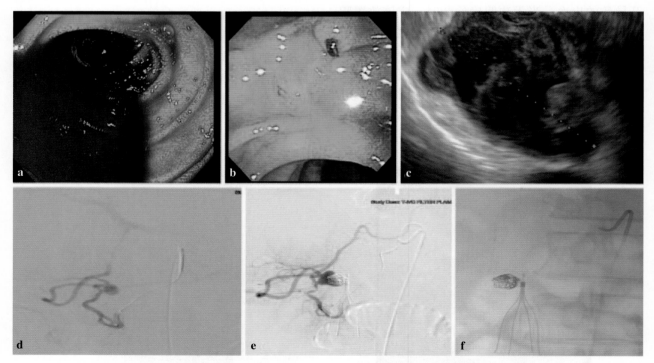

图 16.6　严重的胰性血液。**a**. 起初因消化道出血检查十二指肠乳头，显示有大量新鲜出血。**b**. 将十二指肠乳头清理干净后，我们发现一个血凝块从乳头处突出。**c**. EUS 检查发现胰腺囊肿内有一个大的不均质的充盈缺损。**d**. 血管造影显示脾动脉假性动脉瘤。**e**. 将线圈放于假性动脉瘤内。**f**. 线圈栓塞完成后的腹部 X 线片

胰源性出血

胰性血液，又名主胰管出血或假性血胆症，其发生频率低于胆管出血，但可能威胁生命。它最常见于急性胰腺炎或慢性胰腺炎时，脾动脉直接参与炎症反应过程，导致假性动脉瘤。虽然脾动脉是这种情况下最主要的供血血管（60%～65%），肝动脉、胃十二指肠动脉和胰十二指肠动脉也与出血相关[20,21]。当假性动脉瘤破裂，血液通过短的瘘管进入胰管，可通过十二指肠大乳头及小乳头流出[22,23]。与胆管出血相反，胰性血液更难诊断。与胆管出血三联征类似，胰性血液可以表现为间歇性和复发性上腹痛、消化道出血和淀粉酶升高。由于缺乏如黄疸和肝酶异常及间歇性出血等明显的临床症状，可能导致延误检查，因此错过见证血液从乳头流出的关键时刻。像本病例这样，内镜下观察到十二指肠乳头出血是不常见的，尽管在大约一半的病例十二指肠可能有血。间歇性上腹痛在随后的 30～40 min 内出现明显的消化道出血症状如典型的黑便及少见的呕血，是胰性出血的重要线索[26]。此类出血通常呈间歇性并反复发作而导致贫血。尽管有大出血病例的报道，但不会引起血流动力学不稳定。胰酶升高也可能有助于高度怀疑胰性血液[25]，尽管这可能是胆管出血而不是胰性血液导致。在此病例中，慢性胰腺炎导致的反复上腹痛可能掩盖了胰性血液相关的阵发性腹痛。尽管已经过内镜证实，但该患者没有肝酶或胰酶升高，这表明它们不是必要证据。即使最终确定血液来源于胰管，除非影像学检查发现动脉瘤，否则仍难以准确定位出血部位[27]。影像学检查包括经腹多普勒超声和增强 CT，可用于提示诊断，特别是当 CT 和 MRI 显示胰管中存在哨兵血凝块时。血管造影是最终确诊的金标准，同时也可以提供有潜力的治疗方法。尽管由于栓塞失败或栓塞并发症出现，报道的死亡率为 8% 至 14% 不等[26]。血管造影治疗此类疾病的成功率可达 60%～100%。该患者有脾动脉假性动脉瘤的明确证据，所以血管造影线圈栓塞有效。应该强调的是，胰腺具有丰富的旁支血供，可能需要栓塞一个以上的供血血管来止血。涉及胰腺部分切除的外科手术常适用于以下情况：血管造影失败伴持续或复发性出血（发生在 30% 的病例中）或严重不可控制的出血。

病例 7

患者，女，79 岁，表现为轻度腹痛、黑便和严重贫血。在接下来的几天内，她需要输注 20 U 红细胞。胃镜检查发现有血液从十二指肠乳头流出（图 16.7）。横断面影像学检查发现可能为胰腺癌并肝转移。血管造影无法识别出血血管。在 ERCP 中，我们在插入胰管的导管腔内见到血液。切开括约肌后，血凝块从胰管开口流出。胰头处发现一处短的胰管狭窄，造影剂填充了一个不明确的囊性结构，认为该处是肿瘤坏死引起的。胰管前段扩张并可以充盈缺损。这些缺损很可能代表血液成分。使用球囊扩张填塞并不能止血。放置了一个胰管支架，但是并未减慢出血速度。该患者拒绝进一步干预，并转回原来的医院接受舒适护理。

胰腺癌导致的胰性血液

众所周知，胰腺癌和胰腺转移性肿瘤一样，是导致胰腺出血的原因[28]。有报道称甚至胰腺良性肿瘤，如浆液性囊腺瘤和黏液性囊性肿瘤亦可以通过胰腺开口导致自发性出血[29,30]。由于已知许多胰腺癌和转移性肿瘤的患者会表现为慢性贫血，因此除非出现黑便、呕血或者便血，否则不容易想到胰腺出血。ERCP 操作时除了可以看到十二指肠乳头流血及胰腺内轮廓不清的充盈缺损外，还可以识别肿瘤的不同特征。在此病例中，我们发现了胰腺癌典型的导管狭窄。同时也看到了肿瘤坏死导致的空洞。然而，也可以观察到正常的胰管、非特异性不规则胰管或慢性胰腺炎的变化。ERCP 下的治疗如支架置入和球囊填塞，除了可能会减轻血块聚集引起的疼痛外，在治疗自发性肿瘤相关的出血中不起作用。血管造影栓塞和手术通常是唯一的治疗选择[31]。

病例 8

患者，男，47 岁，表现为短暂的剧烈腹痛

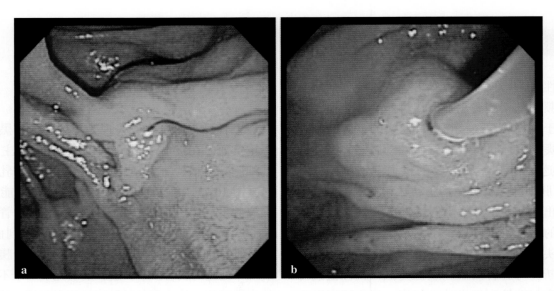

图 16.7 胰头癌引起的胰腺出血。**a**. 对乳头进行检查，显示一小股血液从十二指肠大乳头流出。**b**. 放置在胰管内的导管抽吸回收的液体明显呈血性

后出现间歇性黑便。患者很久前有酗酒史和胰腺炎病史，但是在本次出现症状时没有任何胰腺炎的临床及影像学证据。由于出血，连续住院 4 周，需要输注 60 U 红细胞。经历了上、下消化道内镜检查，血清肝酶和胰酶检查，两次腹部增强 CT 检查，两次肠系膜血管造影，两次胶囊内镜检查，两次推进式小肠镜检查（当时还没有深部小肠镜），以及一次术中全结肠镜检查。所有这些检查结果均为阴性。由于该患者存在上腹痛相关的出血，所以进行了 ERCP 检查。胰管显像示一个中等大小的光滑息肉样结节以及梗阻后导管轻度

扩张（图 16.8）。即使用导管探查结节，也不会导致出血。线阵内镜超声检查显示结节状病变一处无回声区内有血流信号，且该病变与脾动脉相连。这一发现高度提示脾动脉假性动脉瘤，最终该患者接受了胰腺中段切除，组织病理证实为血管异常。手术切除后出血立即停止。

内镜超声在胰腺出血中的作用

这是一例由脾动脉假性动脉瘤引起的具有挑

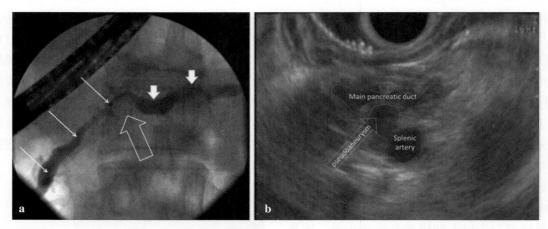

图 16.8 胰腺出血表现为严重的不明原因的显性消化道出血。**a**. ERCP 显示正常口径的胰管延伸到胰腺颈部。将尖端带有黑点的 ERCP 导管（细长箭头）深入胰管来探查胰腺颈部息肉样结构（大箭头）。胰管上游轻度扩张（小实心箭头）。**b**. EUS 检查显示主胰管结节（大箭头）实际是脾动脉假性动脉瘤

战性的消化道出血病例，并且几乎可以明确是由既往的急性胰腺炎导致的。尽管许多影像学研究都集中于胰腺上，但是仍没有明确证据证明胰腺出血。由于高度怀疑胰腺出血，加上一些消极因素，于是我们对患者进行了 ERCP，最终发现了导管动脉瘤这一病变。后期回顾病例，内镜超声可以识别血管病变，或许可以避免有潜在高风险的 ERCP。不论是否应该行 ERCP，该病例说明了确定不明原因的消化道出血来源于胰腺是多么困难，以及内镜超声在识别血管病变中的价值 [32]。病例报告指出，即使在腹部 CT 检查失败后，内镜超声仍可用于诊断假性动脉瘤。在内镜超声诊断为胰腺囊肿的病例中，其中 1% 最终由腹部 CT 诊断为动脉瘤 [33,34]。这份四个病例分析的报告指出了内镜超声中动脉瘤呈典型的厚壁、中心无回声的"环形"外观。其中一个动脉瘤内镜超声下显示没有多普勒血流，行细针抽吸时可见血液回流。这种现象可见于血流缓慢、壁发生钙化或形成血栓的动脉瘤中，也可见于多普勒方向垂直于血流方向时。当抽出血液时，必须停止细针抽吸，并预防性给予抗生素，观察病变是否出现可以提示正在出血的任何高回声变化。此后应该进行影像学检查来评估动脉瘤。与肿瘤导致的出血类似，内镜在治疗动脉瘤出血方面几乎没有帮助。也许只有在处理急性损伤或胰腺切除术后出血和瘘管形成时，内镜才能起到有效的止血作用。

结论

综上所述，在 ERCP 检查前极少怀疑乳头出血。当有胰腺或胆管征象或症状且合并活动性消化道出血时，必须考虑到这一点。并发胰腺肿瘤、胰腺炎、胆管疾病以及近期行外科手术或者肝内器械操作是导致胆管出血或胰腺出血的常见情况。外伤或者医源性原因导致的胆管出血可能会自行止血，早期的治疗重点是通过 ERCP 使胆管保持通畅。各种内镜、影像学手段和外科手术措施均可以治疗胆管出血。相比之下，内镜对临床表现严重的胰性血液的治疗作用较小。血管造影介入治疗通常是一线治疗方案，治疗失败后可选择外科手术治疗。为了对这些疾病做出诊断，医生必须根据患者的病史保持高度的临床怀疑精神。

关键点

- 由于胆管出血及胰腺出血是潜在的不明原因消化道出血的病因之一，因此基于患者的临床病史，医生应该始终对此类病因保持高度怀疑。
- 当发现十二指肠乳头出血时，需要确定出血是来源于胆管、胰管还是大乳头。
- 最近的胆管、胰腺、乳头或肝仪器治疗为判断出血来源提供了有力的线索。
- 在严重的胆管出血中，可根据出血部位，考虑经验性放置全覆膜胆管金属支架以保持胆管通畅，并可能同时起到填塞止血的作用。
- 选择性血管造影栓塞是胰腺出血和胆管出血病例的首选治疗方法。

参考文献见本书数字资源。

第十七章　ERCP 在外科手术后患者中的应用

Jemilat O. Badamas　Patrick I. Okolo 著

引言

胰胆管疾病对消化道解剖结构发生改变的患者是一个特殊挑战。这些困难分布在所有相关的临床领域，包括诊断、进入腔内（由于消化道长度改变）、操作程序的技术改进和后续护理。术后患者的内镜逆行胰胆管造影术（ERCP）适应证涵盖了正常消化解剖结构患者 ERCP 操作的所有适应证。有些情况在减重手术后的患者中更常见。快速的体重减轻增加了胆汁的致石性，因此具有完好胆囊的患者增加了形成胆囊结石的可能性。

对于消化系统解剖结构发生改变的患者进行胰胆疾病的快速诊断需要更高的怀疑指数以及对轴向成像进行解释得更细致入微的方法。例如，在解剖结构改变的患者，胆管脓毒症可能不总是表现为发热、黄疸和生化功能障碍这些症状。对这种可能性的认识使临床医师能够在临床表现不典型时迅速做出诊断。从技术上讲，找到管腔入口和进入胰腺和胆管的方法取决于两个主要方面：①存在完整的壶腹和手术吻合口。②从入口到胰胆管分支的距离。表 17.1 总结了这些情况。一般来说，如果壶腹或外科胰胆吻合口处不能在距离插入点 180 cm 内到达，则需要进行深度小肠镜检查或经腹切开途径检查（图 17.1）。在这些情况下，ERCP 可使用有设备辅助的小肠镜来进行，包括单气囊或双气囊小肠镜、短双气囊小肠镜、螺旋外套管式小肠镜或全范围气囊小肠镜。当这些技术过于烦琐、不可用或不成功时，可以通过经皮胃造口或空肠造口或者在腹腔镜手术期间通过端口进入胆管和胰管。文献中越来越多的报道称在外科术后解剖结构改变的患者中，在解剖改变了的结构内使用各种内镜成功实施了 ERCP。操作的成功率参差不齐，Billroth Ⅱ 式术后患者的成功率很高，最困难的是进入长分支 Roux-en-Y 胃旁路术后患者完整的壶腹部。在这种背景下，实施 ERCP 前，考虑这些患者的风险受益比、实际外科手术的细节、选择合适内镜或辅助技术以及获得必要的内镜专业知识是至关重要的。

表17.1　与解剖结构改变ERCP相关的外科手术改变

操作类型	常见适应证	大概输入（胆胰）段长度 [a]	胆汁引流
Roux-en-Y 胃空肠吻合术	体重控制	长支 > 100 cm	完整乳头
Billroth Ⅱ式胃空肠吻合术	消化性溃疡并发症	短支 < 50 cm	完整乳头
全胃切除术食管空肠吻合术	胃癌	短支 < 50 cm	完整乳头
胰十二指肠切除术（Whipple）胰头癌	短支 < 50 cm	短支 < 50 cm	胆肠吻合术
Roux-en-Y 肝或胆总管空肠吻合术	胆管肿瘤和肝移植	胆管损伤、可变的	胆肠吻合术

a. 请注意，长度不包括肠肠吻合的距离

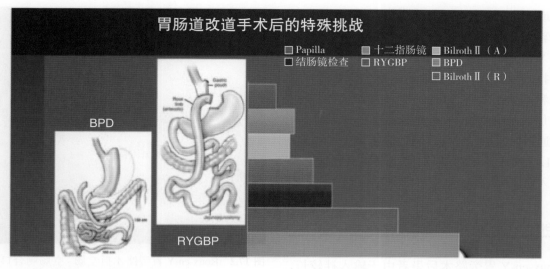

图 17.1　胃肠道手术后从嘴到胆道口标准的长度和距离范围。BPD，胆胰分流术；RYGBP，Roux-en-Y 胃旁路手术

病例分析

首发症状

患者，男，62 岁，职业是脊椎按摩师，1 天前开始出现发热、畏寒和右上腹痛。既往有类似症状，但症状持续时间短暂。症状持续存在并且逐渐恶化，于急诊就诊。体格检查显示体温为 102℉，巩膜黄染，腹腔镜入口瘢痕愈合良好，右上腹有压痛。检验结果显示总胆红素 3.8 μmol/L，碱性磷酸酶 641 U/L，ALT 440 U/L，AST 152 U/L。白细胞升至 16600/ml，以中性粒细胞升高为主。其既往病史对睡眠呼吸暂停和 2 型糖尿病具有重要意义。这两种疾病均在 Roux-en-Y 胃旁路手术减重后得到了改善。在 2 年前的 Roux-en-Y 胃旁路手术之后，体重共减掉了 76 kg（167.2 磅）。在急诊室，该患者被诊断为急性胆管炎。右上腹超声显示胆总管扩张，直径为 14 mm，内部未见充盈缺损。腹部 CT 显示上述胆管扩张和术后改变。患者并不倾向于经皮胆管操作，因此考虑行 ERCP。回顾了他的手术记录，其曾行标准的腹腔镜胃旁路手术。给予静脉输液和抗生素治疗后，计划用 ERCP 进行深度小肠镜检查。对患者进行了气管插管，并置于仰卧位行 ERCP。

什么技术使内镜能够到达壶腹部或胰胆管 – 肠道吻合处？

试图达到壶腹部或胰胆管 - 肠吻合的最初技术选择范围取决于手术后的解剖学。

与 Roux-en-Y 胃旁路手术相比，标准的十二指肠镜或前视小儿结肠镜可以根据现有的专业知识，在大多数 Billroth Ⅱ 术后解剖结构患者中轻松进入输入祥（输入段）。在 855 例 ERCP 患者的单中心研究中，537 例患者接受了 Billroth Ⅱ 式手术，均以标准的十二指肠镜检查开始，在 89% 的患者中可以发现十二指肠残端和乳头（477/537）。空肠穿孔率为 2%（11/537）[1]。因此，对大多数 Billroth Ⅱ 式术后解剖改变患者，可以使用标准十二指肠镜或者小儿结肠镜作为替代到达壶腹部。标准结肠镜插入技巧包括镜身取直缩短肠管法、压腹和变换患者体位。这些方法均有助于对 Billroth Ⅱ 式术后患者和其他因外科术后解剖发生变化的患者进镜。

Whipple 手术

同样，在 76% 的 Whipple 术后患者中使用十二指肠镜到达输入祥（输入段）中胰胆管吻合处，成功率可达 86% ～ 93%，其余患者通过成人胃镜或儿科结肠镜到达入口 [2-4]。并发症包括可以保守治疗的腹膜后穿孔，发生率为 1%。内镜医师在 Whipple 术后患者中达到吻合口时面临的挑战包括进入输入袢并前进到达吻合口处。有助于进入和到达手术吻合口的技巧包括改用前视内镜、施加腹压、防止内镜打圈、改变患者体位、在附件通道插入加强导丝（肠镜加强装置，Zutron Medical，Lenexa，KS）以加固镜身并引导其进入输入袢入口。

Roux-en-Y 术后解剖

　　Roux-en-Y 胃旁路术后患者由于输入袢较长，所以需要另一种方法来到达输入袢，即应用具有双气囊（double balloon，DBE）、短双气囊、单气囊（single balloon，SBE）辅助的小肠镜（device-assisted enteroscopy，DAE）和螺旋管式小肠镜。虽然它有局限性，但是提高了我们在 Roux-en-Y 胃旁路术后患者到达壶腹部和胆肠管吻合口处对患者进行治疗的能力。文献发表了几篇关于在解剖结构改变患者中使用双气囊、短双气囊和单气囊辅助的肠镜（DAE）-ERCP 的病例报道，显示操作成功率在 60% ～ 95%。一项关于 129 例手术后解剖结构改变（63 例 Roux-en-Y 胃旁路术，30 例其他 Roux-en-Y 解剖结构改变）且完成 DAE-ERCP 操作患者的多中心研究报道：在 129 例患者中有 92 例患者（71%）成功进行了肠镜检查（可见乳头或胰胆管 - 肠管吻合处）。ERCP 失败最常见的原因是无法到达乳头或胰胆管吻合口处 [5]。尽管使用 DAE-ERCP 到达壶腹部或胰胆管 - 肠道吻合口处的成功率增加，但由于肠镜没有抬举器，并且肠镜兼容的 ERCP 附件数量有限，因此使这种技术受到限制。

　　在 DAE 中，使用球囊或者旋转外套管可以使小肠打褶并缩短，以便小肠镜能够深入小肠。在 DAE-ERCP 期间，将肠镜和外套管经口进入，越过胃空肠吻合术端侧，沿着空肠 Roux 支向下进入空肠 - 空肠吻合处（图 17.2）。为了便于内镜插入，应该少充气，使用对套管球囊连续充气和放气的方法使小肠打褶缩短。空肠 - 空肠吻合术后的一个挑战是识别胆胰管支。内镜医师可以在吻合口处见到两个腔。如果手术采用的是端侧吻合，那么可以发现一个额外的盲端。虽然不是万无一

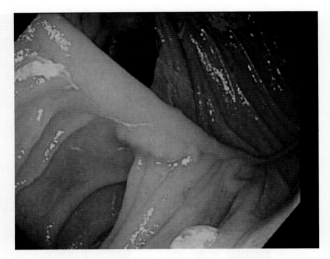

图 17.2　Roux-en-Y 胃旁路术后空肠 - 空肠吻合口的内镜下表现，肠镜从左上方的 Roux 支出来。输入袢 / 胆胰支的入口位于左下方（Courtesy Dr. Linda Lee，Brigham and Women's Hospital，Boston，MA）

失，但是环形皱襞的方向比胆汁的出现更能提供可靠的指引作用，因为在两支中均可发现胆汁。使用 X 线透视可能有助于识别胆胰支。意外进入共同通道或输出袢后通常会在透视下发现骨盆内的多个肠襻。通过内镜侧孔注射造影剂获得的肠道图像通常可以描绘出胆胰支和共同通路支的可能位置。当无意中把管子插入共同通路支中时，应该将肠镜缓慢地撤回到空肠 - 空肠吻合处的水平。在共同支入口处进行黏膜下标记可以有助于减少重复地误入共同支。

　　通常胆胰支位于钝角处，需要在腹部施加对抗压力并采取良好的内镜技术才能进入此段。患者的体位改变也可以使该过程变得容易。通过结肠长度扩张器或特殊长度的取石球囊进入胆胰支，并使球囊充气，有时可通过增加肠镜硬度和提供反向牵引来简化该过程。进入肠镜辅助通道的加强导丝可以在肠道成襻时起到辅助作用。外套管或者球囊也可以起到夹板的作用，便可通过胃空肠或空肠 - 空肠吻合处常见的急转弯。

　　无论采用何种方法，裸镜先进入，随后置入外套管都是最佳选择。在确定胆胰支位置后，使小肠打褶有助于将镜子导至壶腹部或胆肠吻合处。在 Roux-en-Y 胃旁路术后患者，到达幽门和旷置胃的部分则表示操作导航结束。Roux-en-Y 患者袢的盲端也在此处。

　　使用十二指肠镜、小儿结肠镜和推进式小肠

镜尝试穿过输入袢已经取得了不同的成功。十二指肠镜是行 ERCP 和置入导管的最佳选择。乳头的侧视图是最佳的，并且由于存在抬钳器，更容易进行选择性插管。然而，由于 Roux-en-Y 术后解剖的输入袢较长，所以通常不能用十二指肠镜到达壶腹部。一项研究报道，对于 Roux-en-Y 术后解剖患者，使用十二指肠镜到达乳头的概率只有 33% [6]。

儿科结肠镜的优点是有更长的可用长度（164 cm），但为前视镜，并且没有抬钳器而使进行胆管插管具有挑战性。克服这些挑战的其中一种方法是使用儿科结肠镜或推进式小肠镜到达乳头，放置一根长而坚硬的导丝，在透视下取出结肠镜或小肠镜，随后使用十二指肠镜通过导丝推进到达乳头。15 mm 或 18 mm 取石球囊可以尽可能向输入袢远方推进，或者进入 Roux-en-Y 胃旁路术后患者的旷置胃中进行充气，然后将十二指肠镜拉到相应的位置。尽管如此，成功率仍然参差不齐。一项研究使用成人或小儿结肠镜对 Roux-en-Y 肝管空肠吻合术的原位肝移植患者进行 ERCP，结果显示 29% 的患者未能到达乳头 [7]。在另一项研究中，对 15 名 Roux-en-Y 解剖结构较长并且具有正常乳头的患者采用导丝交换技术，在 67%（10/15）的患者中到达了乳头。导致失败的主要原因是无法将十二指肠镜推进到达乳头区域。在某些情况下，十二指肠镜被逆行入输入袢的导丝球囊拉入输入袢。使用前视结肠镜进行探查和在输入袢中放置导丝后，主要使用十二指肠镜进行插管和治疗。值得注意的是，未能成功进行 ERCP 的 5 名患者均做过 Roux-en-Y 术，强调了在这类特定患者群体中成功采用替代方法成功进行 ERCP 的重要性 [8]。

在乳头——然后该怎样操作？

识别壶腹部和胰胆 - 肠吻合口

通常在内镜下很容易识别自体乳头。不幸的是，可能很难识别胰胆肠吻合口，仅仅到达输入袢 / Roux-en-Y 空肠袢末端并不能保证手术成功。有助于识别吻合口的技巧包括：在透视下向胆管内注气造影术，仔细检查输入袢系膜小肠的游离侧，用造影剂填充空肠并让患者重新摆放体位，以使造影剂回流入导管中，在吻合口可疑部位喷洒亚甲蓝，注射促胰液素以诱导胰腺分泌（图 17.3）。在 Whipple 术后患者，胆总管空肠吻合口通常位于胰空肠吻合口的下游，而胰空肠吻合口常靠近输入袢末端附近。吻合口的位置通常是不同的，许多征象都可以提示其位置——外科手术

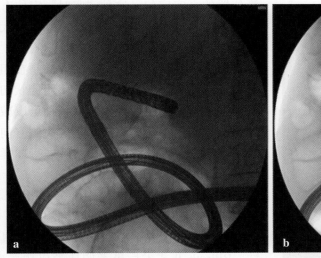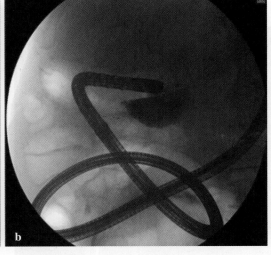

图 17.3　a. Whipple 手术后患者的 ERCP 透视检查以及使用儿科结肠镜观察到的 Roux-en-Y 重建。在结肠镜末端可见部分胆管积气征。b. 用造影剂填充空肠袢并逆流通过胆总管空肠吻合口进入胆总管。这些技术使人们在内镜下识别胆总管空肠吻合口。应用小儿结肠镜及胆管内注气造影术对 Whipple 术后及 Roux-en-Y 术后患者在结肠镜末端上方进行 ERCP 透视（Courtesy Dr. Linda Lee, Brigham and Women's Hospital, Boston, MA）

材料的存在，如缝线或缝钉，以及吻合口周边黏膜外观颜色常常较淡（图 17.4）。在某些情况下，一旦内镜位于吻合口的周边，大剂量对比剂小肠造影术有助于识别吻合口的位置。在 85% 的病例更容易识别胆总管空肠吻合口，并且此类吻合通常是端侧吻合[4]。缝合的胰空肠吻合通常为端侧吻合或端端吻合，并且仅位于 42% ～ 50% 的患者中。

插管和实施治疗

一旦确定了壶腹部或胆胰管 - 肠吻合口，那么将会面临进一步的挑战。理想的情况是使用十二指肠镜到达这些部位。所有的标准 ERCP 附件均可以通过抬钳器使用。结肠镜或较短的前视镜都允许使用大多数 ERCP 配件，但是缺少抬钳器，这使得插管较困难。小儿结肠镜工作通道的直径不允许 10 Fr 的塑料支架通过。最后，2 m 长的单气囊和双气囊小肠镜平台太长，无法使用标准长度的括约肌切开器和附件。可以通过 Cook Medical（Bloomington，IM）购买一种特殊长度的取石球囊（Extractor 三腔取石球囊）、括约肌切开器（Classic Cotton cannulatome）、针刀括约肌切开器（Zimmon 针状十二指肠乳头切开刀）、扩张球囊（Quantum TTC 胆管球囊扩张器）、扩张导管（Soehendra 胆管扩张导管）和超长导丝（600 cm 长的 Tracer metro direct 导丝）IM，而且非常适合通过小肠镜的 2.8 mm 附件通道使用。短双气

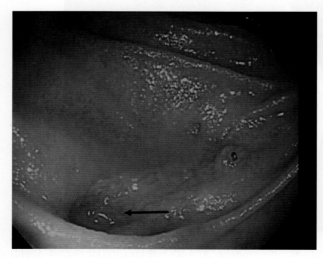

图 17.4　胆总管空肠吻合口（箭头）与附近的缝合材料。（Courtesy Dr. Linda Lee，Brigham and Women's Hospital，Boston，MA）

囊小肠镜系统 152 cm 肠镜允许使用标准 ERCP 附件。无论如何，这些小肠镜的 2.8 mm 通道最大限制为 7 Fr 的支架。在作者所在的机构里，目前逐渐开展成人结肠镜下使用 through-the-scope（TTS）扩张器来进行操作，并可以放置整个支架设备。这是一种通过内镜前端的辅助通道前进的一种一次性使用球囊导管，并且需要通道直径至少达到 3.7 mm。在球囊充气后，将内镜推进至球囊位置，同时在球囊导管上保持反作用力，使球囊放气并重复这一过程[9]。关于在 ERCP 中使用这种设备的数据尚需要进一步收集获取。如果计划使用 DAE-ERCP，必须事先做好充分准备，以确保有合适的附件。

尽管一项最近的大型回顾性病例分析显示自体乳头和吻合口的插管成功率相当，但是完整乳头 DAE-ERCP 的成功率（50% ～ 60%）低于胆肠吻合术的 DAE-ERCP 成功率（80% ～ 90%）[5,10-13]。由于受多种原因影响（包括前视型方法和没有抬钳器），对壶腹部进行插管或行吻合术在操作技术上较错综复杂。根据作者的个人经验，尽可能将壶腹部控制在近 6 点位的位置对操作通常是有帮助的，并且可以使用最贴近它的位置接近壶腹部。特殊长度的括约肌切开器不能提供太大的弧度。这个位置可以在有或无腹部反压的情况下，利用内镜轴的扭矩精确放置括约肌切开器。对外科手术后解剖结构发生改变的患者，在胆管插管前放置胰管支架是非常有帮助的，因为它能够实现胆管位置的真实定位。这种"实时"定位有利于胆管插管以及括约肌切开的定位，并且在大多数情况下优于胆管位置及方向的先验"推测"。进行括约肌切开术最简单和最安全的方法是在胆管或胰管中置入支架作为引导，然后使用针状切开刀在支架上进行括约肌切开术。另一种可以减轻一些穿孔风险的相对简单的技术是向头侧方向进行部分或"小"括约肌切开术，然后进行球囊括约肌成形术（图 17.5）。

在 Whipple 术后患者中，一旦确定了吻合口，胆管或胰管的插管就能够成功[3,4]。尽管在没有抬钳器的情况下使用前视镜可能更具有挑战性，Billroth Ⅱ式术后患者的插管成功率也很高，为 91% ～ 100%[14]。此外，对于 Billroth Ⅱ式术后解剖，壶腹部与正常的解剖结构颠倒或相反，使胆管沿着 5—6 点位而不是 11—12 点位。通过

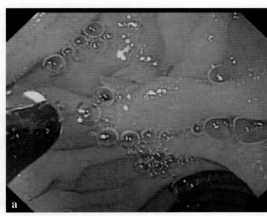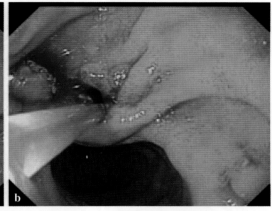

图 17.5　**a**. 在 Roux-en-Y 胃旁路术后患者应用 SBE-ERCP 通过逆行接近其正常出现的壶腹部。**b**. 进行小括约肌切开术，然后进行球囊括约肌成形术，并在扩张的括约肌切开术部位左侧看到胆管结石被取出（Courtesy Dr. Linda Lee, Brigham and Women's Hospital，Boston，MA）

Billroth Ⅱ乳头切开刀进行导丝引导的插管，切割线定位在下方（与标准括约肌切开刀上的正常位置相反），使用可旋转的括约肌切开刀或者带有 S 形尖端的括约肌切开刀有助于插管 [15-17]。也可以使用直尖导管，并且将尖端向下弯可能有所帮助。在 Billroth Ⅱ术后解剖结构中，括约肌切开术是在尾部方向而不是头端方向，且 Billroth Ⅱ乳头切开刀可能非常有帮助。以作者的经验，像 Autotome RX 这样可旋转的括约肌切开刀（Boston Silentific，Marlborough，MA）可以在 Billroth Ⅱ术后壶腹背景下为括约肌切开术提供更精确的定位。一旦括约肌切开刀沿着内镜通道向下，旋转手柄可能不会以 1：1 的方式传递到器械的尖端。克服此问题的技巧包括：在活检通道内来回拉动和推动括约肌切开刀，拉直镜身，并用硅胶或者润滑胶浆润滑通道。因为胆管的取向是相反的，所以另一种选择是将支架置入胆管内并在支架上行针刀乳头肌切开术。

如何在肠镜辅助 ERCP 期间更换配件？

无论何时使用 2 m 长的肠镜操作时，更换配件都非常具有挑战性。专门的 ERCP 配件，如 G22732 Gotton 套管和 275 cm Extractor 三腔取石球囊（Cook Medical, Bloomington，IN）并不特别适合用导丝更换，且关键是在角导丝进行更换时不要失去导管通道。如果可以，应该使用最长 600 cm 的导丝。通过括约肌切开器的远端侧孔来递送和交换导丝极大地促进了交换。可以将 60 ml 充水注射器连接到括约肌切开器上或者其他附件上，并且通常使用静态水柱施加反压来保持更换期间的导管通路。

病例后续

到达并识别壶腹部后，使用特殊长度的括约肌切开刀和标准的 450 cm 长导丝进行插管。逆行注射造影剂，显示肝总管和肝内胆管扩张。在肝总管中可见中等量不成形的淤泥样物质。已行外科手术摘除胆囊。然而，扩张的胆囊管残端和远段胆总管存在充盈缺损，并且在胆总管远端显示有一段短的看上去像良性的 1.5 cm 胆管狭窄。在胆总管中置入 7 cm 的 7 Fr Cotton-Leung 塑料支架，这是通过肠镜可以放置的最大直径的支架。放置支架后，胆管中流出大量变色的胆汁和颗粒物质。

ERCP 在外科手术致解剖结构改变的患者中有多大成功率？

尽管技术和方法得到了改进，ERCP 在外科手术改变了解剖结构的患者中总体成功率参差不齐。这种变异性反映了术后解剖结构改变的多样性（图 17.6 至图 17.8）。在一项研究中，患者均因原位肝移植行 Roux-en-Y 肝空肠吻合术，使用结肠镜对这部分患者进行 ERCP。报告的总诊断及治疗成功率为 71%（22/31），中位治疗时间为

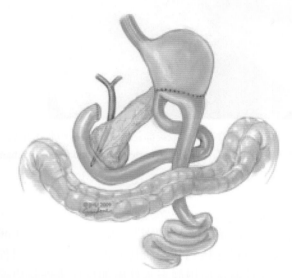

图 17.6　Billroth Ⅱ解剖：显示胃窦切除和胃肠端侧吻合

43 min，且没有并发症出现[7]。一项针对 15 名具有长 Roux-en-Y 解剖结构和自体乳头患者的小型研究使用导丝技术推进十二指肠镜治疗。最终结果显示在到达乳头的患者中，100% 成功完成了胆道括约肌切开[8]。平均操作时间为 137 min，在未触及乳头的情况下无并发症。完成 ERCP 后，16% 的患者出现并发症（2 例轻度至中度胰腺炎和 1 例轻度出血）。

在一项有关 537 例 Billroth Ⅱ 术后解剖患者的大型单中心研究中，主要使用十二指肠镜进行操作，93% 的病例胆管或胰管插管取得成功[1]。一项较早的研究将 45 名 Billroth Ⅱ 术后患者随机分配至使用十二指肠镜或小儿结肠镜进行 ERCP 两组。十二指肠镜组乳头插管的成功率为 68%（15/22），结肠镜组的成功率为 87%（20/23）。十二指肠镜组在 80%（8/10）的患者成功地完成括约肌切开，结肠镜组的成功率为 83%（10/12）。十二指肠镜组插管失败主要是因为 4 例患者出现空肠穿孔，而结肠镜组未发生穿孔[18]。另一项研究将 Billroth Ⅱ 术后患者随机分组至在胆管支架上使用针状切开刀进行括约肌切开术组或进行球囊括约肌成形术组。研究发现整体成功率（83% ~ 88%）、中位操作时间（分别为 63 min 和

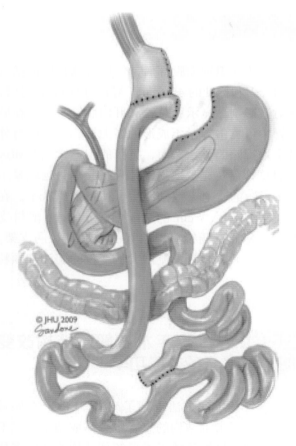

图 17.7　Roux-en-Y 胃旁路术。显示胃囊、胃空肠吻合和空肠-空肠吻合

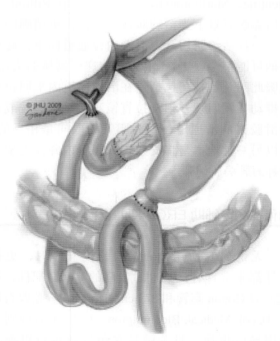

图 17.8　保留幽门的 Whipple 术。显示胰腺、胆管和十二指肠切除，短十二指肠空肠吻合以及输入袢（胆胰）和输出袢

40 min）或并发症发生率（分别为 39% 和 19%）无显著差异[19]。这项研究值得重视的是样本最小，未进行样本量的计算。

在 Whipple 术后患者中，有胆道适应证者与有胰腺适应证者相比行 ERCP 的技术成功率显著不同（84% vs 8%，P < 0.001）[2]。这主要是由于尽管使用包括喷洒亚甲蓝和注射促胰液素这些辅助技术仍难以定位胰空肠吻合口。

最近一项有关 DAE-ERCP（DBE、SBE 和螺旋小肠镜）的综述回顾了对 679 名具有各种不同手术后解剖结构的患者进行的 945 例手术，结果报告总体上 74% 成功完成了预期的 ERCP 操作（ERCP 成功），3.4% 的操作出现主要并发症[13]。其中穿孔最常见，近一半需要手术治疗，其次是胰腺炎，极少出现出血。Billroth II 术后患者的成功率最高，96% 成功完成了内镜操作，即到达并确定壶腹部或者胰胆肠管吻合口，90% 成功地完成了 ERCP。正如预期的那样，Roux-en-Y 胃旁路术后患者成功率最低（内镜成功率为 80%，ERCP 成功率为 70%），而其他 Roux-en-Y 术后解剖患者（Whipple 术和肝空肠吻合术）内镜成功率为 85%，ERCP 成功率为 76%。自体壶腹部和吻合口的插管率相似（分别为 90% 和 92%）。

美国的一项多中心研究使用 DAE（SBE、DBE 和螺旋小肠镜）对 129 例术后解剖改变的患者进行了 945 次 ERCP，发现当将 ERCP 成功定义为完成预期的胰胆管手术时，则 129 例患者中 81 例患者（63%）成功实施 ERCP。当可以观察到壶腹部或胰胆管 - 肠管吻合口时，92 例患者中 81 例患者（88%）成功地完成 ERCP。ERCP 和自体乳头插管成功率与使用的 DAE 类型无关。中位操作时间范围为 90 ~ 120 min。12% 的患者出现并发症，包括胰腺炎、出血、穿孔（一名 Whipple 术后患者需要手术治疗输入袢穿孔）和栓塞性卒中死亡[5]。

另一项研究在 34 例 Roux-en-Y 术后患者中共进行了 54 次 ERCP 操作来比较 SBE 与 SE（spiral-assisted）ERCP 的诊断成功率和治疗成功率。结果两种方法之间没有显著差异，包括插管成功率（48% SBE 和 40% SE）和治疗成功率（100% SBE 和 89% SE）。没有指出手术时间和并发症发生率存在差异[10]。

最近的一项回顾性研究评估了短双球囊小肠镜在术后患者中的效用[20]。总体成功率为 81%，几乎所有未能到达壶腹部或吻合口的病例都是 Roux-en-Y 胃旁路术后患者。在 90% 的插管患者中成功到达了壶腹部或吻合口，大多数插管失败是由于无法识别乳头或吻合口。因此，短双球囊小肠镜可能是一种有用的工具，特别是对于允许使用标准 ERCP 附件的非 Roux-en-Y 胃旁路术后患者。

经腹途径行 ERCP

当使用任一前面描述的内镜技术仍不成功时，可能需要通过成熟的胃造瘘口或者在腹腔镜检查时通过 15 mm 套管针进行经腹 ERCP。使用这种方法进行 ERCP 的优点是可以使用十二指肠镜和其他所有标准 ERCP 附件。可以经皮（通过介入放射学或通过 DAE 的胃肠病学建立）、腹腔镜或经开放性手术创建胃造口术通道。Baron 等于 1998 年首次报道了通过 Roux-en-Y 解剖学中的胃造口进行 ERCP[21]。通过放置 24 Fr Malecot 管创建了绕过胃的开放式 Stamm 胃造瘘口。胃造瘘口管道成熟需要 2 周，然后取出管子并进行导丝引导的管道扩张，以便允许插入十二指肠镜进行 ERCP。从那时起，相继报道了相同方法的几个版本，而且成功率较高[22-28]。一组病例包括 28 例 Roux-en-Y 胃旁路术后患者。他们均为进入胰胆管接受了腹腔镜胃造口术，结果报告胰胆管插管成功率为 100%。其中一个腹腔镜检查必须转为开放性手术。这些病例中的并发症包括胰腺炎、浅表伤口感染和胃造瘘口漏[23]。改进原始技术后允许通过 Roux-en-Y 胃旁路术后患者胃造瘘口进行单次 ERCP。用 DAE 到达旷置胃，然后在预期的胃造瘘口周围放置三个 T 形标签以贴合胃和腹壁。在创建胃造瘘口后，将完全覆膜的食管支架展开，扩张并留置在适当的位置，同时通过支架进行 ERCP。最后，保留一根 26 Fr 胃造瘘口管，然后在纵向切割后移除支架[29]。

一项回顾性研究对比了在 Roux-en-Y 患者中，28 例行 DBE-ERCP 和 44 例通过胃造瘘口进行 ERCP 检查[30]。两组之间在 ERCP 指征、手术时间、成功率和并发症方面均存在显著差异。Oddi 括约肌功能障碍是通过胃造口术进行 ERCP 的最常见原因，而胆总管结石和恶性狭窄是 DBE-ERCP 组最常见的适应证。与 DBE-

ERCP 相比，胃造瘘口 -ERCP 手术时间显著缩短（平均 46 min vs 101 min），并且成功率更高（100% vs 56%）。胃造口术组并发症较 DBE 组更常见（15% 对 3%）。然而，这归因于胃造口术存在的相关问题。虽然胃造瘘口 -ERCP 看起来更吸引人，但它需要等待近一个月的时间来让通道成熟。通过创建胃造瘘口进行单次 ERCP 仍需进一步研究。

对 Roux-en-Y 术后患者，腹腔镜辅助的 ERCP 是进行 ERCP 的另一种成熟方法。该方法需要外科医生和内镜医生之间密切协作。除了使用长达 15 mm 的套管针引入十二指肠镜外，外科医生还需要创建进入残胃及小肠的腹腔镜通道。然后内镜医生将无菌的十二指肠镜穿过套管针送入创建的腹腔镜通道中。该方法已在多个病例系列研究中报道过，并且成功率高（90% ~ 100%），并发症发生率低，主要是轻度胰腺炎 [24,27,31,32]。一项研究对比了 24 例腹腔镜辅助 ERCP 与 32 例 DAE-ERCP。腹腔镜辅助 ERCP 在乳头识别率（100% vs 72%，$P = 0.005$）、插管成功率（100% vs 59%，$P < 0.001$）和治疗成功率（100% vs 59%，$P < 0.001$）方面更胜一筹。在 DAE-ERCP 期间，Roux 支与胆胰管支结合的总长度大于 150 cm，这与治疗成功率低相关 [26]。因此，对支的总长度大于 150 cm 的患者，如果专业技术可以达标，认为腹腔镜辅助 ERCP 是首选方法。

病例后续

鉴于以上关于 ERCP 的研究，未来可能需要进行多次 ERCP。我们与患者及其女儿进行了全面的术前讨论，决定建立胃造瘘口以便后续的 ERCP 操作。进入旷置胃，确定明确的透射点，并放置标准的 20 Fr PEG 管。为了便于通过外套管进入，操作中使用 ERCP 混合导丝代替标准套件导丝。

对胆管减压后，患者的临床症状有所改善，并在疼痛和发热消退后出院。2 周后生化指标恢复正常。患者于 7 周后返回医院行支架修复。我们取出胃造口管，经 PEG 管道将小口径内镜插入壶腹部以外的十二指肠空肠角。将导丝放入空肠并退出内镜。通过这根导丝，使用 Savary 扩张器对

胃造口部位进行连续扩张。根据作者的经验，这为经腹 ERCP 之前扩张管道提供了最安全有效的选择。我们顺利地插入诊断性十二指肠镜，并且在 20 cm 的长度内到达壶腹部。用圈套器取出胆管支架。然后顺利地进行了完整的胆管括约肌切开术。使用导丝引导的碎石机兼容的取石网篮可以轻松地提取和粉碎胆结石。为了治疗胆总管远端狭窄，置入了 10 mm × 60 mm 全覆膜自膨胀金属支架（Wallflex，Boston Scientific Mallborough，MA）。这是使用诊断性十二指肠镜可以放置的最大口径的支架。留置支架后，胆管中流出结石碎屑和颗粒样物质。退出镜子，并在胃造瘘口插入 24 Fr 低切迹胃造瘘口按钮。8 个月后该患者又经历了一次经腹 ERCP。我们取出胆管支架，重复胆管造影，结果显示胆总管远端狭窄已经完全消失。然后取出 PEG 管，使胃造瘘口自行愈合。之后该患者未再出现症状，每个季度检测一次肝功能。

关键点

- 由于到达乳头的距离和插管方法的原因，手术后解剖结构预示着胰胆管操作面临着挑战。必须为每一个病例确定最佳操作方法。
- 根据手术的类型，应该知道袢的长度和胆管的开口（自体乳头和吻合口）。逆行通过自体乳头进行插管更具有挑战性。
- 与 Billroth Ⅱ 术后解剖一样，在已知短 Roux 支的情况下，标准十二指肠镜可以成功地进行 ERCP。若不成功，可以使用小儿结肠镜或小肠镜进行 ERCP，或者插入导丝来推进十二指肠镜。
- 设备辅助的小肠镜检查提高了 Roux-en-Y 术后解剖学改变的患者 ERCP 的成功率。虽然数量很少，但目前的数据表明使用不同类型设备其结果并没有差异。
- 对于长 Roux 支和自体乳头的患者，更好的选择通常是通过胃造瘘口或空肠造瘘口行经腹 ERCP，或者如果专业技术允许，可以进行腹腔镜辅助的 ERCP。

参考文献见本书数字资源。

第十八章　壶腹部切除术

Andrew C. Storm　Christopher C. Thompson 著

引言

Vater 壶腹腺瘤较罕见，尸检时患病率为 0.04% ~ 0.12%[1-4]。尽管如此，这对内镜医生来说并不少见，很可能是由于在腺瘤很小的情况下就可以导致胆管梗阻症状。症状的潜在早期发作加上治疗性 ERCP 的经验增加，可能有助于早期发现这些病变相关的表现并进行治疗，从而获得良好的生存率。

最常见的壶腹部腺瘤是小而无蒂的息肉样病变。在病理学上，通常是绒毛状和绒毛管状腺瘤。尽管它们也与遗传性息肉综合征如家族性腺瘤性息肉病（familial adenomatous polyposis，FAP）有关，但这些腺瘤通常是散发的。家族性腺瘤性息肉瘤患壶腹部腺瘤的风险是正常人的 300 倍[5,6]。近 90% 的家族性腺瘤性息肉病患者在一生中可以出现壶腹部腺瘤，其中约 4% 进展为恶性肿瘤[7]。这与散发性壶腹腺瘤形成对比。据报道，散发性壶腹部腺瘤发生恶变的概率波动在 25% 至 85%。因此，需要切除或监测这些病变[8,9]。既往的切除方法一直局限在胰十二指肠切除术（pancreaticoduodenectong，PD）和经十二指肠壶腹部切除术（transduodenal ercision，TDE）。然而，1993 年发表了第一份以治疗为目的的内镜下壶腹部切除的报道，也称内镜壶腹部切除术（或乳头切除术）[10]。从那时起，随着人们对旨在降低手术相关的发病率和死亡率的微创技术的兴趣日益增加，随之便开始了对内镜下行壶腹部切除术最适宜人群（最佳候选者）的选择和内镜下壶腹切除术技术上的研究。此外，更优化地应用新的和现有的技术，包括内镜超声（EUS），可能有助于选择最有可能从内镜下壶腹部切除术治疗中受益的患者。此外，包括 EUS 在内的新技术和现有技术的更优化使用可能有助于挑选对治疗性内镜下壶腹切除术最有可能获益的患者。

壶腹切除术的适应证

与壶腹腺瘤切除术相比，对于如何选择需要监测的患者，目前还没有明确和广泛接受的指南[11]。然而，由于患者的特征不同，转化为恶性肿瘤的风险存在差异，最主要的鉴别因素为遗传性息肉综合征的存在与否。与散发性壶腹腺瘤患者相比，家族性腺瘤性息肉病合并壶腹腺瘤患者在护理分类和计划上存在差异。

病例 1

一名有家族性腺瘤性息肉病病史的 22 岁男性接受了胃镜检查，在整个胃内发现了许多息肉。在壶腹部，我们发现了一个表面光滑的 5 mm 息肉样病变，活检结果提示腺瘤。下一步该怎么做？

家族性腺瘤性息肉病相关的腺瘤

在家族性腺瘤性息肉病患者常会发现许多上消化道腺瘤。如果切除的目的是完全预防恶性肿瘤，那么仅仅切除一个壶腹部病变则没有什么吸引力。已经证实家族性腺瘤性息肉病患者上段肠道腺瘤的组织学进展风险较低（在一项大型研究中约为 11%），因此，进行壶腹部病变活检的监测在大多数此类患者中是合理的[7,12]。内镜下外观正常的壶腹在显微镜下表现为腺瘤性变化是常见的现象，发生于高达 27% 的患者。因此，无论家族性腺瘤性息肉病患者内镜下壶腹部外观如何，均应在壶腹部取活检进一步明确[13]。虽然旨在评估这种风险的研究并未关注家族性腺瘤性息肉病患者人群，但患者可能会被告知内镜钳活检监测存在漏诊可能[14,15]。仅次于结肠癌，壶腹癌是家族性腺瘤性息肉病患者最常见的恶性肿瘤和最主要的死因，使5%～6%的患者受影响[16]。Spigelman等为患十二指肠息肉包括壶腹部病变的家族性腺瘤性息肉病患者制订了严重程度分类系统（表18.1）[17]。其中包括息肉的数量、大小、病理类型和异型增生的程度信息，来获得病变0～Ⅳ期的分类信息。Ⅰ期表示病变轻微，Ⅲ～Ⅳ期表明严重的息肉病。大多数患者（80%）疾病分期在Ⅰ～Ⅲ期，10%～20%为Ⅳ期。随着时间推移，更多的患者进展为Ⅳ期病变，60岁患者Ⅳ期病变的比例高达43%，至70岁患者则达到52%[18,19]。相比之下，Ⅳ期病变癌变概率较高（10年进展为癌症的概率高达36%），而Ⅰ～Ⅲ期癌变概率低于1%。因此，Ⅳ期患者需要转至外科治疗，因为他们可能适合行胰十二指肠切除术[19,20]。然而，最近的一项研究表明，内镜治疗Ⅳ期家族性腺瘤性息肉病患者是可行的。接受内镜治疗的Ⅳ期家族性腺瘤性息肉病患者可以在内镜下切除所有＞1 cm的十二指肠息肉，包括壶腹部腺瘤，并通过持续密切的内镜监测来控制较小的息肉。此后平均随访9年，所有这些患者均实现了Spigelman降期治疗，无人诊断为侵袭性十二指肠癌，8.5%的患者需要手术治疗进展期肿瘤[21]。因此，通过密切监测并切除＞1 cm病变，内镜下治疗Ⅳ期病变可能会成功降低壶腹癌和十二指肠癌的死亡率。此外，如果在活检监测过程中发现组织学进展，或者壶腹部病变出现胆管阻塞症状，应该评估是否对病灶进行切除。

病例1后续

该患者评分为5分，按照Spigelman分类为Ⅱ期。因此，在与该患者的医生讨论后，考虑病变转化为恶性肿瘤的风险相对较低，最终选择继续对壶腹部病变常规监测。

散发性腺瘤

在评估胆道梗阻的体征或症状时，发现散发性腺瘤常见于40岁以上的人群，并且最常见于70～80岁。迄今为止最常见的症状是无痛性黄疸，发生于50%～75%的患者[22,23]。其他症状包括胆绞痛、体重减轻和急性胰腺炎导致的腹痛。一般而言，与家族性腺瘤性息肉病相关腺瘤不同，需要切除壶腹部散发性腺瘤，特别是出现症状或组织学类型表现为重度异型增生时。

病例2

患者，女，72岁，患有严重的主动脉瓣狭窄和糖尿病，既往有心肌梗死病史，目前出现新发的无痛性黄疸和代谢方面的轻度转氨酶升高。右上腹超声显示胆总管扩张，并在腹部增强CT中得到证实。CT未发现胰腺肿块或其他转移性疾病迹象。下一步该怎么办？

可以使用的诊断工具

壶腹腺瘤的诊断和检查依赖于内镜、影像学和组织学评估。许多非腺瘤性病变包括Brunner

表18.1 家族性腺瘤性息肉病中十二指肠息肉的Spigelman分类

评分（分）	1	2	3
息肉数量	1～4	5～20	＞20
大小（mm）	1～4	5～10	＞10
组织学	管状	绒毛管状	绒毛状
异型增生	轻度	中度	重度

0期：0分；Ⅰ期：1～4分；Ⅱ期：5～6分；Ⅲ期：7～8分；Ⅳ期：9～12分

腺体肿瘤、炎性息肉、类癌和错构瘤，都可能导致壶腹部病变（表18.2）。评估的目的是排除需要外科手术干预者，并诊断适合内镜切除的腺瘤。

内镜检查：壶腹部活检的准确度

　　壶腹部病变的内镜下直视表现和活检钳活检的组织学可以提供有用的信息。认识到癌症病灶可能存在于外观表现为良性的腺瘤中十分重要。此外，在17%～40%的患者中活检结果呈假阴性[24-28]。括约肌切开术后进行活组织检查可以提高壶腹部病变活检钳活检的准确性。一项旧的研究报告指出，在括约肌切开术后至少10天再行活组织检查，假阴性率可降至0[29]，而另一份报告证实在括约肌切开术后立即进行活检可以提高活检的准确率[30]。然而，一项对括约肌切开术前后行壶腹部活检的前瞻性研究发现括约肌切开术后对恶性病变活检的灵敏度仅从21%提升至37%[31]。此外，除非患者事先进行了括约肌切开术，或者因为其他适应证而需要行ERCP并行括约肌切开术，同时发现了壶腹部病变，否则这种做法未必可行。在活检时需要注意避开胰管开口，因为有壶腹部活检后出现胰腺炎的报道[32]。

　　尽管存在活检取样错误的问题，最近的一项大型系列研究证实活检遗漏了53%的侵袭性癌，

表18.2　Vater壶腹部的组织病理学病变[35]

良性	恶性
绒毛管状腺瘤（40%）	腺癌
绒毛状腺瘤（30%）	神经内分泌肿瘤
管状腺瘤（10%）	囊腺瘤
腺肌瘤	印戒细胞癌
类癌	淋巴瘤
血管瘤	
平滑肌瘤	
脂肪瘤	
淋巴管瘤	
神经纤维瘤	
错构瘤	
纤维瘤	
颗粒细胞瘤	

其中只有5%被认为是可以行内镜下切除的。认为以下内镜下发现是潜在的恶性肿瘤：较脆的组织，溃疡，50%以上的侧向延伸，明显的十二指肠浸润伴硬结和组织僵硬，从乳头向导管内延伸超过1 cm的病变[10,33]。因此，有这些表现者不适宜内镜下壶腹部切除术。有关辅助内镜技术在评估壶腹部病变方面的报道越来越多，包括窄带成像和放大内镜[34]。考虑到内镜下活检对诊断壶腹部腺瘤中的侵袭性恶性肿瘤的不准确性，可能需要进一步评估。除了提供潜在的治愈性治疗方法之外，最终可能需要内镜切除壶腹部以明确诊断。

影像学检查

　　经腹超声作为黄疸患者的一线检查，可以显示壶腹部腺瘤近端的导管扩张情况。胰腺多层螺旋CT通常用于排除胰腺肿块和无痛性黄疸患者的转移性疾病，并且应该在ERCP和壶腹部切除术之前完善。尽管螺旋CT在评估壶腹癌方面的作用有限，但它可能是评估血管侵犯的最佳方式[35]。磁共振胰胆管造影（MRCP）以非侵入性方式提供胰腺和胆管解剖的成像，但未必是所有患者必要的检查，然而其对高危人群是有用的。最后，在ERCP失败或实施较困难时，经皮肝穿刺胆管造影（PTC）可用于评估胆管树，尽管很少有必要这样做。

内镜超声：何时需要进行内镜超声检查？

　　内镜超声在壶腹腺瘤的检查中存在几个优势，可以用于评估浸润性癌的存在。病变的超声结构和三维重建可以用于检出在活检钳活检或其他成像技术中不明显的浸润性癌[36,37]。与其他肿瘤类似，壶腹癌使用TNM分期（表18.3）。与其他癌症一样，M分期最好通过影像学如CT或MRI进行评估。内镜超声和腔内超声可以对壶腹癌进行局部T分期（表18.4）。内镜超声T分期的总体准确度估计为78%～84%，T2期和T3期的准确率最高（T1期60%，T2期92%，T3期92%，T4期50%）[35]。肿瘤周围炎症浸润或同时发生胰腺炎可能导致分期过高[38]。内镜超声对N分期的准确率为50%～100%。腔内超声对T分期的准确率在所有形式的检查中最高（70%～100%）[39]。

表18.3 壶腹癌的TNM分期

原发肿瘤（T）	
Tx 期	原发性肿瘤无法评估
T0 期	无原发肿瘤证据
Tis 期	原位癌
T1 期	肿瘤局限于 Vater 壶腹或 Oddi 括约肌
T2 期	肿瘤侵及十二指肠壁
T3 期	肿瘤侵及胰腺
T4 期	肿瘤侵及胰腺以及胰腺周围软组织或其他相邻脏器或结构
局部淋巴结（N）	
Nx 期	区域淋巴结不能评估
N0 期	无区域淋巴结转移
N1 期	有区域淋巴结转移
远处转移（M）	
M0 期	无远处转移
M1 期	有远处转移

表18.4 CT、MRI、EUS和IDUS T和N分期的准确性[35,39,75]

	CT	MRI	EUS	IDUS
T 分期准确性	5% ~ 24%	46%	75% ~ 84%	78% ~ 100%
N 分期准确性	33% ~ 59%	77%	50% ~ 100%	67% ~ 93%

最近一项研究对比了腔内超声和内镜超声检查对 T 分期的准确性，结果显示两者准确率相近（78% vs 63%，$P = 0.1$），尽管腔内超声对 T1 期和 T2 期倾向于有较高的准确率（T1 期：86% vs 62%；T2 期：64% vs 45%；T3 ~ T4 期：75% vs 88%）[40]。内镜超声在 ERCP 和壶腹部切除术前进行，而腔内超声更具有侵入性，仅在 ERCP 实现胆管插管后使用，通过导丝将 20 ~ 30 MHz 探针送入胆管，并缓慢从壶腹部撤出。最近的一项回顾性研究报道，EUS 和 ERCP 对确定壶腹部病变导管内侵犯范围具有相当高的准确性（91% 和 84%）。此外，环状式和线阵式内镜超声的准确率没有差异[41]。大多数专家认为 EUS 适用于大于 3 cm 的病变，可以显示潜在的恶性肿瘤内镜特征，或者证实组织学上的重度异型增生或原位癌[42]。另外一些专家提倡 EUS 适用于大于 2 cm 的病变[35,43]。外观表现为良性的病变，特别是小于 1 cm 者，不太可能

包含恶性成分，在进行内镜圈套切除术之前通常无须进行 EUS 评估[43]。

壶腹部 EUS 成像技术使用水或者盐水填充十二指肠。一旦进入十二指肠的第二部分，逆时针旋转内镜超声，保持贴近十二指肠壁，直至 EUS 显示壶腹部。或者，可以通过内镜定位壶腹部，然后对该区域进行 EUS 成像。重要的是评估病变的组织浸润、导管浸润和局部淋巴结病变。尽管能够进行细针抽吸术者喜欢使用线阵式内镜超声，环状式和线阵式内镜超声的选择属于个人偏好，应使用 22 G 或 25 G 针头在淋巴结和壶腹肿块上进行 EUS 引导下细针抽吸术。19 G 针通常难以在十二指肠中使用。

内镜与外科手术切除的适应证是什么？

如果 EUS 确定为浸润性癌，无论肿瘤分期如何，当目标是治愈性治疗时，胰十二指肠切除术是首选治疗方法。研究表明经十二指肠切除术后病变复发率高[14,44]。对重度异型增生、原位癌和（或）侵入导管的小于 1 cm 的病变仍可考虑内镜切除[39,45,46]。通常普通内镜切除术适用于小于 4 ~ 5 cm 的壶腹肿块。恶性肿瘤相关因素的多变量分析表明，只有生理盐水抬举征阴性可以预测恶性肿瘤（比值比 28.4，$P = 0.015$），而 ≥ 2 cm 的病变更有意义（$P = 0.059$）[47]。

目前对于以下病变建议外科手术切除：

- 较大的病变（大于 4 ~ 5 cm）。
- 癌变的病变（组织学或内镜评估可疑的病变）。
- 淋巴结受累或导管受侵犯的病变（大于 1 cm）。
- 缺乏经验的介入内镜医生。
- 患者偏好。

病例 2 后续

该患者接受了 EUS 检查。结果显示壶腹部存在一个内镜下表现为良性特征的 2.5 cm 大小的肿块。EUS 显示该病变侵犯了最小导管，但未侵犯血管。内镜图像也显示该病变没有黏膜下浸润或

局部转移的征象。活检结果提示管状腺瘤。结合伴随症状及病变特征，对该患者选择内镜下壶腹切除术而未行手术切除。

壶腹切除术的技术

对于良性病变及癌前病变，不仅在内镜切除术与手术切除术之间存在争议，还存在于两种最常见的壶腹部切除的外科手术方法。与外科壶腹切除术相比，已证实良性壶腹病变的内镜切除术具有相同的疗效和死亡率，并且发病率较低[48]。

良性腺瘤的外科手术方法

可以考虑胰十二指肠切除术和经十二指肠切除术两种手术方法。对于良性腺瘤，考虑到较低的手术相关的发病率和死亡率，优选经十二指肠切除术，尽管其具有更高的复发率。在正中线或肋下进行剖腹，确定肿块位置，并行横向十二指肠切除术。使用针尖电灼法进行壶腹部环切术。对于患有合并症的患者，与手术相关的发病率和潜在死亡率可能是患者不希望出现的或不可接受的结果。

内镜下壶腹切除术／乳头切除术

内镜下壶腹切除术可考虑用于符合先前描述的内镜切除适应证者和非手术候选者（endoscopic ampullectomy，EA）。不同中心的技术水平差别很大。无论如何，该过程需要熟练使用侧视治疗性十二指肠镜。该镜可以使病变可视化并允许使用热消融探针。尽管可以采用全身麻醉，但许多机构在清醒镇静的状态下进行手术。

检查后，使用双腔括约肌切开器和亲水导丝进行胆管和胰管插管（图18.1）。将造影剂注入两个导管来评估壶腹部腺瘤在导管内侵犯的范围。通常，尽管会增加出血和穿孔等并发症，且有干扰烧灼切除标本病理学评估的潜在风险，仍可实施双管括约肌切开术进行减压和支架置入[49,50]。此外，对于较大病变，可能难以确定适当的标志以安全地进行括约肌切开术，也可以进行切除后括约肌切开术。一些中心将导丝置入导管中，然后

在导丝就位的情况下进行壶腹切除术。接下来，黏膜下注射盐水稀释的 1∶20 000 的肾上腺素，以便从固有肌层中取出肿瘤。如果没有抬举成功（没有阳性抬举征），也可以证明存在不明浸润性癌变[51]。黏膜下抬举技术也可以减少出血和灼伤深层组织的风险[52]。然而，这一步骤可能使圈套器的放置和切除更具有挑战性，并导致壶腹部的解剖结构改变。本书作者经常避免进行黏膜下注射。

然后进行壶腹切除术，尽管目前没有关于治疗功率输出和电流模式的指南，但最好整块使用单极息肉切除圈套器（如在结肠息肉切除术中使用的器械）切除，并使用混合电流在 40 ～ 60 W 功率下电切。在插入之前可以对圈套器进行修饰，以在圈套器尖端进行轻微的弯曲，从而协助进行整块切除。通常圈套器尖端直接锚定在病变上方，且沿着从头部到尾部的方向打开以围绕病变展开。对于大于 2 cm 的病变，可能需要分片切除。

切除后，应立即取回标本，以避免标本缺失。考虑到维持标本结构进行组织学评估的重要性，优先选择圈套器或 Roth 网（US Endoscopy，Mentor，OH）回收而不是吸引器回收。静脉使用胰高血糖素有助于减少蠕动，从而有助于组织取出。烧灼（消融）疗法可作为不适用于圈套器切除的复发性扁平小病变的主要治疗方法，或对切除区域中残留的异常组织进行辅助治疗。目前已经提出了各种形式的消融治疗，包括单极或双极电烙术、ND∶YAG 激光消融和氩等离子体凝固。至于使用哪种方法，仍缺乏数据指导。关于 103 例壶腹腺瘤（散发性和家族性腺瘤性息肉病）患者的回顾性研究报道，尽管消融治疗组存在复发率下降的趋势（3% vs 14%，$P=0.2$）[53]，切除后进行消融治疗并不影响壶腹切除术的远期成功率（消融组为 81%，未进行消融术组为 78%）。

进行壶腹切除术后，必须放置一个短的 3 Fr 或 5 Fr 胰管支架，以降低壶腹切除术后发生胰腺炎的风险[54]。如果没有进行切除前括约肌切开术，除了仔细检查外，有助于识别胰管孔的技术还包括在切除前将稀释的亚甲蓝与造影剂注入胰管，从而将胰管开口染为蓝色，并静脉使用促胰液素以促进清澈的胰液流出。内径为 3 Fr 的胰管支架通常会脱落，应该通过腹部 X 线进行确认。如放置了 5 Fr 支架，壶腹切除术后每 2 ～ 3 周重复十二指肠镜检查将有利于支架取出，以及方便

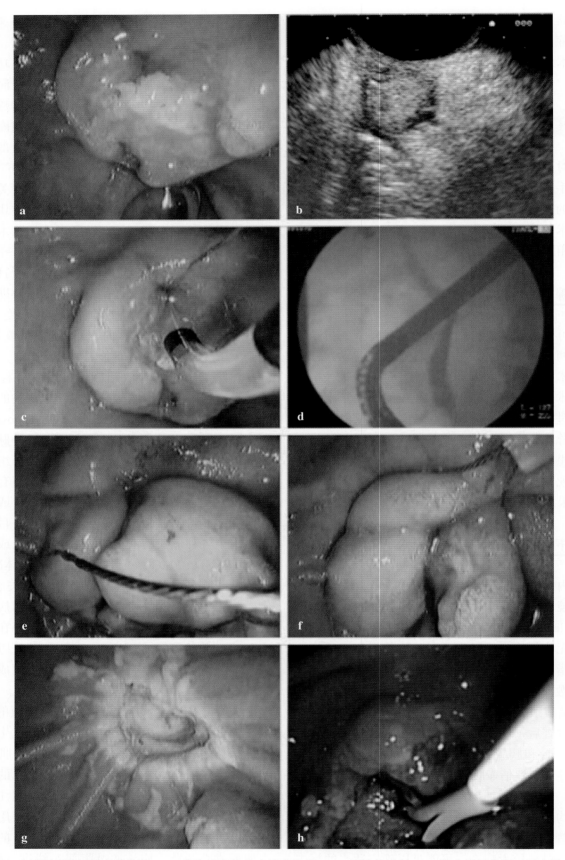

图 18.1　内镜下壶腹切除术的步骤。**a**. 确定病变并检查病变边缘。**b**. 切除前进行 EUS 检查进行分期，证实没有浸润或延伸至胆管的迹象。**c**. 胰管括约肌切开术。**d**. 胆管造影证实没有导管浸润证据。**e**. 在壶腹病变周围展开圈套器。**f**. 用圈套器牢牢地夹闭病灶，进行整块切除。**g**. 检查壶腹部位的残余异常组织。**h**. 预防性地放置胰管支架

切除或电灼任何剩余的异常组织，亦可置入胆总管支架，但没有数据表明此操作可以预防壶腹切除术后胆管炎。在病变较小的情况下，可以在壶腹切除术前置入胰管支架，以避免术后插管困难。还可以在圈套器切除和电灼任何残留组织的期间保护管口免受电灼损伤[55]。表 18.5 回顾了内镜下壶腹切除术的步骤。

高达 15% ~ 28% 的病例可能出现手术并发症。壶腹切除术后胰腺炎（5% ~ 33%）通常比较轻微，通过保守治疗可以治愈。对于壶腹切除术后出血（2% ~ 13%），可以通过保守措施和内镜下止血来治疗。对乳头狭窄（0 ~ 8%）可以采用括约肌切开术、支架植入术和（或）球囊扩张术治疗。穿孔（0 ~ 4%）和胆管炎（0 ~ 4%）都很少见。死亡则极为罕见[6,10,29,33,53,55-64]。

预防性干预

前文讨论了预防性放置胰管支架和胆总管支架。关于是否有必要常规预防性使用抗生素仍然没有答案，但是目前尚不推荐[65]。已有强有力的证据支持常规直肠预防性使用吲哚美辛来预防 ERCP 后胰腺炎。同理，也可预防壶腹切除术后胰腺炎[66]。

内镜下姑息性治疗

对于不适合手术或内镜下壶腹切除术治疗者，可以行内镜下胆管引流进行姑息性治疗。在壶腹肿块导致壶腹梗阻的情况下，可以采用壶腹切除术或经乳头支架植入来减小胆管和胰管内的压力[67]。

病例 2 后续

壶腹切除术后 3 个月患者返回医院，行十二指肠镜进监测。结果显示没有残留腺瘤或先前切除的病灶复发。患者计划在 6 个月内再行一次上消化道内镜检查，以便对先前的壶腹切除术部位的病灶复发情况进行监测。

监测

与因结肠癌行结肠切除术的患者不同，除非患有息肉综合征，患者无须在胰十二指肠切除术后进行壶腹部病变的内镜监测。没有指南规定内镜下或经十二指肠壶腹切除术后内镜监测的时间间隔和持续时间。建议请经验丰富的内镜介入医师使用侧视十二指肠镜进行初始检查，在第 1 ~ 6 个月进行活检，每 3 ~ 12 个月复查，至少持续 2 年[11]。在没有症状的情况下无须行 ERCP。病变 ≥ 2 cm、有导管内受累或切除后组织学提示重度异形增生的患者，监测间隔应该更频繁。个案的技术因素也可能决定监测间隔。例如，对于不完全或分片切除的病变，可能需要更频繁的检查以预防或检测复发。家族性腺瘤性息肉病患者需要基于 Spigelman 分类（0/ I 期：每 5 年一次；II 期：每 3 年一次；III 期：每 1 ~ 2 年一次。）继续常规进行上消化道内镜检查来监测十二指肠息肉。尚不清楚对于散发性壶腹腺瘤患者的监测终点。专家建议至少随访 2 年[68]。目前缺乏内镜下壶腹切

表18.5　内镜下壶腹切除术的程序步骤（Adapted from [35]）

观察	评估硬度，有无溃疡和硬结，以及脆性和大小
插管	使用双腔括约肌切开器和亲水导丝实现。评估导管内浸润和狭窄情况。对于扁平病变，可以注射稀释的肾上腺素溶液
括约肌切开术	推荐常规行胰管括约肌切开术。常规行胆管括约肌切开术或在未见到胆汁流出时进行
切除	使用息肉切除圈套器夹住腺瘤基底。施加 45 ~ 60 W 混合电流切割 / 烧灼
烧灼（消融）	对扁平或小病变的单一疗法。对壶腹切除术后残留组织的辅助治疗
支架植入	对于小病变，可以在壶腹切除术前向胰管中植入 3 Fr 或 5 Fr 支架。对括约肌切开术后胆汁引流不畅时，可以行胆管支架植入术
观察（监测）	观察治疗部位是否有出血迹象。如果有出血，则注射 1 : 20 000 肾上腺素
预防	术后立即在直肠置入吲哚美辛以预防胰腺炎

除术患者较长期的随访研究。当这些数据可使用时，监测指南也可能会发生变化。

复发

一份来自于 967 位患者的回顾性数据显示，完整切除壶腹病变者平均内镜下成功率为 82%[64]。据报道，在接受外科经十二指肠壶腹切除术的患者中，0 ～ 50% 的患者复发[27,69-73]。内镜下壶腹切除术的散发性病变的复发率较低，为 0 ～ 33%[33,74]。在最近一项对家族性腺瘤性息肉病患者平均 7 年的随访研究中，内镜下壶腹切除术的复发率高达 58.3%[13]。预测复发的唯一因素是病变大小 > 1 cm（复发率为 77%，而更小的病灶为 36%，$P = 0.002$）。只有 3 名患者（12%）在随访期间需要行 Whipple 手术，尽管并非因腺瘤复发而进行手术。在一项内镜下壶腹切除术的回顾性分析中，预测内镜下壶腹切除术的成功和较低复发率的因素包括：年龄大于 48 岁，男性，病变 < 24 mm，以及没有家族性腺瘤性息肉病[6]。最近对 182 名内镜下壶腹切除术后患者的研究指出以下因素与复发相关：有黄疸或壶腹腺癌，

ERCP 发现导管内受累，以及分片切除[75,76]。对于复发性腺瘤，治疗方法与初始治疗方法相同。对于复发性肿瘤，应该每 2 ～ 3 个月切除并消融一次，直至活检标本无残存腺瘤[53]。

关键点

- 壶腹腺瘤通常无症状，最常表现为无痛性黄疸，70% 为绒毛管状或绒毛状腺瘤。
- 壶腹腺瘤可以是散发的，也可以在家族性腺瘤性息肉病的基础上发生。两者都存在进展为癌的风险。对这两种情况都需要进行最低限度的活检监测。对于散发性腺瘤应该切除（图 18.2）。
- 在许多患者切除病灶之前，可以使用 EUS 进行治疗前分期，以指导采取理想的治疗方法（胰十二指肠切除术、经十二指肠壶腹切除术或内镜下壶腹切除术）。
- 对恶性壶腹病变应采取外科手术切除，最好是胰十二指肠切除术。
- 考虑到内镜下壶腹切除术与外科手术具有相同的复发风险且并发症少，因此，前者

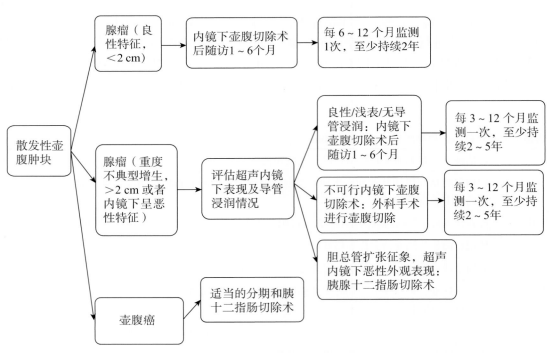

图 18.2　散发性壶腹肿块推荐的处理方法

适用于内镜下或内镜超声无恶性特征的 4 ～ 5 cm 以下的良性病变，

- 切除壶腹后，所有患者应该每 3 ～ 12 个月监测一次，且术后至少持续监测 2 ～ 5 年。
- 复发性腺瘤与原发病变具有相同的评估方式和治疗方法。

参考文献见本书数字资源。

第十九章　妊娠期 ERCP

Bahar Madani　Paul R. Tarnasky 著

引言

妊娠与胆结石和相关疾病的发病率增加有关。世界范围内的研究报告显示，胆泥的患病率为 5%～31%，胆石症的患病率为 2%～12%[1-4]。怀孕期间的生理变化通过雌激素诱导的胆汁致石性和黄体酮诱导的胆汁淤滞增加了胆固醇结石形成的风险[5]。

大多数患有胆石症的孕妇没有症状，并且产后结石可能会自行清除。然而，高达 1/3 患有胆石症的孕妇存在胆绞痛风险[1,2]。假设胆结石的患病率为 3%，其中 5% 的患者有症状，那么即使保守估计，也有 1/1000 的孕妇会出现胆石症症状[6]。在有症状的患者中，不到 10% 的患者会出现更严重的并发症，包括急性胆囊炎、胆管炎和急性胰腺炎[7]。继阑尾切除术后，急性胆囊炎是非产科相关手术干预的第二大最常见指征。患有胆囊结石的孕妇胆囊炎的发病率为 0.05%～0.08%[8]。通常建议保守治疗，在保证安全的情况下将干预措施推迟至分娩后或者手术干预相对安全的妊娠中期。

有症状的胆总管结石患者经常复发（58%～72%），通常需要反复住院治疗[9]。怀孕期间胆总管结石并不常见，每 1200 位分娩患者中可出现 1 例[10]。胆总管结石及其相关并发症是妊娠期间 ERCP 最常见的适应证。据报道，妊娠期 ERCP 的实施率为 1/1415[11]。由于胆道症状具有反复发作的特点，因此，在孕妇存在胆总管结石时，行 ERCP 治疗可能有助于减少复发以及胎儿和母体出现潜在并发症的机会。

病例介绍

患者，女，20 岁，西班牙裔，孕 1 产 0，孕 35 周时转至我们机构行进一步评估并处理胆绞痛。5 天前出现腹痛。腹痛位于上腹部和右上腹部，无放射痛，进食后加重，伴恶心。因疼痛和呕吐加重就诊于当地急诊。否认出现发热、寒战、黄疸或腹泻。在孕期没有出现任何并发症，并否认先前出现过类似的症状。此外，该患者其他方面病史并无特殊。最初的实验室检查显示：WBC 6300/mm³，血红蛋白 12.4 g/dl，血小板 128×10³/mm³，白蛋白 3.2 g/dl，AST 126 IU/L，ALT 102 IU/L，碱性磷酸酶 234 IU/L，总胆红素 1.4 mg/dl，脂肪酶 58 IU/L，淀粉酶 96 IU/L，PT/INR 12.8/1.0 s。尿蛋白及白细胞阴性。收入产前检查科。

孕期腹痛和肝功能指标升高的鉴别诊断

孕期腹痛和肝功能指标升高的鉴别诊断较多；临床表现、诊断影像学和实验室检查结果有助于辨别各种原因。胆道疾病的表现特征可能包括腹痛、恶心、呕吐、黄疸、瘙痒和肝生化检查结果异常。孕期胆石症的表现与非妊娠患者相似。然而，应考虑到妊娠期间可能出现其他并发症，因为它们的临床表现可能与胆道疾病类似[12]。鉴别诊断可根据怀孕时间和特定的异常试验结果进行分类，如下所述（表 19.1）。

妊娠剧吐通常发生在妊娠早期并在妊娠 20 周前缓解。一半以上的患者会出现血清转氨酶升高，

表19.1　妊娠患者肝功能异常的鉴别诊断

疾病	怀孕时间	实验室异常
妊娠剧吐	妊娠早期	AST 和 ALT 升高
妊娠期肝内胆汁淤积症	妊娠中晚期及产后	血清胆汁酸升高，AST、ALT 和胆红素升高，GGTP 正常
妊娠急性脂肪肝	妊娠晚期及产后	AST、ALT 和胆红素升高，PT/INR 升高，低血糖
HELLP 综合征	妊娠后半期及产后	AST 和 ALT 升高，PLT 下降，LDH 升高
先兆子痫	妊娠晚期及产后即刻	AST 和 ALT 升高，血压升高，蛋白尿
病毒性肝炎	妊娠期任何时候	AST、ALT 和胆红素升高

通常低于 1000 IU/L，血清 ALT 通常高于 AST。妊娠肝内胆汁淤积症的特征是瘙痒。若正处于妊娠中期或晚期的患者出现该表现，应考虑到胆汁淤积。实验室检查结果常提示血清转氨酶水平高达 500 IU/L，血清胆汁酸升高（高于正常 4 ~ 10 倍）。HELLP 综合征（溶血、肝酶升高和血小板下降）常发生在妊娠晚期或之后不久，主要表现为腹痛。该病转氨酶可在数千的范围内升高，但凝血酶原时间是正常的，除非并发弥散性血管内凝血。妊娠急性脂肪肝也常出现在怀孕前三个月。血清转氨酶升高至 1000 IU/L，肝合成功能障碍，例如，在严重情况下出现凝血酶原时间延长和低血糖。先兆子痫可以在 HELLP 综合征和妊娠急性脂肪肝中发生，但其病理生理学不同，并且有时难以区分这些疾病。先兆子痫通常发生在妊娠晚期，表现为高血压和蛋白尿，转氨酶升高意味着疾病严重。对于任何血清转氨酶升高的孕妇，均应考虑到急性病毒性肝炎（甲、乙、丙）和戊型肝炎（在流行国家）。英国的一项前瞻性研究显示，在 15 个月内，有 3% 的分娩患者出现肝功能异常。先兆子痫是最常见的异常情况（48%），其次是 HELLP 综合征（22%）、妊娠肝内胆汁淤积症（16%）、妊娠剧吐（8%）和妊娠急性脂肪肝（4%）[13]。

重要的是要记住，在正常妊娠期可能会出现肝功能检查指标轻度升高或降低，但不具有临床意义。由于妊娠期血液稀释，血清蛋白浓度降低。因此，在整个孕期，血清白蛋白水平显著降低。由于胎盘同工酶的产生和骨同工酶的增加，血清碱性磷酸酶通常在妊娠晚期增加。妊娠期血清 ALT、AST 和总胆汁酸水平通常保持不变，但是血清总胆红素水平下降[14]。

胆绞痛

胆绞痛以反复发作的餐后上腹部及右上腹痛为特点，是由于结石堵塞胆囊出口导致胆囊收缩引起的。结石可能从胆囊管回落，疼痛暂时消失。在怀孕期间，28% ~ 31% 的患者可能会出现胆绞痛[1,2]。几乎 2/3 的疼痛患者的结石直径 > 10 mm[2]。患胆结石的女性（5/17，29%）的胆道疼痛明显较患有胆泥的女性（2/42，5%）更频繁。胆泥和结石在分娩后消失很常见，分别出现在大约 2/3 和 1/3 的女性中[1,2]。已经证实孕前肥胖和血清瘦素升高是妊娠期胆囊疾病发生的危险因素[3]。没有胆管结石的胆绞痛通常与肝功能检查异常无关。

急性胆囊炎

急性胆囊炎是由胆囊管阻塞和胆汁淤积导致的胆囊感染的炎症过程。妊娠期急性胆囊炎的发病率为 1/10 000 ~ 8/10 000[8,11]。除了发热、心动过速、恶心、呕吐、厌食、墨菲征阳性等症状外，如同时出现严重的右上腹痛，应怀疑为急性胆囊炎，通常由超声检查明确诊断。无并发症的胆囊炎通常不伴高胆红素血症。然而，在小结石和（或）胆泥通过的情况下，血清转氨酶和淀粉酶可轻度升高，同时可出现高胆红素血症。肝功能指标显著升高常表明可能为胆总管结石、胆管炎或 Mirizzi 综合征。

急性胆管炎

急性胆管炎是一种以发热、黄疸和腹痛为特

征的临床综合征。该病是由胆管中胆汁淤积和感染导致的。实验室检查通常显示白细胞数升高，以中性粒细胞升高为主，表现为胆汁淤积性肝功能异常，即血清碱性磷酸酶、γ- 谷氨酰转肽酶（GGT）和胆红素（主要是结合胆红素）升高[15-17]。然而，出现急性肝坏死时转氨酶可升高至 2000 IU/L[18]。胆管炎是妊娠期 ERCP 的常见指征。

急性胰腺炎

急性胰腺炎是胰腺的急性炎症过程，表现为严重的上腹痛，血清淀粉酶和（或）脂肪酶可高于正常上限的三倍。由于孕期血清淀粉酶和（或）脂肪酶通常不会升高，因此，认为任何血清胰酶的显著性升高均应与临床疾病相关[18]。

当诊断不明时，可以通过进一步的影像学检查来明确诊断，例如，腹部增强 CT 或 MRI 显示胰腺局部或弥漫性肿大和（或）胰周炎症性变化。妊娠急性胰腺炎发病并不常见（< 10/10 000）[19]。在一项对 46 000 名孕妇为期 5 年的研究中，急性胰腺炎的患病率为 0.07%[9]。妊娠期急性胰腺炎与胆结石的相关性最强，70% 的病例是由胆结石导致的[8,9,19,20]。据报道，血清 ALT 升至正常上限的三倍以上是胆源性胰腺炎的一种非常灵敏的生物标志物[21]。胆源性胰腺炎的发病机制与结石或晶体嵌塞或通过 Vater 壶腹导致胰管阻塞进而使腺泡内胰蛋白酶原激活成胰蛋白酶有关。胆源性胰腺炎偶尔会比较严重，并与显著的母体发病率相关[22]。流产在胆源性胰腺炎中并不少见（7%），与复发性胰腺炎的相关性高达 30%[23,24]。

妊娠期急性胰腺炎的第二大常见原因是高甘油三酯血症。在妊娠晚期，血清甘油三酯水平上升三倍，极有可能是因为雌激素诱导的甘油三酯合成增加[25]。对于妊娠期间高脂血症性急性胰腺炎，大多采取支持性治疗。

诊断性影像学检查

超声

超声检查是孕期识别胆囊结石和胆泥的一种安全的初步检查方法。尽管它对胆石症具有高度的灵敏度，但对胆总管结石的灵敏度较差。如肝功能检查异常或胰腺炎时出现胆管扩张，应怀疑胆总管结石。

MRI 和 MRCP

MRI 和 MRCP 提供了人体的大视野图像，具有良好的软组织对比度和对胰胆系统的成像效果[19]。胆石性胰腺炎通常与小结石和胆泥有关。如果结石或胆泥位于胆总管远端且小于 5 ～ 6 mm，那么即使 MRCP 也可能漏诊[26-28]。当需要更多的关于胆管系统的信息时，MRCP 是孕妇可接受的替代成像方式。因为 MRCP 无须注射造影剂，所以没有肾损伤的风险（图 19.1）。重要的是检查一些视野，因为不同的图像可以提供补充信息。基于 2013 年美国放射学会（American College of Radiology，ACR）发布的 MRI 安全实践指南，只有在无法通过其他非电离诊断成像研究获取信息时，才会在妊娠期进行 MRI 检查，而且数据可能会影响妊娠期间母体或胎儿的护理[26]。妊娠早期进行 MRI 检查不需要比妊娠中晚期有更多的特殊顾虑。

EUS

EUS 对发现胆总管结石具有高度灵敏度（89% ～ 94%）和特异度（94% ～ 95%）[29,30]。EUS 对诊断胆总管结石具有很高的准确性。然而，与其他成像方式相比，它需要镇静、专业的内镜医师和专业设备。尽管 EUS 不能进行介入治疗，但它通常是安全的，且不涉及放射线暴露。在近 2/3 的疑似胆总管结石的患者中，在 ERCP 之前行 EUS 检查可以避免不必要的 ERCP 检查以及 ERCP 相关并发症[31,32]。如果通过内镜超声发现到胆总管结石（图 19.2），可以在同一时间进行需要括约肌切开术的 ERCP。

病例后续

该患者腹部超声检查提示胆石症和肝外胆管中度扩张。没有胆囊炎的证据。随后行 MRCP，显示扩张的胆管直径为 1.3 cm，胆总管中见多个

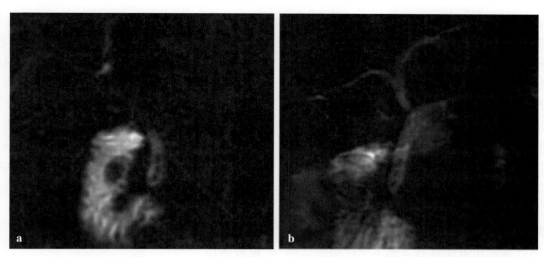

图 19.1 患者，女，21 岁，孕 8 周，由于右上腹痛、恶心、呕吐和肝功能指标升高而疑诊为胆绞痛，所以转至我们中心进行评估。MRCP 显示远端胆管中的几块结石。当检查不同的投影图像时结石最容易被观察到，如此处所示。ERCP 是在没有透视检查的情况下进行括约肌切开术并取出结石

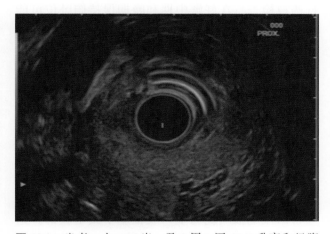

图 19.2 患者，女，26 岁，孕 8 周，因 ALT 升高和经腹超声提示胆管扩张而疑诊为胆总管结石，于是转入我们中心。EUS 检查显示胆管内有一个高回声结石影（箭头），进行 ERCP 时将结石清除

结石。根据影像学表现，结合转氨酶升高和腹痛、恶心症状，极有可能的诊断是胆总管结石导致的胆绞痛。于是我们决定为其进行 ERCP。

妊娠期 ERCP 的适应证

胆总管结石及其并发症是妊娠期间进行 ERCP 最常见的适应证。最重要的是需要明白，只有在绝对确定需要内镜治疗时才应该考虑 ERCP。妊娠期进行 ERCP 的适应证与非妊娠期相近，但更为有限（表 19.2）。此外，如果可能的话，应该将 ERCP 推迟到孕中期或产后。

在怀孕期间，特别是妊娠早期，胆道疾病的发展可能导致母体和胎儿生理功能障碍，造成不利的妊娠结果，如早产或低出生体重。妊娠早期识别胆总管结石并发症很重要，并尽可能及时地确定是否需要进行干预。

不足为奇的是，早期关于妊娠期 ERCP 的报道是针对紧急适应证进行的。Baillie 等在 1990 年报道了第一批包括 5 名患者的病例报道。其中 4 例患者的适应证为急性胆管炎，1 例患者为胆源性胰腺炎。这 5 名患者均在足月时产下了健康婴儿[35]。从那时起，妊娠期 ERCP 几乎是针对胆道适应证进行的，但有时更有选择性。

表19.2 妊娠期ERCP的适应证

紧急情况
急性胆管炎
怀疑结石嵌顿造成胆源性胰腺炎
非紧急情况
疑似有症状的胆总管结石
术后并发症，如胆汁漏
复发性胰腺炎
胰管损伤

从既往病例来看，对患有急性胆道相关疾病的孕妇需要进行保守处理，以希望将干预推迟至妊娠结束后或器官发育完成后的妊娠中期。但目前对于胆管炎、急性重症胰腺炎和已证实的持续性胆道梗阻的患者，建议行紧急 ERCP 下括约肌切开及清除胆管结石。当有证据表明存在有症状的胆总管结石，以及因妊娠或不太常见的原因如胆汁漏等术后并发症需要延迟胆囊切除术时，则需要进行胆道括约肌切开术 +/− 支架植入术的 ERCP（图 19.3）。在少数情况下，考虑 ERCP 治疗非胆源性胰腺炎是合理的。在 Jamidar 等的报告中，23 例妊娠期患者中仅有 2 例因单纯的胰腺病变包括胰腺分裂和胰管狭窄而接受 ERCP 治疗[36]。

预处理注意事项

知情同意

只有在有明确内镜治疗适应证时，才能给妊娠期患者进行 ERCP。应该向患者、配偶和任何其他家庭成员讲清楚该操作的益处和风险。风险不仅包括对母亲的风险，还包括对胎儿的风险。一般情况下 ERCP 的并发症包括胰腺炎、出血、穿孔、感染（胆管炎和胆囊炎）、心肺并发症（心律失常、低氧血症和误吸）、支架相关并发症（支架移位、支架阻塞、肝脓肿、胆管或胰管损伤以及随后的导管狭窄）和死亡[37]。胎儿对母体缺氧和低血压非常敏感，可能导致胎儿窘迫和

死亡。胎儿的其他风险包括药物和（或）辐射暴露的致畸性以及早产。下面将全面讨论辐射问题。妊娠期 ERCP 的知情同意书应包括对辐射潜在风险的讨论、降低风险的方法以及没有任何辐射的 ERCP 的替代方案。应该澄清的是，不使用透视检查的 ERCP 更加困难，因此技术上可能有更多的潜在风险。还应讨论内镜医师是否能够进行无透视的 ERCP（见下文）。如果患者和家人完全反对任何辐射的治疗，那么在条件允许的情况下可以选择将患者转移到另一个专家中心。

患者体位

妊娠期 ERCP 患者的体位通常不同于非妊娠患者习惯使用的俯卧位。在妊娠期间，患者的 ERCP 体位取决于所处妊娠时期以及是否计划进行透视检查。在妊娠中期和晚期保持俯卧位可能较困难，因此，如果需要的话，优选使用骨盆楔来保持左侧卧位。通常建议患者不要完全仰卧，因为妊娠子宫会压迫腔静脉或者主动脉而导致母体低血压和胎盘灌注减少[10,38,39]。尽管如此，在一项对接受仰卧位 ERCP 患者的研究中，妊娠结局并未受到不良影响[38]。如果在没有任何透视检查的情况下行 ERCP，无论所处的妊娠时期如何，所有患者都可以保持左侧卧位。

当预期使用单极电灼术进行括约肌切开时，应将回流电极（烧灼垫）放在躯干或上腹部。这是为了确保子宫不在活性电极和回流电极之间，以免影响胎儿[40-42]。

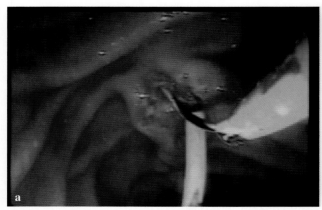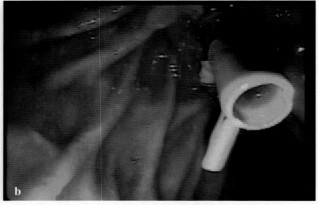

图 19.3　一名怀孕 21 周的 42 岁患者接受了开放的胆囊切除术治疗坏疽性胆囊炎。由于经皮引流管持续排出胆汁，怀疑存在胆汁漏，因此将她转诊并进行 ERCP 治疗。**a**．在胰管支架上使用针刀进行括约肌切开术后，不使用透视检查进入胆管；**b**．放置胆管支架以确保引流。产后 ERCP 检查正常，于是取出胆管支架

患者监测

整个过程应使用标准美国麻醉师协会（American Society of Anesthesiologists，ASA）监测。在胎儿存活的情况下，应根据胎龄，在全身麻醉前后连续或至少监测一次胎心。在 24 周之前多普勒超声可用于记录手术前后胎儿心率的存在。对于 24 周龄以上的胎儿，应在内镜检查之前、期间和之后进行持续的胎心和子宫收缩监测。这需要与产科团队讨论和协调，产科团队应该为所有妊娠期患者提供咨询。

镇静

使用特定药物进行镇静对胎儿有潜在风险（表 19.3）。在 ERCP 期间使用的镇静药物都不属于美国食品和药品监督管理局（FDA）A 类药物，因此可以使用 B 类或 C 类药物[10]。临床认为 B 类药物是相对安全的，而 C 类药物很可能也是安全的。除非绝对需要且没有安全的替代品，否则应避免使用 D 类药物。大多数 ERCP 使用苯二氮䓬类药物联合阿片类药物或异丙酚联合阿片类药物。哌替啶是 B 类药物，不会导致胎儿畸形。然而，由于担心其轻度毒性代谢产物诺美哌啶的积累，当长期（> 36 h）大剂量使用时，应将哌替啶视为 D 类。在常规内镜检查中，哌替啶的最大推荐剂量为 75 mg。芬太尼属于 C 类药物，因为它在大鼠中具有杀胚作用，但在低剂量使用时对人类似乎是安全的。异丙酚被归为 B 类药物，但其在妊娠早期的使用尚未得到充分的研究[7]。苯二氮䓬类药物，包括咪达唑仑和地西泮，是 D 类药物。咪达唑仑与腭裂畸形等先天性异常无关。当用哌替啶镇静效果不佳时，咪达唑仑优于地西泮。但如果可能的话，应避免在妊娠早期使用咪达唑仑，因为其可能对胎儿造成伤害。胰高血糖素和利多卡因被认为是 B 类药物，而氟马西尼和二甲硅油为 C 类[10]。

由于对误吸、维持气道，以及可能的长时间、复杂的操作过程的顾虑，对任何上消化道内镜检查，通常建议进行气管插管。妊娠期间的生理变化包括口咽组织肿胀和声门开口狭窄[43]。

抗生素

对于有急性胆管炎或胆囊炎证据的病例，应给予适当的抗生素。然而，在妊娠期间选择合适的抗生素可能很复杂（表 19.4）。存在的顾虑是抗生素经胎盘传递可能会对胎儿有致畸作用。最初为经验性选择抗生素，随后应根据血液和胆汁培养物中发现的病原体进行调整。将大多数青霉素衍生物（阿莫西林、氨苄西林及哌拉西林 - 他唑巴坦）、克林霉素、红霉素和头孢菌素归为 B 类药物，在妊娠期使用是安全的[19]。甲硝唑可以穿过胎盘，应该避免在妊娠早期使用[43]。亚胺培南属于碳青霉烯类，且属于 C 类药物。虽然动物研究显示没有致畸风险，但没有可用的人类方面的数据[19]。喹诺酮类属于 C 类药物，有报告其对胎儿有不良影响，因此在妊娠期间应避免使用。

表19.3　妊娠期ERCP的药物安全性

药物	FDA 分类	评论
哌替啶	B	妊娠期间安全，避免在足月时使用
异丙酚	B	妊娠期间安全
芬太尼	C	低剂量安全
吗啡	C	迅速穿过胎儿血脑屏障
纳洛酮	B	谨慎使用，报道了一例新生儿死亡病例
氟马西尼	C	仅在明确指示时使用
苯二氮䓬（地西泮）	D	可能与精神发育迟滞和先天性异常有关
咪达唑仑	D	优于地西泮，没有先天异常的报告，避免在孕早期使用
胰高血糖素	B	妊娠期间安全

表19.4 妊娠期间ERCP的抗生素安全性

抗生素	FDA 分类	评论
青霉素	B	妊娠期间安全
头孢菌素	B	妊娠期间安全
红霉素	B	妊娠期间安全
克林霉素	B	对青霉素过敏的孕妇安全
氨苄西林 - 舒巴坦	B	妊娠期间安全
哌拉西林 - 他唑巴坦	B	妊娠期间安全
甲硝唑	B	妊娠早期避免使用
喹诺酮	C	妊娠期避免使用
亚胺培南	C	妊娠期避免使用
四环素	D	妊娠期避免使用
磺胺药	C	妊娠晚期避免使用

病例后续

我们与患者的产科医生讨论后最终决定继续进行 ERCP 治疗。我们确保了手术期间工作人员充备，以防出现胎儿窘迫或妊娠相关并发症。在全面解释了手术的风险、益处和替代治疗方案后，获得了知情同意。如果可能的话，患者和她的丈夫希望在没有任何透视检查的情况下进行 ERCP。我们放置了标准 ASA 监测器来增加胎儿心脏方面的监测。在进行 ERCP 之前、期间和之后，由分娩护士监测胎儿的心率和节律，并监测子宫收缩情况。然后进行预吸氧和快速序列诱导，接着进行标准的普通气管内麻醉。患者采取左侧卧位。

放射和妊娠

妊娠期间透视检查的潜在影响

使用透视和 X 线成像是标准 ERCP 过程所固有的。妊娠期间任何使用透视检查的 ERCP 都有使胎儿暴露于电离辐射的潜在风险，在妊娠 8 ～ 15 周期间风险最大。有许多有关该主题的优秀且全面的综述 [7,10,38,39,41,44-46]。

X 线的曝光量或每单位体积空气的离子量是以伦琴（R）为单位测量的。沉积在组织中的辐

射剂量以戈瑞（Gy）为单位测量，等于每千克组织吸收 1 焦耳的能量。1 伦琴产生约 0.01（Gy）的当量。电离辐射以辐射吸收剂量（rad）和辐射当量（rem）为单位测量，以戈瑞（Gy）和希沃特（Sv）为国际单位（1 rad = 1 rem = 0.01 Gy = 0.01 Sv）。

辐射损伤分为随机效应和确定性效应。随机（致癌）效应包括儿童期肿瘤、白血病和遗传效应。随机效应的概率，并非严重程度，随着剂量增加而增加，并且没有阈值。认为 1 mGy 以下的辐射剂量是微不足道的，但剂量高于 10 mGy（1 rad 或 0.01 Sv）将需要测量相关风险。全国辐射防护委员会（National Council on Radiation Protection，NCRP，1977）提出了这一阈值，并建议胎儿辐射剂量达到 50 mGy（5 rad）仍为一种轻微的致畸因素，并且本身并不能证明治疗性流产是合理的 [47]。

确定性效应，如生长和智力低下取决于孕龄和孕体辐射剂量。阈值剂量为 100 mGy，超过该剂量可能发生胎儿生长迟缓和畸形，并且其作用的严重程度随剂量而变化。如低于此水平，则不存在确定性效应的风险。建议胎儿辐射剂量每月不应超过 0.5 mSv 或在孕早期不超过 1 mSv，其中 5 mSv 是整个妊娠期允许的最大值。

影响胎儿辐射剂量的因素取决于 X 线束的能量和大小、母亲的皮肤表面的暴露、胎儿的深度和母亲的体积大小。据估计，胎儿剂量可能是母亲暴露剂量的 10% ～ 30%。然而，由于不能检测散射辐射，胎儿辐射暴露可能被低估。Samara 等开发了一种基于数学和物理模型评估 ERCP 过程中孕体剂量的方法。他们的研究表明，ERCP 的孕体剂量可能偶尔超过 10 mGy。如超过该限度，通过在子宫上方的腹部放置剂量计来准确测定孕体剂量。他们强调，在 ERCP 期间，胎儿的主要辐射源是在母体内吸收的散射辐射。因此，他们得出结论，由于剂量减少微不足道，因此无须外部屏蔽。从该研究得出的标准化剂量数据可用于准确地估计对妊娠患者进行 ERCP 的孕体剂量，且无论体型、孕龄、操作参数和使用的设备如何 [41]。Kahaleh 等发现透视时间与胎儿辐射暴露之间存在线性关系，尽管在特定的透视时间内估计的暴露差异高达三倍。这种差异使得基于透视时间的辐射暴露的估计变得困难。他们得出结论，胎儿暴露的电离辐射必须保持在绝对最小值 [38]。咨询辐

射物理学家是有帮助的，他可以在保护胎儿的措施和估计胎儿暴露剂量方面提供帮助。

妊娠期间安全有效的透视检查的一般原则

在使用透视进行 ERCP 时，应考虑采用以下策略和常规技术来最大限度地减少辐射并提高安全性（表 19.5）[40]。短暂透视检查而不是连续操作可以限制 X 线的暴露。使用终末图像保持或透视循环记录功能进行图像研究和指导等也将减少辐射暴露。记录的图像数量应该是最少的，甚至可以避免拍摄。将 X 线束聚焦到尽可能小的视场。该技术将按曝光面积的比例减少照射胎儿的散射辐射量。减少到达图像接收器的散射辐射量也会提高图像质量。应将 X 线管尽可能远离患者，图像接收器应尽可能靠近患者。此操作不仅可以提高图像质量，还可以降低患者的辐射剂量。如果绝对必要，应该偶尔使用放大模式。在子宫上放置铅罩可以防止胎儿直接暴露。然而，由于胎儿暴露于散射辐射，这将仅减少少量的辐射剂量[41]。由于数字透视检查优于一般摄影，如果可以用数字透视检查，则优选此种检查，因为它在图像采集期间需要的辐射剂量明显低得多。应使用透视存储功能来保存最后的图像，而不是获取单独的数字图像。建议对数字透视进行低剂量设置。ERCP插管技术的进步对于达到最小化或消除辐射风险的目标可能是最重要的（见下一节）。

表19.5　减少妊娠期ERCP时辐射暴露的方法

使用短暂透视而不是连续操作
如果可用，使用数字透视
将 X 线束准直到可能的最小场
避免放大透视图像
在需要时使用透视录像来代替 X 线片进行记录
将患者尽可能安置在靠近图像接收器，并尽可能远离 X 线管
调整患者的位置，并用屏蔽设备使胎儿辐射暴露最小化
如果可能，在妊娠早期延迟开展 ERCP，直至妊娠中期进行，以避免器官形成过程中胎儿辐射暴露
使操作时间最短化

ERCP 策略与孕妇管理方法

通常，在 ERCP 期间使用透视来评估胆道解剖结构，确认并监测胆管中的结石和导丝、导管或括约肌的切开位置，并记录导管清除情况。如流程图 19.4 所述，在妊娠情况下需要一些改进的 ERCP 策略和技术。这些技术的重点是限制或消除透视的使用，并用确认胆道通路和导管清除情况的替代方法取而代之。

由于妊娠期间几乎所有 ERCP 手术均采用包括括约肌切开术在内的干预治疗措施，因此，大多数内镜医师使用预装有导丝的括约肌切开器尝试进行插管。通常在没有注射造影剂的情况下进行导丝插管，并且小心地将导线推进到 10 ~ 15 cm 的观察距离。在该距离上将括约肌切开器引入导管中[48]。或者，可以通过将带有或不带导丝的括约肌切开器推进至管腔中数厘米来进行插管。确认胆管插管成功的标准方法是使用连接在括约肌切开器上的注射器进行手动抽吸并观察胆汁。另一种方法是操纵导丝以打开括约肌，并促进导丝周围的胆汁引流[34]。如果确认胆管插管成功，那么可以沿着十二指肠内段开始向胆管方向行括约肌切开术（图 19.5）。

如果在通过导丝引导或行括约肌切开术后仍不能确定胆管插管是否成功，那么我们通常在导丝上放置一个短的（2 ~ 3 cm）5 Fr 支架，并通过观察支架尖端和侧翼的方向和引流物颜色来判断胆管插管是否成功。支架可以具有或不具有近侧翼。如果支架没有近侧翼，它可能在手术过程中移出。如果支架的角度与胆管吻合，并且（或者）胆汁明显从支架中流出，则明确进入胆道（图 19.6）。使用支架作为引导，在留置支架旁边用导丝或用针刀进行插管后，可以开始用括约肌切开器进行胆管括约肌切开术。如果胆管支架尚未自然移出，则可以在导丝进入后将其取出。

如果支架向胰管方向倾斜和（或）只有清澈的液体或没有液体从支架中排出，那么应该认为进入的不太可能是胆道入口，应该考虑进入胰管（图 19.7）。有时支架可能看起来是向胆管方向上倾斜，但是有明显不是胆汁的液体引流出来（图 19.8）。我们应该也假设进入胰管。在这种情况下，可以尝试使用导丝在支架上方进行胆管插管。

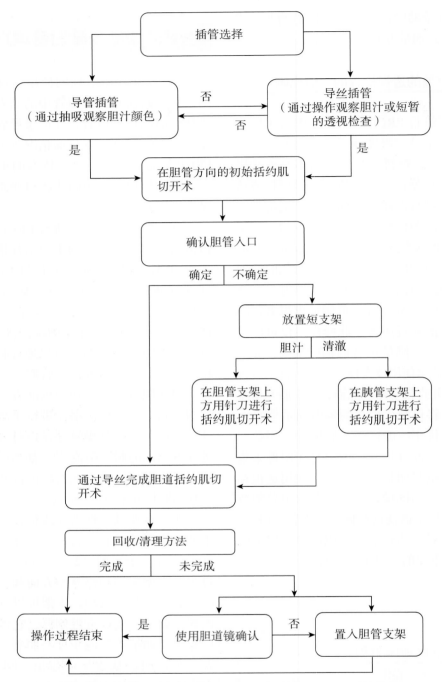

图 19.4　妊娠期 ERCP 插管和确认胆道通路及导管清除情况的推荐流程

有经验的操作者可以考虑使用胰腺支架作为向导，用针刀进行胆道括约肌切开术。如果支架尚未移出，可以在手术结束时取出。如果没有取出，可以保留在原位，以降低 ERCP 术后胰腺炎的风险。如果内镜医师不具备进行高风险的括约肌切开术的专业知识，则可以选择中止手术，并考虑由另一位操作者重复 ERCP。如果在接下来的几天内计划再次行 ERCP，那么胰腺支架可保留在原位。

当有证据表明有结石嵌顿时，可以在结石上方进行针刀括约肌切开。在通过上述方法之一进入胆道并实现初始括约肌切开之后，如果有必要，可以完成括约肌切开，然后进行取石和任何其他必要的操作。

在进行有限的甚至没有透视检查的 ERCP 时，很难确保胆管清除干净。如果没有透视检查，就无法记录结石的位置、球囊导管的操作以及确认

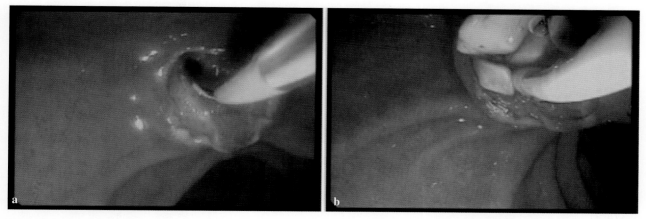

图 19.5 患者，女，27 岁，孕 21 周，表现为黄疸，MRCP 显示较多结石。在没有透视的情况下进行 ERCP，同时行括约肌切开术和胆石取出。将胆道括约肌完全切开后，胆管入口清晰显示，胆汁引流顺畅（**a**），寻找石头并完成取石（**b**）

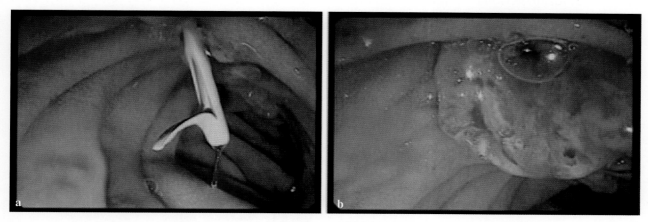

图 19.6 患者，女，29 岁，孕 9 周，在 2 周内第二次发作胆源性胰腺炎。乳头突出，并且在操纵导丝后无法确认胆管插管是否成功。**a**. 放置一个短的 5 Fr 支架。该支架看起来是向胆管方向上倾斜，并且观察到胆汁从支架中排出；**b**. 完成胆道括约肌切开术后，观察到胆泥排出

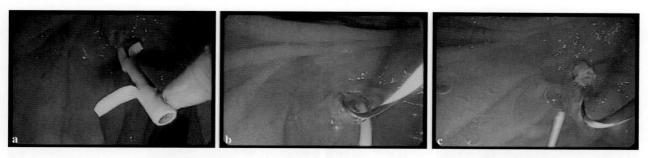

图 19.7 患者，女，21 岁，孕 8 周，因右上腹痛、恶心、呕吐伴肝功能指标升高疑诊为胆绞痛，因此转至我们中心进行评估。MRCP 显示远端胆管中有数个结石（图 19.1）。我们为该患者进行了无任何透视的导丝引导的插管。**a**. 放置没有内部翼的 5 Fr 短支架。该支架看起来是向胰管方向倾斜并排出透明液体；**b**. 进行针刀胆道括约肌切开术；**c**. 接着进行取石。胰腺支架在提取结石时自动迁移出来

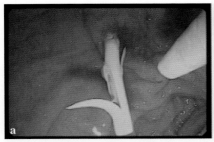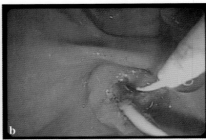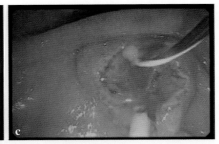

图 19.8　患者，女，16 岁，孕 6 周，表现为胆绞痛，肝功能检查指标升高，MRCP 显示远端胆管结石。我们在没有透视的情况下为其进行导丝插管，并且放置了没有内部翼的 5 Fr 短支架。**a.** 支架看起来是向胆管方向倾斜，但仅从侧翼排出透明液体。**b.** 在胰管支架上进行针刀括约肌切开术后获得胆道入口。**c.** 用乳头切开刀完成胆道括约肌切开术，然后进行取石

清除情况。先前的成像可以对结石数量进行合理估计，通过观察回收到十二指肠中的结石数量，可以确定胆管内结石的清除情况。在考虑完成操作之前，我们通常在结石取出后再行几次球囊清扫，以确保结石取净。

　　胆道镜检查允许直接观察胆管树，并提供了一种替代透视方法的显示结石的方法，在妊娠期没有明显的不良后果 [33,34,49,50]。但仍有一些限制条件，包括需要适当的设备、操作者需要具有专业知识以及操作过程中镇静时间较长。子母系统可能需要两个操作员 [33]。单人操作的 Spyglass 系统（Boston Scientific，Marlborough，MA）可以按照其设计使用 SpyGlass 光学导管插入内镜 Spysope[50,51]。我们通常只通过标准 ERCP 导管、括约肌切开器或针刀附件使用 SpyGlass 导管 [34]。

通过这种方法可能获得不错的成像，但由于控制光学导管方向的能力有限，因此通常成像较差。

　　在不确定结石清除情况的情况下，有一些关于放置胆管支架以确保胆汁引流的报道 [34,48]。如果先前的成像显示有显著的结石，和（或）胆管镜检查中看到许多结石，可以通过反复的球囊清扫取石（图 19.9）。由于支架闭塞仍然是一种潜在的并发症，因此必须在产后进行 ERCP 随访，以便行支架取出和进一步的内镜治疗（图 19.10）。

病例后续

　　通过口腔插入十二指肠镜，并进镜至十二指肠的第二部分。对胃和十二指肠进行简单的内镜

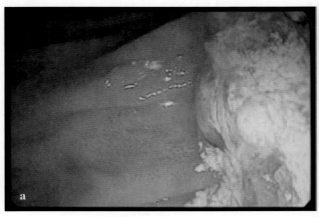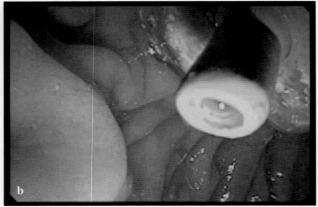

图 19.9　患者，女，23 岁，孕 29 周。表现为胆绞痛，MRCP 显示多发结石。**a.** 在没有透视检查的情况下进行 ERCP。我们用球囊导管反复去除大量结石和胆泥。使用 SpyGlass 导管的胆道镜检查显示存在残留的结石和胆泥。**b.** 放置 7 cm 长的 7 Fr 胆管支架以确保引流。该患者产下一健康男婴之后进行 ERCP，同时取出胆道支架和多个结石

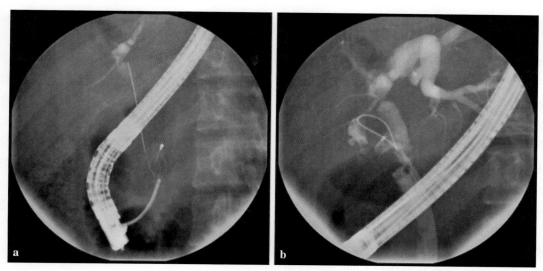

图 19.10　患者，女，22 岁，孕 34 周，因黄疸和肝功能指标持续升高疑诊为胆管结石而转至我们中心。转诊前 MRCP 显示胆囊、胆囊管和胆管扩张。远端胆管有一处非常明显的充盈缺损。我们为其进行了没有透视的 ERCP，取出了一枚结石。在进行胆道镜检查时，胆管内未见结石碎片，因此放置了一个 7 cm 长的 7 Fr 胆管支架。患者顺利分娩，接受了胆囊切除术和产后 ERCP。**a.** 取出支架后，需要机械碎石以移除远端胆管结石。**b.** 用球囊导管从残余胆囊管里取出了第二块结石

检查未见明显异常。十二指肠大乳头因明确存在结石嵌入而较显著。使用直尖导丝技术成功插管进入胆总管，可以观察到胆汁从导丝周围流出，证实了胆管插管成功。通过导丝使用乳头切开器进行胆管括约肌切开术。括约肌切开术后，胆泥从胆管中自动流出。整个过程没有使用透视检查，也没有尝试过胰腺造影或胆管造影。使用球囊导管取出一个胆管结石。然后进行了几次球囊清扫。使用 Spyglass 导管的胆道镜检查显示可以见到胆泥，没有残留结石或 Mirizzi 综合征的证据。

第二天，患者的腹痛、恶心和呕吐症状消失。不考虑存在 ERCP 术后胰腺炎，患者顺利进食。

妊娠期 ERCP 的预后

技术方面

许多关于怀孕期间 ERCP 的报告总结了各专家中心的轶事般的经验，并没有关于该主题的既定指南。如前所述，Baillie 等 1990 年首次报道了 5 例有关妊娠期 ERCP 的病例。这些患者全部使用透视检查，接受了行括约肌切开术的 ERCP，并且最后足月分娩出健康婴儿。操作过程中透视时间在 10 s 以下，没有获得 X 线照片，用剂量测定法测量辐射暴露量以记录胎儿暴露，并且使用了铅屏蔽[35]。1990 年首次报道了在没有使用透视情况下使用针刀乳头括约肌切开术对妊娠患者的嵌顿性胆管结石进行 ERCP 的报道。实际上第一次无辐射 ERCP 是在 1988 年进行的，但在 1991 年报道[53]。1993 年报道了妊娠期放置胆囊支架并取出胆管结石的病例。这个过程需要大约 4 min 的透视[54]。1994 年，两份有关没有透视检查且成功完成 ERCP 的报告描述了利用胆汁抽吸技术来确认胆管入口[55,56]。

一项相对较大的多中心研究描述了首次报告的妊娠期 ERCP 术后胰腺炎病例，尽管该患者患有原发性胰腺疾病[36]。在唯一的前瞻性研究中，10 名患者在没有行括约肌切开术的情况下接受了胆道支架置入术[57]。一名患者在妊娠期间需要行第二次 ERCP，以在括约肌切开术后取出嵌顿的结石。其余患者需要在产后行 ERCP 取出支架，其中两例因近端支架移位而使操作复杂化。研究详细报告了辐射暴露（时间波动范围 30 ~ 90 s，平均 45 s，18 mrad）。作者提出，这种策略可能比首先尝试清除导管的括约肌切开术更安全，并且需要更少的辐射暴露。然而，这种方法可能由于需要重复操作和潜在的支架相关并发症而未能普及。

大约 10 年前，一个单中心研究报道了 15 例妊娠患者 ERCP 的安全性问题[58]。尽管使用了透视和 X 线片，超过一半的患者仅接受了诊断性 ERCP。作者得出结论，妊娠期间应采取安全措施实施 ERCP，并且仅在有治疗意图时才进行。该报告引发了两封信件。介绍了他们对少数妊娠期患者进行了非放射性 ERCP 治疗[59,60]。从那时起，妊娠期 ERCP 的经验在过去十年中急剧增加。

Tang 等发表的最大数据的文章涉及了 65 名妊娠患者。这些患者在怀孕期间共接受了 68 次 ERCP[11]。近一半的 ERCP 发生在妊娠晚期，计算出的妊娠 ERCP 发生率为 1/1415。中位透视时间为 1.45 min。几乎对所有患者均行胆道括约肌切开术，15 例（22%）患者因胆管狭窄或担心残余结石进行了胆道支架置入术。11 名患者（17%）诊断出 ERCP 术后胰腺炎。其中 1 例为重症胰腺炎，这比其他研究报道的比例更高。

母亲的风险

妊娠患者与非妊娠患者面临一样的 ERCP 的一般风险，包括急性胰腺炎、胆管炎、括约肌切开术后出血和穿孔。胰腺炎是最令人担忧的 ERCP 术后并发症。个别报告示 ERCP 术后胰腺炎的发生率超过 10%[11,61]。Cappell 汇总了来自 46 项妊娠期 ERCP 研究的 296 名患者的数据[44]。幸运的是，ERCP 术后胰腺炎的总体发生率（6.4%）与非妊娠患者相似。括约肌切开术后产妇出血的风险（1%）也在预期范围内。所有病例均不需手术止血。括约肌切开术后无胆道或胃肠穿孔。

胎儿风险

肝胆疾病的发展可能导致不良妊娠结局，如早产、流产和低出生体重。在 ERCP 期间使用电离辐射会增加胎儿致畸性和致癌的风险，可能需要数年才能表现出来。基于对原子弹幸存者的几项动物研究和人类观察研究发现在器官形成的头三个月的辐射暴露对胎儿的不利影响风险最高。报道的 ERCP 系列的平均辐射暴露范围为 4 ~ 310 mrad[35,38,57,58]，均在可接受的范围内。在一项包括 17 名接受 ERCP 的孕早期患者的研究中，15 名患者一直随访到了分娩。在这些患者中，20%发生早产，而在妊娠中期或妊娠晚期完成 ERCP 的 44 例患者中，5% 的患者发生早产[11]。在随访至分娩的 59 例患者中，没有一人出现自然流产、围生期死亡、死产或胎儿畸形。在印度 Gupta 等的一项研究中，对 11 名生育了健康婴儿的患者进行了随访，最长的随访时间平均为产后 6 年。研究报道了对胎儿随访的结果[62]。在 Cappell 的综述中描述了 254 名患者的胎儿结局[44]。234 名患者产下了健康足月儿。有 11 例早产，3 例晚期自然流产，2 例婴儿出生后死亡，1 例自愿流产，未发现相关的先天性畸形。

回到我们的病例

患者出院，建议其在产后进行胆囊切除术及术中行胆管造影。

妊娠期或产后胆囊切除术的适应证

最初对胆绞痛患者应进行支持治疗，但对妊娠期间反复出现症状的患者通常需要考虑进行胆囊切除术。妊娠期手术的适应证还包括症状严重、梗阻性黄疸、难以治疗的急性胆囊炎和腹膜炎[19]。超过 50% 的患者有复发性胆道症状，保守治疗的患者流产率较高（高达 12%）[63,64]。同样，对 9714 名接受胆囊切除术的孕妇进行研究显示，与非手术治疗的患者相比，接受手术治疗的患者本人（4.3% vs 16.5%）和胎儿（5.8% vs 16.5%）并发症显著降低[65]。对于胆源性胰腺炎患者，如果在分娩前未行手术治疗，复发率则超过 70%[9]。如果妊娠期间需要手术，那么通常认为孕中期和孕晚期的早期阶段是最安全的。在此期间，器官已经形成，并且子宫不足以占据手术区域。20 世纪 80 年代的一项早期研究报道指出，与非妊娠患者相比，妊娠早期接受手术的患者自然流产的可能性几乎是非妊娠患者的两倍[66]。最近的经验表明，在妊娠期的任何时间进行胆囊切除术甚至常见的胆总管探查术都是安全的，尽管这是少数意见[67]。回顾性研究对比了开腹和腹腔镜胆囊切除术，表明在母体或胎儿结局上无显著差异[23]。

产后胆囊切除术适用于有胆总管结石并发症

证据的患者,包括胆总管结石或胆源性胰腺炎。由于怀孕后胆结石和胆泥经常消退,因此继续手术的决定应包括进一步影像学检查以确认结石的存在以及患者对后续怀孕的愿望。

关键点

- 妊娠相关的激素变化会增加胆结石形成的风险。
- 妊娠期胆结石相关的并发症可能会从治疗性 ERCP 中获益。
- 应咨询产科团队,以帮助管理妊娠期患者。
- 只有具有较强的胆总管结石及其并发症的内镜治疗适应证时,如胆绞痛、急性胆源性胰腺炎或急性胆管炎,才应进行 ERCP。
- EUS 和 MRI 胆管造影术是疑有胆道疾病的妊娠患者合适的诊断方法,因为它们在发现胆结石方面具有准确性且比 ERCP 的发病率更低。
- 如果可能,ERCP 应推迟到妊娠中期或产后。
- 在 ERCP 期间应该努力减少或完全避免使用透视检查,以防止胎儿可能的辐射暴露。
- ERCP 总体上是一种治疗妊娠期患者胆结石相关并发症的安全且成功的治疗选择。

参考文献见本书数字资源。

第二十章 小儿 ERCP

Quin Y. Liu　Douglas S. Fishman 著

小儿 ERCP 的特殊考虑因素

在婴儿和幼儿中准备和实施 ERCP 时必须考虑一些特殊因素，包括镇静、十二指肠镜的选择和内镜配件等问题。由于与儿科十二指肠镜兼容的附件有限，因此甚至是儿童也首选标准成人十二指肠镜进行治疗性 ERCP。标准成人十二指肠镜（外径范围 10.8 ~ 12.1 mm）通常可用于对体重 10 kg 或以上的儿童进行治疗性 ERCP。对于无法忍受标准成人十二指肠镜的婴幼儿，可从 Pentax Medical 和 Olympus 获得外径范围为 7.5 ~ 7.6 mm 的小儿十二指肠镜。此类内镜已被成功地用于 ERCP[1-6]。小儿十二指肠镜的工作通道直径仅为 2.0 ~ 2.2 mm，因此只能选择可以通过直径 2 mm 通道的附件（表 20.1）[7]。

标准成人十二指肠镜相对较粗的直径可导致气管受压，会影响儿童的心肺状态。与成人俯卧位相比，儿童俯卧位可能更容易导致肺通气不足。与成人一样，儿童也可以考虑采取仰卧位行 ERCP。在对婴幼儿实施 ERCP 时，应考虑进行气管插管全麻，来维持气道安全通畅[8]。

虽然在对婴幼儿进行 ERCP 时必须考虑特殊的技术因素，但在该类患者中 ERCP 在技术上是可行的、安全的，且治疗上是有效的[9-12]。通常建议实施治疗性 ERCP 后入院，特别是在括约肌切开术或括约肌成形术后需要监测 ERCP 术后并发症时。因胆道和胰腺适应证行 ERCP 的儿科人群术后不良事件发生率似乎与接受 ERCP 的成人相似[13,14]。应用 ERCP 作为一种诊断和治疗工具，对于评估和治疗某些患有先天性或后天性胰胆疾病的儿童至关重要。

病例 1

初步介绍

患儿，男，2 岁，2 天前因持续性呕吐及腹痛和尿量减少就诊于急诊。无发热，但有心动过速，对液体复苏有反应。既往病史显示，患者患有先天性心脏病（Shone 综合征）。新生儿期间通过外科手术对主动脉弓扩张进行了修复，并在围术期进行全胃肠外营养支持。体检示患者巩膜黄染，腹部柔软，无压痛，无明显肿块。实验室检查显示总胆红素水平为 7 mg/dl，AST 145 U/L，ALT 314 U/L，碱性磷酸酶 547 U/L。腹部超声显

表20.1　通道为2 mm的内镜附件（选自[7]）

设备	制造商	评论
ERCP 插管导管	波士顿科学、康美、德国环球医疗、远程医疗	弯曲型、直线型或锥形尖端，0.018 ~ 0.015" 的导丝
括约肌切开器	库克医疗、环球医疗、奥林巴斯	限于双腔，不能使用 0.035" 的导丝
针状刀	库克医疗、环球医疗、奥林巴斯	—
取石球囊	波士顿科学、国际视野、环球医疗、奥林巴斯	—

示肝轻度增大，约 11 cm，胆囊结石，肝内胆管扩张，近端胆总管扩张达 1 cm。

阻塞性黄疸患儿的鉴别诊断

虽然儿童高结合胆红素血症的病因可能与成人相似，但在评估新生儿或儿科患者时，必须更多地考虑先天性胆道异常，如胆总管囊肿，以及副胆管和胆道闭锁。虽然胆管恶性肿瘤在儿科人群中很少见，但葡萄状横纹肌肉瘤可导致梗阻性胆道疾病，并且浸润肝的实验室指标可能类似于胆道梗阻。在评估儿科患者时，鉴别诊断还必须包括成人疾病，如胆总管结石、原发性硬化性胆管炎和感染性病因（表 20.2）。

胆总管结石

以前认为胆石症和胆总管结石在儿童中并不常见，现在它们在儿童和青少年中的诊断频率越来越高（图 20.1 至 20.3）[15,16]。28% 的需要胆囊切除术的患者发现梗阻性胆道疾病[16]。结石病的危险因素包括在成人中常见的因素，如肥胖，特别是在青春期或青春期后，以及通常与儿科人群相关的疾病，包括血液病、长期肠外营养和囊性纤维化。患者通常表现为急性上腹部或右上腹部疼痛和压痛，肝转氨酶升高，高胆红素血症则提示梗阻性胆管结石。美国胃肠内镜学会（ASGE）发布了基于患者临床症状、影像学检查和实验室指标来对胆总管结石的可能性进行分层的指南[17]。Fishman 等为儿科患者改编了这些指南，并表明

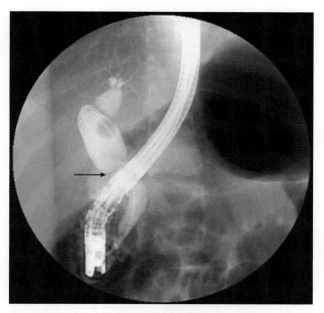

图 20.1　胆管造影：在自身免疫性溶血性贫血儿童中，结石导致胆管狭窄（箭头）伴有类似胆总管囊肿的近端胆管囊状扩张（在近端胆管发现充气的 15 mm 胆管结石取石球囊）

用结合胆红素代替总胆红素提高了鉴别小儿胆总管结石的特异性。此外，将结合胆红素与鉴别胆总管结石相结合增加了在 ERCP 中鉴别结石的概率。然而，仅经腹超声检查对于识别胆总管结石的灵敏度较差，即使在确定存在结石后，在进行 ERCP 之前结石也可能自行通过并排出[18]。

胆总管囊肿

胆总管囊肿是胆管树的先天性异常扩张。该病大部分出现于童年时期，且其中一些在成年期出现一些临床表现。如第十章所述，有几种类型

表20.2　儿科ERCP的胆道适应证和治疗选择

适应证	内镜 / 治疗性操作
新生儿胆汁淤积 / 胆道闭锁	冲洗胆栓
胆汁漏	支架置入
胆管狭窄（如原位肝移植中的胆管吻合术）	狭窄扩张、支架置入、胆道镜检查
胆总管囊肿	括约肌切开术，取石，支架置入术，术前评估
胆总管结石	括约肌切开术，取石，胆道镜碎石术
恶性肿瘤（葡萄状横纹肌肉瘤）	活检，支架置入
硬化性胆管炎	狭窄扩张，支架置入
Oddi 括约肌功能障碍	括约肌切开术

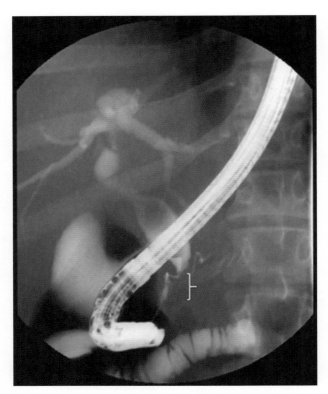

图 20.2　患有唐氏综合征和十二指肠闭锁修复后的儿童的胆总管结石和远端胆管狭窄

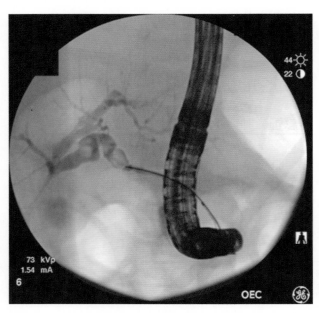

图 20.3　6 周龄婴儿继发于全胃肠外营养的胆总管结石

的胆总管囊肿。对于胆管扩张伴或不伴胆管结石的幼儿，必须考虑到胆总管囊肿。囊肿的大小可能不同。在小儿中，1B 型梭形胆总管囊肿很难与梗阻性胆管结石导致的扩张胆管区分开来。在初始表现时，胆总管囊肿可以继发结石，更难以确定患者是患有原发性胆总管囊肿，还是阻塞的结石导致胆管扩张呈梭形。因此，胆总管囊肿看似是结石，实际上可能是蛋白质栓塞[19,20]。区分胆总管囊肿与继发于结石阻塞的胆管扩张是很重要的，因为与胆总管囊肿相关的胆道恶性肿瘤的风险增加[21,22]。在患者出现胆道症状之前对胆道系统进行影像学检查对于确定患者的异常胆管扩张是先天性还是后天性是必不可少的。此外，如果患者接受需要括约肌切开的 ERCP，那么在此操作之后胆道系统压力下降则支持获得性而非先天性病因。

对于没有胆石症危险因素的幼儿，应该分别在有和没有造影剂的情况下进行磁共振胰胆管造影（MRCP），以区分肿瘤和结石，因为肿瘤在 T2 加权成像中会得到增强。当担心梗阻（肝功能指标升高和 MRCP 异常）并且需要辨别梗阻性结石与胆总管囊肿时，可能适合行 ERCP。然而，对胆总管囊肿的根治性治疗是外科手术切除。

与胆总管囊肿相关的是胰胆管合流异常（anomalous pancreaticobiliary junction，APBJ）。该病指从壶腹部到胰胆管连接部的共同通道异常得长，通常大于 1.5 cm。一种病因学理论认为，在胰胆管合流异常中，胰酶回流到胆管树，导致胆管损伤和胆总管囊肿形成[23]。类似地，目前认为胰胆管合流异常使胆汁易于回流到胰管中，从而导致胰腺炎（图 20.4 至 20.8）。

胆道闭锁

胆道闭锁是一种导致肝外胆管局部闭塞的炎症过程，可能在出生前的 1 ～ 2 个月内开始出现并恶化。早期且准确的诊断至关重要，因为手术干预延迟与不良预后相关[24,25]。尽管在评估新生儿胆汁淤积时，胆道闭锁在鉴别诊断上出现的概率非常高。过了新生儿期，如果没有手术解决，那也不太可能死亡。

尽管通常结合患者的临床表现、影像学检查和肝活检来做出诊断，但是诊断胆道闭锁的金标准是术中胆管造影。家族性肝内胆汁淤积 3 型与该病表现可以相似，MRCP 已被用于辅助诊断胆道闭锁[26]。非侵入性成像和肝活检无法诊断出约 14% 的新生儿胆汁淤积[27]。若胆管造影正常，

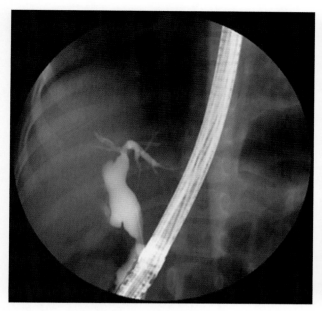

图 20.4 患儿，男，5 岁，太平洋岛民，患有胆总管囊肿，接受肝空肠吻合术治疗

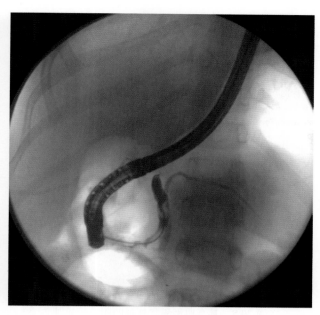

图 20.6 患儿，男，12 岁，患有梗阻性黄疸，存在异常胰胆管合流异常。共同通道中可见充盈缺损

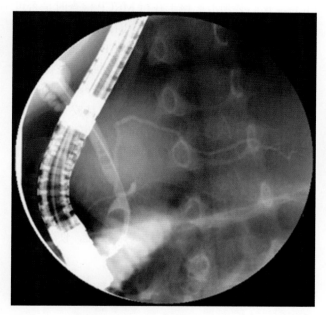

图 20.5 患儿，男，3 岁，患有复发性胰腺炎和梗阻性黄疸。图中显示其胰胆管连接的共同通道较长。可见远端胆管中膨胀的 9 mm 取石球囊

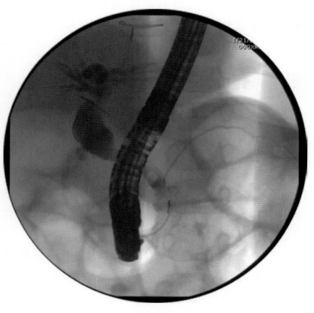

图 20.7 胆总管囊肿和胰胆管合流异常

ERCP 可以排除胆道闭锁的诊断。因此，这可以使婴儿免于手术中胆管造影检查[5,6,28-30]。然而，由于缺乏实用性和侵入性较小的替代方案，在大多数儿科肝中心 ERCP 并未被广泛开展用于评估胆道闭锁情况。

肿瘤——葡萄状横纹肌肉瘤

继发于胆道肿瘤和恶性肿瘤的梗阻性黄疸在儿童中很少见。虽然葡萄状横纹肌肉瘤是儿童最常见的胆道肿瘤，但总体上很少见。文献中大多数病例报告该病仅占所有横纹肌肉瘤的 0.8%[31]。其治疗通常包括手术切除、放疗和化疗，尽管 Himes 等报道了 ERCP 在支架植入术后接受放化

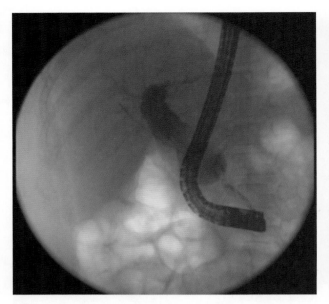

图 20.8   具有典型囊状外观的胆总管囊肿

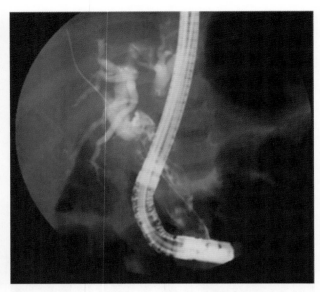

图 20.9   患儿，男，4 岁，表现为梗阻性黄疸，后诊断为胆道横纹肌肉瘤。胆总管中远段有广泛不规则充盈缺损

疗的胆道横纹肌肉瘤患者诊断和治疗中的作用（图 20.9）[32]。

可用于梗阻性黄疸患儿的诊断工具

超声通常是第一个用于评估胆道系统是否存在梗阻性结石或病变以及胆囊是否存在胆石症的影像工具。超声检测胆管结石的灵敏度为 45% ～ 55%[33,34]。此外，由于解剖结构和肠道气体可能会阻碍超声信号，因此，超声可能无法评估整个胆管。

CT 是一种现成可用的检查方法，可以为胆道梗阻患儿提供有价值的胰胆管系统的解剖学细节。有人担心儿童比成人对放射更敏感，增加电离辐射暴露可能会增加患恶性肿瘤的风险[35,36]。因此，在儿科人群中通常建议使用 MRCP 代替腹部 CT 来获取胰胆系统的详细成像资料。

腹部超声检查后可以选择 MRCP 进行诊断，因为它能够以非侵入性方式很好地明确胰胆管的解剖结构。普通 MRI 和增强 MRI 可以评估胆总管囊肿的存在以及梗阻性病变（如胆总管结石）或胆管肿瘤（如横纹肌肉瘤）导致的充盈缺损。在儿科人群中，MRCP 与 ERCP 高度相关[37]。实际上，我们必须考虑孩子在行 MRCP 检查时是否可以在很长一段时间内保持静止。因此，对于婴幼儿，通常需要镇静，以确保最佳的 MRCP 图像质量。

EUS 可以对整个胰胆管的解剖结构进行详细成像，同时提供机会对相关病变进行细针抽吸和穿刺活检。EUS 在技术上是可行的且安全的，同时在患儿护理中提供了有价值的诊断信息[38-40]。与 ERCP 类似，EUS 由于其外径相对较粗而在儿童中的使用受限。目前 EUS 的直径范围为 11.8 ～ 12.8 mm，使其无法用于婴幼儿。十二指肠镜尺寸的变化使 ERCP 在某些情况下比 EUS 更容易。由于内镜超声外径相对较大且尖端较硬，使将 EUS 用于儿童和婴儿时可能较困难。

病例后续

该患者被收入急诊，后给予充分补液治疗。重复检查实验室化验指标，显示血中结合胆红素持续升高，肝炎症标志物升高。MRCP 结果证实胆管树扩张，从左右肝管至胆总管中段均扩张，最大直径可达 1 cm。MRCP 还显示远端胆管有充盈缺损，提示胆管结石。

胆管结石或胆总管囊肿导致的梗阻性黄疸患儿的处理和治疗选择

由于患者表现为持续性梗阻性黄疸并且影像学检查提示胆管结石梗阻，因此可行 ERCP 进一步明确诊断和治疗胆道梗阻。在进行 ERCP 的同时行括约肌切开术和取石，以缓解急性胆管梗阻，治疗潜在的上行性胆管炎，重新使胆汁流出。对于较大的结石可能需要更先进的技术，包括机械碎石、液电碎石或激光碎石。后两者是在内镜直视下通过胆道镜进入胆管实施的。如前所述，已证明儿科人群的治疗性 ERCP 对胰胆疾病是安全有效的 [8-12]。对于潜在的胆总管囊肿，ERCP 可以更好地明确胆道解剖结构，评估胰胆管合流异常的存在，并辅助制订囊肿切除的手术计划 [19,41-46]。

病例后续

该患者持续存在高胆红素血症，因此高度怀疑梗阻性黄疸，建议行 ERCP。该患者接受了 ERCP。胆管造影与 MRCP 结果一致，显示肝总管、左右肝管扩张。在远端胆管中观察到 5 mm 充盈缺损。进行胆道括约肌切开术和球囊清扫，取出了一枚胆管结石。患者苏醒后，没有出现并发症，实验室指标恢复正常。ERCP 和括约肌切开术后 6 个月重复影像学检查，显示肝总管和肝内胆管持续扩张，肝实验室指标正常。由于胆管系统充分引流后仍然扩张，故患者被诊断为胆总管囊肿，并转至外科手术切除。经过多学科讨论，最终决定在患者胆管囊肿切除前完成所有计划的心脏手术，以优化患者的心肺状态。这样胆道并发症的直接风险也很小，例如，进行胆道括约肌切开术可以解除胆道梗阻，从而使胆汁充分引流。鉴于患者年纪小，所以考虑胆道恶性肿瘤的患病风险并不高。

其他胆道手术

ERCP、EUS 和胆道镜检查用于儿童原位肝移植（orthotopic liver transplant，OLT）和其他腹部器官移植后的诊断和治疗 [47]。ERCP 可以在移植的第一天进行，但理想的情况是在胆总管端端吻合术或相关吻合术后 2 周进行。虽然最常见的移植原因是胆道闭锁（需要 Roux-en-Y 吻合术），但在其他婴儿和儿童中，也可以进行胆管端端吻合术。在该人群中最常见的情况是使用 ERCP 来诊断和治疗吻合口狭窄、渗漏或者血管功能不全导致的缺血性狭窄（图 20.10 和 20.11，见第九章）[48]。胆管铸型综合征和其他结石及胆泥形成可能在狭窄的环境中发生，应该在同一疗程中进行治疗。在有或没有支架植入（5 ~ 10 Fr，适当时增大尺寸）的吻合口或缺血性的狭窄处进行球囊扩张（使用 4 ~ 8 mm 直径球囊）也越来越频繁。也可以安全地进行括约肌切开术，从胆管树上取出结石和碎屑 [47]。可视化胆道镜可用于提高儿科肝移植患者的诊断率 [49,50]。在 ERCP 过程中，胆道镜已被用于各种适应证，以提供直接的可视化并提供治疗选择，随后在超过 60% 的患者中改变治疗方法 [50]。如果 ERCP 不成功，应考虑经皮肝穿刺胆管造影，并且此方法通常是 Roux-en-Y 吻合术后患儿的首选方案。

对于钝性或穿透性损伤导致的创伤后胆汁漏以及术后胆汁漏，可以通过括约肌切开术联合支架植入的方法或仅通过支架植入术治疗（图 20.12）[48]。已有关于婴儿自发性胆管穿孔，并且成功施行了

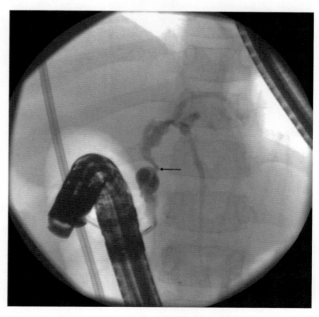

图 20.10　患儿，3 岁，因代谢性疾病行原位肝移植，存在吻合术后胆管狭窄（箭头）

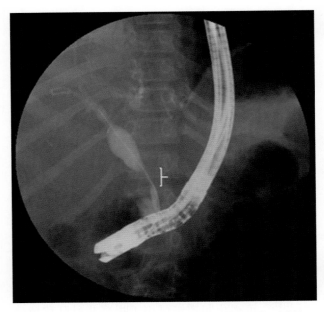

图 20.11 患儿，8 岁，因自身免疫性肝炎行原位肝移植，可见吻合口胰管狭窄（括号）

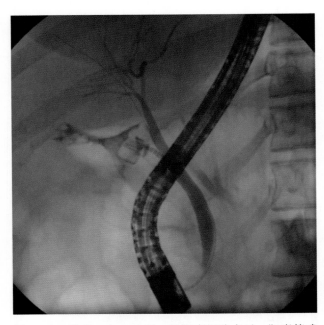

图 20.12 患者，女，16 岁，行胆囊切除术后，胆囊管残端漏出胆汁

ERCP 及支架植入术的报道 [51]。还可以进行 Oddi 括约肌测压法来评估和治疗疑似胆道或胰腺的 Oddi 括约肌功能障碍的患者。关于正常儿科括约肌压力正常值发表的数据有限，因为较大的儿科研究通常与其他治疗性 ERCP 手术相结合 [52-54]。

病例 2

患儿，男，4 岁，患有自闭症，因急性呕吐和腹痛就诊于急诊。实验室检查显示脂肪酶为 19 000 U/L。上述症状持续了 2 年，但在之前的门诊就诊期间胰酶是正常的。这是他第一次因胰腺炎住院治疗，MRCP 显示胰腺解剖结构正常，胰管没有狭窄、扩张或结石。随后他又发作了几次胰腺炎。遗传分析证实了编码阳离子胰蛋白酶原（PRSS1）的基因突变。

小儿胰腺内镜检查

一般认为除非辅助检查如 CT 和 MRCP 提示有进行 ERCP 治疗的适应证，否则小儿首次患胰腺炎时不必行 ERCP，改进的成像方式已将 ERCP 的适应证从诊断性转变为主要治疗性。对复发性胰腺炎的评估通常包括一系列实验室检查指标、经腹超声，通常还有 MRCP（表 20.3）[55]。复发性胰腺炎是儿童胰腺 ERCP 最常见的适应证（表 20.4）。虽然在所有年龄段的患者中都可以发现胆囊或结石相关疾病，但是在年龄较小的儿童中更可能是由于解剖学原因。多个中心报告了他们用 ERCP 治疗复发性胰腺炎患儿的经验，但对于指导

表20.3 复发性和慢性胰腺炎患儿常见的检查

实验室检查
肝功能全套（AST、ALT、碱性磷酸酶、GGT 和胆红素）
血清钙
甘油三酯
出汗（Cl⁻）试验
基因分析（PRSS1、CFTR、SPINK1 和 CTRC）
影像学检查
腹部超声
考虑囊性纤维化时进行输精管超声检查
CT 扫描
MRCP
ERCP
EUS

表20.4　胰腺ERCP的常见儿科适应证

特发性复发性胰腺炎
慢性钙化性胰腺炎（胰管括约肌切开术、取石和支架置入）
胰腺分裂（小括约肌切开术和支架置入）
胰胆管合流异常
胰腺假性囊肿（囊肿造口术）
继发于创伤、肿瘤和胰腺炎（支架置入）的胰漏
Oddi 括约肌功能障碍（有或没有括约肌切开术的测压）
自身免疫性胰腺炎

患者选择儿科特异性内科治疗的建议有限 [53,54,56-58]。

ERCP 治疗儿童急性复发性胰腺炎和慢性胰腺炎的疗效观察

　　ERCP 通常用于治疗儿童复发性急性胰腺炎和慢性胰腺炎。儿童复发性急性胰腺炎和慢性胰腺炎可能较难诊断，但最近儿科工作组已经阐明了儿童复发性急性胰腺炎和慢性胰腺炎的定义。例如，INSPPIRE 联盟将慢性胰腺炎定义为具备以下三个条件中的至少一个：①符合胰腺起源的腹痛及影像学检查提示慢性胰腺损伤。②有胰腺外分泌功能不全的证据和（或）胰腺影像学的提示。③有胰腺内分泌功能不全的证据和胰腺影像学的提示 [55]。

　　几个大型研究探讨了 ERCP 在儿童复发性急性胰腺炎和慢性胰腺炎中的作用 [52,59,60]。Otto 等报告了 231 例 ERCP，其中 148 例因胰腺炎行 ERCP。106 例（71.6%）的适应证是复发性急性胰腺炎或慢性胰腺炎，其中60%（68 例中的 41 例）明确病因为复发性急性胰腺炎。印度最近的一项研究报告了针对 172 例胰腺疾病患儿的 221 次 ERCP 手术，其中 143 例（83%）患有慢性胰腺炎，19 例（11%）患有急性复发性胰腺炎。慢性胰腺炎患者在胰管造影上的胰管表现包括：胰管扩张和主胰管不规则（64%）、胰管钙化（53%，其中 84% 位于头部）、显性主胰管狭窄（16%，其中 69.3% 位于头部）和胰管泄漏（14.9%）（图 20.13 和 20.14）。对于慢性胰腺炎，由于没有儿科特异性的内镜超声特征，因此慢性胰腺炎的 EUS 诊断是基于成人标准推断而来。急性复发性胰腺炎和

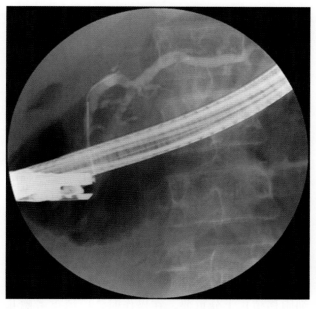

图 20.13　患儿，男，14 岁，因阳离子胰蛋白酶原突变导致慢性胰腺炎，表现为小充盈缺损、主胰管扩张和棒状分支

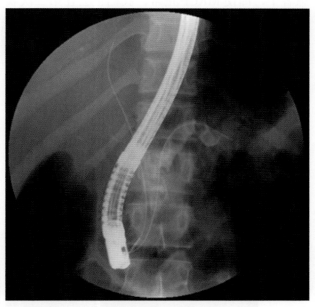

图 20.14　青少年患者，患囊性纤维化相关胰腺疾病，诊断为慢性胰腺炎，表现为扩张的主胰管中多处充盈缺损

慢性胰腺炎患儿的内镜治疗选择与成人相似，包括大小乳头括约肌切开术、支架置入、结石取出和碎石术（见第十三至十四章）。在 Agarwal 系列研究中，近 90% 的患者因慢性胰腺炎接受了胰管括约肌切开术（67% 行大乳头括约肌切开术，22% 行小乳头括约肌切开术），其中 55% 的患者接受了 4 ~ 7 Fr 胰腺支架置入，35% 的患者接受了体外冲击波碎石术（ESWL）。体外冲击波碎石术很少在

美国的儿科中心进行。对慢性胰腺炎患儿进行内镜治疗后平均随访 61 个月，71% 的患者表示疼痛改善，57% 的患者无疼痛 [56,59]。

在复发性急性胰腺炎患者中，ERCP 发现以下病因：胰腺分裂占 37%；胆源性胰腺炎占 11%；轻度主胰管扩张，提示可能为早期的慢性胰腺炎占 21%；无明显病因的占 26%[56]。对 58%（19 例患者中的 11 例）的复发性急性胰腺炎患者进行了胰管括约肌切开术。在随访期间，63% 的复发性急性胰腺炎患者表示疼痛缓解。所有 ERCP 的总体并发症发生率为 5%，其中轻度急性胰腺炎占 1.5%，因腹痛需要住院治疗的患者占 3.4%。

在慢性胰腺炎中，与患者及其家属讨论 ERCP 的替代方案（如体外冲击波碎石术、手术或胰岛细胞移植）十分重要。在操作时，应慎重考虑儿童括约肌切开和支架的使用。在对胆道疾病进行详尽评估后诊断患有特发性复发性急性胰腺炎的患者中，即使 MRCP 正常，我们也会在第二次胰腺炎发作后考虑行 ERCP，但通常仅在发作时间延长时才考虑。根据经验，如果患者在 6 个月内发作 3 次或以上，或一年内发生 5 次以上，则应考虑进行 ERCP。由于指导内镜治疗的数据有限，多次发作胰腺炎、MRCP 正常以及原因不明的幼儿可能会接受试验性支架治疗或胰管括约肌切开术，尽管缺乏支持这种做法的数据。在没有其他发现的情况下，患有代谢性疾病导致的复发性胰腺炎（如高甘油三酯血症）儿童不太可能从内镜治疗中受益。

ERCP 在先天性胰腺异常中的作用

尽管其重要性尚存在争议，但儿童复发性胰腺炎通常与先天性胰腺畸形有关。在因急性或慢性胰腺炎而行儿科 ERCP 的患者中有 25% 存在胰腺分裂及其变异 [53,56,58]。Agarwal 等报道了在 143 例慢性胰腺炎患者中有 30 例（21%）患有胰腺分裂，19 例复发性急性胰腺炎患者中有 7 例患者（37%）患有胰腺分裂，而 Otto 等发现在 106 例患者中有 20 例（19%）存在解剖变异 [52,56]。

胰腺分裂是由腹侧和背侧胰腺原基融合引起的先天性异常（见第十五章）。在普通人群中发病率高达 14%，这可能导致腹侧胰腺通过 Wirsung 管道引流异常，而主要从背侧（Santorini 管道）引流。胰腺分裂可能导致胰管狭窄或功能性梗阻。有或没有支架置入的小乳头括约肌切开术改善了 30% ～ 50% 的儿科患者的症状 [54,56]。其他解剖变异也有描述，但是它们在儿科疾病中的作用较少被表现出来。

虽然 MRCP 可能支持胰腺分裂的诊断，但 ERCP 对于正在考虑治疗的有症状的患者明确诊断是必要的（图 20.15）。由于小壶腹部相对较小，可能需要较小口径的导丝（如 0.018、0.021 或 0.025 英寸）。此外，促胰液素（ChiRhoStim®，Burtonsville，MD，USA）有助于鉴别胰腺分裂儿童的小乳头并利于随后的插管。

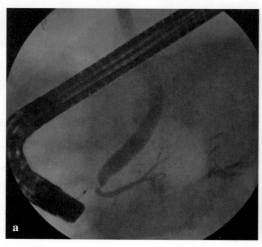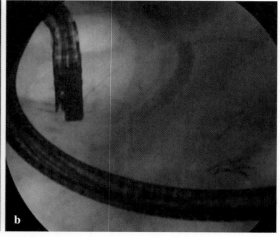

图 20.15　a. ERCP 通过大乳头将造影剂注入胆总管和极小的胰管，这与完全胰腺分裂一致。b. 通过小乳头注射造影剂，背侧胰管显影与完全胰腺分裂一致（Courtesy Dr. Linda Lee, Brigham and Women's Hospital, Boston, MA）

病例后续

在与患者家人和主治医师讨论后，在因复发性急性胰腺炎长期住院期间为患者进行了 ERCP。对胰管用 0.025 英寸的导丝插管，尽管之前入院时 MRCP 正常，但胰腺造影显示主胰管扩张至 6 mm，钩突部有一处狭窄，并且可见多处充盈缺损。如果在上次成像和计划的 ERCP 时机之间存在大量时间，则重复进行 MRCP 可能会帮助评估中间发生的任何变化。已证实促胰液素增强的 MRCP 在成人群体中是有用的，并且还可以改善儿童胰管的可视化。胰管括约肌切开术后取出多个小结石碎块，并将 5 Fr 7 cm 支架穿过狭窄部分放置到胰体尾交界处。术中患者表现良好，并且在接下来的 6 周内更换支架时症状有了显著改善。

内镜下处理儿童胰漏和假性囊肿

急性胰腺炎或创伤性损伤可发生胰漏（图 20.16 至 20.18）。钝性创伤（通常是车把或安全带损伤）是最常见的机制，但也可能发生穿透性损伤。尽管 CT 和 MRCP 可以辅助诊断，但 ERCP 可能对于Ⅲ级（远端横断或实质和导管损伤）或

Ⅳ级（近端横断或实质和导管损伤）损伤患者的联合诊断和治疗最有用（表 20.5）[61,62]。置入的胰腺支架穿过中断处可以使胰管再通。如果支架不能在损伤处推进，可以在括约肌上放置一个短支架。虽然成功率较低，只有 20% ~ 40%（见第十二章）。在小儿患者中，常用 3 Fr 或 5 Fr 支架，并根据需要增大尺寸。

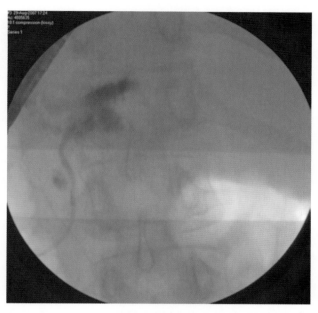

图 20.17　聚乙二醇修饰天冬酰胺酶导致的急性胰腺炎患儿的胰腺颈部胰漏

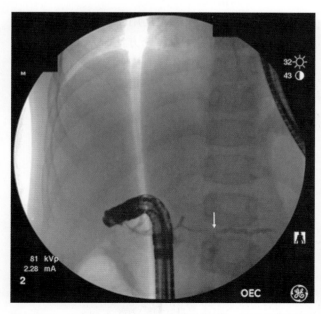

图 20.16　从自行车上摔下导致胰腺损伤，可见胰管中间部位有小的泄漏，以及狭窄（箭头），上游主胰管轻度扩张，采用支架治疗（未显示）胰漏和胰管狭窄

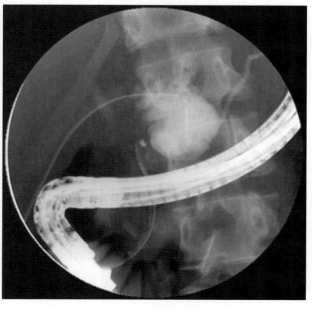

图 20.18　继发于机动车损伤的胰腺损伤，外观看上去正常的主胰管上游部分泄漏

表20.5　胰腺损伤的分级（Adapted from[6]）

分级	胰腺损伤
I	轻微挫伤
II	严重挫伤
III	远端横断或实质和导管损伤
IV	近端横断或实质和导管损伤
V	胰头大规模破坏

鉴于经皮穿刺和外科引流的并发症发病率高，根据病变位置和第十二章列出的因素，更常使用内镜处理胰腺假性囊肿和透壁性坏死。可通过经乳头支架置入、囊肿胃造口术或坏死清除术进行内镜下引流。一些中心报告了他们使用 ERCP 或 EUS 或两者结合诊断和治疗小儿假性囊肿的经验[54,56,57,63,64]。在大多数情况下，这是一种非常有效的方法，但假性囊肿可能会复发。

儿科 ERCP 培训

如第一章所述，对任何年龄患者实施 ERCP 都需要严格的培训。根据现有的专业知识，儿科 ERCP 通常由成人胰胆管内镜医师或经过重点培训的小儿消化医师进行。越来越多的儿科消化医生实施 ERCP 并且在成人消化科医生指导下接受培训或完成高级内镜培训来获得必要的技能。由于儿科消化科研究员与成人消化科医师相比，内镜检查数量总体较少，因此，对儿科消化科医生进行高级内镜培训时需要考虑到这一点。迄今为止，无论是儿科还是成人消化科医生，都没有关于儿科 ERCP 技能维持的具体建议。鉴于患者体型（即新生儿与肥胖青少年）、设备需求和病例分布与成人患者相比存在显著差异，未来可能需要独特的能力来评估操作者。

未来发展方向

在儿童中将胰胆管内镜检查作为手术或介入放射学的替代方法正变得越来越普遍。未来的研究应该着眼于建立特定疗法的指南（如胆总管结石或复发性胰腺炎）。我们鼓励儿科登记处收集有关结果和不良事件的数据。此外，现有设备的技术改造，包括十二指肠镜、EUS 和乳头括约肌切开术，应针对儿科患者及其疾病进行调整。儿科和成人消化科医生之间的持续合作对于推进儿科 ERCP 和 EUS 领域的发展至关重要。

关键点

- 已证明对新生儿和儿童实施 ERCP 对治疗胆道疾病和胰腺疾病都是安全有效的。
- 在年龄较小的儿童中，对患有胆道梗阻或复发性胰腺炎的患者应考虑解剖异常和肿瘤。
- 在鉴别小儿胆管明显扩张及存在结石时，必须考虑到胆总管囊肿，因其可导致胆管癌的风险升高。
- 胆道闭锁的早期诊断是改善手术结果的关键，ERCP 可以帮助评估新生儿胆汁淤积的排除情况。
- MRCP 和超声检查是用于初步评估儿童胰腺和胆道疾病的首选方法，从而可以避免儿童接触 CT 相关的电离辐射。
- 经乳头或经胃的方法可以在内镜下治疗儿童胰漏和假性囊肿。

利益冲突：作者声明没有利益冲突。

参考文献见本书数字资源。

第五部分
EUS——概述

第二十一章　EUS 的训练

Rahul Pannala　Douglas O. Faigel 著

引言

内镜超声（EUS）已经发展成为诊断和治疗各种胃肠疾病的一种成熟的内镜技术，包括但不限于胰腺囊肿、黏膜和上皮下肿瘤、慢性胰腺炎以及各种胃肠道恶性肿瘤。EUS 在胃肠道和胰胆管癌的诊断和分期中具有特别重要的作用。一些研究表明，EUS 在食管癌、胃癌和胰腺癌的分期中较传统的腹部 CT 更具有优势 [1-4]。在许多情况下，内镜超声引导下细针抽吸术（EUS-FNA）可以替代传统的 CT 或超声引导下的经皮活组织检查。EUS 的另一个优势是能够在单个操作中对肿瘤进行诊断和分期。对于胰腺肿瘤，EUS-FNA 诊断的灵敏度为 85% ~ 90%，特异度为 100% [5,6]。最近，在 EUS 对胃肠疾病的分期和诊断的基础上，还开发了几种 EUS 的治疗干预措施，包括进入胆管和胰管并放置支架，收集引流液，治疗出血，注射肿瘤抑制剂，以及立体定向放射治疗基准点的放置 [7]。在许多方面，将 EUS 引入临床实践改变了胃肠病学领域，特别是胃肠道肿瘤学，而其潜在的应用，特别是治疗干预方面，仍在继续发展。

随着 EUS 的应用和可用性的增加，鉴于指南和核心课程提出了 EUS 的高级培训，确保对执业内镜检查者进行充分的培训已成为美国胃肠镜学会（ASGE）的工作重点 [8,9]。本章的目的是涵盖 EUS 中个人受训者和从业者、培训计划和资格认证的现行指南。我们还将讨论接受一年正规高级内镜培训的优点，包括 EUS 培训，评估受训者的 EUS 熟练程度，以及可用于补充临床培训的教育资源。虽然基于计算机的训练模拟器在内镜检查中尚处于起步阶段，但它们是正规训练的一个令人振奋的辅助手段，因此也将予以简要考虑。

EUS 培训：额外的一年

随着 EUS 越来越多地用于临床实践，其对训练有素的内镜检查者的需求也在增加 [8,10]。ASGE 和欧洲胃肠镜学会（ESGE）最近都公布了 EUS 培训指南 [9,11]。

在过去几年中，EUS 的培训环境发生了巨大变化。最初，由于培训中心相对缺乏以及学员缺乏全身心的投入精神，从而使高级内镜医师相对缺乏。EUS 现在可以在美国大多数学术医疗中心使用，大多数胃肠病学培训者在他们的常规研究员课程中接触过 EUS。这种接触通常仅限于理解操作指征和并发症，而不是实际的操作经验。

要熟练掌握 EUS，通常需要超出传统的 3 年胃肠病学研究范围的额外培训。将高级内镜技能纳入 3 年课程较为困难，因此推动了针对 EUS 建立 4 年培训课程。目前在美国，对于大多数内镜检查者来说，在完成认可的胃肠病学培训计划后，接着完成为期一年的高级内镜研究是最常见的培训途径。这一年的训练通常包括获得其他先进的内镜技能，如内镜逆行胰胆管造影术（ERCP）、管腔支架植入术以及 EUS。随着介入 EUS 成为主流，EUS 和 ERCP 之间有了越来越多的交叉。除了核心 EUS 技能之外，内镜学家还应具备多种介入技能。只有少数传统的 3 年胃肠病学研究计划提供充分的 EUS 和 ERCP 实用性培训，因此，正规的高级内镜研究课程通常被认为是精通 EUS 的必修课。虽然临床研讨会、带有手把手训练的短期 EUS 学徒训练、动物模型、EUS 教学视频和基于计算机的培训模拟器可以提供经验，并提供对 EUS 适应证和并发症的理解，但这些并不能代替规范化的培训，并且也未能充分地培养独立的内镜医师。在特定机构，针对 EUS 可能会有 1～2 周的研讨会可以接触这项技术。这些教学方法仅仅是正式培训有用的辅助手段，不应该用来代替更正式的指导培训经验。一项回顾性研究显示，与未接受常规细针抽吸术培训的人员相比，在胆胰 EUS 方面接受常规监督培训的 EUS 检查者对 EUS 引导下细针抽吸术诊断胰腺恶性肿瘤的灵敏度显著提高[12]。内镜专家的普遍共识表明，腔内超声检查需要至少 3～6 个月的强化训练来建立该能力，而胰胆 EUS 和细针抽吸术可能需要长达 1 年的时间[13]。事实上，一项研究表明，在培训之后学习曲线应将继续进行，因为需要更多的操作来提高对固体胰腺肿块 EUS 引导下细针抽吸术的熟练度和效率[14,15]。最近一项针对 12 名 EUS 高级内镜初学检查者的多中心研究报告证明了这一研究结论。在这项研究中，这些研究人员只有 2 名受训者分别通过 225 例和 245 例 EUS 操作来胜任这项工作。另有 2 名研究员通过 289 例和 355 例操作达到了可接受的表现能力，其他 8 名研究员需要继续接受培训。

目前，在美国有 50 多个高级内镜检查培训课程参加了研究员比赛（www.asge.org/education/）。其中许多课程提供 ERCP 和 EUS 培训，而少数课程将培训分为 EUS 或 ERCP。Azad 等的一项调查发现，美国大多数胃肠病学研究项目包含了必要的 EUS 病例量，从而可以每年至少培训一名 EUS 操作者[16]。然而，根据 ASGE 指南，大多数 3 年级和许多高级研究员接受的 EUS 培训并不充足。在 3 年级胃肠病学研究员中，55% 接受了不到 3 个月的培训，43% 没有获得实际的实践经验，61% 没有学习 EUS 引导下细针抽吸术。在提供 EUS 高级培训的课程中，高级研究员学习 EUS 的病例量中位数为 200 个（范围为 50～1100）。在高级研究员中，20% 没有接受实际的操作培训，而 52% 的人的操作少于 200 个。尽管这项研究存在局限性，但研究结果突出了 EUS 培训的一些不足之处，并提出了需要改进的地方。

培训项目要求

虽然培训经验可能会有所不同，但合格的培训计划必须具备两个关键部分：足够的患者数量和公认的师资力量。由于患者数量和教员的限制，并非所有的培训计划都应提供 EUS 培训。在考虑进行 EUS 的高级培训时，学员应该调查培训计划的各个方面[17]。可以说，培训项目最重要的方面是内镜超声教师的声誉和专业知识。课程中应该至少有一名技术娴熟的内镜检查员。他是受到同行认可的专家，并致力于教授 EUS。理想情况下，对于可以教导学员的经验丰富的教师，应有他们的花名册。此外，该培训计划应促进受训者与来自多学科团队的其他教师之间的互动，从而可以应对各种疾病状态。

不幸的是，美国各地的大多数 EUS 计划都只有有限的校外资金，并且可能需要受训人员承担额外的临床责任，以帮助支付薪水。在了解大多数机构财务限制的同时，培训项目应在开发其核心课程时力图限制与 EUS 无关的临床职责。理想情况下，课程应提供受保护的研究时间，并鼓励学术追求，如设计研究方案、准备手稿、撰写拨款建议和参加 EUS 课程。创建一个重视内镜研究和临床研究的环境应该是每一个培训计划的基本目标。应为受训人员提供受保护的时间和必要的资金，以便在培训过程中至少参加一次科学会议，最好是与内镜检查有关的会议。所有受训学员的共同目标应该是在国内或国际会议上进行内镜研究。EUS 的许多受训人员可能会追求未来的学术职位，并且接受内镜检查单位的管理，包括日程安排、人员配备和设备维护。管理技能是任何培训计划的宝贵资产。这些是在学术生涯早期获得的宝贵技能。尽管大多数培训项目的共同目标是培养未来的学术型 EUS 检查人员，但一些受训人员可能有与培训计划目标相冲突的不同职业兴趣。理解和认可专业人士的期望和受训者的职业兴趣对于愉快和成功的培训体验至关重要。

每个 EUS 项目都应具备提供足够数量的操作的能力，且应大大超过要求的最低操作数目（表21.1）。虽然大量操作并不一定能保证能力，但是少量病例极不可能提供足够的高度复杂和技术上具有挑战性的操作，导致不能对能力进行充分评估。要求操作大量病例并不是高等教育中心的精英主义尝试将其他潜在的培训机会排除在外，而是试图保证将熟练的内镜检查者提供给工作队伍，并满足对 EUS 的需求。由于这些原因，EUS 培训主要集中在拥有高水平的内镜检查者和足够病例

表21.1　能够评估能力之前的EUS阈值数量[2]

部位或病变	所需要的病例数量
黏膜肿瘤（食管癌、胃癌和直肠癌）	75
上皮下异常	40
胰胆管疾病	75
EUS引导下细针抽吸术	50（包括25个胰腺细针抽吸术）
非胰腺细针抽吸术	25
胰腺细针抽吸术	25
综合能力	150[a]

[a] 包括至少75个胰胆疾病和50个细针抽吸术

数的高等学术中心，以确保成功进行培训。

除了动手学习外，正规指导的EUS培训还应包括复习相关横断面解剖学、内镜或腹部超声图谱、录像教学案例和EUS教学课程。将良好指导的EUS操作和教学相结合将有助于确保获得足够的培训经验以及对EUS检查的全面了解。

培训评估：可以用什么工具来评估能力？

能力的定义为安全有效地执行任务或操作所需要的培训和经验而获得的最低技能、知识和（或）专业知识水平[18]。不幸的是，很少有关于EUS中对个人进行培训或获得能力所需的操作数量的报道[12,19-25]。所有胃肠病学培训项目的共同目标是培养知识渊博、经验丰富且称职的内镜医师。虽然对合格的内镜检查者存在需求，但由于个人技能水平和区域人力需求的变化，并非所有受训人员都应接受高级培训。

应记录常规内镜检查的能力，因为它为进行高级内镜训练提供了重要基础。希望在EUS接受进一步培训者必须完成至少24个月的标准胃肠道研究培训或同等水平培训[9]。

显然，内镜检查的受训者可以以不同的速度发展技能，这些可以由经验丰富的内镜医师进行评估。因此，使用绝对数量或阈值数量的操作来证明能力可能会产生误导，在评估个别受训者时

应谨慎使用。获得EUS能力所需的最少操作数将根据个人的技能水平、对超声原理的理解以及培训体验的质量而有所不同。进行任意数量的操作并不一定能保证能力。虽然ASGE标准实践委员会（ASGE Standards of Practice Committee）在评估能力之前公布了所需的最少操作（表21.1），但这些数字仅代表最低要求，仅作为评估个别受训人员的指南[26]。这些数字来自对EUS培训的研究、发表的专家意见以及ASGE特设EUS和实践标准委员会的共识。许多（如果不是大多数）受训人员将需要超过这些最低要求的操作数目。一项前瞻性多中心研究对5名先前没有任何EUS经验的高级内镜学员进行了EUS学习曲线的变化的评估[22]。该研究表明，一些受训人员在获得能力方面所需的操作数量差异很大，有些受训者需要几乎最低操作数量的两倍（或者在某些情况下更多）才能获得相应的能力。理想情况下，EUS的技术和认知方面的能力应通过经验丰富的内镜检查者的直接观察来衡量。

已经提出了多种工具和技术来评估EUS的能力。最近的一项研究使用了一种调查评估工具的组合。该工具旨在测量EUS引导下细针抽吸术对非小细胞肺癌（non-small cell lung cancer，NSCLC）纵隔分期的能力，以及直接的专业性观察和基于视频的性能评估[25]。在这项研究中，三名高级内镜学员和三名经验丰富的EUS检查者对30名确诊或疑似NSCLC的患者进行了EUS引导下细针抽吸术。经验丰富的内镜检查者通过直接观察培训学员对他们进行了评估。这些操作的数字视频记录由专业的内镜检查员在2个月后以盲法方式进行制作和审查。然后，他们完成了一个名为内镜超声评估工具（Endoscopic Ultrasound Assessment Tool，EUSAT）的评分表。EUSAT是专门为NSCLC纵隔分期中EUS引导下细针抽吸术标准化评估而创建的评分表。该评估包括与内镜插入技术、解剖标志的识别和呈现以及活组织检查取样相关的12个项目。直接观察和盲法的视频记录具有良好的评估者内部可靠性，评估工具提供了受训者和专家医师之间的客观区分。这些结果表明，客观评估工具可以与直接监督和基于视频的反馈相结合，以创建高品质的EUS培训体验。

EUS 者的能力范围

EUS 的能力需要认知和技术技能[27]，包括了解 EUS 的适当适应证，进行适当的术前和术后评估，以及管理手术相关的并发症。学员必须能够以安全有效的方式执行该操作，同时还能识别和理解超声图像[28]。ASGE 最近公布了表 21.2 中列出的 EUS 质量指标。

EUS 中的认知技能

与 EUS 技术培训同样重要的是 EUS 的认知训练。ASGE 培训委员会最近发布了 EUS 核心课程，总结了培训的技术和认知方面的内容[8]。课程应侧重于彻底了解 EUS 的相关解剖学和临床方面内容（表 21.3）。这些包括对人体横截面解剖学的了解以及对超声波学原理的理解。受训者必

须了解超声波通过各种介质创建图像的基本原理，多普勒成像的原理，以及如何使用多普勒来识别和区分血管结构。将 EUS 用于治疗恶性肿瘤时，受训者必须了解 TNM 分期以及如何使用分期来指导治疗。必须对个体患者的适应证、禁忌证、个体危险因素和获益—风险因素有透彻的理解，能够清楚准确地描述该操作过程、适应证，以及患者的潜在并发症并获得知情同意至关重要。受训者还应了解 EUS 的替代方案及其优势和局限性。掌握准确、全面且易于阅读的 EUS 报告的书写技巧也很重要。学员还必须表现出出色的人际交往和沟通能力。当将 EUS 用于癌症的诊断和分期时，了解如何以富有同情心和敏感的方式向患者传达 EUS 结果是必要的。此外，受训者必须能够与多学科团队进行有效沟通，并参与患者护理的协调。

全面了解 EUS 处理器、回声显示器和附件的技术特性对于从培训过渡到未来的独立实践至

表21.2　ASGE/ACG专题组内镜质量的EUS质量指标[28]

质量指标	推荐等级	目标
适当的和有记录在案的适应证	1C	＞80%
EUS 同意书的获取和签署	3	＞98%
对囊肿进行细针抽吸术期间适当地使用抗生素	2C	不适用
EUS 由训练有素的内镜检查者完成	3	＞98%
有文献记录的每个适应证对应的相关解剖结构	3	＞98%
*对所有胃肠道癌症均采用 TNM 分期系统	3	＞98%
记录的胰腺肿块大小、血管受累、淋巴结肿大及远处转移	3	＞98%
记录了涉及上皮下病变的 EUS 壁层	3	＞98%
取样时，对远端转移、腹水和淋巴结以及原发肿瘤进行 EUS 引导下细针抽吸术都会改变处理方式	1C	＞98%
通过 EUS 引导下细针抽吸术对所有实体病变获取足够的样本用于诊断	3	≥85%
*对胰腺肿块的 EUS 引导下细针抽吸术具有足够的诊断率和灵敏度	1C	诊断率≥70%，灵敏度≥85%
记录的 EUS 引导下细针抽吸术不良事件	3	＞98%
*EUS 引导下细针抽吸术后不良事件的适当发生率	1C	急性胰腺炎＜2% 穿孔＜0.5% 临床显著出血＜1%

* 优先指标

推荐等级的定义：

1C（明确的益处，基于观察性研究，中等强度推荐，当有更强的证据时可能会改变）

2C（不明确的益处，基于观察性研究，非常弱推荐，在某些情况下可能有更好的替代方法）

3（不明确的益处，仅基于专家意见，弱推荐，可能随着数据的变化而变化）

表21.3   EUS综合课程[8]

横断面人体解剖学
超声波原理
肿瘤学原理
TNM 分期系统
分期治疗
EUS 的适应证和风险
EUS 的替代
EUS 术语
EUS 设备：回声显示器和处理器
内镜超声的安全进镜
EUS 结构评估
解读图像和病理检查
组织取样
识别和处理并发症
先进的技术
人际关系和沟通技巧
基于系统的实践和改进

关重要。受训者必须足够灵活，以适应实践中可用的 EUS 设备，其可能与培训期间使用的设备不同。超声检查者还应参与有关 EUS 设备购买的决定，以确保为成功进行 EUS 提供适当的设备，尤其是在首次将 EUS 引入实践中时。

最后，对于受训者来说，了解和记录内镜检查的质量指标非常重要，包括根据 EUS 的正确适应证进行操作以及与手术指征相关的解剖结构的充分可视化和描述[8]。评估质量措施，例如，在对囊性病变进行细针抽吸术之前使用预防性抗生素和适当使用 EUS 引导下细针抽吸术是 EUS 训练的必要部分。此外，记录 EUS 手术的并发症发生率（即细针抽吸术后胰腺炎、感染或出血的发生率）是 EUS 培训和质量改进的重要组成部分。

EUS 中的技术技能

从技术上讲，受训者必须能够安全地插入食管、幽门和十二指肠，以获得必要的图像。根据不同的适应证，可以在不同的解剖位置进行 EUS 操作[29]。这些适应证包括基于黏膜的肿瘤（食管、

胃、结肠和直肠）的评估和分期，上皮下异常的评估，胰腺和胰胆管的评估以及 EUS 引导下细针抽吸术的性能表现。

黏膜肿瘤

EUS 培训项目的一个重要组成部分是熟练地进行胃肠道肿瘤分期。在可获得的情况下，EUS 已成为包括食管癌、胃癌、直肠癌和胰腺癌在内的多种胃肠道恶性肿瘤的标准分期方法。病变的准确成像和周围淋巴结病变的识别，特别是上消化道癌症的腹腔干区域，对于基于黏膜肿瘤的诊断和正确分期是至关重要的。对直肠癌的评估应包括乙状结肠的插管和髂血管的识别。一项前瞻性研究报道，食管、胃和十二指肠的有效插管是在 1 ～ 23 个操作（中位数 1 ～ 2）中实现的，并在 1 ～ 47 例操作（中位数 10 ～ 15）中实现了食管或胃壁的可视化[19]。对腹腔干区域的充分评估需要 8 ～ 36 个操作（中位数 10 ～ 15）。

不幸的是，关于胃肠道黏膜肿瘤分期的学习曲线的研究有限。只有两项研究评估了食管癌分期的学习曲线。Fockens 等报告说[20]，只有在 100 次检查后才能达到足够的分期准确性，而 Schlick 等[21] 报告在至少 75 例病例后 T 期的准确率才能达到 89.5%。1995 年对美国内镜超声检查俱乐部（American Endosonography Club）的一项调查显示，平均 43 例食管成像、44 例胃癌和 37 例直肠成像才能达到足够的分期准确性[19]。一旦在某个解剖位置实现了这种能力，就可以根据内镜检查者的技能和训练来减少其他解剖位置的阈值数量。ASGE 目前建议至少需要 75 例指导病例，且上消化道至少占到 2/3，才能评估判断黏膜肿瘤的能力[26]。

由于 EUS 分期可能会改变临床新辅助 / 辅助治疗方案和外科手术决策，确定肿瘤分期的准确性成为对受训人员评估的一个重要方面。对食管癌内镜分期的研究表明，在达到可接受的准确度之前，至少需要 75 ～ 100 个操作[20,21]。理想情况下，应将 EUS 分期的准确性与手术病理学等金标准进行比较。然而，手术标本并不总是容易获得，任何术前放、化疗都可能影响分期。在这些情况下，熟练和称职的内镜检查者的分期应被视为受训者对照的金标准。相比而言，受训者应达到与

医学文献报道不相上下的肿瘤分期的准确性（表21.4）[8]。在训练日志中对所有 EUS 操作的适当记录以及对手术病理学结果的回顾将有助于进一步提高肿瘤分期的准确性。此外，必须将 EUS 结果在胃肠道恶性肿瘤分期中的意义纳入每一位患者的整个治疗计划［即手术，内科治疗和（或）放射肿瘤学转诊］。

表21.4　EUS对常见胃肠道恶性肿瘤的分期准确性[3]

适应证	T 分期（%）	N 分期（%）
食管癌	85%	79%
胃癌	78%	73%
胰腺癌	90%	75%
壶腹癌	86%	72%
直肠癌	84%	84%

上皮下异常

对上皮下病变的评估已成为 EUS 的常见适应证。可以使用传统的回声内镜或基于导管的超声探头来区分肿瘤、静脉曲张、胃褶皱扩大和外壁肿块的外在压迫。随着基于导管的探头的出现，一些从业者已经具备了检测出上皮下异常的能力，但还不具备通过 EUS 检测其他病变的能力。虽然没有研究可用于确定准确评估上皮下异常所需病例的阈值数量，但 ASGE 实践标准委员会目前建议至少需要 40 ～ 50 个督导病例[30]。

胰胆管成像

大多数内镜检查人员承认，对胆囊、胆管、胰管和壶腹部在内的胰胆系统图像的准确成像和判读比评估黏膜和上皮下病变在技术上更具有挑战性。因此，在可以充分评估能力之前，需要更大量的督导性胰胆病例操作实践。一项为期 3 年的多中心前瞻性研究报道，胰腺和胆管的充分成像需要 13 ～ 135 例操作（中位数 55），而胰腺实质的成像需要 15 ～ 74 例操作（中位数 34）[31]，对壶腹的充分评估需要 13 ～ 134 例操作（中位数54）。尽管可能在不到 100 例病例中实现胰胆管成像的技术能力，但美国内镜超声俱乐部的一项调查表明，对胰腺图像的判读能力可能需要额外的

病例操作数量（120 例）[19]。其他专家意见建议在评估判读能力之前，至少需要低于 150 个病例操作[27]。目前，ASGE 标准实践委员会建议在评估能力之前至少进行 75 个胰胆病例操作[26]。

EUS 引导下细针抽吸术

EUS 引导下细针抽吸术已成为从壁内病变、胃肠道周围病变和胰腺病变等获取组织标本的重要诊断工具[32]。EUS 引导下细针抽吸术的培训需要掌握基本的内镜超声原理知识，同时掌握获取和判读 EUS 图像所需要的技能。理解和认识 EUS 引导下细针抽吸术为操作增加的复杂性和风险对于成功的培训至关重要。最近的一项研究表明，从训练开始就让受训者接触 EUS 引导下细针抽吸术是一种安全可行的方法，可以在训练期间最大限度地接触细针抽吸术[24]。这是第一个通过受监督高级内镜学员来评估 EUS 细针抽吸术安全性和诊断率的研究。研究发现，当受训者被监督时，其细针抽吸术的诊断阳性率与主治医生基本相同。不幸的是，对于达到能力所需的最低细针抽吸术病例数量目前还尚未研究。由于缺乏支持 EUS 细针抽吸术阈值数量的文献，这些数字是从针对治疗性 ERCP 制定的指南中采用的。EUS 与 ERCP 之间的相似之处包括使用侧视镜以及将内镜和放射成像相结合。目前推荐受训者至少进行 50 次 EUS 引导下细针抽吸术操作，分为非胰腺和胰腺细针抽吸术[8]。人们普遍认为胰腺病变的 EUS 引导下细针抽吸术比其他解剖部位具有更高的复杂性和潜在并发症的风险。因此，应将胰腺细针抽吸术的数量与其他解剖学位置的操作数量分开考虑。对胰腺病变 EUS 引导下细针抽吸术的能力需要至少 75 个胰胆 EUS 病例的熟练操作，以及 25 个督导胰腺病变的细针抽吸术操作。对于非胰腺病变（即壁内病变、淋巴结和腹水），受试者在评估能力之前应至少进行 25 个督导的细针抽吸术病例操作[26]。需要进行大规模的临床研究，以进一步评估这些建议的有效性。

高级和介入 EUS

除了 EUS 中使用的标准技术之外，还有许多新的高级诊断性治疗性 EUS 操作。EUS 弹性

成像已被用于分析固体胰腺肿块的组织硬度，并可能有助于区分良性和恶性病变[32,33]。若未成功进行 ERCP，EUS 引导的胆道和胰腺通路则是经皮胆管引流或手术的替代方法[34]。EUS 还可引流有临床症状的胰液积聚和胰腺包裹性坏死[35]，并通过腹腔神经丛神经松解和阻滞来治疗胰腺疼痛[36]。EUS 也可能在胃静脉曲张出血等疾病中提供血管通路和治疗方法[37]。重要的是，要意识到许多这些应用仍然在发展阶段，并且目前没有任何被广泛接受的培训指南或能力标准可以在 EUS 培训期间对其进行评估。

全面的 EUS 能力

一些从业者可能希望仅具备 EUS 在一个或两个领域方面的能力，因此，可以将他们的精力集中在如前所述的特定解剖位置上。然而，对于渴望在 EUS 的多个领域获得能力的从业者来说，培训必须包括接触各种操作以及临床病理学。一旦在 EUS 的某个领域获得了能力，在其他领域获得能力所需要的病例数量可能就会减少。对于仅对黏膜和上皮下病变感兴趣的受训者，通常建议至少进行 100 次督导性病例操作[26]。全面的 EUS 能力，包括胰胆管成像和细针抽吸术，至少需要150 例病例操作，其中包括 50 例 EUS 引导下细针抽吸术和至少 75 例胰胆 EUS，尽管最近对初次使用 EUS 的高级内镜医师进行的学习曲线的研究表明，有必要进行更多的操作才能获得该能力[15]。

EUS 证书

证书是评估和验证持证独立从业者提供患者治疗资格的过程。确定资质证书的资格是基于对个人当前医疗执照、知识库、培训和（或）经验、当前能力以及独立执行所要求的操作或患者护理的能力的评估。ASGE 建立了指南来认证和授予医院特权来进行常规的胃肠道内镜检查[18]。此外，ASGE 还制定了 EUS 认证和授予特权的指南[26]。EUS 证书应与其他内镜操作分开确定，如乙状结肠镜检查、结肠镜检查、食管胃十二指肠镜检查、ERCP 或任何其他内镜检查操作。根据培训和兴趣水平，内镜医师可能胜任这些领域中的一个或多个领域。一个或多个领域的认证许可需要分开

来考虑，但在要求许可的领域必须进行充分的培训。确定资格认证的能力和资质可能具有挑战性，因为受训人员在 EUS 方面拥有不同程度的技能以及局限性。尽管如此，在评估能力之前提供必要的最少数量的操作为资格认证过程中的评估创建了一些客观标准（表 21.1）。与一般胃肠内镜检查中的认证一样，能力最终由培训主任或其他独立监考人员评估。

EUS 许可的重新定义和续订

随着时间的推移，已经获得 EUS 操作许可的医生可能会改变其临床实践的范围，并随后减少EUS 操作的频率。有人建议，有必要在高级内镜检查方面不断地积累经验，以保证充分安全地执行这些具有技术挑战性的操作所需要的技术技能[38,39]。重新定义的目标是确保持续的临床能力，同时促进持续的质量改进和保持患者安全。如果持续性的经验未在某个客观水平维持，则提供给患者治疗的质量可能会降低，从而可能导致不良事件。

ASGE 为更新内镜许可和确保 EUS 的持续性临床能力提供了有用的指导[40]。但是，每个机构都有责任制定和维护授予和更新许可的个别准则。重新认证所需的操作阈值数量可能因机构而异。但是，该阈值必须与 EUS 等先进内镜操作所需要的

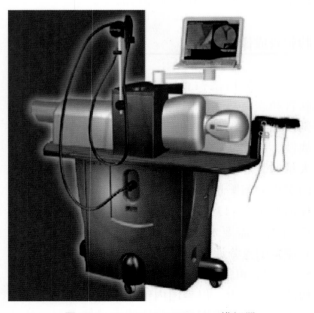

图 21.1 Simbionix GI-Mentor 模拟器

技术和认知技能相当。当无法确保最低限度的能力时，个别机构必须确定更新操作的频率和应急计划。医疗机构认证联合委员会（Joint Commission on the Accreditation of Healthcare Organizations，JCAHO）已规定临床内镜认证不得超过 2 年[41]。想要认证续签的 EUS 检查者必须在一段时间内记录足够的病例量，以维持 EUS 所需的必要技能。该记录可能包括操作日志或患者记录，应侧重于客观的指标，如病例数、成功率和并发症。内镜检查者保留 EUS 的定性记录也很重要，其中可能包括手术适应证以及细针抽吸术的任何并发症。正在进行的质量改进工作可作为认证过程的一部分进行评估，其中可能包括 EUS 引导下细针抽吸术的特定质量指标的测量和诊断结果[42]。通过参加教育活动继续进行认知培训也应该是更新认证的必备条件。新的 EUS 操作和临床应用不断涌现，需要在这一专业领域内继续开展医学教育。

学员资源和继续学习

有多种资源可以补充 EUS 的实际临床培训。模拟器在获取和练习 EUS 技能方面非常有用，下面将详细讨论。除了教科书和期刊等几个优质的传统资源外，还有大量潜在有益的电子资源。ASGE 拥有一个在线学习中心，其内有各种内镜视频和练习指南（https：//www.extendmed.com/asge/）并且经常更新。专家录制的几张优秀 EUS DVD 也可通过内镜学习库从 ASGE 获得（http：//www.asge.org/Education/）。对于受训者或 EUS 新生来说，特别感兴趣的是教学视频。这些视频重点介绍了特定器官如胰腺的检查法或 EUS 引导下细针抽吸术的操作技术。类似的资源可通过联合欧洲胃肠病学会获得（United European Gastroenterology Society，www.e-learning.ueg.eu/home.html）。除了通过内镜学会提供的资源之外，专门用于内镜检查的网站，如 Dave Project-Gastroenterology（daveproject.org）也非常有用。

EUS 模拟器

内镜模拟器已被研发出来，可用于进行柔性乙状结肠镜检查、EGD、结肠镜检查、ERCP 以及最近的 EUS 训练[43]。自从 20 世纪 60 年代后期研发出第一个内镜人体模型模拟器以来[44]，在内镜模拟器中已经取得了相当大的技术进步。目前有各种各样的模拟器，从基于动物的模拟器（Erlangen Endo-Trainer；Erlangen Germany），到由 CAE Healthcare（Endo VR Simulator；Montreal，Quebec，Canada）和 Simbionix Corp.（GI Mentor Ⅱ；Cleveland，OH）制造的基于计算机的模拟器[45]。验证研究和评估内镜模拟器效用的小型前瞻性临床试验已经进行了上消化道内镜、柔性乙状结肠镜和结肠镜检查[46-52]。模拟器培训的好处尚未在 EUS 中得到明确证明，需要通过大型前瞻性试验进一步研究。然而，这项技术代表了正规内镜训练一个令人兴奋且可能有用的辅助手段。

在对患者进行操作之前在模型上练习 EUS 引导下细针抽吸术可能会避免限制内镜超声训练的安全性和认证问题。最近报道了一种针对淋巴结肿大的 EUS 引导下细针抽吸术的猪训练模型[23]。作者将自体血液与碳颗粒混合注入雌性猪的纵隔淋巴结。2 周后用 EUS 重新检查猪模型，并显示出明显的淋巴结肿大，从而允许对纵隔内不同部位淋巴结进行 EUS 引导下细针抽吸术。使用这种猪模型进行培训可以提高受训者在采集标本准确性、速度和充分性方面的能力。这代表了一种在 EUS 引导下细针抽吸术未来培训中潜在的体内动手猪模型。

Simbionix 公司（www.simbionix.com）研发出第一个基于计算机的 EUS 模拟器，为 EUS 的实际操作培训和实践提供了平台（图 21.1）[45]。基于计算机的模拟器从真实患者的 CT 和 MRI 图像构建的三维解剖模型实时生成超声图像。受训者将定制的内镜超声插入专门设计的 GI Mentor 人体模型中，同时接收来自监视器的视觉反馈以及操作期间操作范围内的触觉感受。高度灵敏的跟踪系统将摄像机的位置和方向转换为逼真的计算机生成图像。EUS 模块使受训者能够实时从内镜图像切换到超声图像，并提供环形和线性超声波训练。分屏功能提供了超声图像和三维解剖图，进一步帮助判读和理解生成的 EUS 图像。该模块还允许学员练习键盘功能，如器官标签、放大图像、改变频率以及用卡尺测量。在完成检查之后，计算机软件可以通过检查保存的所有图像（每个程序最多可以冻结 50 个图像）来进行性能评估，并且识别未被使用者正确识别的解剖结构和标记。

　　尽管 Simbionix GI-Mentor Ⅱ EUS 培训模块提供了一种令人兴奋的 EUS 培训方法，但目前尚无评估 EUS 模拟器的验证研究或临床试验。一项关于使用新的埃兰根主动模拟器进行介入内镜检查（Erlangen Active Simulator for Interventional Endoscopy，EASIE-R）（ENDO-SIM，LLC，Marlborough，MA）[53] 的小型研究报告已发表。该模拟器由完整的猪胃肠道外植体和周围结构组成，包括胆管和胰腺，全部嵌入超声凝胶中。其数据来自一项在三个 EUS 实践课程中使用 EASIE-R 模拟器的研究。共有 59 名使用模拟器的胃肠病学家完成了调查，旨在评估使用模拟器的难易程度并提供初步评估数据 [54]。超过一半的受访胃肠病学家使用 EUS 的经验不到 1 年。该模拟器逼真，易于使用，并且对于教授 EUS 技能很有用 [55]。一种新型 3D 打印机生成的聚碳酸酯扩张胆管能够通过 EUS 引导的胆道通路进行离体练习。该模型被71% 的经验丰富的内镜超声检查者判断为可以模拟现实，并且至少适用于 EUS 引导的胆道通路所涉及的所有步骤（除了支架置入）。尽管模拟器是有用的教育工具，但是有必要进行随机对照试验，以确定其在 EUS 培训中的有效性。遗憾的是，由于成本限制和区域需求，大多数培训机构无法使用这些模拟器。

结论

　　EUS 已成为评估各种胃肠道疾病的重要成像工具。这是一项具有挑战性的内镜操作，其需要的认知和技术技能超出了传统胃肠病学研究培训的一般范围。随着对熟练的 EUS 检查人员的需求不断增长，必须严格分析培训指南，以确保培养出未来训练有素、且具备胜任力的内镜检查者。虽然已经建立了 EUS 认证和授予资质的指导方针，但还需要对实现能力所需的阈值数量进行额外研究，以填补当前文献中的空白。对学习 EUS 感兴趣的内镜医师必须认识并理解这一过程的复杂性以及潜在并发症的风险。显然，针对 EUS 进行为期 1～2 周的课程训练是不足的，可能会使患者面临不必要的风险和低质量的治疗。对于那些真正有兴趣掌握 EUS 所需技能的人来说，正规的督导性高级内镜研究培训项目远远优于实践研讨会、教学录像带、模拟器以及标准 GI 研究，因为在这些项目中均不能充分接触 EUS。

　　有多种传统方式和电子资源可以作为实践临床培训的补充资源，建议受训人员和从业人员利用这些资源继续学习。EUS 培训模拟器代表了督导教学有用的辅助手段。虽然缺乏研究模拟器在 EUS 培训中功效的临床试验，但该技术的潜在应用前景广阔。不幸的是，由于成本限制和区域需求，这些模拟器在大多数机构中并不容易获得。需要进一步的研究来确定内镜模拟器在 EUS 训练中的作用。

关键点

- 达到 EUS 的熟练程度通常需要额外的培训，超出了传统的 3 年期胃肠病学研究项目范畴。这通常涉及额外一年的高级内镜培训。
- 美国胃肠病学会内镜检查学会（ASGE）已公布了可以评估 EUS 能力的最低操作数量，并提出了 EUS 核心课程，可以作为培训过程的指导。
- 要想成为 EUS 专家，涉及获得技术和认知方面的能力，在理想的情况下应通过有经验的 EUS 医师的直接观察来衡量。
- 胰胆 EUS 通常在技术上更具有挑战性，可能需要更多的病例操作数量才能达到熟练程度。
- 多种教育资源，包括书籍和视频，可以作为临床督导培训的补充广泛使用。
- 虽然模拟器在 EUS 中的应用尚处于初期阶段，但模拟器的研发越来越多，并可以作为临床培训的有用辅助手段。

参考文献见本书数字资源。

第二十二章　设备和方法

Ali A. Siddiqui　Anna Strongin　Andrew Kistler　Mohamad A. Eloubeidi 著

引言

在过去十年中，内镜超声（EUS）已经发展成为胃肠道疾病诊断和治疗的一线手段。在其众多应用中，EUS 已被证明对癌症分期、假性囊肿引流、细针抽吸术和腹腔神经丛神经松解尤其有效。鉴于 EUS 的适应证多种多样，该技术已被调整用于进行多种操作。目前的 EUS 具有出色的分辨率，并配有各种附件，包括探头和微型探头。本章将详细讨论各种 EUS 设备，其工作方式，应何时使用以及制造者。

EUS

一般的内镜超声设计：EUS 如何生成图像？

EUS 检查是一种用于准确显示胃肠道内外以及周围结构并进行细针抽吸术的有效工具。目前市场上有两种类型的 EUS：环扫式和弯曲线阵式。虽然两者在技术和应用方面存在一些差异，但基本组件是相同的。

任何 EUS 最重要的部分是超声换能器，它可以生成图像。换能器由数千个压电晶体组成。这些晶体可以以不同的频率振动，发出声波。这些声波一直传播，直到它们从特定的组织中反射回晶体。返回的声波（即回声）首先振动发射它的晶体，并且振动被转换成电流，然后电流传播到处理器并转换成图像。具有较高密度的结构（如实体器官或骨骼）将反射更多的声波，并且在超声图像上显得更亮，而较低密度的组织（如中空器官或充满空气的空腔）将反射较少的声波，从而在图像上显得更暗。单个压电晶体将产生非常细的组织线的图像，但是数千个这些晶体的阵列可以同时产生许多相邻的"线"，并且最终汇总成完整的图像。

为了使这种超声技术更加高效，需要将探针和组织之间的空气干扰最小化。当使用经皮超声时，可在身体上涂抹润滑凝胶来解决该问题。为了在操作 EUS 期间实现类似的效果，内镜具备对换能器周围充水的气囊进行充气和放气的能力。

所有 EUS 都配有光源和用于清洁物镜的水冲洗系统。每个型号还集成了高分辨率视频芯片。其目的是将物镜可视化的图像以电子方式传输到显示器上，从而随着范围的扩大而创建胃肠道腔内的实时录像。此外，每个内镜都有一个仪器通道，用于将不同的设备引入胃肠腔。该通道的大小取决于 EUS 是环扫式还是线阵式。后一种类型具有较大直径的通道，可以容纳细针抽吸术中使用的探头、引流或其他程序。对于线阵式 EUS，与仪器通道相邻的位置还具备抬钳器。其可在探头进入腔内后调整探头的位置而无须移动内镜本身。值得注意的是，虽然这些组件都存在于所有内镜中，但仪器通道、水喷嘴和光源在 Olympus 模型中都位于换能器的近端，在 Pentax 模型中则位于换能器的最远端。

环扫式和线阵式 EUS 之间有什么区别？

环扫式 EUS

环扫式 EUS 具有精确完整地可视化胃肠道的能力（图 22.1）。为了实现这种效果，将超声换能器垂直于内镜的长轴放置，从而获得 360°横截面视图，类似于通过横截面 CT 获得的图像。然而，

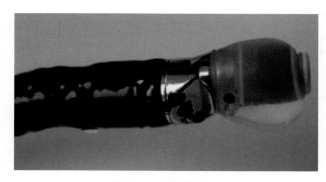

图 22.1 环扫式 EUS

由于换能器不能提供纵向视图，因此不能使用内镜来进行细针抽吸术。因为当针头伸出内镜并进入内腔时，无法进行针头的实时可视化。

环扫式 EUS 可以细分为两种类型：机械型和电子型（表 22.1）。机械型 EUS 是电子型的前身，目前 Olympus 是唯一生产机械型的公司。它包含一个带有单个压电元件的换能器。该换能器垂直于内镜的长轴旋转，从而产生胃肠黏膜和下层结构的周向二维（或 B 模式）超声图像。早期型号将电机设计为操作手柄的一部分，这使设备非常重。然而，最近的型号已将电机移到电源线的底部，这使内镜超声更轻便，更易于使用。

内镜超声可以在 5 ～ 20 mHz 的四种频率中的任一频率中进行操作。较低的频率非常适合观察距离内镜较远的器官（如胰胆系统），而较高的频率可用于近距离对微细结构，如胃肠壁及其各层的详细评估。虽然这些图像的质量相当不错，但该技术确实存在一些缺点。首先，由于换能器由多个机械零件组成，这使内镜更容易发生技术故障并需要频繁维修。此外，由于换能器需要物理性旋转，因此它有一个装满油的塑料盖，以润滑

和保护机械装置。然而，油和盖子会干扰超声信号，从而产生会阻碍可见度的环状伪影。最后，机械环扫 EUS 没有多普勒或视频功能，从而限制了其从图像获得的信息类型。

为了解决这些缺点，研发出了电子环扫式 EUS。与机械型 EUS 一样，该技术利用换能器产生胃肠道的横向视图。然而，内镜的换能器不是采用旋转技术，而是将晶体排列成固定的圆形阵列，从而消除了大量伪影并产生更高质量的图像。此外，电子 EUS 还配备了多普勒和组织谐波成像（tissue harmonic imaging，THI）功能。能量多普勒和彩色多普勒技术可准确地识别脉管系统并评估通过组织的血流量。组织谐波成像是一种超声方法，仅接收通过人体各种组织传输的二次谐波声信号。这些信号随后被重建为图像。多项研究表明，利用二次谐波的超声系统可以提高声噪比并减少伪影，从而优化所生成图像的分辨率[1,2]。

最初，电子环扫式 EUS 的最大缺点是仅能够生成 270° 的视野，留有 90° 的 "盲区"。然而，随着 360° 内镜的发展，这个问题在过去几年中得到了解决。由于这些技术的进步，在前瞻性和回顾性研究中发现，对于胃肠道结构的可视化，电子 EUS 一直优于机械 EUS[3-5]。

弯曲线阵式 EUS

弯曲线阵性 EUS 具有类似于电子环扫式 EUS 的成像能力，其优点是能够进行诸如细针抽吸术、囊肿胃造口术和腹腔神经丛神经松解术等操作（图 22.2）。超声换能器相对于内镜的长轴呈一个倾斜角度，因此，当针头以与换能器相同的角度从仪器通道中出来时可以直接、实时地观察针头。

表22.1　目前环扫式EUS的特征

径向 EUS

品牌	型号	类型	视野	扫描范围	显示模式	频率（MHz）	孔道直径（mm）
Olympus	GF-UM160	机械	100°	360°	B 模式	6/9/10/20	2.2
	GF-UE16-AL5	电子	100°	360°	B 模式，M 模式，D 模式，彩色多普勒，功率多普勒	5/6/7.5/10	2.2
Pentar	EG-3670URK	电子	140°	360°	B 模式，彩色多普勒	5/7.5/10	2.4
Fujinon	EG-530UR2	电子	140°	360°	B 模式，M 模式，彩色多普勒，功率多普勒	5/7.5/10/12	2.2

然而，这一优势是以扫描范围为代价的。每次扫描范围限制在120°~180°，具体范围取决于型号（表22.2）。因此，操作员必须手动旋转内镜，以获得完整的圆周视图。

从理论上讲，这可能会对这种类型的EUS产生某些限制，因为它需要操作者更富有经验，并且不能生成完整的圆周图像。然而，这两种内镜之间差异的临床意义尚不清楚。多项研究比较了线阵性和环扫技术在各种胃肠道恶性肿瘤诊断和分期中的成像能力。但那些结果并不一致，其中大多数结论是这两种类型是等效的[6-10]。

尽管已证明这些斜视EUS既有用又高效，但

目前正在开发一类新的前视模型来改进技术。这些EUS上的超声换能器面向前方，扫描角度为90°。仪器通道的位置使得从中穿过的针头将平行于内镜的长轴，而不是以一定角度斜行伸出。这种设置的潜在优势是能够针对某些病变（如胰腺的钩突或胰头）进行有针对性的穿刺，而这些部位可能难以通过斜行进针的方式进行穿刺。另外，与穿刺组织时使用的成角度的针相比，直线出针可以更有效地传递力量。最后，没有相邻抬钳器功能的仪器通道拥有更大的直径，进而可以容纳更大的针或其他装置。

然而，这些益处必须与前视EUS的较小扫描范围以及抬钳功能的缺失进行权衡。这些缺点可能会降低针头穿刺的准确性。迄今为止，由于这项技术仍相对较新颖，因此仅有几项规模很小的小型研究对前视EUS进行了评估。总体而言，所有研究似乎都得出结论，前视和斜视技术在成像准确性以及治疗和诊断的成功性方面基本是等效的[11-13]。然而，需要更多具有更大队列的前瞻性随机对照试验来更明确地评估新型前视EUS的潜在优势。

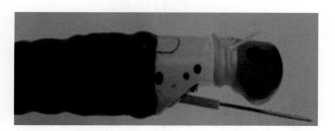

图 22.2 线性内镜超声，针头从头端露出

表22.2 目前线阵式EUS的特征

线阵式 EUS

品牌	型号	观察方向	视野	扫描范围	显示模式	频率（mMz）	孔道直径（mm）
Olympus	GF-UC160P-OL5	向前倾斜 55°	100°	150°	B 模式，彩色多普勒，功率多普勒	7.5	2.8
	GF-UCT160-OL5	向前倾斜 55°	100°	150°	B 模式，彩色多普勒，功率多普勒	7.5	3.7
	GF-UC140P-AL5	向前倾斜 55°	100°	180°	B 模式，M 模式，D 模式，彩色多普勒，功率多普勒	5/6/7.5/10	2.8
	GF-UC140T-AL5	向前倾斜 55°	100°	180°	B 模式，M 模式，D 模式，彩色多普勒，功率多普勒	5/6/7.5/10	3.7
	GF-UCS180	向前倾斜 55°	100°	180°	B 模式，M 模式，D 模式，彩色多普勒，功率多普勒，流动模式	5/6/7.5/10	3.8
Pentax	EG-3870UTK	向前倾斜 50°	120°	120°	B 模式，彩色多普勒	5/6/7.5/10	3.8
Fujinon	EG-530UT2	向前倾斜 40°	400°	124°	B 模式，M 模式，彩色多普勒，功率多普勒	5/7.5/10/12	

EUS 处理器

我们如何调整 EUS 处理器以获得最佳图像？

如上所述，EUS 配备了可由超声处理器操纵的多种功能。内镜公司已与超声制造商合作开发了其 EUS 平台。Pentax 和 Olympus 都与 Hitachi Aloka 合作，为他们自己的内镜生成不同的平台（用于 Pentax 示波器的 Hi Vision Preirus 处理器和用于 Olympus 示波器的 ProSound F75，图 22.3 和 22.4）。富士公司还拥有自己的处理器（SU-8000）。进行 EUS 时的主要目标是最大限度地减少伪影，优化结构的可视性，并尽量使用多普勒技术。目前大多数 EUS 处理器拥有多种不同的超声模式。B 模式可以快速连续地生成二维图像，从而生成解剖结构的实时成像。

使用 B 模式时，GAIN 旋钮可用于更改所有回声的放大率。通过调高或调低，可以分别增加或减少图像的亮度。为使偏弱的回声变亮而大幅调高也会无意中提亮伪影，这会降低结构之间的对比度并使图像模糊。超声处理器还包含时间增益补偿（time-gain compensation，TGC）功能，可用于改善图像的均匀性。当超声波穿过各种组织时，它们会因吸收、散射和反射而衰减。通常，在均匀衰减的假设下，处理器通过放大较深结构的回波来补偿这种现象。然而，如果组织密度非

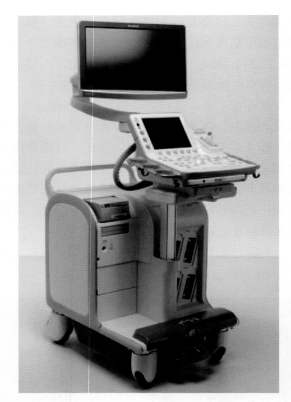

图 22.4　EUS 处理器（ProSound F75，Hitachi Aloka Medical，Wallingford，CT）

常低（如囊肿），或者密度非常高（如血液或肝），则这种放大效应可因过度补偿或补偿不足而减弱。TGC 由多个滑动旋钮组成。每个滑动旋钮对应于不同的组织深度，可以左右移动，以调整图像中不适当的明亮或较暗部分，从而创建更均匀和准确的图像[14]。

使用深度和频率功能可以进一步优化对特定目标的评估。深度 / 范围旋钮可以增大或减小视野的深度，从而可以使用不同的频率来查找特定的结构。现有的大多数 EUS 可以在四个不同的频率下工作，5、6、7.5 和 10 mHz。较低的频率可以更好地穿透较深的器官，但会降低分辨率，这有利于一次性粗略地扫描多个结构和器官。一旦识别出特定目标，就可以选择更高的频率模式，以获得更精细的分辨率并进一步观察其特点。当操作员需要放大时，可以使用变焦功能。这对于评估小结构和短距离特别有用，尤其是在需要对其进行精确测量时。聚焦按钮可用于将超声波束会聚到图像中的特定点上。这可以提高横向分辨率。冻结按钮可使图像冻结。并且电影功能可使内镜检查者向后滚动，查看前几秒的图像。

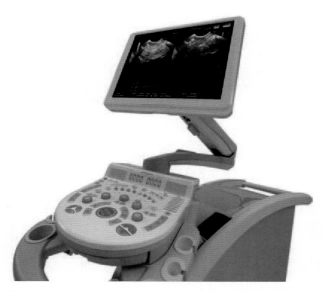

图 22.3　EUS 处理器（Hi Vision Preirus，Hitachi Aloka Medical，Wallingford，CT）

EUS 处理器还具有评估脉管系统的能力。通过彩色多普勒模式可评估血流方向和速度。红色通常表示朝向换能器的血流，而蓝色表示远离换能器的血流。超声波与血流方向之间的角度（也称为声波角）应小于 60°，从而产生良好的信号，并最大限度地提高血流测量的准确度。如果该角度更高，特别是当它接近 90° 时，在垂直方向上将根本无法检测到任何血流。角度旋钮可以调整角度。在评估非常小的血管时，可以使用能量多普勒。这种模式在细针抽吸术时非常有用。它可以帮助内镜医师在穿刺时避开血管，从而将出血风险降至最低。然而，能量多普勒不能提供关于流动方向或速度的信息。

可以使用脉冲频谱多普勒（PW）测量速度。将闸门放置在特定的血管内，并检测通过闸门的血流量作为频率变化的速率，随后通过快速傅里叶变换将其转换为速度。可以使用采样容积按钮修改闸门的范围。在非常小的血管或血管的特定部分测量血流量时，减少采样容积可能会有所帮助，而增加采样容积可能更适合评估较大的动静脉和中等的血流。对这些较大的动静脉而言，其准确的速度将是血管中所有速度的平均值。当使用较大的采样容积时，需要意识到可能会检测到相邻血管的人为流动信息。这可以通过多普勒滤波功能来解决。该功能可以消除低频噪声。在分析非移动性组织内的低流量结构时，可以使用低滤波设置，但它会留下一些壁噪音。高过滤器设置更适合具有元素运动的组织内的高流量系统，但可能无法检测到沿血管壁的较低速度，这将导致人为计算的平均速度较高。

哪些新技术可用于改善 EUS 成像？

对比增强超声检查

对比增强超声检查（contrast-enhanced ultrasonography，CE-EUS）是电子环扫式和线阵式 EUS 的新型配件工具。它可以根据微血管形态更准确地显现胃肠道肿瘤。该技术涉及在外周静脉中注入造影剂。该造影剂由包裹在白蛋白或磷脂壳中的充气微泡组成[15]。注射后，EUS 的多普勒或组织谐波成像功能可用于评估特定区域中的血流。彩色多普勒或功率多普勒可以精确地识别出富血供和乏血供结构，而谐波成像可以评估脉管系统的面积以及实质脏器的灌注情况[16,17]。在胰胆管肿瘤中，CE-EUS 已被证明在区分不同类型的肿瘤、区分良恶性淋巴结以及更准确地确定肿瘤浸润深度方面优于标准 EUS[18-23]。

3D EUS

3D EUS 检查是另一种相对较新颖的内镜成像工具，可将一系列 2D 图像重建为多平面结构。为了确保重建的准确性，需要知道每个获取的 2D 图像的 EUS 的角度和位置，并且必须以较快的速度获得图像而最大程度地减少运动伪影[24]。这可以通过电子环扫式 EUS 轻松实现，因为无须手动旋转即可生成轴向视图。使用线阵式 EUS，获得精确的 3D 视图可能会更加困难。因为如果遗漏某些区域，沿内镜纵轴手动旋转可能会导致伪影或错误[25]。因此，操作者的经验是生成解剖结构的精确 3D 图像的不可或缺的部分。一旦获得了所有感兴趣的 2D 图像，专用软件就会将每个数字化图像导入 3D 网格内的适当位置，最终创建感兴趣区域的完整图像。目前 3D 成像已被证明有利于发现直肠肿瘤。尽管该技术尚未被广泛用于评估其他类型的胃肠道恶性肿瘤，尤其是胰腺癌[26-28]。

EUS 弹性成像

弹性成像是一种实时判断组织硬度的方法。硬度是一种有助于区分恶性和良性病变的特性。专业软件通过分析组织压缩过程中血管脉动和呼吸运动引起的 EUS 图像变化来测量硬度[29]，然后可以将此信息转换为弹性程度，作为定性或定量测量。定性弹性成像是基于组织可压缩性程度的检测并将该信息转换为覆盖 B 图像的颜色方案。在这种设置中，蓝色代表硬组织，绿色或黄色代表中等硬度组织，红色代表软组织。较硬的组织对应于较高的恶性病变可能性[30,31]。定量弹性成像是一种更客观的技术，涉及将组织弹性之间的差异转换为应变比，这可以提高区分良性和恶性病变的准确性[32,33]。迄今为止，该软件主要用于评估胰腺肿块，并且正在等待进一步研究，以评估该技术在评估肝胆管恶性肿瘤中的价值。

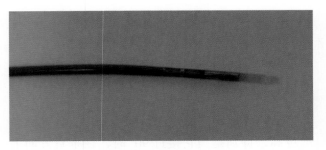

图 22.5　超声微型探头

超声波微型探头

EUS 微型探头的优点和缺点是什么？

随着 EUS 的应用在 20 世纪 80 年代后期继续增长，需要更精简的过程以及更高分辨率的图像 [34,35]。EUS 的一个重要进步是超声微型探头的发展，也称高频超声扫描成像（high frequency ultrasound sonography，HFUS）（表 22.3、图 22.5）。微型探头旨在将内镜检查和 EUS 结合在一个连续的过程中。与"传统的"EUS 相比，"传统的"EUS 包括两个单独的操作（即在 EUS 之后进行内镜检查）。通过将微型探头向下穿过内镜的辅助通道，它使胃肠病学家将内镜检查和 EUS 结合到一个操作中。除了这一优势外，微型探头背后的技术还专注于提高分辨率，以帮助区分炎症和肿瘤 [36]。微型探头还为胃肠病学家进入更狭窄的结构以及胆管提供了新的途径，从而可以更精细地探索以前 EUS 无法到达的解剖结构。

微型探头提供高分辨率环形成像，在上消化道内镜检查、小肠镜检查、结肠镜检查和 ERCP 中可以使用。除了环形图像外，一些微型探头具有双重建能力，提供环形和线性两种图像。有两种基本类型的导管：电子型和机械型 [37,38]。机械型导管包含单个超声换能器，其产生垂直于微型探针导管纵轴的 360° 图像。在换能器盖内装油，为微型探头提供声学接口。电子导管包含一个探头。该探头的头端具有若干固定的超声换能器，但是它们没有机械导管所具有的旋转系统。

有两个主要品牌的微型探头：Fujinon® 和 Olympus®。微型探头有多种直径（2.2 ~ 2.9 mm）、长度（1.7 ~ 2.2 m）和频率（12 ~ 30 MHz）[39]。表 22.3 提供了可用的微型探头列表。频率为 12 ~ 30 MHz 时，分辨率可能在 0.07 ~ 0.18 mm [40,41]。更高的分辨率还可以识别多达 9 ~ 11 层的胃肠道结构，而传统的 EUS 通常最多可以看到 5 层 [42,43]。

表22.3　超声微型探头（Adapted from Liu et al.[37]）

公司	探头型号	工作长度（m）	探头直径（mm）	频率（MHz）
Fujinon	PL 1726[a]	1.7、1.9、2.2	2.6	12、15、20
	PL 1926[a]			
	PL 2226[a]			
	PL 2220[a]	2.2	2.0	12、15、20
	PL 2226-7.5B	2.14	2.5	7.5
Olympus	UM-2R	2.14	2.5	12
	UM-3R	2.14	2.5	20
	UM-S20-20R	2.14	2.0	20
	UM-S30-20R	2.14	2.0	30
	UM-S30-25R	2.14	2.5	30
	UM-DP12-25R[a]	2.2	2.5	12
	UM-DP20-25R[a]	2.2	2.5	20
	UM-BS20-26R-3	2.14	2.6	20
	UM-G20-29R	2.14	2.9	20

[a]环形/线性模式

微型探头提供的更高分辨率的缺点是随之而来的信号穿透的减少。成像深度随着频率的增加而降低，范围从 29 mm（12 MHz）到 18 mm（20 MHz）和 10 mm（30 MHz）[44-46]。因此，许多胃肠病学家更喜欢 20 MHz 的微型探头，因为它的分辨率和信号穿透深度处于中间水平。

有几种声耦合技术可用于微型探头。一种是包括放置在探头上方的球囊鞘，可以用水灌注，以形成空气 - 水界面[47,48]。还有一种"安全套"产品可以连接到内镜的远端，需要先用普通内镜吹气，然后再用水填充。

微型探头确实存在一些局限性，应在使用前加以考虑。如前所述，微型探头可提供更高的分辨率，但以有限的穿透深度为代价，由于对周围淋巴结并不能达到完全的可视，可能会限制原发肿瘤、淋巴结和远处转移（TNM）分期。微型探头的使用寿命有限，大多数探头在需要更换之前平均最多可使用 30 次。有一些学者报道探头在需要更换之前可使用高达 80～100 次[49,50]。大部分需要更换的损坏都发生在探头尖端附近的塑料护套上。这可能是一笔巨大的费用，因为大多数微型探头的价格在 3000～7000 美元。微型探头还缺乏多普勒和细针抽吸术功能。

微型探头的发展使其可以扩展到许多临床应用中。微型探头可准确地对几种类型的癌症进行分期，包括结肠直肠癌、胆管癌、食管癌、胃癌和胰腺癌。它诊断浅表病变的准确率相对较高，为 60%～90%[51,52]。胃肠道层的更高分辨率可能为研究动力障碍性疾病提供了一种新的方法，因为使用微型探针可以更容易地看到肌层黏膜和固有层。这种改进的分辨率还可以为内镜黏膜切除术（endoscopic mucosal resection，EMR）提供更具体的范本。之前使用直径较大的 EUS 探头可能较难实现胆管内超声，而较小直径的微型探针可能可以实现胆管内超声。它们也更容易通过恶性狭窄，特别是在食管和胆管中。未来微型探针的扩展领域包括 3D 产品的持续开发以及进一步扩展到更专业的治疗应用中，如 EMR 和胆管内超声。

EUS 配件

自 20 世纪 80 年代首次作为基本诊断工具开发以来，EUS 在胃肠病学领域发挥的先进的诊断和治疗作用已成指数级增长。在 EUS 领域，许多配件可用于帮助胃肠病学家。这些配件传统上是为线性 EUS 设计的，因为提供的超声图像与要使用的配件位于同一平面。验证所使用的特定 EUS 的品牌和工作通道的直径始终是非常重要的，因为许多 EUS 配件需具有特定的规格才能正常工作。

哪些不同类型的 EUS 针可用于细针抽吸术？

EUS 针

在过去十年中，细针抽吸术已成为 EUS 最常用的方式之一。大多数细针抽吸术针是一次性的，但有些型号是可重复使用的。EUS 上的工作通道应至少为 2.8 mm，以适应大多数细针抽吸术针，而其他设备（如支架和刷子）则需要更大的通道直径（3.7～4.2 mm）[53]。细针抽吸术针有三种基本尺寸：19 G、22 G 和 25G。一般来说，所有细针抽吸术都带有中心探针，可以是球形或斜角形[54,55]。这些探针有助于为针头提供硬度，从而有助于使针头穿过目标组织。与大多数关于细针抽吸术针头的数据类似，所使用的探针尖端类型并没有明显的优势。

当在 EUS 引导的活组织检查中决定使用针头时，应该先解决细胞学与组织学的问题。通常，细胞学是指仅从组织获得细胞并且可以用较小的针进行操作。相比之下，组织学需要一块完整的组织来保留结构，这通常需要花费更长的时间并且需要更大的针孔。通常，细针抽吸术提供的细胞学检查具有最少的完整组织微结构。通常使用更小、更细的针（22 G 或 25 G）来进行操作。这些较小规格的针头可以帮助预防损伤和出血，但可能使细胞学结果受影响[56]。较大的针头，如 19 G，如果抽吸时没有出现出血等并发症，则可能会收集更多的细胞。这些较大的针头通常用于诊断可能需要更多细胞学检查的恶性肿瘤，如疑似淋巴瘤[57]。细针抽吸术诊断癌症的准确性相对较高，在胰腺癌中高达 85%～95%[58-60]。

为了在 EUS 中提供更多确定的组织样本，因此研发了核心活检针。核心活组织检查提供更完整的组织结构，有助于检查组织学。较旧的核心活检针（QuickCore needk，Cook Medical，Bloomington，IN）比标准细针抽吸术针更加坚硬，可以旋转（这有助于组织采样的径向定位），并且可能发生更多的并发症[61]。通常核心活检针更昂贵，并且它们仅能被用于需要组织学来帮助确诊或者细针抽吸术取样及细胞学检查不能明确诊断的情况。核心活检针已被用于从淋巴结和胰腺组织中（包括实体和囊性病变、肝病变和腹腔神经节中）取样[62-64]。

当比较不同类型的 EUS 针时，关于 19 G、22 G 或 25 G 针中的哪一种能提供最佳的诊断率和最少的并发症，相关的数据是有限的而且各不相同[65-68]。未来需要进行包括成本分析在内的研究，以进一步确定哪些针头能够始终提供诊断和安全优势。表 22.4 列出了几种不同类型的 EUS 针和其他设备。

除了在 EUS 中进行组织取样外，在腹腔神经丛阻滞和神经松解中，还可以使用特定的针头来输送药物[69]。可以在 EUS 期间注射诸如皮质类固醇（如曲安西龙）、乙醇和麻醉剂（如布比卡因）等药物，以减轻慢性胰腺炎或胰腺癌患者的疼痛。这些药物可以通过标准细针抽吸术针头进行，通常使用 22 G 针头。一种专门的 20 G 针头——EchoTip 腹腔神经丛神经松解针（Cook Medical，Bloomington，IN）专门为此应用而开发。它不包含管心针，并且针头末端有许多侧孔，可将药物输送到腹腔神经丛中。尚缺乏比较 EUS 引导下和其他方式（如 CT 引导下的阻滞）腹腔神经丛阻滞和神经松解的数据[70]。

EUS 引导下细针抽吸术针还可以向腹腔神经丛以外的各种腹腔区域提供不同类型的药物，如化学疗法和肉毒杆菌毒素。虽然进一步的研究是必要的，但 EUS 可能会提供一种非常专业的方式来对胰腺等器官进行局部化疗，并可能同时减少全身性的不良反应。

EUS 刷

EUS 刷可提供另一种获得细胞学的方法，可与细针抽吸术联合使用，尤其是在 ERCP 期间遇

表22.4 EUS针和其他设备（Adapted from Adler et al. [54]和Tharian et al. [53]）

EUS 设备	制造商	最大工作长度（cm）	护套直径	针的规格	最大插入深度
细针抽吸术 / 核心活组织检查					
Powershot[a]	Olympus	145	2.35 mm	22 G	9
EZ shot	Olympus	140	1.8 mm	22 G	8
Vizeon	Conmed	142.5	2.1 mm（19 G） 1.8 mm（22 G）	19 G 22 G	8.5
EchoTip	Cook Endoscopy	140	5.2 Fr	22 G	8
EchoTip Ultra	Cook Endoscopy	140	4.2 ~ 5.2Fr 5.2 Fr	19 G、22 G、25 G	8
EchoTip Procore	Cook Endoscopy	140	4.8 Fr 5.2 Fr	19 G、22 G、25 G	8
Expect	Boston Scientific	141.5	5.5 Fr 4.9 Fr 4.6 Fr	19 G 22 G 25 G	8
BNX	Covidien	143	7.5 Fr	19 G、22 G、25 G	8
QuickCore EUS 针	Cook Endoscopy	140	5.2 Fr	19 G	8
EchoTip 超声刷	Cook Endoscopy			兼容 w/19 G 针	
EchoTip 腹腔神经丛神经松解术针	Cook Endoscopy			20 G	

到胆管狭窄时[71]。EchoBrush（Cook Medical）贯穿 19 G 针，并在末端有一个 1 mm×5 mm 的刷子。这种刷子可以提高诊断率，但是已经报道了诸如出血等并发症的增加[72]。尽管尝试改进刷子，但尚未开发出成功的产品，并且需要在该领域进行进一步的研究。

结论

EUS 在胃肠道疾病的诊断和治疗中一直被证明是有价值的。3D 成像和超声针技术的进步将使 EUS 成为未来胃肠病学家更有价值的操作之一。随着这些新技术的进步，EUS 无疑将成为一名胃肠病学家需要掌握的一项重要技能。

关键点

- 目前有两种类型的内镜超声：环扫式和线阵式。
- 线阵式 EUS 用于对病变进行细针抽吸术。
- EUS 微型探头可以通过传统内镜的孔道并提供具有较低穿透深度的高分辨率径向超声图像。
- 在 EUS 中，3D 内镜检查和弹性成像都需要专门的软件来检查组织。3D EUS 是一种新工具，涉及将一系列 2D 图像重建为多平面结构，可能有助于更准确的胃肠道恶性肿瘤分期，而弹性成像则依赖于检测组织硬度的变化来区分良性和恶性病变。
- CE-EUS 需要静脉注射专门的对比剂，来提高对恶性病变的检测和肿瘤的分期。
- 可以使用多种 EUS。这些针既可以提供细胞学检查的抽吸物，也可以提供组织学检查的核心活组织检查样品。

参考文献见本书数字资源。

第二十三章　EUS 引导下细针抽吸术

Abdurrahman Kadayifci　William R. Brugge 著

引言

EUS 引导下细针抽吸术是一种必不可少的诊断工具，并且是目前最准确的组织学诊断胃肠道壁和邻近器官肿瘤和病变的技术。它可以安全地提供来自线阵性 EUS 的壁内和壁外病变的细胞学和组织学样本。在每日胃肠病学实践中，它最常用于胰腺肿块和囊肿病变，因为它是采集胰腺病变的最佳方法。实施 EUS 引导下细针抽吸术显著提高了对胰腺癌的诊断灵敏度和特异度[1]。EUS 引导下细针抽吸术诊断胰腺恶性肿瘤的总体灵敏度、特异度和诊断准确性分别为 77% ～ 95%、96% ～ 100% 和 79% ～ 97%[2]。最近一项使用医疗数据调查胰腺疾病组织获取变化趋势的研究发现，在过去 5 年（2006—2010 年）中，美国的 EUS 引导下细针抽吸术使用率增加了约 70%[3]。

由于目标病变的差异，EUS 引导下细针抽吸术可以为 70% ～ 100% 的病例提供足够的细胞学或组织学材料[2,4-7]。然而据报道，EUS 引导下细针抽吸术较高的成功率和诊断准确率主要取决于操作者。内镜医师的经验是获得这些结果的最关键因素[8,9]。在一项研究中，对内镜检查者的适当培训将 EUS 引导下细针抽吸术的准确率从 33% 提高到了 91%。EUS 引导下细针抽吸术初始学习阶段的错误主要是由于标本不足[10]。因此，与许多其他复杂的干预措施类似，熟练掌握 EUS 引导下细针抽吸术也需要从所有可用来源中学习有用的技术细节和技巧。本章主要回顾 EUS 引导下细针抽吸术的现有文献，并提供有关患者选择、技术细节、设备和诊断准确性的最新信息。

病例学习

首发症状

患者，女，72 岁，4 周前开始出现脐周疼痛、腹胀和不适。体格检查和基本实验室检查，包括全血细胞计数、生化、尿液分析和腹部平片 X 线检查均未见明显异常。她在附近的一家医院接受了对症治疗，但在 4 周后再次入院时症状出现加重。在经腹超声检查后进行了 CT 扫描，结果显示从主动脉分叉到腹腔显著的腹膜后淋巴结肿大。对患者进行了右腹股沟淋巴结活检，显示无异常。骨髓穿刺、活组织检查和骨扫描也无异常。腹部 MRI 再次证实腹膜后淋巴结肿大。最终，由于高度怀疑非霍奇金淋巴瘤，患者被转诊到三级医疗中心接受腹部淋巴结的 EUS 引导下细针抽吸术。

这是 EUS 引导下细针抽吸术的适应证吗？ EUS 引导下细针抽吸术对患者的治疗方式有何影响？

EUS 引导下细针抽吸术通常安全可靠，且并发症发生率低。但是，在开始操作之前，应始终仔细权衡成本效益以及可能的风险和收益。如果结果可能会影响患者的治疗方式，则该操作是有指征的。如果有另一种更安全可靠的诊断方法，则应予优先考虑。表 23.1 总结了 EUS 引导下细针抽吸术的适应证和禁忌证。

在该病例中，患者有不明原因的弥漫性腹部淋巴结肿大。对不明原因的周围淋巴结肿大的评估是 EUS 和 EUS 引导下细针抽吸术的重要指征之一。在进行细针抽吸术之前，患者首先需要进行诊断性 EUS 来评估可能与淋巴结肿大相关的纵

表23.1 EUS引导下细针抽吸术的适应证和禁忌证

适应证
胰腺肿块的初步诊断
胰腺囊性病变的鉴别
不明原因管腔周围淋巴结肿大的评估
胃肠道壁内病变的诊断
消化道和肺部恶性肿瘤的分期
腹水和胸腔积液的取样
禁忌证
风险大于预期收益
结果不会影响患者的治疗方式
病变无法清晰可见
缺乏知情同意或患者的配合
不可纠正的凝血功能障碍（INR ＞ 1.5）或血小板减少（＜ 50 000/µl）
正在接受噻吩并吡啶治疗
相对禁忌证
穿刺针位置控制失败
没有提前减压的胆道梗阻
管腔狭窄
穿刺路径中存在侧支静脉

隔或腹部病变。

　　EUS 和 EUS 引导下细针抽吸术可能对该患者的治疗方式产生重要影响。该操作可能会提供组织学诊断。此外，淋巴结肿大的 EUS 引导下细针抽吸术的风险相对较低。

病例后续

　　患者接受了线阵式 EUS 的诊断性检查。在动脉肺窗、食管弯纵隔和纵隔主动脉周围区域可见许多恶性表现。病变为圆形、低回声的淋巴结，边界清晰。最大横截面直径为 10 mm × 10 mm（图 23.1）。在胰体中发现一圆形、边界清晰、低回声且均匀、最大横截面直径为 20 mm × 20 mm 的肿块（图 23.2）。对于胰腺癌，该肿块的表现并不典型。肝左叶没有明显的内镜异常表现。

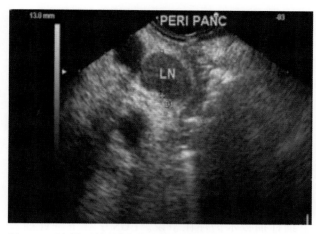

图 23.1 胰周区域的圆形、低回声和边界清晰的淋巴结

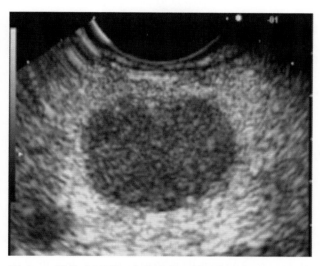

图 23.2 胰体内圆形、边界清晰、低回声且均质、最大直径 2 cm 的肿块

患者是否仍需要 EUS 引导下细针抽吸术？应该采集哪处病变？

　　该患者有胰腺肿块和弥漫性淋巴结肿大。从 EUS 来看并不是胰腺癌的典型表现。然而，仍然需要与广泛转移的胰腺癌进行鉴别诊断。对于弥漫性淋巴结肿大的非典型影像学表现，也需要警惕胰腺淋巴瘤。由于这两种情况的治疗方式不同，在此阶段需要明确的细胞学或组织学诊断来指导患者的治疗，并且需要对淋巴结和胰腺肿块进行 EUS 引导下细针抽吸术。首次 EUS 引导下细针抽吸术应该始终针对代表恶性肿瘤分化程度最低的病变。这种方法有助于防止后续种植性转移。

当需要对取疑似胰腺癌的标本采样时，EUS 引导下细针抽吸术应该是一线操作手段。它比经皮超声或 CT 引导下的活组织检查具有显著优势[11,12]。EUS 和 EUS 引导下细针抽吸术在检测早期恶性肿瘤、获得细胞学材料以及最大限度地降低组织播种转移风险方面具有优势。除了良性疾病外（如慢性或自身免疫性胰腺炎），还可以排除其他胰腺肿瘤，如淋巴瘤或神经内分泌肿瘤。

对于非常适合接受外科手术的高度疑似胰腺癌的患者来说，术前是否需进行诊断性 EUS 引导下细针抽吸术仍存在争议。EUS 引导下细针抽吸术对胰腺癌的阴性预测值约为 70%。因此，阴性结果不能完全排除恶性肿瘤[13-15]。因此，一般不建议对可切除的胰腺腺癌进行常规术前 EUS 引导下细针抽吸术。然而，当怀疑其他类型的胰腺恶性肿瘤时（如神经内分泌肿瘤、淋巴瘤和转移性肿瘤），EUS 引导下细针抽吸术有助于治疗方式的制定。

EUS 引导下细针抽吸术的准备工作是什么？

EUS 引导下细针抽吸术的初步规划和准备与其他内镜干预措施相似。在开始操作之前，应通过所有必要的实验室和放射学检查来审查患者的病史和病历，然后再与患者和家属讨论操作的适应证、益处和风险后，并应取得知情同意。EUS 引导下细针抽吸术的诊断成功与患者和器械的准备以及整个内镜检查团队的专业知识密切相关。因此，操作的每一个步骤都需要与整个团队一起仔细规划和执行。与其他内镜操作类似，本操作发生菌血症的风险很低。因此，不常规推荐预防性使用抗生素[16]。严重的感染性并发症的报道仅存在于囊肿（如胰腺和纵隔）的 EUS 引导下细针抽吸术中，并且美国胃肠内镜检查学会（ASGE）指南仅在这些患者中推荐围术期抗生素的使用[17,18]。

没有细针抽吸术的 EUS 出血风险很低，但进行细针抽吸术的 EUS 被归类为高风险操作。对于接受低出血风险操作的患者，无须停用阿司匹林和噻吩并吡啶，包括氯吡格雷或华法林[19]。即使在接受实体病变的 EUS 引导下细针抽吸术患者中也可以继续使用阿司匹林，但应在手术前 7～10 天停用氯吡格雷。对于所有计划进行 EUS 引导下细针抽吸术的患者，应在手术前 2～5 天停用华法林，并在术后 24 h 内恢复使用。对于血栓栓塞风险较高的患者，应考虑使用低分子肝素进行桥接治疗[19]。关于抗血小板药物和抗凝剂的使用，应该与开具这些处方的心脏病学医生和（或）神经科医生进行讨论。

细针抽吸术期间的突然移动可能导致相邻结构的损伤，患者的有效镇静对于避免并发症的发生非常重要。在 EUS 引导下细针抽吸术期间，可以进行静脉内清醒镇静（intravenous conscious sedation，IVCS）或有监护的全麻镇静。最近的一项研究比较了 IVCS 和全身麻醉对胰腺肿块患者 EUS 引导下细针抽吸术诊断率的影响[20]。与 IVCS 相比，麻醉师进行的全麻与 EUS 引导下细针抽吸术较高的诊断率相关。作者评论说，全身麻醉可以通过改善患者在手术过程中的配合和静止来提高 EUS 引导下细针抽吸术的效率。两组之间的并发症发生率无差异。

在进行 EUS 引导下细针抽吸术之前，应进行完整的诊断性 EUS 以评估病变和邻近结构，以便进行充分的分期并选择最佳的进针途径。对胰腺以外的区域，通常建议进行环扫式 EUS 检查，但选择环扫式还是线阵式内镜来进行诊断性 EUS 取决于内镜医师的经验。线阵式 EUS 可提供胰腺的完整可视化。确定目标病变之后，应将内镜放置在与病变相邻的稳定的位置。并且如果可能的话，应将其放置在进针路径的投影平面内。应利用多普勒功能来排除换能器与靶病变之间的血管。

一旦对靶病变进行了定位并且获得了合适的位置，就将针导管装置通过活检通道推进从而开始穿刺。目标病变的位置会影响手术的难度。通常对十二指肠进行细针抽吸术是困难的，而经胃的细针抽吸术比较容易，经食管的细针抽吸术是最容易的。

哪些因素会影响针的类型和尺寸的选择？

EUS 引导下细针抽吸术通常使用多家制造商的 19 G、22 G 和 25 G 抽吸针进行操作（表 23.2、图 23.3）。对于 EUS 引导下细针抽吸术没有最佳

表23.2　市售的细针抽吸和活检针

针的类型	可用尺寸（G）	设备	制造商
针吸	19、22、25	Expect	Cook Medical
		EchoTip Ultra EzShot2 SonoTipII BNX system Clearview	Olympus
			Medi-Globe
			Covidien
			Conmed
切割穿刺活检	19	Quick-Core	Cook Medical
核心活检	19、22、25	Echotip Procore	Cook Medical
吸引弯曲	19	Expect flex	Boston Scientific

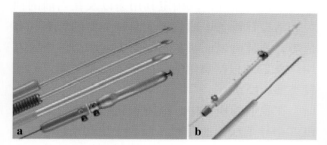

图23.3　不同类型和尺寸的细针抽吸针（Cook Medical Inc. and Olympus Inc）

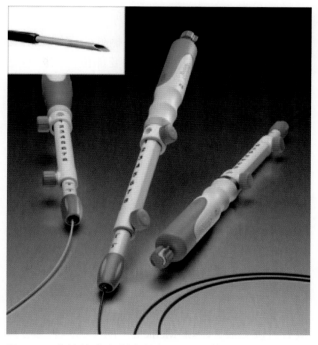

图23.4　由镍钛合金制成的新型19 G抽吸针，具有更高的柔韧性（Boston Scientific）

的针头尺寸，并且每种尺寸都有其优缺点，具体取决于病变的位置和类型。较大直径的针头不会增加操作的风险，并且在并发症发生率方面没有显著差异。19 G针是最硬的，因此可能难以在十二指肠中操纵，因为十二指肠的解剖走行角度偏小。因此，对于胰头病变，19 G针的技术失败率较高[21,22]。尽管19 G针可能会从可疑肿瘤中获得组织碎片并可能提高诊断的准确率，但这可能会导致更多的创伤和更血腥的样本。相反，25 G针较易于使用，且抽吸出血的风险较低[23]。25 G针可能对困难的胰头病变特别有用[24]。一些前瞻性研究将22 G和25 G针的性能、诊断准确性和安全性进行了比较[7,25,26]。一般来说，22 G与25 G针之间的诊断率和并发症发生率似乎相当[27,28]。内镜医师应熟悉所有的针头尺寸，并根据所需要的灵活性，可提供最佳组织获取量的尺寸，以及根据特定位置和病变类型的最安全尺寸来选择。

为了克服当前19 G针的局限性，设计了一种由镍钛合金制成的新型19 G抽吸针，其灵活性增强（Expect flex，Boston Scientific，Marlborough，MA，图23.4）。最近的一项研究表明，成功的组织采集足以对所有38例患者（100%）进行细胞学评估，其中包括十二指肠穿刺，并且治疗干预对12例患者也有效[29]。在使用该针头进行的另一项试验性研究中，EUS引导下细针抽吸术在所有8例患者中均获得了成功，其中6例累及胰头，并且以平均1.2次的操作获得了足够的样本[30]。

为了获得足够的组织学样本并克服EUS引导下细针抽吸术的某些局限性，已使用19 G穿刺活检针（TBN）进行了EUS引导下细针穿刺活检（EUS-FNB）（图23.5）。该针头由5 mm探针、18 mm样品盘、19 G内部切割护套、外部导管护套和手柄部分组成。它可使用弹簧加载的手柄

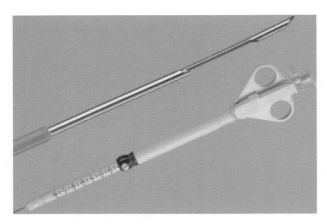

图 23.5　19 G EUS 穿刺活检针（Cook Medical Inc.）

机构自动采集组织样本。当手柄处于缩回的击发位置时，针头则前进到目标病变部位。将样本盘插入目标病变中，并向前按压手柄，直到感觉到阻力。样本盘和切割护套在目标组织内可视化，分别具有不同的回声特征。手柄上的压力增加会触发设备，使切割护套在托盘上快速移动以获取组织样本。调直 EUS 和针头，正确的设备方向以及对准病变部位是使用该针头的重要技术细节。通过保留组织结构，该针可能更有助于特定疾病的诊断，如胃肠道间质瘤、淋巴瘤、分化良好的肿瘤、神经内分泌肿瘤和自身免疫性胰腺炎。然而，针的硬度限制了它的使用，特别是在诸如十二指肠球部、胃底和胃窦等困难部位的使用时[22]。

最近，用切割刀设计了 19 G、22 G 和 25 G 活检针（Procore，Cook Medical，图 23.6、表 23.2）。

22 G 和 25 G 核心针的灵活性可在困难的部位发挥优势。最近的几项研究比较了 22 G 抽吸针和 22 G 核心针对胰腺和胃肠道实性病变的诊断率，尚无定论。根据不同的研究，22 G 抽吸针的诊断率等同于、优于或差于 22 G 核心活检针[6,7,28]。与抽吸针相比，Procore 针可能需要更少的穿刺数。22 G Pro-core 针首次穿刺时的诊断率约为 22 G 抽吸针的两倍[31]。核心针的缺点包括费用较高以及需要额外的培训和技术援助。现在有 19 G、22 G 和 25 G 新的核心针（SharkCore 细针穿刺活检，Covidien），其具有 6 个切割表面的独特设计，并且需要进行研究，以确定其用途以及在当前的抽吸和活检针设备中的位置。两种类型的针都具有优势，并且可以证明在不同的病变和个体中更有用。表 23.3 根据病例的具体特征总结了建议的细针类型和尺寸。

在我们的病例中，纵隔和胰周淋巴结适用于 EUS 引导下细针抽吸术。为了更好地分期并防止随后的播种转移，第一次 EUS 引导下细针抽吸术应针对可能代表恶性肿瘤最晚期的病变。因此，首先通过经食管入路靶向穿刺纵隔淋巴结。对于淋巴结抽吸，22 G 和 25 G 针头可能最容易使用。可以经胃进入胰体中的肿块。对于非典型病变，用较大的针头获得组织碎片进行组织学检查可能对诊断更有帮助。考虑到所有这些因素，在这种情况下，合理的方式是先使用 22 G 针穿刺淋巴结，然后用 19 G 穿刺胰腺肿块，或者对两处病变均使用 22 G 抽吸针。对于淋巴结和胰腺肿块使用

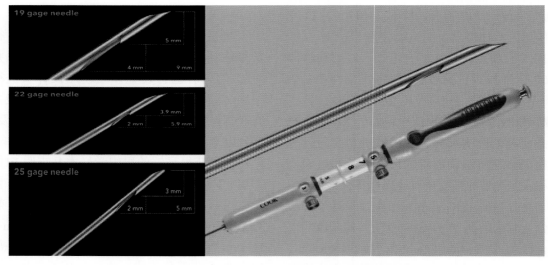

图 23.6　不同尺寸的 Procore EUS 活检针（Cook Medical Inc.）

表23.3　根据病变和患者特征推荐的EUS引导的抽吸或活检针

特点	建议针头
获取	22 G 和 25 G，用于十二指肠入路 19 G 和 22 G，用于经胃和经食管穿刺
部位	22 G 和 25 G，用于胰头、胰颈部和钩突 19 G 和 22 G，用于其他部位
细胞数量和诊断率	22 G 和 25 G，用于胰头和钩突 19 G，用于其他部位（可能获得更多细胞）
病变性质	对于高度怀疑 GIST、淋巴瘤和转移性肿瘤的病变，可使用 Trucut 和核心活检针。替代方案：19 G 抽吸弯曲针
现场细胞病理学	抽吸针、如果没有现场评估，核心针和 19 G 抽吸弯曲针可能更好
辅助研究和组织学样本	核心活检针。替代方案：19 G 抽吸针和 19 G 抽吸弯曲针
污染和出血	更小规格的针头（可能减少污染和出血风险）
成本 - 效益	抽吸针
安全性	没有确切的数据，但 19 G 抽吸针和 Trucut 可能更具创伤性

22 G Procore 针的 EUS-FNB 可能是另一种方案，特别是对于非典型病变且如果不能进行快速现场评估（rapid onsite evaluation，ROSE）时。

EUS 引导下细针抽吸术是如何进行的？

大多数一次性使用的 EUS 引导下细针抽吸术针在设计和操作上非常相似[32]。它们由半刚性保护套内的空心金属针和带有端口的塑料刚性圆柱形手柄组成（图 23.3、23.4、23.6）。从端口开始，针头内有一个坚固的可移动探针，以增强其在穿刺过程中的刚度，并防止针头被肠黏膜堵塞。该端口还用于连接真空注射器。手柄通过鲁尔锁（Luer Lock）连接到 EUS 的附件通道，以在使用过程中稳定系统。手柄上 1 cm 间距的标记可以设置和监控针的深度。从 EUS 尖端开始的最长针长通常为 8 ~ 9 cm。手柄有一个止动装置，可设定最大的针头偏移。这种安全机制有助于将针保持在目标病变的范围内。为了便于多个针通过单个输送导管，已经开发了一种称为 BNX（Beacon 针交换器）的新系统（Beacon Endoscopic，Covidien）（图 23.7）。该系统能够从护套上取下针头，并将不同尺寸的针头穿过同一护套进行多次穿刺。该系统的目的是以低成本和高效率提高 EUS 引导下细针抽吸术的诊断率，但尚未发表有关该系统有效性的临床研究。

在识别出目标病变并且将内镜置于病变的正确平稳位置之后，将针头系统通过 EUS 的工作通道插入，并在非常接近病变的情况下推入到内镜的尖端。为了达到正确的位置，EUS 的换能器应与目标病灶附近的腔壁牢固接触。并且为了顺利地进行细针抽吸术，病变应位于针的潜在方向内，通常是在 EUS 屏幕上的 6 点钟位置。EUS 的缓慢移动以及使用上下旋钮和抬钳器可以帮助获得正确的位置并设定针头的角度。穿刺胰头病变时，拉直 EUS 尖端尤其重要。如果 EUS 倾斜，则可能难以推进针头系统。在这种情况下，内镜医师

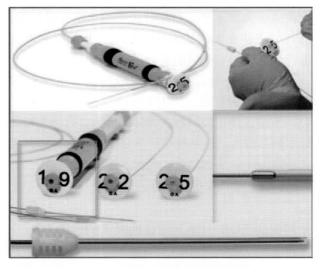

图 23.7　带有多个尺寸的针头和传送装置的 Beacon 针交换细针抽吸术系统（Beacon Endoscopic，Covidien）

不应该用力推动系统，而应将内镜拉回到直线位置，完全插入针头系统，然后将内镜重新定位在目标病灶处。小规格针的使用减少了使针穿过成角度内镜的难度。

将针头系统完全插入通道后，将其牢固地拧到活检通道上，并设置针头限制器，以限制针头可以前进的最大距离。针头内的探针可以防止穿刺肠壁时污染针尖。尽管最近的研究质疑使用探针的好处[33,34]，如果使用了探针，则在将针头推进入目标组织之前将探针稍微抽出，然后再继续进针，以去除堵塞针尖的任何潜在组织。由于胃壁较厚，有时进行经胃穿刺较困难。抽吸胃壁并轻快、有克制地进针可以克服这个问题。

在直接 EUS 引导下，针头总是可以进入目标病灶。为了避免针头偏移，在右手的手掌上，用环指到小指握住手柄，对可动部分由拇指和示指控制。小幅度地调整内镜的抬钳器就可以使针偏转。准确穿刺病变后，可以将探针完全移除或留在针内。如果使用真空注射器，则在穿刺入病变后完全移除探针，并将 10 ml 真空注射器固定在手柄端口上以便持续抽吸。然后，将针头在病变内来回移动 5 ～ 10 次，以便在超声的控制下剪切细胞。如果不使用真空抽吸注射器，则使探针在针头内略微缩回，针头穿过病变部位。在从病变部位撤出针头之前，可以进行几秒钟 5 ～ 10 ml 的抽吸。内镜医师应注意将针头留在病变内，并在从病灶拔出针之前关闭吸引器。操作完成后，将针从内镜上取下，并将抽吸物放在载玻片或容器上。可使用 10 ml 注射器或穿过针头的探针从针尖将抽吸物取下来。在从针头中抽出所有材料后，将其清洗并在无菌盐水或乙醇中通过抽吸和冲洗进行洗涤，然后重新组装，进行下一次操作。

EUS-FNB 的总体体验与 EUS 引导下细针抽吸术相比颇为有限。使用 19 G 针头或核心活检针时，不建议使用吸引器或探针，因为这可能会增加标本的血腥度。应避免将针重复插入同一区域。多次活检可能会增加出血，通常不建议超过 3 次。针头可以在病变内来回移动 2 ～ 3 次。

如何提高 EUS 引导下细针抽吸术的诊断率？

EUS 引导下细针抽吸术操作中的小技巧和细节可以提高诊断率和整个过程的成功率。"扇面"技术指将针头推进到病灶的不同区域，以从肿块的中心和边缘来固定细胞（图 23.8）。最近的一项研究表明，这种细针抽吸技术优于标准方法，因为需要更少的穿刺数来明确诊断，并且存在诊断准确性提高的趋势（96% vs 77%，$P = 0.05$）[35]。

在从靶病变部位撤回针之前进行 5 ～ 10 ml 的抽吸可以增加细胞量。一项前瞻性随机对照试验显示，使用抽吸术对实体肿块进行 EUS 引导下细针抽吸术可以显著提高诊断的灵敏度和阴性预测值，而不会增加出血[36]。然而，另一项研究发现，在淋巴结细针抽吸术中，与不使用抽吸相比，使用抽吸不能提高诊断的准确率并且增加了标本的血腥度[37]。可以建议在不抽吸的情况下进行实体病变的 EUS 引导下细针抽吸术。但如果细胞量不足，则进行进一步的抽吸。欧洲胃肠内镜学会（ESGE）技术指南建议对实体肿块或囊性病变使用 EUS 引导下细针抽吸术抽吸，而不要对淋巴结使用抽吸[38]。

尚不明确获得细胞学上足够样本的穿针次数。ROSE 可以减少穿针次数[39]。如果没有现场细胞病理学检查，通常建议对肿块进行 4 ～ 6 次穿刺，对淋巴结进行 3 ～ 4 次穿刺，对上皮下病变进行 5 次穿刺，对肝病变进行 2 ～ 3 次穿刺，以提高诊断率[37,40]。每次将针穿刺到病变的不同部位可以提高样本的质量。反复通过同一管道进针可能导致样本质量下降并增加了血腥度。此外，对于大范围的病变，穿刺其周边部位也可能提高诊断率，因为这些病变的中央区域通常是坏死组织。

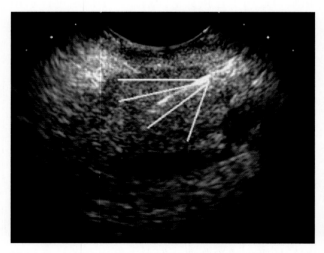

图 23.8　对胰腺肿块行细针穿刺抽吸和"扇面"技术的示意图

如果不能吸出足够的样本或细胞学结果不明确怎么办？

当面临无法诊断或不确定的细胞学时，应再对患者进行重新仔细的评估。如果临床和（或）影像学检查高度怀疑肿瘤时，下一步可能需要进行手术。

如果细胞学诊断对治疗方式的选择至关重要，可以对患者重复进行 EUS 引导下细针抽吸术。在不同的研究中，对疑似胰腺癌的重复 EUS 引导下细针抽吸术的诊断率为 27%～82%[41-43]。各医疗中心的重复细针抽吸术率从 5% 到 10% 不等[41-43]。

提高细针抽吸术诊断率的重要因素之一是细胞学材料的 ROSE。几乎所有已发表的研究都证明了 EUS 引导下细针抽吸术期间现场细胞病理学检查的优势[44]。对 EUS 引导下细针抽吸术使用 ROSE 可减少重复操作数量[41]。ROSE 将 EUS 引导下细针抽吸术的诊断率提高了 10%～15%，灵敏度达到了 92%，特异度达到了 100%[45]。然而，尽管数据支持 ROSE，但由于学术和专业中心以外的可用性受限以及报销率低，因此仍不能广泛使用。

使用核心针获得组织学样本可能是另一种方式。足够的组织学样本可以克服有限使用 ROSE 的问题。随着分子靶向治疗和生物疗法在胃肠道肿瘤治疗中的作用越来越重要，核心组织学标本可以促使组织分析和细胞培养技术的发展。如果细针抽吸术失败或者 ROSE 在三四次穿刺后结果仍不明确，则可以在同一 EUS 中进行 EUS-FNB。如果没有 ROSE，使用核心针获取组织学样本可能会提高诊断率。最近的一项多中心前瞻性研究显示，使用 22 G Procore 针的 EUS-FNB 在一次穿针之后就获得了适合 88.5% 的病例组织学评估的样本[46]。没有研究评估在失败的 EUS 引导下细针抽吸术或不确定的 ROSE 结果后再使用 Procore 针的价值。但是，这似乎比重复进行 EUS 引导下细针抽吸术更有效。我们建议根据病变部位、ROSE 可用性和对核心组织的需求选择针的类型和大小（图 23.9）。

病例后续

使用 22 G 抽吸针对纵隔淋巴结进行了 2 次穿针（图 23.10）。ROSE 可用，涂片检查出恶性细胞。淋巴结被诊断为转移性大细胞癌。然后，用 22 G 抽吸针靶向穿刺胰腺肿块。2 次穿针后，ROSE 显示出与高级别腺癌一致的恶性细胞。随后的细胞学诊断证实了 ROSE 结果。该患者被诊断为晚期胰腺癌，并转诊至肿瘤科进行化疗。

用 EUS 引导下细针抽吸术治疗囊性病变

胰腺囊性病变的人口统计学、形态学和组织

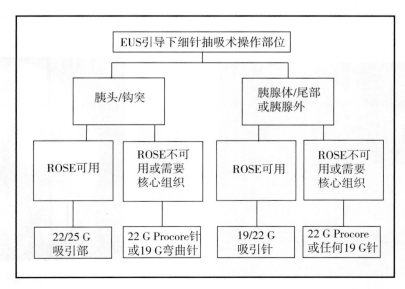

图 23.9　根据病变部位、ROSE 可用性和对核心组织的需要选择针头类型和尺寸的步骤

学特征变化多样。对这些病变的准确诊断和鉴别是非常重要的，因为某些胰腺囊肿为恶性或有恶变的倾向。临床上，必须区分出黏液性囊肿［导管内乳头状黏液性肿瘤（IPMN）和黏液性囊性肿瘤（MCN）］和非黏液性囊肿（假性囊肿和浆液性囊腺瘤）。仅凭横断面成像检查和 EUS 通常不足以准确区分良性或恶性以及黏液性或非黏液性囊肿。EUS 引导下细针抽吸术是目前鉴别诊断和临床治疗中最有用的方法[47-49]。

与实体病变相比，胰腺囊性病变的 EUS 引导下细针抽吸术需要额外的护理。与实体肿块相比，对囊性病变进行 EUS 引导下细针抽吸术后包括感染、出血和胰腺炎等在内的并发症的报道更多[38,50,51]。对于接受胰腺囊肿细针抽吸术的患者，通常推荐预防性使用抗生素。对所有囊肿内容物进行抽吸可以使感染风险最小化并使诊断率最大化。应使针尖保持在囊肿腔内，因为在囊肿完全排空期间对囊壁的磨损可能导致出血。对于多房囊肿，应靶向穿刺最大和最容易穿刺的囊肿。若存在与囊肿相关的实体成分，则应高度怀疑恶性肿瘤，并对此靶向进行细针抽吸术。由于黏液的高黏度，22 G 或 19 G 抽吸针更适合于囊肿抽吸，然而，25 G 针也可用于小的（< 2 cm）非黏液囊肿或十二指肠入路。19 G 针头可以更有效地抽吸黏性液体，并可以使用新型仪器，如细胞刷和共聚焦探针。新的 19 G Flex 针直径更大，同时可以提供更灵活的装置来进入胰头部病变。

偶尔，碎片或血凝块可能阻塞针尖并干扰囊肿抽吸。在细针抽吸术期间应避开凝块黏蛋白

小球和隔膜。通过使探针穿过针头用来从针尖和（或）通道中移除黏附物或阻塞物。

在 EUS 引导下细针抽吸术后，常规评估囊液的外观、淀粉酶水平、CEA 和细胞学检查。基因突变（*KRAS* 和 *GNAS*）可能有助于特定病例的诊断[52]。最近，共聚焦激光内镜微型探头（confocal laser endomicroscopy miniprobe，nCLE）已被开发用于在 EUS 引导下细针抽吸术期间直接观察囊壁和上皮（图 23.11）。胰腺囊性病变的初步研究显示囊壁成像可用于区分黏液性和非黏液性囊肿[53]。一项初步研究报告了 nCLE 诊断黏液性胰腺囊肿具有 100% 的特异度，其胰腺炎的发生率为 3%[54]。需要进一步研究，以确定 nCLE 对诊断囊性胰腺病变的作用。

EUS 引导下细针抽吸术的并发症是什么？如何避免？

EUS 引导下细针抽吸术通常是一种安全的手术，并发症的发生率低，最常见的并发症是感染、出血和急性胰腺炎。并发症的发生频率和严重程度根据病变类型和内镜检查者的经验而有所不同。大多数研究报告其相关并发症的发生率为 0.5% ~ 3.5%。对来自 51 篇文献的 10 941 名患者进行的系统评价报告显示，EUS 引导下细针抽吸术的总发病率约为 1%[50]。归因于 EUS 引导下细针抽吸术的死亡率为 0.02%。与回顾性研究相比，前瞻性研究的发病率更高（胰腺肿块为 2.44% vs 0.35%，胰腺囊肿为 5.07% vs 2.33%）。因此，在回顾性研究中可

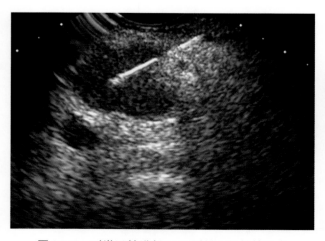

图 23.10　对淋巴结进行 EUS 引导下细针抽吸术

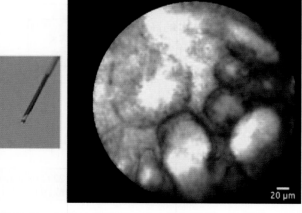

图 23.11　左侧是共聚焦激光内镜显微镜，右侧是 IPMN 患者的乳头状结构

能低估了并发症发生率。

并发症最重要的危险因素包括 EUS 检查者缺乏经验以及囊性病变的细针抽吸术 [38,50,51]。囊肿更容易发生感染和出血。通常使用氟喹诺酮抗生素进行预防，在对任何囊性病变抽吸之前和之后常规给药 3 ~ 5 天 [38]。在使用抗生素预防的大型前瞻性系列研究中，已报道 0 ~ 1.4% 的感染性并发症发生率 [17,15]。多次进入囊肿可能会增加感染风险。因此，囊肿抽吸的目标是完全排空囊肿内容物，以最大限度地降低感染风险，并最大限度地提高诊断率。禁止对单纯纵隔囊肿进行抽吸，仅在囊肿表现不典型或较复杂而难以排除恶性病变时才允许抽吸。没有明确的证据表明实体病变的 EUS 引导下细针抽吸术可能导致菌血症和感染性并发症。

一项纳入了 327 个实体胰腺病变操作的单中心研究报道，术后不良事件的发生率为 3.4% [56]。多变量分析显示，直径小于 2 cm 的胰腺病变和神经内分泌肿瘤的并发症发生率更高。这些结果尚未得到其他研究证实。

在不同的研究中，EUS 引导下细针抽吸术术后急性胰腺炎的发生率为 0.26% ~ 2% [17,15,58]。没有发现 EUS 细针抽吸术术后胰腺炎的重要危险因素。在一项研究中，近期有胰腺炎的病史似乎是一个潜在的危险因素 [58]。如果没有明确的迹象可能会改变临床处理方案，对于近期发生过胰腺炎的患者，最好不进行 EUS 引导下细针抽吸术。

对实体病变进行 EUS 引导下细针抽吸术后可能发生没有临床表现的自限性轻微出血，但临床上显著的腔外出血非常罕见 [59,60]。囊性病变的细针抽吸术出血发生率更高并可能造成严重后果。在一项前瞻性研究中，出血的发生率为 6% [61]。针刺后囊肿内逐渐扩大的高回声区域是出血的表现。在这种情况下，应该停止操作，并建议短期使用抗生素。EUS 引导下细针抽吸术不应在患有不可纠正的凝血性疾病或使用抗血小板药物的患者中进行 [62]。

在病例报告中，EUS 引导下细针抽吸术报告的并发症较少，大多数与细针抽吸术没有直接关系。在少数病例中报道了 EUS 引导下细针抽吸术后的肿瘤细胞接种转移。实际的风险是未知的，但与经皮 CT 或超声引导的细针抽吸术相比，其风险要低得多 [63]。

关键点

- 如果结果会影响患者的治疗方式，则应进行 EUS 引导下细针抽吸术。
- 内镜超声的经验、足够设备的可用性、内镜检查人员的专业知识、有效的镇静和细胞学检查的质量是成功的关键因素。
- 决定针的型号和大小时应考虑病变的位置、进入途径、病变的性质、组织学样本的需要以及快速现场评估（ROSE）的可用性。
- 通过 Procore 活检针可以获得组织学样本，可能会减少诊断所需要的进针次数。这在 ROSE 不可用的情况下可能是更好的方法。
- 使用探针似乎不会影响诊断率。抽吸可能有助于增加细胞量。"扇面"技术可能会提高诊断的准确性。
- 囊性病变的 EUS 引导下细针抽吸术并发症发生率可能更高。因此，与实体病变相比，其需要额外的护理。

参考文献见本书数字资源。

第二十四章　EUS 的基本细胞病理学概念

Akeesha A. Shah　Susanne K. Jeffus　Edward B. Stelow 著

快速现场评估

需要细胞病理学家或细胞学技师参加内镜超声（EUS）引导下细针抽吸术（FNA），以便立即评估和反馈在手术过程中获得的细胞材料。然而，在一些机构中，物理距离可能会妨碍病理学家的出勤，因此在这种情况下，远程病理学可能是一种非常好的替代方式。据报道 EUS 引导下细针抽吸在大多数部位的灵敏度和特异度分别为 80% ～ 90% 和 85% ～ 100%，并且快速现场评估（ROSE）已经被证明可以提高 EUS 引导下细针抽吸术的灵敏度和准确性[1-4]。它使诊断率最大化，减少细针抽吸术的进针次数，可对所获得的材料进行适当的分类，并减少整体操作的重复率，从而使医疗支出最小化。

成功的快速现场评估需要什么？最重要的是，它需要内镜医师和病理学家的时间。有望改善患者预后的快速现场评估可能会延迟内镜手术的周转时间。应该向病理学家提供计划时间表，以保证其在操作期间在场。固定装置包括玻璃载玻片、染色剂和显微镜应位于内镜套件内或附近。或者，病理检查可能需要配备带有必要设备的移动推车（图 24.1）。

至少，内镜医师可以期望细胞病理学家或细胞学技术人员提供对样本充分性的评估，即确定是否已抽吸了足够的细胞材料来帮助诊断。病理学家通常能够准确地提出初步判断。值得注意的是，初步判断有时可能与最终诊断并不相同，因此，尽可能地根据最终报告确定临床决策和治疗方案。这一点至关重要。在 EUS 引导下细针抽吸期间，内镜医师和病理学家之间的沟通至关重要。靶病变的临床及影像学资料提供了宝贵的信息，应将

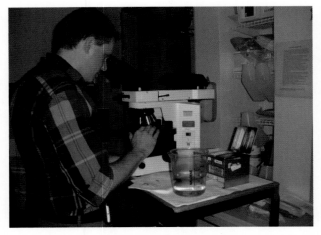

图 24.1　细针抽吸术移动推车配备双头显微镜和 Diff-Quik 设置，可对载玻片进行染色以进行现场评估

这些信息告知病理学家，尤其是在初步评估时。

细胞材料的制备和分类

细胞材料的制备和分类是诊断性 EUS 引导下细针抽吸操作的关键要素。现简要概述最常使用的各种技术。

在我们的机构中，一旦病变被吸出，便将细针抽吸针头交给细胞病理学家或细胞学技师，并使用探针将材料挤出到适当标记的单个载玻片上（图 24.2a、b）。将注射器连接到细针抽吸针可以进一步帮助排出残留的细胞材料。根据所得样本的细胞构成，可以制备直接涂片。直接涂片的制备在某种程度上是一门艺术，并且需要经验来识别应该在载玻片上放置多少材料以及制作均匀分布的涂片所需的压力。在我们的实践中，我们使用两个平行放置的玻璃载玻片，具有足够的接触压力，以均匀地使材料分布（图 24.2c）。快速滑

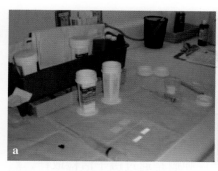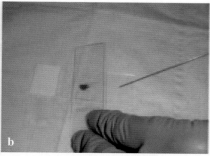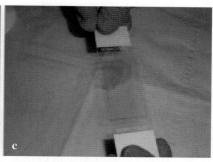

图 24.2　细针抽吸术期间的滑片准备。**a.** 细针抽吸术期间的典型设置。在我们的机构中，细胞学技术人员携带一个容器，其中包含制作涂片所需的所有材料，包括载玻片、乙醇固定剂以及用于辅助研究的介质如 RPMI 培养基；**b.** 将针放在载玻片上，并使用第二张载玻片捕获任何溅泼材料的喷雾。然后将材料挤出到载玻片上；**c.** 将两张载玻片彼此平行放置，并使用足够的接触压力将材料均匀地分散在两张载玻片之间。然后沿相反的方向拉动载玻片，以产生两张载玻片。将一张载玻片空气干燥（用于现场评估），而将另一张载玻片放入乙醇固定剂中（用于后续处理）

动，在相反的方向上拉动载玻片，即产生两个载玻片；一个用于风干（用于现场快速 Ro-manowsky 染色），而将另一个立即置于乙醇固定剂中（用于后来通过 Papanicolaou 方法进行实验室染色）。或者，可将上方的载玻片快速地向上拉动，以便与下方的载玻片分开。在任一种技术中，如果正确地进行，则得到的两个载玻片是彼此的镜像，并且在评估所获得的病变材料时应该为两个互补的染色提供相同的细胞材料。

如前所述，然后使用 Romanowsky 技术将风干的载玻片染色。许多人使用 Diff-Quik。它是一种商业化制备的 Romanowsky 染色剂。这种特殊的染色方法仅由三种溶液组成，可在现场快速染色，并能很好地突出细胞质细节。然而，这种染色不易评估详细的细胞核形态。相比之下，Papanicolaou 染色（巴氏染色）的优势在于其对细胞核细节的展示。这种染色更耗时，并且是在实验室中用乙醇固定的载玻片进行检测。虽然某些病理学家倾向于喜欢某种染色，但这两种染色是互补的。

在风干载玻片的快速 Diff-Quik 染色后，病理学家在显微镜下检查载玻片。此时的主要目标是确保获得足够的材料。并且，如有必要，对用于辅助研究的材料进行分类，如流式细胞学或微生物学检查。采集用于辅助检查的样本可能需要细针抽吸术多次进针。值得注意的是，罗斯威尔公园纪念研究所（Roswell Park Memorial Institutu，RPMI）培养基是一种不含福尔马林的细胞防腐剂，是流式细胞学和细胞遗传学检查的首选培养基，特别是在高度怀疑血液淋巴组织恶性肿瘤时。

通常，大量细胞物质和血液被排出到载玻片上。立即准备直接涂片将使涂片较厚，这极大地妨碍了初步显微镜检查，甚至可能导致错误判读。因此，在这种情况下，使用"挑选和涂片"技术，将一部分细胞材料分离并转移到另外的载玻片上以产生直接涂片[5]。使剩余的材料凝结，从而形成凝块或假组织活检，可以很容易地用小针尖或另一个载玻片的末端将其拾取，随后直接转移到福尔马林中，用作细胞块，以备后续使用。

或者，可以将针冲洗或通过额外的细针穿刺直接排出到福尔马林或其他介质（如 RPMI 或 CytoLyt）中以产生细胞块。有许多细胞块制备技术，并且通常涉及将细胞材料与胶凝剂混合，以形成可以像外科常规活检标本一样进行处理的模具。细胞块具有为随后的免疫组织化学检查提供材料的优点，这可能是对病变进行最佳分类所必需的。

在现实中，病理学家可能更喜欢使用薄层细胞学技术，如 ThinPrep。该技术不可进行快速现场判读，但会产生浓缩制剂，从而减少了要检查的载玻片的数量[6]。许多病理学家在 EUS 引导下细针抽吸术的背景下保留了该技术用于囊液判读。

病理学术语

病理学报告旨在以简明直接的方式陈述诊断。例如，在"恶性肿瘤阳性"类别中，病理学家将尝试呈现最具体的亚分类（如"腺癌"）。然而，有时病理学家可能会采用诸如"非典型"和"可疑"之类的术语。不幸的是，这些术语所传达的含义受到观察者之间可变性的影响。在我们的实践中，当样本在数量上不足以进行特定诊断时，使用术语"可疑"。例如，抽吸物可以仅由一组或两组具有恶性特征的细胞组成。"非典型"表明细胞学特征偏离正常，但没有足够的特征来进行特异性诊断。因此，"非典型"可以指在非肿瘤或肿瘤病变中看到的细胞变化。通常，这些不确定的诊断都附有解释性说明。这些评论传达了关于病理学家整体解释的基本信息，应该全文阅读。当临床医生需要结合病理结果时，应该认真对待病理学报告。

EUS 引导下细针抽吸中正常结构的细胞学特征

当 EUS 引导下细针抽吸穿过消化道管腔时，在抽吸涂层中经常会看到混杂（正常）的结构，如食管、十二指肠和胃上皮（图 24.3）。因此，应将抽吸的方法（如经胃或十二指肠入路）传达给病理学家。

常见实体样本的细胞病理学特征

本节将为内镜医师简要地介绍 EUS 引导下细

针抽吸最常见的病理实体样本。罕见的非肿瘤和肿瘤病变的详细描述以及辅助研究的扩展超出了本章的范围。

消化道管腔

消化道管腔的绝大多数癌症是上皮来源的。对大多数这些上皮肿瘤是通过镊子活检取样。然而，一些肿瘤可能主要存在于黏膜下方，因此，EUS 引导下细针抽吸术可以更好地取样。

上皮恶性肿瘤

腺癌是腺体形成的恶性肿瘤，并且在远端食管、胃、小肠和大肠肿瘤中占大部分。尽管存在一些位置特异性细胞学特征，但一般来说，这些肿瘤看起来非常相似。在转移性腺癌中，免疫组织化学可能有助于原发病变的定位[7]。结直肠腺癌通常表达 CK20，并且缺乏 CK7 的表达[15]。食管癌、胃癌和小肠腺癌常表达 CK20 和 CK7[8]。CDX2 是一种参与肠道分化的基因，在绝大多数消化道管腔腺癌和一部分胰胆管腺癌中表达[9]。

在细胞学上，腺癌的特征是黏附细胞的聚集与覆盖。肿瘤细胞表现为高核质比，核增生且不规则，染色质结构粗糙，核仁明显（图 24.4）。这些细胞核的特征虽然在病因学上是非特异性的，

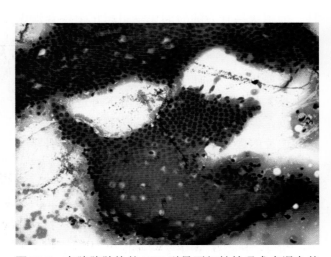

图 24.3　在胰腺肿块的 EUS 引导下细针抽吸术中混杂的十二指肠上皮。十二指肠上皮可呈大片状，含有小而圆的核。遍布整个片材的浅染色细胞代表杯状细胞。这有助于识别出这种上皮为十二指肠来源（巴氏染色，10×）

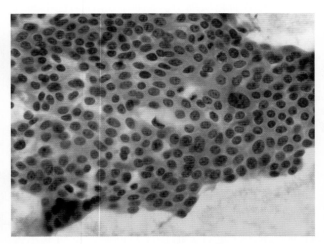

图 24.4　胰腺癌。通过该图像可以理解恶性肿瘤的一般特征。可见细胞大小不一、核过度增生以及偶发的核膜不规则性变异。许多细胞有明显的核仁。一些肿瘤细胞也表现出核重叠和极性缺失，从而形成"醉酒蜂窝"外观（巴氏染色，20×）

但提示是恶性的。当存在腺体分化的证据时，如细胞质空泡化、管腔形成或有黏蛋白，则对于腺癌的诊断非常有帮助。值得注意的是，结直肠癌倾向于存在特征性的高柱状细胞并且具备"脏的"坏死背景（图 24.5）。这些细胞学特征可能有助于确定未知原发病灶的恶性肿瘤。

鳞状细胞癌往往出现在鳞状上皮分布的区域（食管和肛门），但也可能发生在消化道管腔的任何地方。吸出物表现为具有多边形和致密细胞质的黏附细胞平面（图 24.6）。细胞核的特征与腺癌的相似。角化是鳞状细胞癌的主要特征，其在巴氏染色中呈橙色（图 24.6）。免疫组织化学（p63、

p40、细胞角蛋白 5/6）可用于证实肿瘤具有鳞状分化，但是它没有提供有关原发病灶的信息[10]。

包括类癌在内的神经内分泌癌可发生在消化道管腔内的任何部位[11,12]。吸出物通常呈蜂窝状，由松散黏附的单态细胞群组成[13]。细胞核呈圆形至椭圆形，呈偏心性，表现出规则的核轮廓和精细点状的"椒盐"染色质（最常见于巴氏染色的载玻片上）。由于神经内分泌肿瘤的细胞学特征可能与其他实体瘤重叠，因此可能需要免疫组织化学来确认。神经内分泌癌表达细胞角蛋白以及特异性神经内分泌抗原，如突触素和嗜铬粒蛋白[11,12]。

间质肿瘤

大多数胃肠间质肿瘤是上皮下肿瘤，并且可通过 EUS 引导下细针抽吸术进行最佳取样。在胃肠道可能存在许多间质肿瘤。位置是关键，因为平滑肌瘤最常见于食管，而胃肠道间质瘤（gastrointestinal stromal tumor，GIST）在胃和小肠中更常见[14,15]。大多数情况下都保留了"梭形细胞肿瘤"的初步判读。采用额外的细胞块制备材料至关重要，因为免疫组织化学对于更明确的诊断是必需的。在本节中，我们将讨论消化道最常见的间质肿瘤，即胃肠道间质瘤。

胃肠道间质瘤的抽吸物通常表现为梭形肿瘤细胞的细胞碎片（图 24.7）[15,16]。一些病例可能以圆形至卵圆形肿瘤细胞为特征。它们被称为上皮样胃肠道间质瘤。有时会看到核周空泡。肿瘤细胞核通常具有脆弱的染色质和不明显的核仁。在快速 Romanowsky 染色上，细胞质可能会出现变色。坏死和有丝分裂不常见，表明其更具有侵袭性。

胃肠道间质瘤通常对酪氨酸激酶抑制剂如伊马替尼和舒尼替尼的治疗有反应[15]。有时在治疗之前进行分子检测，并且应该获得足够的材料来形成细胞块。此外，免疫组织化学是确认和区分胃肠道间质瘤与其他梭形细胞病变必不可少的检查。大多数胃肠道间质瘤通过免疫组织化学证实 CD117、DOG1 和 CD34 的表达[14,15]。事实上，平滑肌瘤和神经鞘瘤的吸出物在外观上看起来几乎与胃肠道间质瘤相同。我们总是进行一小组免疫组织化学检查（CD117、CD34、SMA、S100）来区分这些肿瘤[14-16]。

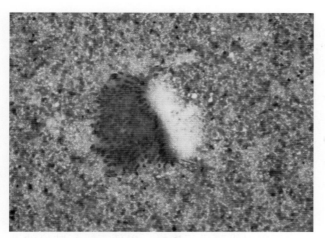

图 24.5　结肠腺癌。吸出物中含有高大的柱状深染细胞。细胞核通常位于基底，从而呈现"栅栏"状外观。注意背景中广泛的、脏的、无定形的碎片（Diff-Quik，10×）

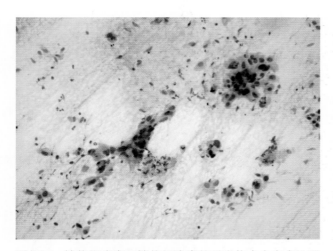

图 24.6　鳞状细胞癌。鳞状细胞癌的吸出物中含有多边形细胞薄片。核多态性也显示在该图中。一个标志性的发现是单细胞成分具有很突出的致密橙色细胞质（巴氏染色，10×）

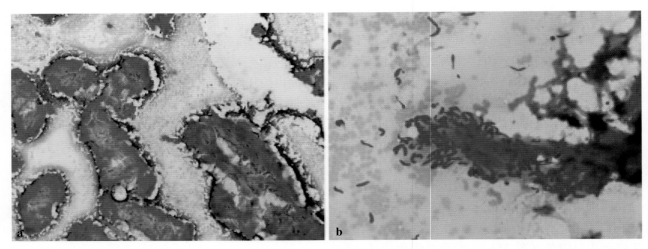

图 24.7　胃肠道间质瘤。**a**. 可以在低倍镜（Diff-Quik，2×）下观察肿瘤细胞的大片细胞片。**b**. 在高倍镜下，肿瘤由梭形细胞组成（细胞分界模糊，Diff-Quik 染色，20×）

肺和纵隔

　　EUS 引导下细针抽吸术可用于对肺、纵隔甚至胸膜进行取样。上皮恶性肿瘤是肺部最常见的病变。原发性恶性肺上皮肿瘤的一般类别包括腺癌、鳞状细胞癌、大细胞未分化癌和具有神经内分泌分化的肿瘤（典型和非典型类癌、小细胞癌和大细胞神经内分泌癌）。肺腺癌和鳞状细胞癌的细胞学特征与其他解剖部位相应的肿瘤没有显著差异。然而，肺腺癌可以表现为分化非常好，异型性非常少，从而在诊断上可能非常困难。鉴别分化良好的腺癌和反应性支气管上皮细胞一个有用的特征是前者缺乏纤毛，而后者存在核内假包涵体[17]。在初步评估时，可以使用术语"非小细胞癌"。该术语包括除了小细胞癌和其他低分化神经内分泌癌以外的上皮恶性肿瘤。由于目前可提供靶向分子疗法，因此非常鼓励进行更具体的最终诊断。随着基于分子的靶向治疗的出现，肿瘤学家经常要求检测 *EGFR*、*KRAS* 和 *ALK* 突变，并且应该获得足够的细胞块材料来进行这些检测。

　　在低分化恶性肿瘤中，免疫组织化学可能有助于确认肿瘤的上皮分化并进一步确定特定的上皮亚型。例如，TTF-1 和 Napsin 是原发性肺腺癌的标志物[18,19]。这些标志物通常在鳞状细胞癌中呈阴性，尽管在小细胞癌中可见 TTF-1 表达[20]。识别小细胞癌较为重要。因为与非小细胞癌相比，小细胞癌的治疗方式有所不同。小细胞癌的肿瘤细胞大约是标准淋巴细胞的 3 倍，并且具有细小

的染色质和不明显的核仁（图 24.8）[21,22]。核成型、凋亡小体、频繁的有丝分裂和挤压伪影都是典型的细胞学特征（图 24.8）[21,22]。与其他肺上皮肿瘤不同，小细胞癌表现出针对细胞角蛋白抗体的点状免疫组织化学染色模式[22]。这些肿瘤也表达 CD56、突触素和嗜铬粒蛋白，不表达 p63[22,23]。p63 是大多数鳞状细胞癌表达的标志物，可有助于将基底样鳞状细胞癌与其他高级别上皮恶性肿瘤（如小细胞癌）区分开[23]。

　　可以对纵隔进行取样，以便于进行肺癌的淋巴结分期，或者研究病因不明的淋巴结肿大。对纵隔中的原发性肿瘤和其他病变也可以进行抽吸检查。病理学家必须了解患者的病史、纵隔中的

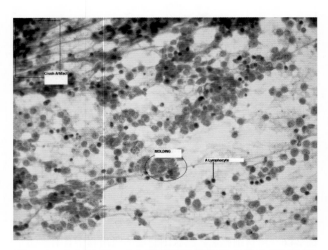

图 24.8　小细胞癌。小细胞癌的肿瘤细胞比静息淋巴细胞大 2～3 倍。肿瘤细胞的细胞质很少，核仁不明显。挤压伪像和核成型是小细胞癌的特征（巴氏染色，20×）

位置（前部、中部或后部）以及病变的影像学特征。这非常重要，因为鉴别诊断取决于这些资料。

淋巴结

EUS 引导下细针抽吸术可用于评估病因不明的淋巴结肿大以及对上皮恶性肿瘤进行分期。EUS 引导下细针抽吸术可以获取的常见淋巴结包括食管旁、纵隔、胃周、胰周、腹膜后和周围淋巴结。淋巴结肿大的鉴别诊断较多。然而，常见的病因包括转移、淋巴瘤、感染或非肿瘤性疾病（如结节病）。淋巴结的现场评估对于将获得的材料进行适当分类非常有帮助。

关于转移性肿瘤，细胞形态学在大多数情况下与原发性肿瘤相同或相似。然而，有时转移性肿瘤细胞数量很少，并且与背景淋巴结淋巴细胞混杂，这使得难以鉴定罕见的肿瘤细胞。偶尔可能需要免疫组织化学来进一步确定原发部位，并且需要细胞块。在腺癌治疗后，通常只剩下黏稠的黏液池并混有炎症细胞。在这种治疗后的环境中，黏蛋白代表先前的疾病，并不参与组成残留的肿瘤。

EUS 引导下细针抽吸术可用于诊断淋巴组织增生性疾病。大多数淋巴瘤吸出物的特征是单调松散的细胞群。这些细胞体积较大，具有非常高的核质比（即细胞质非常少）（图 24.9）。淋巴瘤的细胞学表现是异质的，超出了本章的范围。然而，对"淋巴瘤"或"可疑淋巴瘤"甚至"有利于反应性淋巴结病的多态性淋巴结"的初步判读

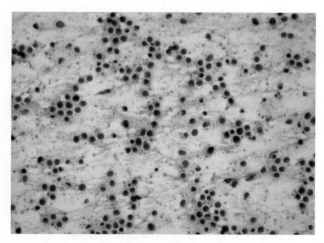

图 24.9　弥漫性大 B 细胞淋巴瘤。肿瘤细胞是分散的，相对单一，细胞质非常少（巴氏染色，10×）

通常需要另外一个重要步骤：流式细胞学的分类。流式细胞学有助于鉴别 B 细胞克隆性，但对于检测 T 细胞淋巴瘤的作用较小。虽然流式细胞术的细胞形态学可以提供诊断，但有时进行分类需要额外的检测。其他辅助研究如细胞遗传学、荧光原位杂交和分子检测可能有助于诊断。通常需要多次单独的细针抽吸，才能获得用于这些辅助研究的足够样本，并且通常需要大量的病变样本来获得细胞块。最近的一项研究表明，可以从 EUS 引导下细针抽吸术中回收足够的物质来进行免疫组织化学检查[24]。在 88.8% 的病例中诊断出了特异性淋巴瘤（152 例中有 135 例）。本研究获得了足够的流式细胞学和细胞遗传学标本[24]。根据我们的经验，EUS 引导下细针抽吸术对一些淋巴组织增生性疾病（如 T 细胞淋巴瘤和霍奇金淋巴瘤）的诊断可能较困难，有时需要重复操作才能获得诊断材料。

对于感染性病因（例如，对"急性炎症""肉芽肿性炎症"或"反应性淋巴结肿大"的初步判读），应将获得的某些材料或额外的穿刺物进行培养。可能的真菌或分枝杆菌感染的线索包括肉芽肿性炎症和坏死性碎片。还可以制备未染色的直接涂片载玻片或足够的细胞块样本用于特殊组织化学研究，如用于鉴定真菌生物的银染色以及用于鉴定分枝杆菌的 FITE/AFB 染色。一般而言，微生物学检查和组织化学染色都应作为鉴定感染性病因的双重方法进行检查。

结节病是排除性诊断，需要结合临床。因此，细胞学只能提示诊断。结节病的典型细胞学发现是非坏死性、肉芽肿性炎症。肉芽肿紧密聚集并含有上皮样巨噬细胞，因此具有明显的外观。不存在坏死。此外，真菌成分和分枝杆菌的培养物和组织化学染色均为阴性。

胰腺

对于胰腺病变的抽吸可根据诊断步骤来进行（图 24.10）。鉴别诊断取决于病变主要是实性还是囊性。细胞病理学家的第一步始终是确定是否已获得足够的病变材料。其次，病理学家必须确定组织是否代表肿瘤或非肿瘤性疾病。最后的初始步骤是确保获得足够的材料以进行特定诊断。关于胰腺肿瘤，最常见的是胰腺腺癌。诊断通常比

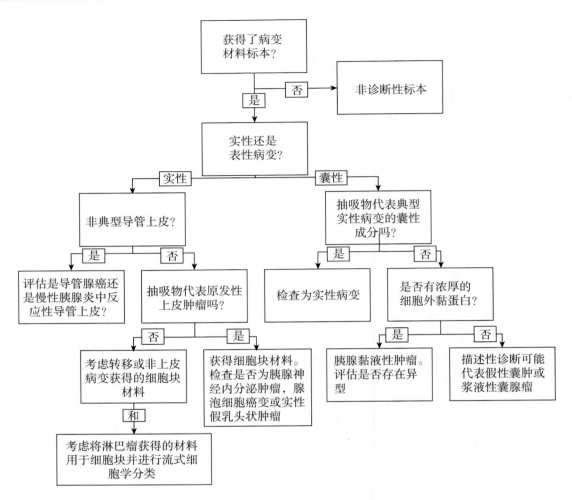

图 24.10 胰腺肿块细胞病理学分类的方法

较简单，不需要免疫组化染色[25]。然而，其他病变，如胰腺神经内分泌肿瘤、腺泡细胞癌和实体假乳头状肿瘤在细胞学上看起来非常相似，并且通常需要进行免疫组织化学染色以鉴别[26]。对于后三者，需谨慎地得出"根据细胞块和免疫组织化判读结果为上皮样肿瘤"这种初步判读。以下是关于更常见的原发性胰腺肿瘤的简短讨论。然而，与其他部位一样，胰腺可能与转移和淋巴组织增生性疾病有关。

实性病变

胰管腺癌

细胞核大小的变异性（无核细胞增多症）是区分胰管腺癌与良性导管或反应性上皮细胞的关键细胞学特征之一（图 24.4）。胰管腺癌细胞通常较大，细胞核增大，核膜不规则，颗粒状染色质和核仁明显（图 24.4）。细胞的结构或排列也可以是有用的特征，尤其是在分化良好的肿瘤中。正常导管上皮显示有序的"蜂窝"排列。然而，导管腺癌细胞通常是重叠的，并存在极性缺失，从而产生所谓的醉酒蜂窝状外观（图 24.4）。背景中的单个非典型细胞也很有帮助。通常在背景中可观察到坏死、黏液和炎性碎片。

胰腺炎——与胰管腺癌表现相似

慢性胰腺炎的临床表现和放射学表现与导管腺癌相似[27]。这两个过程并存并不罕见。慢性胰腺炎的吸出物由具有一定程度纤维化的胰腺组织碎片组成（图 24.11）。当存在慢性胰腺炎时，腺泡通过纤维化基质和混合的炎性浸润以及背景中的钙化碎片和泡沫状组织细胞被分隔开。导管上皮可能表现出反应性变化，如细胞轻微变大，核

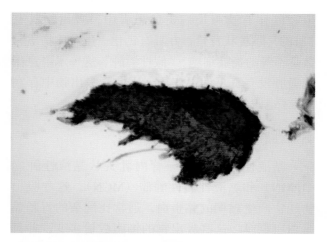

图 24.11　慢性胰腺炎。慢性胰腺炎抽吸物中常见的由梭形细胞组成的基质片段（巴氏染色，10×）

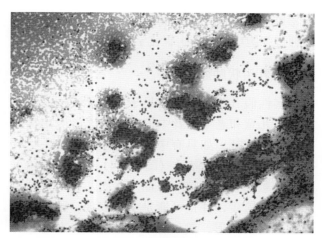

图 24.12　腺泡细胞癌。这种腺泡细胞癌的吸出物表现出片状、单细胞和小腺泡结构（Diff-Quik，4×）。肿瘤细胞以及结构模式可能看起来与胰腺神经内分泌肿瘤非常相似。通常需要免疫组织化学来区分这些肿瘤

仁更明显。通常保留蜂窝状结构，但可以看到一些核重叠。然而，异核细胞增多通常很少见。区分分化良好的导管腺癌和反应性导管上皮细胞可能具有极大的挑战性，并且可能需要多次进针穿刺才能获得支持某种诊断的证据。此外，由于巴氏染色有助于评估肿瘤形成的核特征，因此，在快速现场评估中可能无法明确诊断。

细针抽吸术通常不会对急性胰腺炎进行采样。然而，急性胰腺炎的细胞学检查表现包括细胞变性、急性炎症和颗粒状碎片[1]。可能出现脂肪坏死和泡沫细胞（充满脂质的组织细胞）。导管上皮可表现为明显的非典型的与导管腺癌相似的表现。因此，在急性胰腺炎的情况下，病理学家在做出肿瘤的诊断时应十分谨慎。

自身免疫性胰腺炎可表现为肿块形成或胆管狭窄[28]。有时吸出物会表现出淋巴细胞和浆细胞的细胞基质片段[28]。组织学常见的静脉炎在细胞学样本中不可见[28]。自身免疫性胰腺炎可能难以诊断，需要进行细胞学检查，并需要结合临床。评估足够的细胞块材料中 IgG4 阳性浆细胞的存在有助于诊断 1 型自身免疫性胰腺炎（IgG4 相关疾病）。患者的血清 IgG4 水平可能升高，但高达 30% 的患者血清 IgG4 为正常水平[29]。

腺泡细胞癌

腺泡细胞癌是一种相对不常见的恶性肿瘤[30]。与在正常胰腺抽吸物中看到的黏液腺葡萄状簇相反，腺泡细胞癌的肿瘤细胞往往成片，单细胞和偶发的腺泡结构的黏性较小（图 24.12）[30]。吸出物通常由细胞组成[30]。肿瘤核增大，核仁明显，细胞含有适量的颗粒状细胞质，非典型和多形性的程度并不像导管腺癌那样明显。应谨慎处理稀疏的细胞样本，以避免将正常的腺泡实质误诊为腺泡细胞癌。

胰腺神经内分泌肿瘤

更常见的胰腺神经内分泌肿瘤的吸出物看起来与腺泡细胞癌非常相似。它们也是细胞抽吸物，由松散的簇和单个细胞组成，背景中常见到"裸"核（图 24.13）。肿瘤细胞含有圆形且通常呈偏心性的细胞核和适量的细胞质（可能被空泡化或含有颗粒）。双核是一个共同特征。区分胰腺神经内

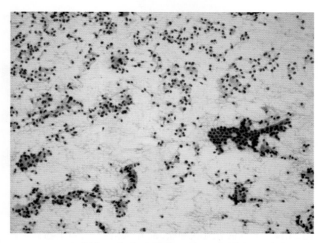

图 24.13　胰腺神经内分泌肿瘤。该吸出物中的肿瘤细胞具有圆形核，且多是偏心的。肿瘤细胞具有适量的细胞质

分泌肿瘤与腺泡细胞癌和实性假乳头状瘤通常需要通过细胞块和免疫组织化学检查[26,30]。

实性假乳头状肿瘤

实性假乳头状肿瘤常见于中青年女性，而在男性、儿童和老年患者中很少报道[31]。吸出物显示出某些特征，如具有中央毛细血管的乳头状叶状体和黏液样变质基质（图24.14）[31]。低倍镜下的表现被比作"汉字"布局。然而，也观察到单细胞和疏松簇，并且可能是主要表现。肿瘤细胞呈圆形至椭圆形，偶尔有带沟槽的核。在这些肿瘤的吸出物中存在透明小球和蜡状细胞（具有细胞质尾状延伸的肿瘤细胞）[31]。背景包含颗粒碎片、胆固醇裂隙、异染球状物质和泡沫细胞。β-连环蛋白的核表达非常有助于区分这种肿瘤与胰腺神经内分泌肿瘤和腺泡细胞癌[31,32]。

囊性病变

胰腺中可发生多种肿瘤性和非肿瘤性囊性病变。重要的是要记住，任何实体肿瘤都可能发生囊性变化。这些应该在鉴别诊断中加以考虑。在进行细胞学诊断之前，应让病理学家了解患者的临床病史、放射学和超声检查结果以及囊液分析的结果。

胰腺假性囊肿

胰腺假性囊肿是胰腺最常见的囊性病变，发生在既往有胰腺炎病史的患者中。吸出物具有"脏的"颗粒状背景，并具有钙化、蛋白质物质和数量不等的炎症细胞。"假性囊肿"这一术语意味着囊肿没有真正的上皮层，因此，吸出物中存在的唯一上皮应该是混杂的胃肠上皮。

黏液性肿瘤

黏液性肿瘤包括导管内乳头状黏液性肿瘤（IPMN）和黏液性囊性肿瘤（MCN）。这些吸出物通常产生黏稠的黏蛋白，通常比混杂的胃肠黏蛋白更稠厚。这些吸出物的细胞数量多变，并且常常是少细胞性的。当存在上皮时，它通常是混杂的胃肠上皮。应将操作入路（包括经胃和经十二指肠入路）的方式传达给病理学家，以帮助他们区分出病变上皮与混杂的上皮（图24.3）。黏液性肿瘤可以表现出一系列非典型变化，在细胞学报告中应提到异型性程度。通常，存在的异形性越多，吸出的细胞就越多（在IPMN中，甚至可以看到乳头状碎片）。当存在恶性肿瘤特征时，必须提及的是，不能通过抽吸物评估是否存在浸润。此外，单独的细胞学不能区分IPMN和MCN，因为表征MCN的卵巢样基质不存在于抽吸物中。

免疫组织化学、囊液分析和分子检测都被用于将黏液性肿瘤与其他胰腺囊肿区分开，并对黏液性囊肿进行分层[33,34]。根据我们的经验，囊液分析是最常用的方式。通常，与其他囊肿相比，黏液性肿瘤具有更高的CEA浓度[34]。在假性囊肿

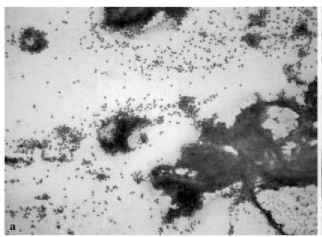
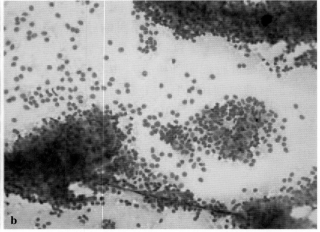

图24.14　实性假乳头状肿瘤。**a.** 在低倍镜下，吸出物显示具有中央毛细血管的乳头状叶状体，周围有异染基质（Diff-Quik，4×）；**b.** 在高倍镜下，可鉴别单细胞和裸核。该图像还显示出特征性的圆形、异质性胞质性内和细胞外透明小球（Diff-Quik，10×）

和 IPMN 中淀粉酶浓度增加 [35,36]。

浆液性囊腺瘤

几乎不可能通过细胞学来诊断浆液性囊腺瘤 [37,38]。它们可以是微囊性或大囊性的，并且可能在内镜检查中显示出中央星状瘢痕 [37]。如吸出物是清亮的或浆液性液体，通常是少细胞性的。当存在上皮时，它通常具有片状结构，并且肿瘤细胞呈立方形至柱状。如果有足够的上皮细胞可用于制作细胞块，则 PAS 染色将明显显示该肿瘤细胞中存在的糖原。

肝外胆道系统

EUS 引导下细针抽吸术可对肝外胆管和胆囊病变进行有效的采样。腺癌是这些部位最常见的肿瘤，其细胞学特征与胰管腺癌非常相似。由于先前的支架置入或其他阻塞性病变，反应性上皮看起来非常类似于分化良好的腺癌，因此正确的诊断非常困难。应向病理学家提供关于是否存在肿块形成和先前支架植入史的信息。这些病例通常可以标记为"非典型"或"可疑"，并附有讨论诊断局限性的说明。

肝

肝是另一种常被 EUS 引导下细针抽吸术取样的器官。肝可发生多种原发性肿瘤和转移性肿瘤。转移性肿瘤的细胞学检查结果将根据原发肿瘤部位的不同而不同，单独的细胞学特征可能不足以使病理学家做出完全特异性的诊断 [39]。在这种情况下，免疫组织化学检查将提供帮助。为病理学家提供良好的临床病史的重要性怎么强调都不过分，特别是当患者有远处恶性疾病史时。通常对肝取样是肿瘤分期的一部分，对于胰腺恶性肿瘤而言尤其如此 [40]。如果尚未对原发性肿瘤进行恶性评估，同时对两个器官进行取样从而提供形态学比较可能是有价值的。

肝细胞癌（hepatocellular carcinoma，HCC）占原发性肝恶性肿瘤的绝大多数 [40]。肝细胞癌通常在肝硬化的背景中呈现为单个肿块。分化良好的肝细胞癌的细胞学特征包括许多背景剥离的非

典型细胞核。肿瘤细胞核仁较大，有丝分裂增加，并出现多核化 [41,42]。在吸出物上，可以看到扩张的小梁与毛细血管穿过组织碎片 [39]。内皮细胞对肿瘤碎片的特征性边缘化通常称为"内皮包裹"。这是很常见的（图 24.15）[39]。分化较差的肝细胞癌与转移性肿瘤以及肝内胆管癌表现相似，并且可能需要免疫组织化学来进行明确诊断。此外，还有肝细胞癌和胆管癌并发的病例。

肝内和肝外胆管癌在形态上与胰腺癌相似 [43]。这些肿瘤也具有相似的免疫表型谱，因此，将这些肿瘤诊断为胰胆源性腺癌并非不合理。然而，由于具有足够的临床和放射学资料，通常可以实现准确的诊断。

值得注意的是，单独的细胞学检查不能准确地区分大多数良性肝细胞疾病，如肝细胞腺瘤。异型增生性结节或局灶性结节性增生。抽吸这些病变后仅会获得肝细胞。在这种情况下，临床放射学和细胞块制备可以帮助确诊。

肾上腺

肾上腺也会发生转移性和原发性肿瘤 [44]。通常可以通过影像学特征来区分这些肿瘤。然而，偶尔会进行细针抽吸术来区分它们 [44]。由于肾上腺靠近胃肠道，通常由 EUS 引导下细针抽吸术对左侧肾上腺而非右侧进行采样。在转移性肿瘤中，通常需要获得进行免疫组织化学检查的细胞块。肺腺癌是最常见的转移到肾上腺的肿瘤 [45]。

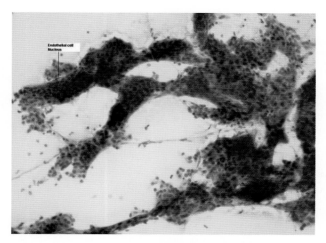

图 24.15　肝细胞癌。可见肝细胞肿瘤的特征性内皮细胞包裹。小梁加宽，看到毛细血管穿过组织碎片（巴氏染色，10×）

关于原发性肾上腺肿瘤，良性肾上腺皮质腺瘤远远多于罕见的肾上腺皮质癌。肾上腺皮质腺瘤的细胞学特征类似于正常的皮质成分。因此，在内镜检查者已确保对病变进行了采样而得出"肾上腺皮质细胞"的初步判断时，这就等同于肾上腺皮质腺瘤的诊断。在大多数情况下，通过细胞学检查结果以及临床和影像学特征可以将肾上腺腺瘤与癌区分开。然而，肾上腺皮质癌可以表现出一系列与良性腺瘤和转移性肿瘤相似的形态学特征[46]。可能需要免疫组织化学来诊断肾上腺皮质癌[46]。

结论

EUS 引导下细针抽吸术是一种非常好的诊断方式，被越来越广泛地应用于胃肠道及其周围器官，特别是胰腺进行取样。必须采取周全的方法对获得的材料进行分类，并且最好通过与细胞病理学家的现场合作来实现。如果现场评估不可行，内镜医师需要对各个部位可能发生的各种病理学病变以及可能需要进行的辅助研究（免疫组织化学、流式细胞学、培养以及分子检测等）有透彻的了解。这些对于诊断或指导治疗是必需的。有了这些知识，就可以做出关于样品制备和材料分类的适当决定。我们希望本章的内容可以为这些概念提供一个框架。

关键点

- 对于成功的内镜检查者来说，对细胞病理学的基本了解是必不可少的。
- 快速的现场评估可以改善 EUS 引导下细针抽吸术的灵敏度和准确性。
- 在现场评估期间使用快速 Romanowsky 染色剂。这种染色很好地突出了细胞质细节。然而，在巴氏染色的载玻片上可以更好地了解核形态。
- 必须采用周到的方法对 EUS 引导下细针抽吸术获得的材料进行分类。有时可能需要辅助检测，如流式细胞学和微生物学或分子分析，以指导进一步的诊断和治疗。
- 一般只有使用辅助免疫组织化学检查才能实现特定的细胞病理学诊断。在这种情况下，非常需要细胞块来进行检查。

参考文献见本书数字资源。

第六部分
EUS 在管腔疾病诊断中的应用

第二十五章 食 管 癌

Lauren G. Khanna　Charles J. Lightdale 著

引言

食管癌是全世界范围内高发的恶性肿瘤之一，其发病率及死亡率分别位列所有恶性肿瘤的第八位及第六位。每年约有 45 万新发病例，同时又有约 40 万人死于食管癌[1]。在美国，仅 2013 年就有 17 990 例新确诊食管癌患者，15 210 例食管癌患者死亡[2]。鳞状细胞癌（squamous cell carcinoma，SCC）和腺癌占食管癌的 90% 以上。在世界范围内，SCC 是最常见的食管癌类型，超过 80% 的病例发生在发展中国家。在西方国家，鳞状细胞癌的发病率已经下降，但是食管腺癌在过去的几十年中变得越来越常见[3,4]。

吸烟与鳞状细胞癌和腺癌的风险增加有关。这种风险随着吸烟量和吸烟持续时间的增加而增加。对胸腔纵隔的医学辐射也使患者易患鳞状细胞癌和腺癌。然而，其他危险因素因组织学亚型不同而不同。鳞状细胞癌患病率的增加与慢性刺激和炎症有关，如重度酒精摄入、有腐蚀性物质摄入史、贲门失弛症或食管憩室。腺癌的危险因素包括胃食管反流病、肥胖和 Barrett 食管。它们转变为肿瘤的概率每年增加约 0.5%[5-8]。

在诊断食管癌时，至少有 3/4 的患者已存在吞咽困难。鳞状细胞癌沿整个食管分布，特别是在食管中部，而 75% 的腺癌存在于食管下端[9]。无论哪种亚型，癌症一旦发生，就可能迅速进展。几乎一半的食管癌患者在症状出现时已有局部进展或远处转移。因此，食管癌的 5 年生存率较低，已出现转移的病例 5 年生存率仅为 3.5%，总体 5 年生存率只有 17.3%[2]。在原位癌及可能切除病变的食管癌患者中，生存率与疾病分期相关，尤其

是局限于黏膜或黏膜下层（T1）的患者。这些患者通过外科手术或某些情况下仅通过内镜治疗就有较高的治愈率[10]。越来越多的医院对局部晚期的患者选择新辅助放化疗，试图以此改善预后[11,12]。然而，对于肿瘤侵入食管壁（T3）或淋巴结阳性的患者，即使采用多种方式治疗，其远期生存率也很低。此外，食管癌的外科手术具有较高的并发症发病率和死亡率。

因此，对于食管癌，采取内镜或外科手术切除、化疗、放疗还是姑息性治疗，选择哪种治疗更合适，关键在于对术前疾病分期的评估。

病例 1

患者，男，76 岁，有 6 年的反流症状。4 年前行上消化道内镜检查，显示为 Barrett 食管，位于胃食管连接处近端 4 cm 处。每厘米取四个象限活检，显示肠上皮化生无异型增生。该患者曾间断服用质子泵抑制剂治疗反流症状，并在药物无法控制其不适时返回医院随访。患者接受过多次上消化道内镜检查，在食管下端 1/3 处发现一肿块（图 25.1）。活检显示在 Barrett 食管黏膜基础上存在低分化腺癌。

食管癌的诊断

对于食管癌通常通过吞钡或内镜检查确定病变，然后通过内镜活检进行病理诊断，以确定组织学类型（鳞状细胞癌、腺癌或其他罕见类型）和分级（高分化、中分化、低分化或未分化）。

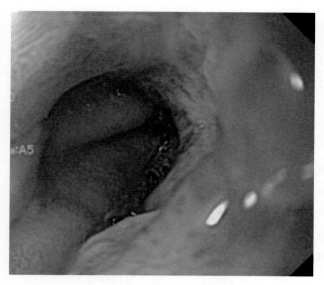

图 25.1　在白光内镜下可见远端食管周围的类圆形肿块（Courtesy Dr. Tamas Gonda，Columbia University Medical Center，New York，NY）

食管癌分期：CT、PET 和 EUS 在 TNM 分期中的比较

食管癌的诊断确立后，临床分期对于判断预后及选择合适的治疗方法至关重要。根据 2010 年出版的美国癌症联合委员会（AJCC）第 7 版的肿瘤、淋巴结、转移和组织学分级（TNMG）进行分期（表 25.1、25.2 和 25.3）。由于食管鳞状细胞癌和腺癌具有不同的病因、自然病史和预后，因此，针对每一个亚型开发了单独的 TNM 分期[13]。对 T、N、M 和 G 状态的评估通常基于内镜与活检、CT、正电子发射体层成像（positron emission tomography，PET）以及 EUS 的结合。

对于肿瘤的位置，食管区域被规定如下：①颈部食管（从环状软骨的下缘到胸腔入口。②上胸段食管（从胸腔入口到气管分叉）。③胸段食管（从气管分叉到距门齿 32 cm）。④下胸段和腹部食管（从食管中段到食管 - 胃连接处，约距门齿 40 cm）。

在 2010 年 TNM 分期系统之前，如果原发肿瘤位于上胸段或中胸段食管，或者是鳞状细胞癌，则恶性腹腔区域淋巴结的发现分期为 M1a 期转移性疾病，并认为不可切除。然而，在 2010 年分期系统中，区域淋巴结被重新定义，包括从颈淋巴结到腹腔淋巴结的任何食管周围淋巴结。因此，腹腔淋巴结受累目前被认为是区域性淋巴结病，

表25.1　TNM分期（AJCC 癌症分期手册第七版AJCC食管和胃食管结合部）

原发灶（T）	
Tx	原发肿瘤无法评估
T0	无原发肿瘤证据
Tis	高度不典型增生
T1	肿瘤浸润固有层、黏膜肌层或黏膜下层
T1a	肿瘤浸润固有层或黏膜肌层
T1b	肿瘤浸润黏膜下层
T2	肿瘤浸润固有肌层
T3	肿瘤浸润外膜
T4	肿瘤浸润邻近结构
T4a	可切除的肿瘤浸润胸膜、心包或膈肌
T4b	不可切除的肿瘤浸润邻近结构，如主动脉、椎体和气管等
区域淋巴结（N）	
Nx	区域淋巴结不能评估
N0	无区域淋巴结转移
N1	1 ~ 2 个区域淋巴结转移
N2	3 ~ 6 个区域淋巴结转移
N3	≥ 7 个区域淋巴结转移
远处转移（M）	
M0	无远处转移
M1	远处转移
组织学分级（G）	
Gx	组织学不能分级——在分期中同 G1
G1	细胞分化好的高分化癌
G2	细胞中等分化的中分化癌
G3	细胞分化差的低分化癌
G4	未分化癌（鳞癌按 G3 进行分期）

而不是作为 M1a 期进行分期[14]。

CT

可以通过胸部和上腹部的 CT 评估原发肿瘤和识别任何肿大的区域淋巴结或远处转移疾病。对于 T 分期，CT 不能精准地确定原发肿瘤的浸润深度[15,16]。对于局部淋巴结受累，CT 的总体准确度为 50% ~ 70%[17]。由于在 CT 上定义恶性淋巴结的标准是其大小，因此，CT 不能检测正

表25.2　食管鳞状细胞癌的解剖学分期和预后分组

分期	T	N	M	分级	肿瘤部位
0	Tis（HGD）	N0	M0	1 或 X	任何部位
ⅠA	T1	N0	M0	1 或 X	任何部位
ⅠB	T1	N0	M0	2 ~ 3	任何部位
	T2 ~ 3	N0	M0	1 或 X	食管下段，X
ⅡA	T2 ~ 3	N0	M0	1 或 X	食管下或中段
	T2 ~ 3	N0	M0	2 ~ 3	食管下段，X
ⅡB	T2 ~ 3	N0	M0	2 ~ 3	食管上或中段
	T1 ~ 2	N1	M0	任何	任何部位，X
ⅢA	T1 ~ 2	N2	M0	任何	任何部位
	T3	N1	M0	任何	任何部位
	T4a	N0	M0	任何	任何部位
ⅢB	T3	N2	M0	任何	任何部位
ⅢC	T4a	N1 ~ 2	M0	任何	任何部位
	T4b	任何	M0	任何	任何部位
	任何	N3	M0	任何	任何部位
Ⅳ	任何	任何	M1	任何	任何部位

表25.3　食管及食管胃交界处腺癌的解剖学分期和预后组

分期	T	N	M	分级
0	Tis（HGD）	N0	M0	1 或 X
ⅠA	T1	N0	M0	1 ~ 2 或 X
ⅠB	T1	N0	M0	3
	T2	N0	M0	1 ~ 2 或 X
ⅡA	T2	N0	M0	3
ⅡB	T3	N0	M0	任何
	T1 ~ 2	N1	M0	任何
ⅢA	T1 ~ 2	N2	M0	任何
	T3	N1	M0	任何
	T4a	N0	M0	任何
ⅢB	T3	N2	M0	任何
ⅢC	T4a	N1 ~ 2	M0	任何
	T4b	任何	M0	任何
	任何	N3	M0	任何
Ⅳ	任何	任何	M1	任何

常大小淋巴结中的转移灶，并可能将增大的反应性淋巴结识别为恶性，从而导致假阳性。CT 对腹腔干淋巴结受累的灵敏度也很差[18]。对于远处转移，CT 的灵敏度为 40% ~ 80%，特异度为 25% ~ 70%[19]。然而，它对于识别小范围的转移，尤其是腹膜内的转移灵敏度有限[18,19]。

PET

PET 也可用于鉴定代谢活跃的原发性肿瘤并可显示出代谢活跃的淋巴结或转移灶。然而，PET 在识别原发肿瘤方面并不一贯灵敏[20-22]。这是因为 PET 空间分辨率降低，对于区分肿瘤浸润深度的能力也很有限。PET 对淋巴结肿大的灵敏度仅等同于 CT，其总灵敏度为 43% ~ 70%，而 CT 为 41% ~ 60%。由于 PET 可以检测正常大小淋巴结中的病灶，并且可以区分炎症和恶性疾病，因此，对于 N 分期，PET 具有比 CT 更好的特异度，其特异度为 76% ~ 95%，而 CT 只有 77% ~ 89%[18,20,21,23-25]。由于空间分辨率差，在评估原发肿瘤区域的淋巴结时，PET 特别受限。PET 的最大用途是检测 M 期，因为它比 CT 能更灵敏地检测未知的转移性疾病[21,22,24,26-28]。因此，对于在 CT 上没有明显远处转移的患者，通常建议进行 PET 检查以评估转移灶。PET 还提供了识别同时发生的肿瘤的机会。必须注意的是，被检测部位的高摄取，有可能是同时存在肿瘤，而不是原发肿瘤及其远处转移，从而避免导致原发肿瘤分期上的升级[29]。

PET 与 CT 的联合在检测淋巴结疾病方面可能优于单纯的 CT。最近的研究表明 PET/CT 对淋巴结的检测具有较高的特异度和阳性预测值（分别为 97% vs 94% 和 65% vs 44%）[30]。同样，PET/CT 对淋巴结疾病的灵敏度优于单独的 PET（46% vs 33%）[31]。

EUS

对于在 CT 或 PET 未发现明显转移性疾病的患者，EUS 在食管癌的分期中起着重要作用，因为它在判断肿瘤浸润深度（T）和区域淋巴结转移（N）方面具有重要作用。

利用 7.5 MHz 或 12 MHz 内镜超声，EUS 能够评估食管肿物与食管壁的五个不同层之间的关系，如表 25.4 和图 25.2 所示。在相关术语中，高回声是指明亮的结构（浅灰色至白色，如脂肪和骨骼）；低回声是暗灰色且比周围的结构更暗（如肌肉）；而无回声则是黑色的，如液体。使用环扫内镜超声更容易进行腔内癌的分期，因为它提供了 360° 视野，并且只需要较少的扭矩即可评估食管壁层和纵隔结构。但是，利用线性 EUS 进行分期可使内镜医师在手术过程中无须更换 EUS 即可进行细针抽吸。一项随机研究对比了环扫式和线性 EUS 在食管癌分期中的作用，发现 88% 的 T 分期与环扫式 EUS 检测到的淋巴结相一致（P = 0.009）[32]。鉴于 2010 TNM 分期系统将恶性淋巴结的数量纳入 N 分期，因此这可能有利于使用环

表25.4　EUS中的食管壁结构

EUS 层面	食管壁层	回声
1	固有层	高回声
2	黏膜肌层	低回声
3	黏膜下层	高回声
4	固有肌层	低回声
5	外膜	高回声

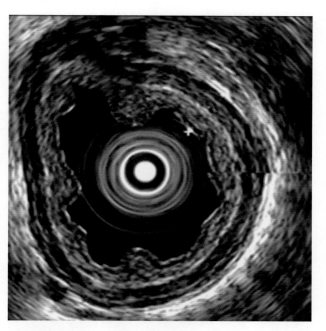

图 25.2　正常食管壁的内镜超声图像，如表 25.4 所示，其中固有肌层（第四层）可分为内环（低回声）、结缔组织（高回声）和外纵（低回声）肌层（Courtesy Dr. Linda Lee，Brigham and Women's Hospital，Boston，MA）

扫式 EUS。无论使用哪种 EUS，都应该以系统的方式从胃远端开始向近端移动，以便完整地显示肿块的整个长度，并应报道肿块中存在的最高 T 分期。

　　食管癌表现为破坏壁层的低回声病变（图 25.3 至 25.5）。鳞状细胞癌和腺癌在 EUS 表现上无差异[33]。内镜下壁层异常与肿瘤浸润深度相关[34]。结合术后病理学结果，EUS 对 T 分期的准确性明显优于 CT 和 PET。并且通过各种研

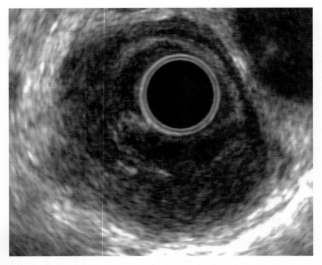

图 25.5　EUS 图像显示半圆形食管肿物侵入第五层（T3 期）

究和 Meta 分析发现，EUS 对 T 分期的准确性为 80%～90%[19,35]。然而，EUS 的准确性随 T 分期而变化。EUS 对 T3 期和 T4 期肿瘤的准确性更高，T4 期的准确率为 86%。对于浅表肿瘤（T1 期）的分期精度可能较低，因为 EUS 的低频率会削弱肌层黏膜的可视化[36]。

　　EUS 还可以用来评估区域淋巴结疾病。通过内镜观察，受累及的淋巴结可能是增大、变圆、均匀低回声，或者与周围脂肪有明显边界；而良性淋巴结往往是高回声、细长的，并且没有清晰的边界[37-39]。这四个特征可以用来预测 80%～100% 的恶性淋巴结。然而，所有恶性淋巴结中只有少数（20%～30%）有这四个特征[37-39]。EUS 对 N 分期的准确性为 75%[35]。在 N 分期中，EUS 优于 CT 和 PET。在一项研究中，EUS、CT 和 PET 的准确性分别为 81% 和 69% 和 56%[40]。由于视觉特征的判断是主观的，仅凭 EUS 图像诊断可能存在诊断失误，因此，利用 EUS 引导下细针抽吸术进行淋巴结细胞学检查可提高灵敏度和特异度[41]。有研究表明，与单纯 EUS 相比，EUS 与细针抽吸术联用的灵敏度从 63% 提高到了 93%，特异度从 81% 提高到了 100%，准确性从 70% 提高到了 93%[42]。当在原发肿瘤附近发现局部淋巴结时，由于担心穿过肿瘤会带来假阳性结果，以及将肿瘤细胞转移到没有恶性肿瘤的区域，因此对这种情况通常不采用细针抽吸术[40]。如果在远离原发肿瘤处可见多个食管周围淋巴结，那么对 1～2 个有代表性的恶性淋巴结进行细针抽

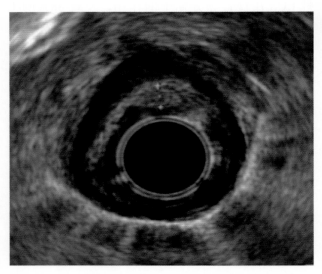

图 25.3　EUS 图像，显示蓝色标号标记的小肿块已侵入第三层（T1SM）（Courtesy Dr. Linda Lee，Brigham and Women's Hospital，Boston，MA）

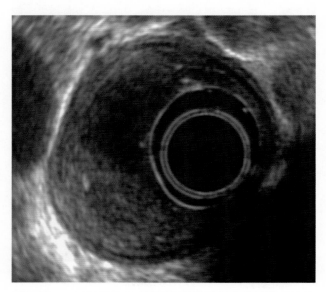

图 25.4　EUS 图像显示半圆形食管肿物侵入第四层（T2）（Courtesy Dr. Linda Lee，Brigham and Women's Hospital，Boston，MA）

吸术是合理可行。为了进行分期，可以仅根据相似的恶性表现将其他恶性表现淋巴结进行计数。

　　许多 EUS 研究专门评估了其检测腹腔淋巴结受累的效果。EUS 对腹腔干的评估具有高度灵敏度和特异度[43,44]。尽管在 2010 年 TNM 分期系统中，腹腔淋巴结受累属于区域淋巴结病变而非远处转移性疾病，但当腹腔淋巴结受累时，则提示预后不良[45-47]。EUS 可通过评估肝是否有病变或鉴定恶性腹水来进行 M 分期。

阻塞性肿瘤：EUS 分期有哪些选择方案？

　　在某些情况下，EUS 受食管肿瘤阻塞的限制。在不同的研究中，不可通过的肿瘤的比例不同，但可能高达 45%[19,48,49]。大多数不可通过的肿瘤至少是 T3 期肿瘤。可以进行最大 14～16 mm 的轻柔扩张，以便于胃镜和 EUS 的通过。在一项研究中对 132 例食管癌患者进行了 EUS 检查，其中 44 例（32%）需要扩张才能完成 EUS 检查，8 例（19%）为晚期病变，且无并发症发生。在 87% 的患者中，扩张至 14～16 mm 足以进行分期[50]。在另一项对 267 例患者的研究中，81 例（30%）的患者需要扩张以完成 EUS 检查，69 例（85%）患者成功扩张至 14 mm 且无并发症发生。分期为 T3 期者为 57%，T4 期者为 21%，N1 期者为 75%，M1 期者为 10%[49]。

　　当被肿瘤阻塞时，另一种替代方案是使用超声探头代替标准 EUS。这些微型探头以更高的超声频率工作，因此其穿透深度降低。一种应用是评估那些上消化道 EUS 无法通过的肿瘤。但是微型探头的高频可能会限制其评估肿瘤的浸润深度和区域淋巴结受累的能力。尽管如此，至少有一项研究表明，对于可通过和不可通过的肿瘤患者与常规 EUS 相比，微型探头 EUS 具有更好的 T 分期和等同的 N 分期[48]。

病例 1 后续

　　病例 1 患者接受了 CT 检查，显示食管壁增厚，肉眼可见食管淋巴结肿大。没有发现腹腔淋巴结肿大。随后对患者使用环扫 EUS 进行了检查，结果显示一个累及中段和下段食管的圆形肿物。EUS 下显示边界不清。可见肿块侵入第五层，即外膜（图 25.6）。食管周围可见一个异常淋巴结，直径为 8 mm，呈椭圆形且呈低回声，并且边界清晰。在腹腔也有一个异常淋巴结，大小为 17 mm×16 mm。该淋巴结呈圆形且低回声，并且边界清晰（图 25.7）。由于食管周围淋巴结位于肿物的深处，因此对腹腔淋巴结进行了 EUS 引导下细针抽吸术，其细胞学检查结果为低分化癌。EUS 未见肝受累。因此，EUS 分期为 T3N1 期。

　　当肿瘤科医生为患者制订治疗计划时，重新回顾了他最初的 CT。结果发现右肝叶上有个小的病变，但因其太小而不能具体评估，因此对患者进行了 PET 成像检查。PET 成像显示在增厚的食管中远段 FDG 高摄取，食管右侧淋巴结和胃食

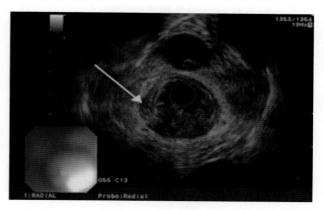

图 25.6　EUS 图像显示的肿物（黄色箭头）侵入第五层（Courtesy Dr. Tamas Gonda, Columbia University Medical Center, New York, NY）

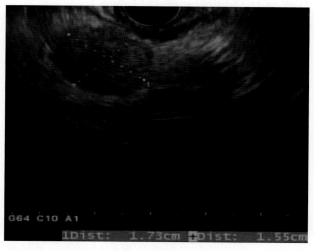

图 25.7　EUS 图像显示腹腔干上有一大小为 1.7 cm×1.6 cm、圆形、低回声、边界清晰的淋巴结（Courtesy Dr. Linda Lee, Brigham and Women's Hospital, Boston, MA）

管淋巴结中也有 FDG 浓聚，且发现肝中也存在 FDG 高摄取，这提示为转移性病变。

　　因此，患者被诊断为Ⅳ期病变并接受姑息性化疗。

放化疗后：EUS 在分期中的作用是什么？

　　对于局部晚期而非转移性疾病的患者，可以建议采用新辅助治疗来降低肿瘤的分级，减少复发，并使更多的患者能够进行根治性手术。治疗之后的重新分期是至关重要的，因为它决定了是建议患者进行手术还是姑息治疗。虽然 EUS 在食管癌的初始分期中起着重要作用，但在新辅助化疗和（或）放疗后，EUS 对于重新分期并不可靠。最近一项针对新辅助化疗后进行 EUS 检查且与手术标本具有组织学相关性的患者的研究表明，EUS 对 T 分期的总准确率仅为 29%，51% 的患者的 T 分期属于过度分期[51]。这些数据进一步支持了与其结果相似的先前的研究[52-54]。有人认为，对化疗和放疗的局部反应，特别是炎症和纤维化，会导致低回声壁增厚，这可能导致对肿瘤侵袭性的高估。

病例 2

　　患者，男，72 岁，12 年前出现了烧心症状。他接受了内镜检查，发现有反流性食管炎，并开始每日 PPI 治疗。复查内镜检查发现患者为 Barrett 食管。两次内镜检查均提示低度不典型增生。其最近的内镜检查显示为高度不典型增生，并可能伴有黏膜内癌，因此该患者需要进一步评估。

早期食管癌

　　由于对 Barrett 食管进行了内镜检查，因此发现了越来越多的高度不典型增生和早期癌症。多年来，食管切除术不仅是浸润性食管癌的标准治疗方法，也是局限于黏膜的恶性肿瘤的标准治疗方法。但是，对这些浅表病变可进行内镜下治疗，如内镜下黏膜切除术（endoscopic mucosal resection，EMR）、光动力疗法或射频消融术。随着这些治疗方法的出现，对肿瘤的预处理，特别是确定其浸润深度，对于选择合适的治疗方法至关重要。有学者认为，黏膜肌层的受损与淋巴结受累直接相关。对于局限于黏膜的病变，淋巴结受累的风险为 0 ~ 3%，而对于侵犯黏膜下层的病变，淋巴结受累的风险为 15% ~ 50%[55-57]。因此，对于任何累及黏膜下层的病变，都应进行手术切除。而对于黏膜病变，则应选择内镜治疗。

　　EUS 已被用于区分这些黏膜（T1m）和黏膜下（T1sm）病变。然而，由于传统的 EUS 超声波频较低，因此不能准确地显示肌层黏膜[36]。研究表明，Barrett 食管患者的肌层黏膜可能会增厚及成双层。对于 EUS，这些异常的肌层黏膜可能被误认为是固有肌层，可能导致分期不准确[58,59]。

　　微型探头超声利用高频超声进行成像，频率通常为 20 ~ 30 MHz。这可以对食管壁进行九层成像（表 25.5）。特别是可以清楚地看到黏膜肌层。因此，对于局部浅表性癌，微型探头的高频可以更好地区分黏膜和黏膜下病变，并可提高分期的准确性。由于超声微型探头需要通过胃镜的工作通道，所以它还具有可以在直接内镜观察下将探头放置在相关病变上的优点。2010 年一项对 Barrett 食管中的早癌患者进行的随机交叉研究发现，高频超声和常规超声分别可评估 93% 和 67% 的病变[60]。将这种改进纳入"意向诊断"分析，研究发现，对于 T 分期，微型探头较传统超声检查更准确（64% vs 49%，$P < 0.0001$）。尽管与组织学检查相比，两者在整体上都不尽如人意。

表 25.5　EUS下食管壁结构（高频微型探头）

EUS层面	食管壁层	回声
1	表层黏膜	高回声
2	表层黏膜	低回声
3	固有层	高回声
4	黏膜肌层	低回声
5	黏膜下层	高回声
6	固有肌层（内环肌）	低回声
7	固有肌层（肌间纵隔组织）	高回声
8	固有肌层（外纵肌）	低回声
9	外膜	高回声

2008 年对 106 例早期食管癌（包括鳞状细胞癌和腺癌）进行的一项研究发现，使用病理学作为金标准，用微型探头对 T1m 和 T1sm 肿瘤进行鉴别的准确率为 74%。其对早期病变有过度分期的趋势。32 个病变被诊断为黏膜下层，其中 25 个由于手术禁忌证而接受了内镜下黏膜切除术，结果发现其中 68% 局限于黏膜[61]。使用更高频的微型探头（30 MHz）与 20 MHz 微型探头相比并没有提高准确性。并且与近端食管病变相比，远端食管病变的不准确分期明显更高（48% vs 87%，P = 0.00039）。有趣的是，微型探头成像技术似乎确实影响了分期的准确性。与使用球囊鞘导管相比，用水填充内腔可实现更精确的分期（69% vs 43%，P = 0.015）。

对于浅表性食管恶性肿瘤，内镜下黏膜切除术既可用于诊断和分期，也可用于根治性治疗。鉴于 EUS 对于小的浅表病变的分期准确性有限，因此内镜下黏膜切除术已经在很大程度上取代了 EUS 作为分期的方法。由病理学家对切除的标本进行评估可以确定浸润深度，并可能评估是否有淋巴管和血管的浸润。这可以帮助确定最终的治疗策略。对于淋巴结转移风险较低的病变，内镜下黏膜切除术被认为是根治性的。对于较大的病变（> 10 mm），在内镜下黏膜切除术或内镜下黏膜下剥离（endoscopic submucosal dissection，ESD）之前，EUS 可以发挥重要作用。因为它可以排除已经侵犯固有肌的情况，因为穿孔风险在这种情况下可能有所增加。此外，EUS 可以检查淋巴结受累情况。最近的一项 Meta 分析证实了 EUS 在 14% 的患者中通过 EUS 检测到的高级别不典型增生和早期浸润性腺癌（≥ T1sm 或 ≥ N1）的价值。需要接受 EUS 才能鉴定进展期病变的患者的数量为 7。此外，对于内镜下未发现异常淋巴结的患者，其中有 4% 的患者通过 EUS 发现了进展期疾病[62]。

病例 2 后续

复查内镜检查发现，Barrett 黏膜从距门齿 40 cm 的胃皱襞上部一直延续到距门齿 36 cm 的 Z 线处。在 37 ～ 39 cm 处可见一个由不规则黏膜包围的结节，可能为恶性肿瘤。使用白光内镜检查结节（图 25.8），用腔内注水的 20 MHz 微型探头 EUS 检查显示出边界清晰的高回声肿物，并且超声提示已侵入第三层即黏膜下层（图 25.9）。没有固有肌层受累的证据。为了进一步分期，评估了淋巴结受累的情况，采用环扫式 EUS 进行了标准 EUS，结果显示远端食管的局部壁厚度增加到了 5.7 mm。壁层完整，没有破坏固有肌层（图 25.10）。在食管中段纵隔可见两个小淋巴结，呈良性表现，即形状不规则，高回声，边缘清晰

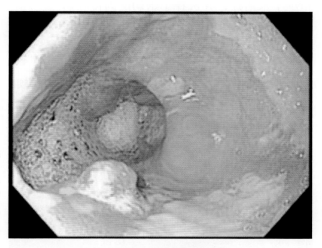

图 25.8　白光内镜下 Barrett 黏膜中远端食管结节（黄色箭头）（Courtesy Dr. Julian Abrams, Columbia University Medical Center, New York, NY）

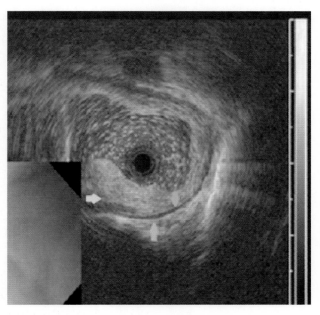

图 25.9　高频微探头超声显示边界清晰的高回声肿块（黄色箭头），超声提示侵入黏膜下层（绿色箭头），但没有证据表明累及固有肌层（蓝色箭头）（Courtesy Dr. Julian Abrams, Columbia University Medical Center, New York, NY）

（图 25.11）。在腹腔干或肝门部未见到淋巴结。肝左叶未见病变。行内镜下黏膜切除术切除了结节。

　　病理学结果显示低分化黏膜内腺癌（发生在 Barrett 黏膜中的高度不典型增生）。可见恶性腺体延伸至增厚的肌层黏膜，最厚达 1 μm，但未明显侵入黏膜下层。在深部未发现癌变（图 25.12、25.13）。

　　PET/CT 显示食管高摄取，但没有转移性疾病。鉴于组织学分化较差且近乎黏膜下层受累，建议患者进行食管切除术加淋巴结清扫。但患者拒绝手术治疗，并选择了密切的内镜随诊。

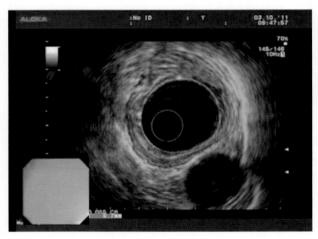

图 25.10　EUS 显示食管壁轻微增厚，达 5.7 mm（绿色标志物），层数完整，未破坏固有肌层（Courtesy Dr. Julian Abrams, Columbia University Medical Center, New York, NY）

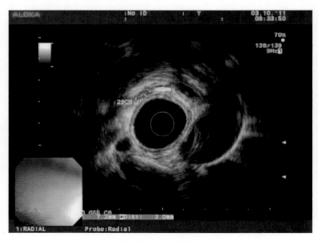

图 25.11　EUS 显示良性外观的食管旁淋巴结（黄色箭头），边界清晰、形状规则且呈高回声（Courtesy Dr. Amrita Sethi, Columbia University Medical Center, New York, NY）

关键点

- 对于晚期食管癌，即使采用化疗、放疗和外科综合治疗，其生存率也很低，并且这些治疗可能与显著的发病率有关。治疗方法因肿瘤分期而异，因此，准确的癌症分

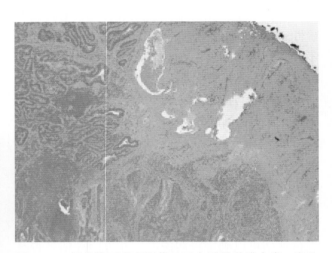

图 25.12　低倍镜下病理图像显示广泛的黏膜内癌，发生在具有重度不典型增生的 Barrett 背景中。癌变主要以低分化和高核级别为主。恶性腺体延伸到增厚的肌层黏膜，但未明显侵入黏膜下层。在一个烧灼边缘发现异型增生的肠腺，在另一个边缘则出现鳞状黏膜。深部无癌变（Courtesy Dr. Kathleen O'Toole and Dr. Anne Koehne de González, Columbia University Medical Center, New York, NY）

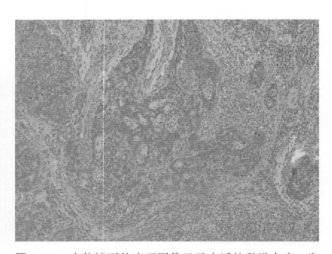

图 25.13　中倍镜下的病理图像显示广泛的黏膜内癌，发生在具有重度不典型增生的 Barrett 背景中。癌变主要以低分化和高核级别为主。恶性腺体延伸到增厚的肌层黏膜，但未明显侵入黏膜下层。在一个烧灼边缘发现异型增生的肠腺，在另一个边缘则出现鳞状黏膜。深部无癌变（Courtesy Dr. Kathleen O'Toole and Dr. Anne Koehne de González, Columbia University Medical Center, New York, NY）

期是至关重要的。

- CT 和 PET 对食管肿瘤的 M 分期和 N 分期有重要意义。
- EUS 对于食管肿瘤的 T 分期和 N 分期很重要。
- 高频超声探头可用于评估阻塞性病变和浅表肿瘤中的 T 分期。
- 鉴于 EUS 对于小的浅表肿瘤不能进行准确分期，因此内镜下黏膜切除术对于通过浸润深度确定 T 分期更为重要。
- 对于较大的肿瘤，EUS 通过评估固有肌层的胃以及淋巴结受累情况，在评估内镜下黏膜切除术的安全性方面发挥了重要作用。

参考文献见本书数字资源。

第二十六章 胃癌与胃壁增厚

Rei Suzuki　Takuto Hikichi　Atsushi Irisawa　Obara Katsutoshi　Hiromasa Ohira
Manoop. S. Bhutani 著

引言

胃癌仍然是最常见的癌症之一，全球每年估计有 989 600 例新增病例（占总癌症病例的 8%）和 738 000 例死亡病例（占癌症死亡总数的 10%），这与美国的胃癌发病率下降以及胃癌相关的死亡率下降形成鲜明对比 [1,2]。由于最佳治疗方法因胃癌分期而异，因此，全面的癌症分期策略非常重要。

内镜超声（EUS）是 20 年代 70 年代末引入临床的。与计算机断层扫描（CT）、磁共振成像（MRI）和正电子发射体层成像（PET）一样，EUS 在胃肠道恶性肿瘤的诊断和分期中发挥了重要作用。研究表明，EUS 在病变局部区域（即 T 期）和淋巴结分期（即 N 期）中具有出色的诊断准确性。本章将讨论 EUS 在胃癌分期中的作用。

病例介绍

患者，女，69 岁，被送往我院进一步评估胃部病变。之前在外院进行的上消化道镜检查显示慢性胃炎和远端胃前壁浅凹陷病变（图 26.1）。病变的活组织检查结果显示中度分化腺癌。CT 既未显示胃周淋巴结肿大，也未显示转移性病变。计划进行 EUS 检查用于治疗前分期，以确定该患者的最佳治疗方案。

哪些技术可以改善胃壁的 EUS 成像？

EUS 通过环扫或线性 EUS 实现成像，其中一些具有特殊功能，如彩色和能量多普勒 [3,4]，以及对比谐波成像等 [5,6,7,8]。EUS 通常会产生 5 ～ 20 MHz

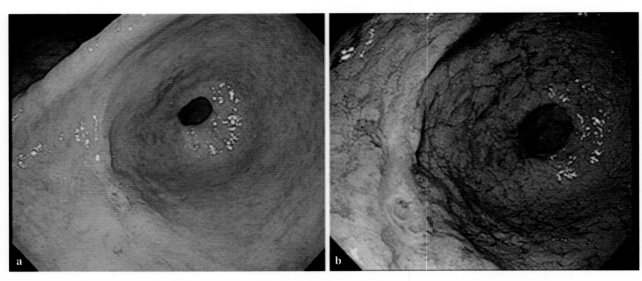

图 26.1　胃癌的内镜图像。白光（**a**）和靛蓝胭脂红染色（**b**）内镜显示窦前壁浅层凹陷性病变

高频超声波，可以在近场产生高分辨率图像，其穿透深度范围从 1～2 cm 到 5～6 cm，具体取决于超声频率。

通常，胃部 EUS 是在患者处于左侧卧位的情况下进行的，并通常在苯二氮䓬类药物的清醒镇镜和中枢镇痛的情况下进行。最近异丙酚已被用于 EUS，且并发症的发生率非常低[9-11]。环扫式 EUS 产生 360° 的环形图像，并垂直于仪器的轴定向。相比之下，线性 EUS 产生的图像平行于内镜轴，从而可以安全有效地进行 EUS 引导下细针抽吸术。根据我们的个人经验，环形成像可以更好地观察胃肠壁和胃周围的结构，并提供完整的扫描。这与线性 EUS 不同。线性 EUS 需要手动将内镜旋转 360° 才能获得完整的视野。这是个人喜好的问题，一些超声学家（特别是在西半球地区）可能更喜欢使用线性 EUS 进行初步分期，其想法是对于任何需要 EUS 引导下细针抽吸术的淋巴结或其他病变无须更换内镜就可以立即操作。高频超声探头的 EUS 对早期胃癌尤其有用，而环扫或线性 EUS 用于晚期胃癌成像。因此，分期方法的选择（EUS 或者微型探头 EUS）可能首先取决于上消化道内镜或其他影像学检查对肿瘤浸润深度（T 分期）的评估[12,13]。

在 EUS 期间坚持以下原则将有助于确保清晰的图像。

1. 清洁胃部以获得更好的视野。 应尽可能地去除胃壁上的胃内容物和黏液。因为漂浮的碎片会使图像质量下降，从而增加了 EUS 图像判读的难度。为此，应在 EUS 之前进行上消化道内镜检查。上消化道内镜检查还可以帮助确定上消化道的总体外观并确定病变的位置。

2. 在 EUS 期间注水。 超声换能器与胃肠壁的声耦合需要施加流体作为换能器和壁之间的界面。这可以通过在内镜超声的末端周围使用充满水的球囊或通过将水灌注到胃腔来实现。应该去除水中的气泡，因为气泡会干扰声影。在标准内镜下取左侧卧位，胃首先通过抽吸而塌陷，然后将 200～400ml 水灌注到胃底腔中。从胃窦开始检查。在缓慢退镜过程中，通过垂直扫描尽可能地观察到胃的所有区域。

3. 保持位置不变。 扫描应该垂直于目标病变进行，因为倾斜的图像可能不清楚，从而可能高估或低估了疾病深度。靶病变与换能器之间的适当距离为 0.5～1.0 cm。

4. 高频超声用于浅层病变，低频超声用于深层病变。 高频 EUS（如使用微型 20 MHz 探头）可以提供高分辨率图像。这在评估可能位于黏膜或黏膜下层的浅层病变时特别有用。另外，高频 EUS 不能穿透胃壁，并且不适于评估深部病变或胃周病变（如淋巴结和腹水）。低频 EUS（径向和线性）可以评估位于胃壁深部的病变以及胃周病变。

5. 利用 EUS 中的定位来获得更好的图像。 对胃部进行 EUS 可能很困难，特别是在幽门前、胃底和胃角。有时保持水位和保持探头垂直于胃壁扫描很难实现。在这些情况下，使患者翻身可能有助于保持水位恒定，将内镜推入，拉出，然后再旋转，可能有助于实现垂直位置。对于胃上部或胃底的病变，从左侧卧位稍微转到俯卧位可能会有所帮助。对于胃角周围病变，仰卧位有助于显像。对于幽门前病变，右侧卧位可能有助于获得更清晰的 EUS 图像。

在 EUS 下观察的正常胃壁解剖

在使用 7.5～12 MHz 的 EUS 中[14-16]，胃壁通常由五层组成。呈高回声和低回声的前两层代表了界面/浅层黏膜和深层黏膜/肌层黏膜。第三个高回声层对应于黏膜下层，第四个低回声层对应于固有肌层，第五个高回声层对应于浆膜层（通常不易与周围回声丰富的组织区分开）。使用高频 EUS 微型探头（12～20 MHz）且在最佳条件下，最多可以识别九层胃壁层。周围的器官、血管和其他结构对于诊断和定向（如确定肿瘤的浸润深度）都很重要。这些器官和其他结构包括胰腺体尾部、部分肝（尤其是肝左叶）、部分左肾和脾以及血管，如主动脉、腔静脉（近端胃）、腹腔干、脾静脉和左肾静脉。在日常实践中，腔内充水和气囊充气的方法都可以结合起来用于改善成像。

胃癌的 EUS 分期

胃癌的 TNM 分期系统是什么？

　　美国癌症联合委员会（AJCC）和国际抗癌联盟（UICC）的分类系统是在美国使用地最频繁、及在亚洲国家最常用的分期分类。AJCC/UICC 系统基于 TNM：原发肿瘤（T）、淋巴结（N）和转移（M）（表 26.1）[17]。

　　最后的病理分期取决于手术切除的样本。然而，初始分期是至关重要的，因为它在决定治疗策略中具有重要作用。早期患者可能可以进行内镜下切除术，下一节将对此进行更详细的讨论。术前分期为 I 至 III 期的患者可能非常适合行手术切除[18-20]。此外，对于高分期（T2 及以上）肿瘤或疑似淋巴结受累的患者，除了手术外，还可进行新辅助（术前）和（或）辅助（术后）治疗。因此，多学科评估是确定最佳治疗方案的必要条件。另外，存在远处转移的患者接受手术切除的益处要比早期患者少。这些患者可能需要系统治疗和（或）姑息治疗。

内镜下切除术的适应证有哪些？

　　了解内镜治疗的适应症也很重要，包括内镜下黏膜切除术（EMR）和早期胃癌的内镜下黏膜下剥离术（ESD）。根据 2010 年制定的日本胃癌治疗指南，具有 T1a（黏膜）病变并符合以下讨论标准的患者可以通过内镜进行治疗，因为其淋巴结转移的风险很低，并且预后与接受手术切除治疗的患者相似[19]。

　　1. 内镜下切除胃癌的绝对适应证。 在日本，对于无溃疡 [UL（－）] 的临床诊断为 T1a 且肿瘤直径小于 2 cm 的分化型腺癌，EMR 或 ESD 是其标准治疗方法。

　　2. 胃癌内镜治疗的扩大适应证。 在以下类别的肿瘤中，淋巴结转移的概率非常低。内镜下切除这些肿瘤被认为是一种试验性的治疗方法。对以下情况应采用 ESD，而不是 EMR。临床诊断为 T1a 的肿瘤具有以下特征之一：①分化型，UL（－），但直径大于 2 cm；②分化型，UL

表 26.1　美国癌症联合委员会（AJCC）/国际抗癌联盟（UICC）TNM 分类

原发肿瘤（T）		
TX	原发肿瘤无法评估	
T0	没有证据说明存在原发肿瘤	
Tis	未侵及固有层的上皮内肿瘤	
T1	肿瘤侵犯固有层、黏膜肌层或黏膜下层	
T1a	肿瘤侵犯固有层或黏膜肌层	
T1b	肿瘤侵犯黏膜下层	
T2	肿瘤侵犯固有肌层	
T3	肿瘤穿透浆膜下结蒂组织而不侵犯脏腹膜或相邻结构	
邻近结构		
T4	肿瘤侵犯浆膜（脏腹膜）	
T4a	肿瘤侵犯浆膜层（脏腹膜）	
T4b	肿瘤侵犯邻近结构	
区域淋巴结（N）		
NX	区域淋巴结无法评估	
N0	无区域淋巴结转移	
N1	1～2 个区域淋巴结转移	
N2	3～6 个区域淋巴结转移	
N3	7 个或以上区域淋巴结转移	
N3a	7～15 个区域淋巴结转移	
N3b	16 个及以上区域淋巴结转移	
远处转移（M）		
M0	无远处转移	
M1	远处转移	
解剖	解剖学分期 / 预后分组	
分期 0	Tis	N0	M0
分期 IA	T1	N0	M0
分期 IB	T2	N0	M0
	T1	N1	M0
分期 IIA	T3	N0	M0
	T2	N1	M0
	T1	N2	M0
分期 IIB	T4a	N0	M0
	T3	N1	M0
	T2	N2	M0
	T1	N3	M0
分期 IIIA	T4a	N1	M0
	T3	N2	M0
	T2	N3	M0
分期 IIIB	T4b	N0	M0
	T4b	N1	M0
	T4a	N2	M0
	T3	N3	M0
分期 IIIC	T4b	N2	M0
	T4b	N3	M0
	T4a	N3	M0
分期 IV	任何 T	任何 N	M1

（一），直径＜ 3 cm；③未分化型，UL（一），直径＜ 2 cm。

EUS 的 T 分期

EUS 可以通过检测受累胃壁最深处的肿瘤浸润深度来确定 T 分期。一般来说，胃癌回声比周围正常组织偏低。根据肿瘤分期，随着肿瘤的生长，它会从黏膜层破坏正常的胃壁结构，并最终浸润其他结构（图 26.2）。

T1 期：黏膜（a）和黏膜下层（b）内的肿瘤。肿瘤通常具有比周围正常组织更低的回声。因此会观察到第一和第二黏膜层和（或）黏膜下层（第三层）的低回声壁增厚，且固有肌层（第四层）完整（图 26.3 至 26.5）。

T2 期：肿瘤浸润固有肌层和浆膜下层（图 26.6）。

T3 期：肿瘤穿透浆膜下结缔组织而不侵犯脏腹膜或邻近结构（图 26.7）。

T4 期：肿瘤侵犯浆膜层（脏腹膜）（T4a 期，图 26.8）或邻近结构（T4b 期）。

EUS 的 N 分期

对于胃癌的 N 分期，可在评估原发病变 T 分期的同时评估出区域淋巴结受累的数量。恶性淋巴结的 EUS 特征包括：①淋巴结大于 10 mm。②边

缘清晰。③均匀低回声。④圆形（图 26.9）[20-23]。然而，基于这些超声特征做出的诊断是不可靠的，因为即使淋巴结的表现均符合这四个特征，预测恶性淋巴结的准确率仍约为 80%。此外，在所有恶性淋巴结中只有 25% 具有上述四种特征。因此，EUS 引导下细针抽吸术被推荐用于准确的细胞病理学诊断。[24-26]

当存在多个区域淋巴结时，在每个淋巴结上进行 EUS 引导下细针抽吸术可能并不实际，也并不可行。在这种情况下，基于超声特征，我们建议针对那些高度可疑的 1 ～ 2 个淋巴结进行 EUS 引导下细针抽吸术。如果这些淋巴结是恶性的，我们会认为所有其他具有类似超声特征的淋巴结都是恶性的。在 EUS 和 EUS 引导下细针抽吸术不确定或难以执行的复杂病例中，应综合分析本章后面所讨论的其他诊断性检查研究的结果。

近来有报道称对比增强 EUS（contrast-enhanced EUS，CE-EUS）可用于预测各种癌症的恶性淋巴结。Kanamori 等以手术或 EUS 引导下细针抽吸术作为金标准，使用静脉造影剂（Levovist，Nihon Sch.Ltd.，日本东京），来对纵隔或腹部淋巴结肿大的患者进行评估。他们描述了注射对比剂后淋巴结的三种增强模式：整个淋巴结的弥漫性或均匀性增强，无增强，以及淋巴结点状或异质性填充的充盈缺损。所有恶性淋巴结均表现为充盈缺损的增强模式，而大部分良性淋巴结呈均一性增强。虽然目前还没有关于 CE-EUS 和 EUS 引导下

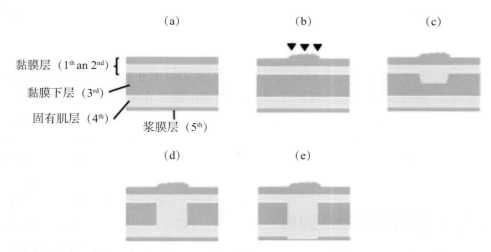

图 26.2 EUS 评估胃癌的深度。（**a**）正常胃壁由五层组成；（**b**）局限于黏膜的癌症在第一和第二层表现为不规则，但第三层完整；（**c**）黏膜下层浸润显示第三层不规则表现；（**d**）侵犯固有肌显示第三层中断；（**e**）第五层的中断表明浸润浆膜下层

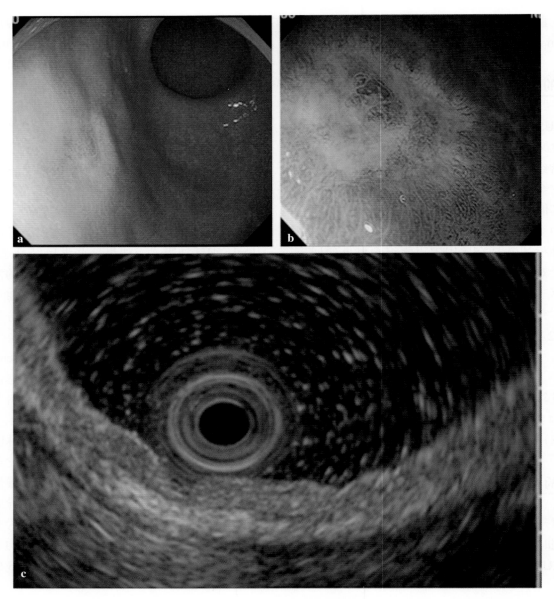

图 26.3　黏膜（T1a）胃癌的内镜和 EUS 图像。（**a—b**）胃镜提示胃窦处有浅表凹陷性病变。窄带成像显示不规则的微血管，提示未分化癌。（**c**）EUS 图像显示在增厚的第一层和第二层中有浅凹陷性病变。第三层无异常，提示黏膜病变

细针抽吸术的对比研究，但 CE-EUS 预测恶性淋巴结的灵敏度高达 100%，特异度为 81.8%，准确性为 92.0%[5,6]。因此，对于 N 分期，CE-EUS 可能成为 EUS 引导下细针抽吸术的补充性检查技术，特别是在有多个淋巴结肿大的特定患者中。

EUS 的 T 和 N 分期准确度如何？

　　最近，两项 Meta 分析报告了 EUS 在胃癌分期中的表现数据。Mocellin 等审查了 66 项研究，共纳入了 7747 名正在接受 EUS 分期的胃癌患者。结果表明，EUS 在鉴别 T1 ~ 2 期和 T3 ~ 4 期胃癌方面诊断率较高，灵敏度为 0.86（95% CI，0.81 ~ 0.90），特异度为 0.90（95%CI，0.85 ~ 0.93）。同时也可准确地鉴别 T1 期肿瘤和 T2 期肿瘤，灵敏度为 0.85（95%CI，0.78 ~ 0.91），特异度为 0.90（95%CI，0.85 ~ 0.93）。与 T1 期肿瘤的整体诊断准确率相比，EUS 在鉴别 T1a 期肿瘤方面的可靠性较低，因为特异度较低 [0.75（95%CI，0.62 ~ 0.84）]。对于 N 分期，总体灵敏度为 0.83（95%CI，0.79 ~ 0.87），特异度为 0.67（95%CI，0.61 ~ 0.72）[27]。

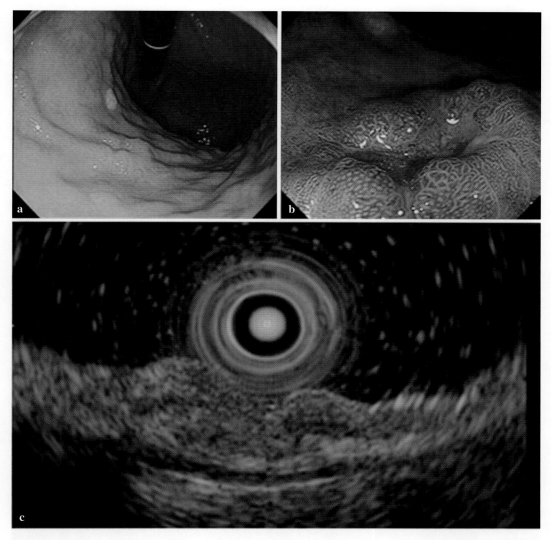

图 26.4　黏膜下（T1b 期）胃癌的内镜和 EUS 图像。（**a—b**）胃镜检查显示胃体上部前壁有凹陷性病变。（**c**）EUS 显示第一层和第二层不规则增厚。高回声的第三层表现不规则表明癌症浸润到黏膜下层

Cardoso 等的另一个 meta 分析报道了同样的趋势。他们发现 EUS 是一种中等精度的胃癌分期技术，其 T 分期的准确率为 75%，N 分期的准确率为 64%。相对较早期的 T 或 N 分期，EUS 对晚期 T 分期（T3 期和 T4 期）尤其有意义。每个 T 分期的诊断准确度为：T1 期 77%，T2 期 65%，T3 期 85%，T4 期 79%。这些差异无统计学意义[28]。

上述数据表明，EUS 是一种有用的检查方式，特别是对 T 分期来说。从食管癌和直肠癌分期的数据推断，N 分期的准确性可能会通过进行 EUS 引导下细针抽吸术而提高，而不是仅仅依靠 EUS 成像。应该注意的是，EUS 常被用于评估未分化的或较大的胃癌，并且可能会高估或低估肿瘤来错误地判断肿瘤浸润深度[29]。在这些情况下，应结合其他成像方式进行分期。

病例介绍（后续）

我们选择使用 20 MHz 微型探头 EUS，因为内镜检查提示早期胃癌。EUS 图像显示了五层：第一至二层，黏膜层；第三层，黏膜下层；第四层，固有肌层；第五层，浆膜层。凹陷的低回声肿块破坏了 EUS 探头正下方的第一层和第三层结构。这一发现提示黏膜下浸润的胃癌（T1b 期）。由于淋巴结转移的可能性很高，不是内镜下治疗的适应证，因此，对患者进行了手术切除。

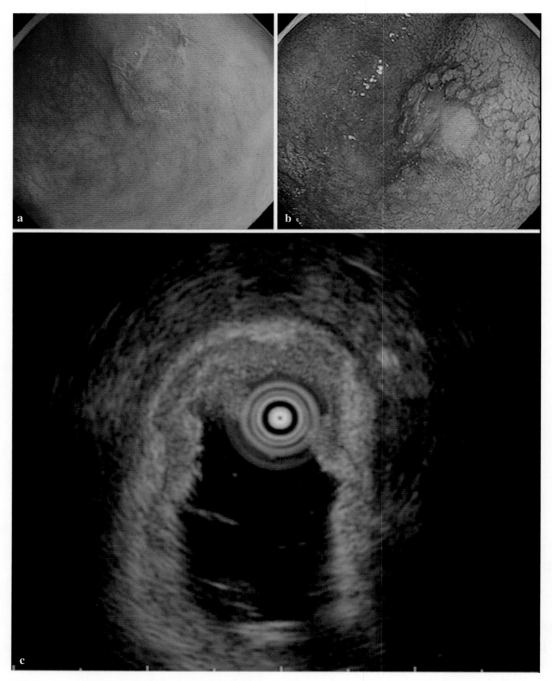

图 26.5　黏膜下（T1b 期）胃癌的内镜和 EUS 图像。（**a—b**）胃镜显示胃窦后壁有凹陷性病变；（**c**）EUS 显示第一层和第二层不规则增厚。高回声的第三层的不规则表现表明癌癌浸润至黏膜下层

EUS 与其他分期方式相比如何？

与其他现有技术相比，包括多排螺旋CT（MDCT）、MRI 和 PET，了解 EUS 在胃癌分期中的优缺点尤为重要。最近对胃癌 T 分期的 EUS、MDCT 和 MRI 系统评价显示，这三种技术诊断的准确率相似（分别为 65% ~ 92.1%、77.1% ~

88.9% 和 71.4% ~ 82.6%）。然而，作者建议 EUS 应该作为 T 分期的首选方法，因为与 MDCT（6 项研究）和 MRI（3 项研究）相比 [30]，大多数胃癌分期的经验都来自 EUS（23 项研究）。当然这是在 EUS 可用的情况下。如果 EUS 不可用，则 MDCT 是一个合适的选择。

· 关于 N 分期，EUS 和 CT 的诊断率是相似

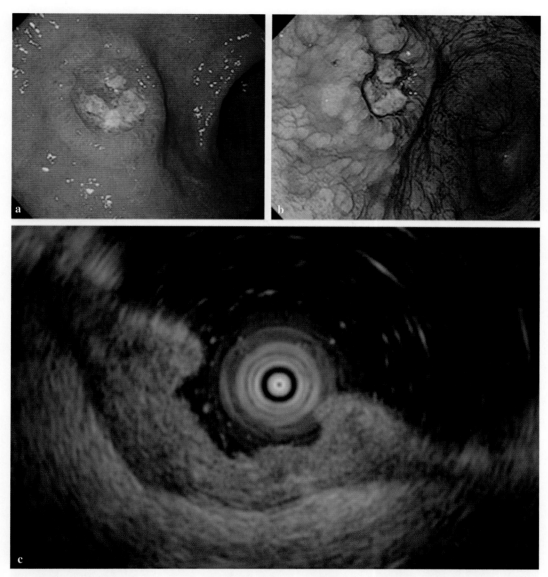

图 26.6　胃癌固有肌层浸润（T2）的内镜和 EUS 图像。（**a—b**）胃镜提示胃窦前壁凹陷性病变；（**c**）EUS 显示从第一层到第三层增厚的胃壁。第三层的结构被完全破坏，表明癌症浸润到固有肌层

的。EUS 对淋巴结转移的灵敏度和特异度分别为 16.7% ~ 90.7% 和 48.4% ~ 100%，CT 对淋巴结转移的灵敏度和特异度分别为 62.5% ~ 91.9% 和 50.0% ~ 87.9%[31 ~ 35]。EUS 的优势在于能够进行 EUS 引导下细针抽吸术来评估可疑淋巴结，从而提高了淋巴结分期的准确性。

由于 EUS 的视野有限，EUS 在 M 分期中的作用是存在质疑的。但是 EUS 偶尔也可以发现影像学检查未发现的腹水或肝转移，因而 EUS 可以作为放射学成像检查的补充。因此，在胃癌分期的总体方法中，我们建议先进行 MDCT 扫描以评估远处转移。如果未出现转移，在可行 EUS 的情况下应进行 EUS 来对病变局部区域进行分期。

胃部 EUS 的另一种用途：巨大胃皱襞

当胃皱襞在充分充气后仍不能变平时，应疑诊为巨大胃皱襞。尚未确定胃肠壁的正常厚度值，但通常认为 2 ~ 4 mm 在正常范围内，且黏膜、黏膜下层和固有肌层之间存在 1 : 1 : 1 的关系，尽管固有肌层在胃窦中可能较厚[36-38]。大于 4 mm 厚的胃壁被认为是异常的。造成巨大胃皱襞的病因多种多样，包括恶性肿瘤、感染、浸润或炎症、

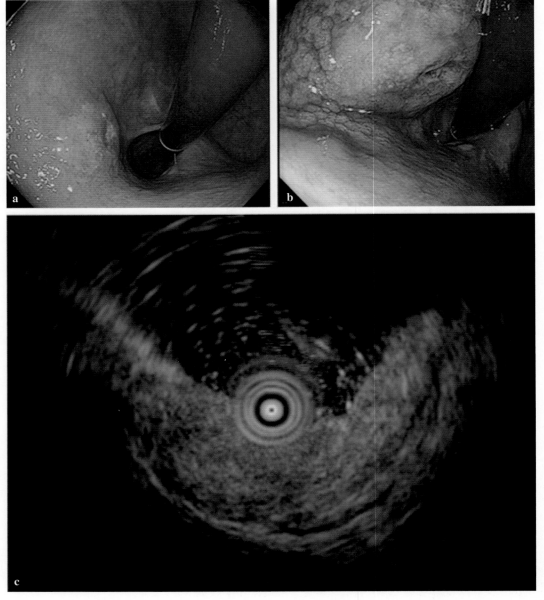

图 26.7　胃癌浆膜下浸润的内镜和 EUS 图像。（**a**—**b**）胃镜提示贲门部凹陷性病变；（**c**）EUS 显示从第一层到第四层异质性增厚的胃壁。此外，第五层完整但不规则，表明癌症浸润到浆膜下层深层

血管异常和良性疾病（表 26.2）。EUS 可通过检测黏膜层下的隐蔽病变及评估病变所累及的壁层来对巨大胃皱襞进行鉴别诊断（表 26.3）[39,40]。对于位于胃壁黏膜层和黏膜下层的病变，考虑到其安全性和方便性，内镜下活检是组织取样的首选方法。EUS 引导下细针抽吸术尤其适用于胃壁深处的病变（如黏膜下层和固有肌层），19 G 针或核心活检针可以提高诊断率。当活检和 EUS 引导下细针抽吸术均不能确诊时，应考虑进行巨大胃皱襞的内镜下切除和内镜下黏膜切除术。

表26.2　巨大胃皱襞的病因

恶性	胃腺癌，皮革胃，淋巴瘤，胃转移癌
感染性	HP 感染，二期病毒，病毒，结核，巨细胞病毒，单纯疱疹病毒，异尖线虫病
浸润性 / 炎性	克罗恩病，结节病，淀粉样变性，嗜酸性细胞性或淋巴细胞性胃炎
血管损伤	门脉高压性胃病，胃静脉伸张
其他原因	Menetrier 病，Zolling-Ellison 综合征

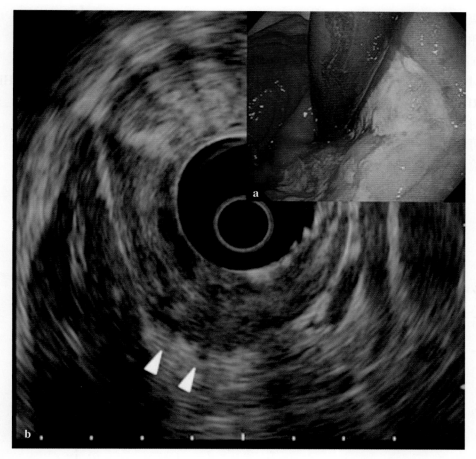

图 26.8　伴有浆膜浸润胃癌的内镜和 EUS 图像（T4a 期）。（**a**）胃镜提示贲门部溃疡性病变；（**b**）EUS 显示从第一层到第五层胃壁增厚，在胃壁外有锯齿状延伸（箭头），与浆膜浸润一致

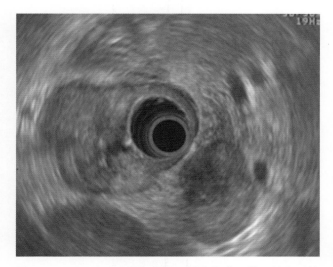

图 26.9　EUS 显示了胃窦部邻近胃癌的淋巴结，具有恶性淋巴结的特征，包括大于 10 mm，有清晰明显的边缘以及均匀的低回声，并呈圆形

表26.3　巨大胃褶皱的不同病因累及的胃壁层

病因	胃壁层
胃癌，皮革胃	第二至四层
胃淋巴瘤	第二层
幽门螺旋杆菌感染	第二层
胃静脉曲张	第三层
淋巴瘤	第二至四层
Menetrier 病	第二层

关键点

- 将高频 EUS 应用于浅表性胃病变，低频

EUS 应用于深层病变。

- EMR 和 ESD 适用于无溃疡的直径小于 2 cm 和 T1a 期的分化型胃腺癌。
- EUS 对 T 和 N 分期的准确性似乎与 MDCT 和 MRI 相当。
- EUS 对鉴别早期胃肿瘤的准确性较低。
- EUS 可以通过对黏膜和黏膜下层病变的钳取活检，以及对黏膜下和固有肌深部病变的细针抽吸术或活检，来帮助明确胃皱襞增厚的病因诊断。

致谢： 感谢医学博士 Masaki Sato、Ko Watanabe、Mitsuru Sugimoto、Naoki Konno 和 Hitomi Kikuchi 等提供的精彩内镜照片。

参考文献见本书数字资源。

第二十七章　直肠癌和肛门括约肌功能障碍

Ferga C. Gleeson　Michael J. Levy 著

引言

据估计，在美国，2015 年有 4 万例新发原发性直肠癌[1]。其预后受原发肿瘤侵袭程度（T 分期）、是否存在淋巴结转移及转移数量（N 分期）、累及环周切缘（circumferential resection margin, CRM）以及远处转移（M 分期）等方面的影响。分期和治疗方法取决于术前影像学检查，其中包括 CT、MRI 和内镜超声（EUS）。明确分期是决定进行新辅助治疗还是手术治疗的关键（图 27.1）。

近期，EUS 在诊断直肠癌分期的准确性上受到质疑，因为临床实践和文献似乎不支持早期阳性报道。德国的一项多中心、前瞻性、有质量保证的研究对 2000—2008 年的 7000 名患者进行了评估，并将环扫 EUS 检查结果与未行新辅助治疗的手术病理的 T 分期进行了比较[2]。虽然 T 分期的一致性仅为 65%，但手术量的增加可改善其结果。低估和高估的概率分别为 18% 和 17%。超声中心在 1993—2007 年进行的另一个报告显示，不借助细针抽吸术的 EUS 对淋巴结肿大的评估并不可靠。他们的观点是基于 29% 的假阳性率。以及与作为金标准的手术病理相比，23% 的患者被低估[3]。鉴于这两个研究仅使用了 20 世纪 90 年代早期的检查技术来评估 EUS，因此其结论对目前的适用性尚不确定。目前的检查技术通常包括线性成像、对可疑结节进行细针抽吸评估和改进的超声技术。

本章的目的是使用历史和当前数据提供全面的概述，以帮助了解 EUS 与其他影像学检查方法在评估原发性直肠癌患者在新辅助治疗后和术后疾病监测效用中的益处。我们还将探索潜在的新型干预措施。

病例学习

初步介绍

患者，男，62 岁，2 周来间歇性便血。通过

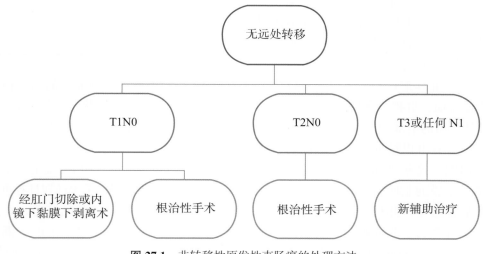

图 27.1　非转移性原发性直肠癌的处理方法

直肠指诊确定了后侧壁溃疡性肿块的远端边界。内镜检查显示一个内镜可通过的 4 cm 脆性溃疡性息肉样肿块，其远端边界位于直肠瓣的远端，并占据腔周的 75%。黏膜活检证实存在腺癌。腹部 CT 没有转移性疾病的证据。盆腔 MRI 发现距肛缘 7 cm 处有一个 4 cm 强化肿块，似乎穿过固有肌浸润到了直肠系膜脂肪。直肠系膜筋膜未受累且距周围切除边缘 6 mm，也无邻近结构浸润的证据。此外，在直肠系膜脂肪中发现可疑的 3～5 mm 淋巴结。建议做直肠 EUS 检查。

对于原发性直肠癌的评估而言有什么关键点？

肛肠解剖学

直肠从肛管的上端延伸到直肠乙状结肠连接处，长约 12 cm[4]。它被细分为近端、中间和远端。手术定义的肛管长 2.5～4 cm，2/3 在齿状线以上，1/3 在齿状线以下[5]。解剖学上的肛管对应于手术定义的肛管的远端 1/3，范围从齿状线到肛门直肠边缘。在齿状线上方，肛管由柱状上皮排列而成，而在齿状线以远由鳞状上皮排列而成。肛门过渡区对应于柱状上皮和鳞状上皮之间长约 10 mm 的区域，其中黏膜具有不同的组织学特征[6]。

直肠壁由黏膜、黏膜下层和固有肌层组成。黏膜包括两个壁层：外部强回声层（指黏膜与超声探头之间的界面）和内部低回声壁层。第三层是强回声的，表示黏膜下层。固有肌层或第四层由外纵向和内环形平滑肌层组成。内环形平滑肌在远端变厚，并随着肛门内括约肌和外纵肌与肛提肌的纤维融合而继续走行[5]。括约肌复合体最外层的上部由横纹肌、肛提肌和耻骨直肠肌构成，下部由肛门外括约肌的下部构成。

直肠周围有含有淋巴结的直肠系膜脂肪、痔上血管和纤维组织。这些统称为直肠系膜。直肠系膜与乙状结肠系膜的脂肪向上相连续，其腹腔内部分沿直肠后壁增厚，并且有时在直肠前部不存在。周围包绕着直肠系膜筋膜。该筋膜向下延伸。在男性中，其与 Denonvilliers 筋膜在前面合并，且该筋膜的前面是精囊和前列腺。相反，在女性中，直肠系膜筋膜前部与直肠阴道筋膜合并，而其前面是阴道。直肠系膜筋膜是上、中 1/3 直肠肿瘤放射状扩散转移的重要屏障，并形成全直肠系膜切除术（total mesorectal excision，TME）中的解剖平面。

直肠的淋巴结转移最先发生在直肠系膜内的直肠周围淋巴结[7]。大多数淋巴结顺应直肠的血供方向并位于其上方和后方。淋巴结转移的常见途径是沿着直肠上动脉进入直肠系膜顶部以及沿着肠系膜下动脉进入乙状结肠系膜。直肠中动脉来自髂内动脉，而直肠下动脉来自阴部内动脉（髂内动脉前部分支的一个分支）。直肠下动脉和直肠中动脉在肛门直肠交界处吻合。尽管不常见，但远端直肠癌可沿阴部内动脉和髂内动脉扩散至淋巴结。

直肠癌的 TNM 分期系统是什么？

美国癌症联合委员会（AJCC）和国际抗癌联盟（UICC）的肿瘤淋巴结转移（TNM）系统已经成为全世界结直肠癌分期的标准[8,9]。TNM 系统根据肿瘤侵袭直肠壁和穿过直肠壁的深度对原发肿瘤（T）进行分期。直肠癌局部淋巴结包括直肠周围淋巴结、肠系膜下淋巴结、乙状结肠系膜淋巴结、骶外淋巴结、骶前淋巴结、阴部淋巴结、髂内淋巴结、直肠上淋巴结、直肠中淋巴结和直肠下淋巴结。在这些组以外的淋巴结，如髂外或髂总淋巴结，则被认为是远处转移（M 期）（表 27.1）。

EUS 技术

EUS 检查是在充分准备的结肠镜检查或 2 个 Fleets 灌肠以及柔性乙状结肠镜检查之后进行的。患者取左侧卧位，以利于最佳观察。图 27.2 强调了内镜评估中必须记录的特征。中间直肠瓣被认为是腹膜返折的标记。如果肿瘤位于腹膜返折的近端或者远端，则对制订手术计划具有重要意义。

将内镜超声推入乙状结肠后，在退镜时向肠腔内送入空气或 CO_2，以改善声学耦合。使用环扫还是线性 EUS 看个人的选择。使用环扫 EUS

表27.1 2010年美国癌症联合委员会（AJCC）原发性直肠癌分期系统

Tx	原发性肿瘤不能评估
T0	没有原发性肿瘤的证据
Tis	原位癌
T1	肿瘤侵犯黏膜下层
T2	肿瘤侵犯固有肌层
T3	肿瘤通过固有肌层侵犯至结肠周围组织
T4a	肿瘤侵及脏腹膜
T4b	肿瘤直接侵犯或附着于周围的器官或结构
Nx	区域淋巴结受累不能评估
N0	无区域淋巴结转移
N1	1～3个区域淋巴结转移
N1a	一个区域淋巴结转移
N1b	2～3个区域淋巴结转移
N1c	虽无区域淋巴结转移，但肿瘤沉积在浆膜下、肠系膜或无腹膜覆盖的结直肠周围组织
N2	4个或以上区域淋巴结转移
N2a	4～6个区域淋巴结转移
N2b	7个或以上区域淋巴结转移
Mx	远处转移无法评估
M0	无远处转移
M1	有远处转移
M1a	转移局限在一个器官或部位（如肝、肺、卵巢、区域外淋巴结）
M1b	转移超过一个器官或部位，或转移到腹膜

可以很容易地显示直肠壁层并评估淋巴结情况。除了送气外，可能还需要送水来充盈直肠，以提高成像质量。可以让患者翻身以改变水的位置，使其浸没肿块。必须注意确定肿瘤远端与男性的精囊或女性的子宫颈之间的关系。应注意是否存在相邻器官受累，包括男性的前列腺、膀胱和精囊，以及女性的膀胱、阴道和子宫颈。此外，无论使用环扫EUS还是线性EUS，都应评估直肠和乙状结肠周围是否存在淋巴结或网膜病变。使用线性EUS的优点是能够使用同一设备进行成像和细针抽吸术。

在内镜检查中，直肠壁被视为五个交替的高回声和低回声层。只限于黏膜或黏膜下层的肿瘤被归类为T1期病变。如果病变浸润固有肌层（低回声第四层）但没有穿破，则为T2期病变（图27.3）。如病变穿过固有肌层，且穿过直肠壁并进入周围的直肠脂肪，则为T3期病变（图27.4）。最后，T4期病变意味着直接浸润邻近器官，即前列腺、阴道和膀胱（图27.5）。

EUS对4 cm大小的远端直肠癌的评估显示，低回声壁增厚至11 mm，并伴伪足形成，同时伴有固有肌层外2 mm浸润。

T分期的误区是什么？

在已发表的研究中，EUS T分期的准确率为80%～95%，而CT和MRI的准确率分别为65%～75%和75%～85%[10-12]。关于T分期，由于EUS难以将肿瘤本身与肿瘤周围的炎症和（或）纤维化区分开，因此EUS常对T2期肿瘤分期过高（图27.6）[13]。该肿瘤符合T3期肿瘤的标准，因为它确实穿过整个固有肌层浸润剂直肠周围脂肪。并且由于存在肿瘤性伪足，原本边界清晰的脂肪-肌肉界面变得模糊不清。有回顾性研究检验了特异性T2期的准确性，因为T2期是接受新辅助治疗的T分期的一个标志性决策点[14]。实际T1期或T3期肿瘤的过高分期和过低分期的发生率均为16%，因此，对于明确为T2期或更低分期的阴性预测值为84%。不正确的EUS分期影响了23%患者的治疗。

所有T3期直肠肿瘤在临床上并非完全等同，低浸润性病变预后更好[15]。因此，通过鉴别低浸润性癌和晚期T3期病变（浸润≤2 mm或>固有肌外3 mm），术前EUS可以提供重要的预后信息。然而难点在于，与晚期T3期病变相比，在低浸润T3期中过高分期（50%）更为常见[16]。T3期肿瘤的最大肿瘤浸润深度也是局部和全身复发的独立预后因素[17]，其临界值≥19 mm。

相反，由于EUS分辨率的限制，未能在镜下检测到微小的癌症浸润，则可能导致分期过低。可通过增加超声频率来提高空间分辨率，但这将降低穿透深度，可能影响对更深结构的检查。影响肿瘤分期准确性的其他变量包括内镜检查者的经验和直肠内肿瘤的位置，因为更远处肿瘤的准确性降低[13,18-20]。对42项研究进行的Meta分析（n=5039；1980—2008）按T分期审查了EUS的

直肠指诊

- 触及肿瘤（是/否）
- 部位（前面/后面）
- 固定的或活动性的

内镜下肿瘤特点

- 距肛缘近端和远端的距离（cm）

- 相对于中间直肠瓣襞，远端边界在哪儿？

- 环腔——1% ~ 25%，26% ~ 50%，51% ~ 75%，76% ~ 100%

- 前、后、右或左侧壁（圈出所有累及的部位）

- 溃疡：是/否

- 息肉样或固着

- 梗阻：无，部分（内镜可通过，但EUS不能通过），完全（内镜无法通过）

- 进行肿瘤黏膜活检：是/否

- 存在肿瘤的黏膜表象：是/否

EUS（uTNM）特征：

- 相对精囊或子宫颈，其远端边界在哪儿？上方，同一水平位置，下方
- T分期：
    - 最大壁层厚度（mm）
    - 如果是T3期：超出固有肌层的浸润深度（mm）

            轻度浸润（< 3 mm）或广泛浸润（≥ 3 mm）
- N分期：
    - 髂血管周围、乙状结肠周围或直肠周围淋巴结（圈出所有累及的结节）
    - 长轴和短轴长度（所有行细针抽吸术的淋巴结或未行细针抽吸术但最具有特征表现的淋巴结）
    - 回声、边界和形状（所有行细针抽吸术的淋巴结或未行细针抽吸术但最具有特征表现的淋巴结）
    - 囊外扩散：是/否
    - 细针抽吸术：部位、淋巴结数量和单个淋巴结进针数
- **壁外或网膜沉积**：是/否
    - 大小；沉积数目以及单个沉积细针抽吸术进针数
    - 腹水：是/否
    - 是否进行了细针抽吸术：是/否，部位
- **肛门内括约肌受累**：是/否
- **肛门外括约肌受累**：是/否
- **其他器官受累**：是/否，部位

图 27.2　直肠癌的内镜和 EUS 特征

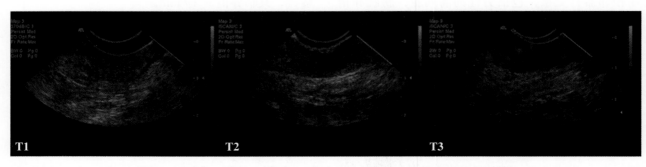

图 27.3　反映 T1 期、T2 期和 T3 期病变之间壁层改变的直肠壁对比图像

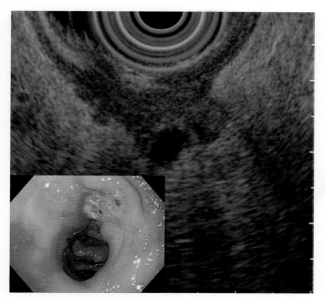

图 27.4　溃疡性脆性直肠中段 T3 期肿瘤穿透固有肌层，延伸至直肠壁外并进入周围的直肠周围脂肪

准确性。公布的数据表明，相对于早期（T1 期或 T2 期）病变，EUS 对晚期病变（T3 期或 T4 期）的灵敏度最大（表 27.2）[21]。

EUS 检查显示浅表 T3 期病变周围伴有 3 个圆形低回声的淋巴结，以及一枚 9 mm×7 mm 左侧髂总动脉淋巴结。对该结节进行了细针抽吸术。

N 分期的误区是什么？

在食管癌患者中已明确能准确地预测淋巴结转移的 EUS 特征[22]。这些与恶性肿瘤相关的超声特征包括淋巴结增大（短轴≥1 cm）、低回声、圆形和平滑的边界（表 27.3）。对于食管癌患者来说，如果所有四种异常形态特征都存在，则恶性浸润的准确率为 80%。然而，仅在 25% 的恶性淋

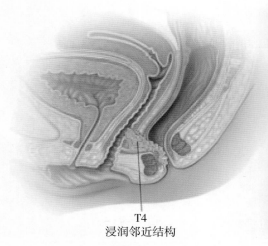

T4
浸润邻近结构

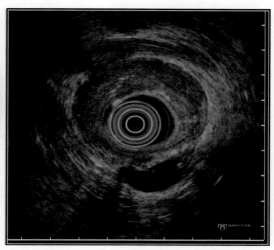

图 27.5　环扫 EUS 检查显示肿瘤向前浸润至阴道壁，形成 T4 期病变

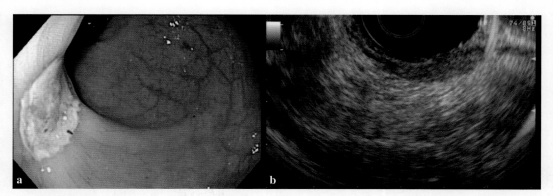

图 27.6　**a.** 恶性肿瘤息肉切除术后形成的继发于烧灼效应的浅表溃疡；**b.** EUS 上存在不连续的壁层低回声改变，除非通过细针抽吸术采样，否则无法区分恶性和炎性改变

表27.2　EUS成像T分期数据

T 分期	灵敏度（%）	特异度（%）
T1	88	98
T2	80	96
T3	96	91
T4	95	98

表27.3　EUS良性和恶性淋巴结的形态学特征

EUS 表现	良性淋巴结病变	恶性淋巴结病变
回声	高回声	低回声
形状	不规则	圆形
边界	不规则	平滑
大小（短轴）	< 10 mm	≥ 10 mm

巴结中存在所有四种表现（图 27.7）。不幸的是，常规 EUS 淋巴结标准已被证明对许多非食管癌的分期是不准确的[22-24]。没有一项标准可以预测肺癌、食管癌和胰腺癌患者的恶性淋巴结。

对于任何恶性肿瘤，EUS 的 N 分期准确率仅为 70% ~ 75%，最近的报道则低至 42%[25,26]。以前曾假定 EUS 无法或很少能够检测出良性直肠周围淋巴结。因此，对于直肠癌患者，仅仅可观察到淋巴结就被认为是淋巴结转移的准确替代标志，从而避免了进行细针抽吸术。对直肠癌 EUS N 分期的准确性进行的 Meta 分析 [35 项研究（n=2732；1966—2008 年）] 发现 EUS 的灵敏度和特异度为中等水平（约 75%），并得出结论，需要进一步完善诊断标准，以提高诊断的准确性[27]。

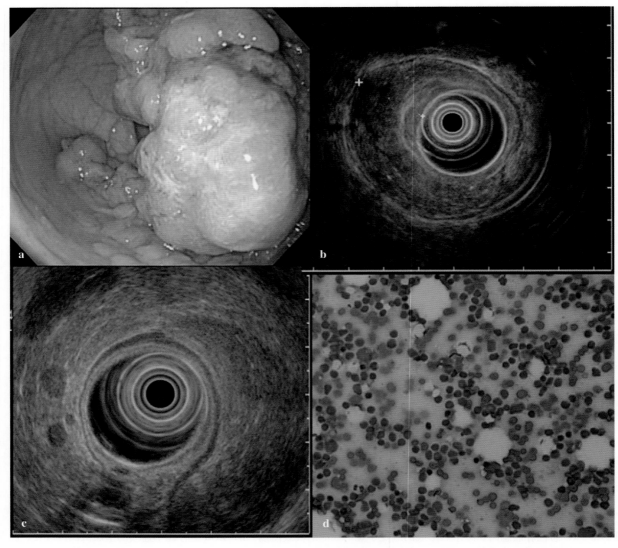

图 27.7　体积较大的 T2N1 期肿瘤（a，b）伴有非肿瘤周围淋巴结肿大（c），通过细针抽吸术证实为恶性（d）

该分析的一个重要局限是大部分研究仅采用了环扫 EUS 检查而没有进行细针抽吸术。

先前的经直肠超声研究发现，淋巴结大小 ≥ 7 mm 是预测直肠癌淋巴结转移的最佳大小界限，与外科病理学相比准确率为 83%[28]。基于局部区域转移性淋巴结与良性淋巴结在形态学外观上只有极小差异的看法，一项专门的细针抽吸术研究认为不能通过每个淋巴结中存在的恶性超声特征表现来准确地区分良性和恶性淋巴结，除非所有四个特征都存在（表 27.4）[29]。四种表现（短轴 ≥ 10 mm，低回声，圆形，以及边界光整）的准确率分别为 61%、65%、51% 和 51%。淋巴结短轴长度 ≥ 5 mm 或低回声是唯一可预测恶性浸润的 EUS 特征。最合适的短轴和长轴长度分别为 6 mm 和 9 mm，此时可准确地鉴别恶性肿瘤（图 27.8）。

Knight 等使用外科组织病理学标本评估了 EUS 引导下细针抽吸术在原发性或转移性直肠癌（伴有直肠周围肿块、淋巴结和远处转移）中的表现特征。总体灵敏度、特异度、阳性预测值和阴性预测值分别为 89%、79%、89% 和 79%[30]。

术前 EUS 引导下细针抽吸术对肠系膜外淋巴结转移的鉴定提高了 7% 的原发性直肠癌分期。这很重要，例如，若有髂外动脉淋巴结浸润，则超出了全直肠系膜切除术的标准手术范围。淋巴结转移至此部位通常会通过扩大放疗范围而影响内科和外科手术计划。这可能表明需要扩大全直肠系膜切除术的范围，包括进行更广泛的淋巴结清扫[31]。与此类转移相关的其他标志物包括血清 CEA 水平，肿瘤长度 ≥ 4 cm，肿瘤呈环形 ≥ 50%，以及淋巴结变大。不幸的是，这些潜在的替代标志物都不够准确，因此，EUS 引导下细针抽吸术对于识别这些淋巴结的转移是必要的。

这些研究发现明确表明，在决定是否需要使用新辅助疗法时，需要通过 EUS 引导下细针抽吸术来验证淋巴结的状况，而不是仅仅依靠淋巴结的形态。否则，就有可能进行不适当的治疗，进而导致患者预后不良。我们现在更喜欢常规进行细针抽吸术，因为：①改进的技术使得几乎所有患者的良性淋巴结均可被观察到。②直肠癌中的大多数恶性淋巴结小于 1 cm。③单独的显像用于区分良恶性淋巴结的预测价值仍然很差。

值得注意的是，48% 的管腔癌（包括直肠癌）的管腔液细胞学检查可能是恶性，但是并不受细针抽吸术检查的影响[32]。这些异位的细胞可能污染细针抽吸样本并导致细针抽吸结果呈假阳性。此外，超声检查者的操作技术和细胞学的误判也会导致 EUS 引导下细针抽吸术细胞学检查的假阳性[33]。

下消化道实性病变的 EUS 引导下细针抽吸术被认为是感染性并发症的低风险操作，并且不能保证预防性应用抗生素能够有效地预防细菌性心内膜炎[34]。直肠周围的囊性结构被认为是细针抽吸术的相对禁忌证，因为可能会形成脓肿并需要经皮穿刺引流。尽管预防性使用了抗生素，但这种情况还是会发生[35]。如果考虑选择细针抽吸术，

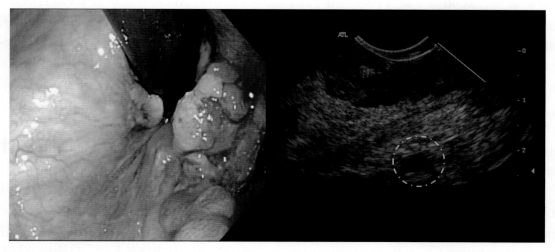

图 27.8　患者，男，54 岁，存在远端 T3N1 期病灶。对该患者进行了新辅助治疗并随后进行手术。肿大的淋巴结位于病变周围，因此适合细针抽吸术。病变呈低回声表现，短轴 > 5 mm，但呈椭圆形且边界不规则

我们鼓励与患者的内科和外科医生一起讨论操作的需求和潜在的风险。最近的一项大型单中心研究对 502 名接受 EUS 引导下细针抽吸术治疗的下消化道病变的患者进行了重点研究，其中 80% 以上为直肠癌，强调了导致不良事件的危险因素包括操作前疼痛、淋巴结或肠壁以外部位的细针抽吸术以及细胞学检查结果为恶性[36]。

病例后续

此前病例中患者的 EUS 结果最终判断为浅表 T3 期肿瘤，肿瘤周围淋巴结不明显，但左髂总动脉有恶性淋巴结，因此，远端 T3N1M1a 直肠癌诊断成立。患者继续进行新辅助治疗，包括扩大骨盆的放疗范围，随后进行了腹会阴联合切除并扩大淋巴结清扫术。

EUS 与其他分期方法的比较

MRI 与 EUS 评估

直肠内螺旋 MRI 在直肠癌局部分期中的作用已得到了充分证实[37-39]。与 EUS 相比，它拥有多个理论上的优势，因为其展示的视野更大，并且能够研究狭窄的、内镜不可通过的肿瘤[18,40,41]。最近一项研究证明 74% 的患者在 MRI 中识别出前腹膜返折非常重要，因为该标志对手术计划的制订有重要影响[42]。对 90 篇文献（1995—2002 年）的 Meta 分析以组织病理学相关性作为金标准，比较了 MRI、无细针抽吸的环扫 EUS 和 CT 进行分期的效用，并得出如下结论：对于 T1/T2 期病变，EUS 和 MRI 具有相似的灵敏度，但 EUS 的特异度更高（86% vs 69%）。对于 T3 期肿瘤，EUS 的灵敏度明显高于 MRI 或 CT[43]。最近一项比较环扫 EUS 和 MRI 的前瞻性研究显示，MRI 不能显示任何 T1 期肿瘤，而 EUS 低估了所有 T4 期肿瘤[44]。此外，管腔狭窄和息肉样表现与 EUS 或 MRI 的准确率成反比。

MRI 还可用于评估直肠系膜淋巴结受累，因为对淋巴结可利用体积大小以及特定的结节影像表现来评估。与组织学检查结果相关的，淋巴结转移最可靠的 MRI 标准是不规则的轮廓和不均匀的信号[45,46]。许多研究已经评估了 MRI 在评估淋巴结受累方面的性能。2004 年的 Meta 分析显示 MRI 的灵敏度和特异度分别为 66% 和 76%，而没有细针抽吸术的环扫 EUS 的灵敏度和特异度分别为 67% 和 78%，CT[39,43] 的灵敏度和特异度分别为 55% 和 74%。在另一项 Meta 分析中，MRI 与 EUS 在 N 分期上同样没有显著差异，尽管 EUS 在诊断特异度方面略有优势[47]。

CT 和 PET-CT 与 EUS 评估

CT 的传统作用是识别转移性疾病，因其分辨率不足以准确区分各层，从而限制了其对于 T 分期的评估[48,49]。然而，近来已有研究证明多层螺旋 CT 对明确直肠系膜筋膜受累是有用的，特别是对于位于直肠近端和中部的肿瘤，其灵敏度为 76%，特异度为 96%。然而，预测直肠远端癌中直肠系膜筋膜受累的准确性仍不理想，灵敏度为 66%，特异度为 82%[50,51]。在 CT 中，产生预测淋巴结转移的最大阴性预测值的淋巴结大小为 7 mm[52]。目前，尽管 CT 联合 EUS 被认为是非转移性近端直肠癌最具合算的分期方法，但 MRI 的新兴应用可能会改变这种方法[53]。

PET-CT 通常能提供原发性直肠癌常规分期以外的其他信息，并建议在更晚期的阶段以及当常规分期方法结果不确定时进行该检查。对比增强 PET-CT 优于非增强 PET-CT，因其可精确地明确局部淋巴结的状况，并可改善 1/3 患者的分期或治疗[55,56]。一些权威人士认为，新辅助治疗后的 SUVmax 值可预测分期下降和完整的病理反应[57,58]。迄今为止，尚无报道 EUS 引导下细针抽吸术与 PET-CT 的比较研究。

新辅助治疗后 EUS 评估的效用是什么？

肿瘤对新辅助治疗的反应是无病生存的强有力的预测指标。然而，由于放疗后水肿、炎症、坏死和纤维化等不良反应，EUS 在直肠癌放疗后分期的准确率显著降低[59,60]。尽管相关数据很少，但不鼓励新辅助治疗后常规用 EUS 分期[61]。新辅助治疗后的 T 分期准确率为 50%[62-67]。由于最终的病理分期可以最准确地预测患者的预后，因此新辅助治疗后的再分期受到限制，而临床相关性对于指导手术和术后处理方式是最重要的。但是在这种情况下对非肿瘤周围淋巴结进行细针抽吸术可能会发现残留的恶性淋巴结，这可能为指导进一步的治疗决策提供有用的信息。

直肠癌根治或局部手术后 EUS 监测是否有作用？

CRM 阳性、浆膜受累、淋巴管浸润、壁外静脉浸润以及组织学分化不良是发生局部复发的重要独立预测因素[68]。将新辅助治疗与全直肠系膜切除术相结合，可使局部复发的发生率显著降低至 10% 以下。该复发率在手术后的前 2 年最低[69,70]。早期发现复发性局部肿瘤可进行早期治疗并改善生存率。由于局部复发经常发生在腔外区域（即黏膜深处），因此，前视内镜随访可能无法在足够早的早期阶段检测到局部复发。甚至 EUS 也无法在视觉上区分复发与术后纤维化或炎症相关的改变，而且图像可能被手术夹子或缝线的伪影所遮挡。然而，对残余直肠壁或直肠周围间隙的细针抽吸术（灵敏度为 91%，特异度为 93%），可以提供优于临床评估或 EUS 单独检查的诊断。

早期发现局部复发没有明确的策略。两项前瞻性研究表明 EUS 在直肠癌局部复发检测方面优于 CT[71,72]。EUS 的灵敏度（100%）高于 CT

（82% ～ 85%）。EUS 在检测无症状患者的局部复发方面也比直肠指诊、CT 和 CEA 更灵敏[73]。尚不清楚手术干预后 EUS 监测的最佳时间间隔。但是在直肠低位前切除术后的头 2 年中，每 6 个月进行一次 EUS 检查可能是检测复发性直肠癌的合理监测策略[74]。

局部切除是治疗浅表直肠癌和不适合根治性手术的替代方法。但是它与局部高复发率有关。黏膜瘢痕活检以及淋巴结或直肠深层的 EUS 引导下细针抽吸术是确定这些患者局部复发的方法（图 27.9）[75]。此外，EUS 引导下细针抽吸术 ± 切割活检可用于诊断直肠腔外病变，以指导治疗[76]。

如直肠癌低位前切除术后吻合口发生直肠植入性囊肿，需要与局部复发性直肠癌相鉴别。EUS 可显示吻合口处的囊性病变，壁不均匀增厚，细针抽吸术可显示含有炎症细胞的黏蛋白，且恶性细胞不存在[77]。EUS 引导下细针抽吸术和切割活检对盆腔肿块恶性肿瘤的诊断是灵敏的，但如果对囊性盆腔肿块进行取样，则有 7% 的不良事件发生率。因此，通常不鼓励对囊性结构为主的部位进行抽吸[78,79]。

直肠壁转移的 EUS

远处的癌症很少转移到胃肠道壁。估计这些发现占上消化道内镜检查的 0.03%，占结肠镜检查的 0.05%[80]。对继发性直肠黏膜炎进行 EUS 检查，而不进行细针抽吸术，镜下表现为周壁增厚，主要影响黏膜下层和固有肌层。这类似于原发性

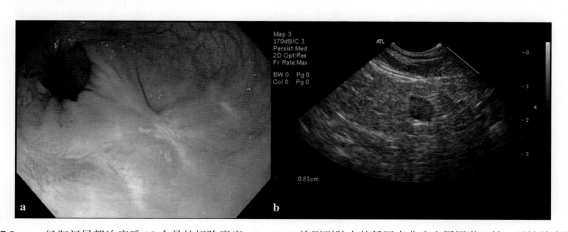

图 27.9　a. 经肛门局部治疗后 18 个月的切除瘢痕。**b.** EUS 检测到肿大的低回声非病变周围淋巴结，恶性肿瘤阳性

胃黏膜炎（图 27.10）[81]。细针抽吸术在前列腺癌继发直肠黏膜炎诊断中的作用已经被报道[82]。直肠黏膜炎的 EUS 表现与直肠子宫内膜异位植入物等过程形成对比。这些过程呈低回声或者不均匀的沉积，累及第四层和第五层，黏膜层完整，并且通常在腔外部位出现局部直肠癌复发[83,84]。EUS 引导下细针抽吸术 ± 切割活检可以明确转移性病变的诊断和鉴别原发恶性肿瘤。迄今为止，这些转移性病变包括来源于膀胱、乳腺、胃和皮肤黑色素瘤的癌症[85]。

EUS 在肛周疾病和括约肌疾病中有作用吗？

肛周瘘和脓肿形成

EUS 是一种信息丰富的成像方式，对克罗恩病相关的肛周瘘的治疗有重要影响[86]。瘘管表现为低回声区域内的高回声轨迹，代表发炎区域内的气泡。患者的选择是采用环扫或线性内镜超声或非内镜刚性直肠探头进行内镜检查。一项前瞻性双盲研究比较了 EUS、盆腔 MRI 和麻醉下评估（evaluation under anesthesia，EUA）的效果，并评估了成本效益。与手术金标准相比[87]，该研究显示出良好的一致性（EUS 为 91%，MRI 为 87%，EUA 为 91%）。使用 360° 肛门直肠换能器的检查可能是一种优势明显的方法。该方法包括内置三维采集系统，并用凝胶填充气球，患者取截石位。此外，MRI 是一种重要的成像方式，因为它可以评估肛管内瘘及其与括约肌复合体、其他盆底解剖结构和相关并发症（即脓肿形成）之间的关系。事实上，考虑到 EUS 在这些患者中的技术难度，并且由于外科医生倾向于检查 MRI 以辅助手术入路，MRI 已经在大多数医学中心取代了 EUS。

肛门括约肌损伤

EUS 比肌电图的耐受性好，因为肌电图需要将针直接插入括约肌复合体中。产后 5 个月，初产女性肛门括约肌损伤的患病率为 28%[88]。内外肛门括约肌的损伤在 EUS 上有不同的表现。前者表现为正常低回声环中的高回声断裂，后者表现为正常高回声环内的低回声区。然而，经会阴的二维和三维超声检查工具的使用频率越来越高，并且正在成为直肠病学中评估肛门括约肌复合体的金标准。

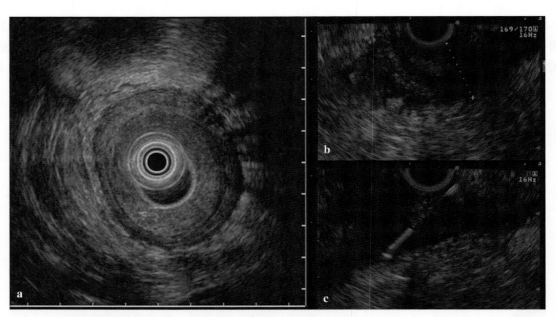

图 27.10　**a．b．**周围低回声壁增厚（10 mm），黏膜活检结果不明显。**c．**EUS 引导下细针抽吸术证实为 2 年前确诊的膀胱移行细胞癌的转移

未来新的干预是什么？

EUS 引导下的引流及支架置入为术后盆腔积液的处理提供了另一种选择[89]。EUS 引导的与憩室疾病无关的腹盆腔脓肿引流可能是另一个未来的治疗适应证[90]。除了使用 EUS 引导的线圈和胶黏剂治疗直肠静脉曲张破裂出血外，还报道了对于非手术患者进行 EUS 细针注射乙醇治疗经治疗后仍持续存在的盆腔恶性淋巴结[91,92]。

关键点

- EUS 对直肠癌 T 分期的准确率有待提高。
- 细针抽吸术已成为局部区域临床分期的重要组成部分。
- 细针抽吸术可以识别 M1a 疾病，并可能提高 7% 患者的分期。
- 在新辅助治疗之后应谨慎应用 EUS 进行分期。
- 直肠壁或直肠壁外间隙的 EUS 引导下细针抽吸术有助于在术后监测期间确定有无局部疾病复发。

利益冲突： 作者声明没有利益冲突。

财务披露： 没有。

参考文献见本书数字资源。

第二十八章　上皮下病变

Christopher S. Huang　John R. Saltzman 著

引言

术语"上皮下病变"（或"黏膜下病变"）用于描述上覆正常黏膜的任何胃肠道肿块或息肉。这些病变通常在上消化道内镜检查或结肠镜检查期间被偶然发现，通常表现为突出到腔内的光滑凸起。这些凸起可以是非肿瘤性壁内病变、壁内肿瘤（良性和潜在恶性）以及邻近结构的外在压迫（正常和异常）。内镜超声（EUS）通常是进一步评估上皮下病变，并确定哪些需要额外的组织取样、随访或切除所必需的。本章将介绍胃肠病学家可能遇到的最常见的上皮下病变的诊断和处理。

病例介绍

患者，女，54 岁，5 年前诊断为乙状结肠 T3N0M0 期中分化黏液腺癌，行乙状结肠切除术，后定期进行结肠镜检查。患者无症状，但癌胚抗原（CEA）水平略有升高。最近的一次 3 年前的结肠镜检查除了术后改变以外没有其他明显异常。值得注意的是，现在的结肠镜检查发现距肛门边缘 11 cm 处有一 3 cm 的隆起病变，其上覆黏膜外观正常且光滑（图 28.1）。

上皮下病变的鉴别诊断是什么？

上皮下病变的鉴别诊断包括多种，包括非肿瘤性壁内病变、各种各样的良性肿瘤和潜在恶性的壁内肿瘤以及来自邻近结构的外源性压迫（表 28.1）。当发现上皮下病变时，内镜医师应根据病变的外观和位置了解常见的诊断，同时应结合患

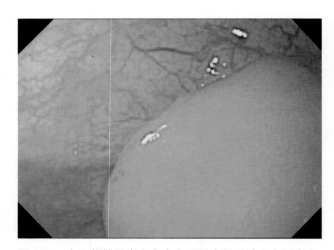

图 28.1　在乙状结肠癌患者中发现了直肠近端上皮下病变

者的内科和外科病史。例如，在肝硬化或有急性胰腺炎病史的患者中发现位于胃底的分叶状上皮下病变时，应立即怀疑是否为胃底静脉曲张（图 28.2）。

根据病变的位置[1-3]，鉴别诊断的范围可以稍微缩小。食管最常见的上皮下病变是平滑肌瘤、颗粒细胞瘤和囊肿（食管重复囊肿或支气管源性）。在胃中，胃肠道间质瘤（GIST）和异位胰腺是最常见的。十二指肠上皮下病变不常见，但 GIST、类癌、脂肪瘤和重复囊肿的发生率相似。在结肠和直肠，最常见的病变是类癌、脂肪瘤和 GIST。在女性中，还必须考虑子宫内膜异位症或甚至由阴道中的卫生棉条引起的外源性直肠压迫的可能性[4,5]。

逐步评估胃肠道上皮下病变

初步内镜评估：用哪种内镜技术诊断上皮下病变？

对上皮下病变的初步评估可以使用标准内镜

表28.1　胃肠道上皮下病变的鉴别诊断

良性壁内病变	恶性（或潜在急性）壁内病变	外源性压缩
重复囊肿	类癌	正常腹腔内结构（胰腺、肝、脾和胆囊等）
颗粒细胞瘤	胃肠道间质瘤	异常腹腔内结构
炎性纤维瘤	血管球瘤	（胰腺 / 肝 / 肾囊肿、动脉瘤、淋巴结、脓肿和肿瘤）
平滑肌瘤	淋巴瘤	
脂肪瘤	转移癌	
淋巴管瘤		
异位胰腺		
神经鞘瘤		
静脉曲张		

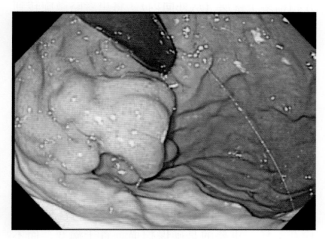

图28.2　胃底静脉曲张的内镜表现

设备和技术进行[6,7]。第一步是在视觉上评估以下特征：大小、位置、形状、颜色、表面特征、存在脉动以及随着患者的位置变化和注入空气的外观变化。上皮下病变通常上覆正常黏膜，但也应该评估其表面特征（如局灶性溃疡或凹陷）和颜色（如淡蓝色、淡黄色或半透明），因为这些特征可能为潜在病变的性质提供线索。仅凭内镜很难区分壁内病变和外源性压迫[8]。但随着患者位置和腔内扩张程度的改变，病变外观的显著变化则提示外源性压迫病变。

可以用闭合活检钳来探查病变，评估其移动性和一致性。如出现"枕头 / 垫子"征（特征是能够用活检钳使病变凹陷），则高度提示脂肪瘤。脂肪瘤也可表现为"帐篷征"，指用钳子抓住上层黏膜后可以轻易地将黏膜拉离下层病变（图28.3）。

对于未出现血管（淡蓝色）或囊性（半透明）且未显示"枕头征"的病灶，可以进行活检以排除上皮性病变，并尝试对潜在病变进行取样。与其他大多数上皮下病变不同，对于类癌通常可采用标准活检技术诊断，因为其常常来自深层黏膜。如果存在溃疡区域，应该将其作为活检靶点，以提高诊断率[9]。使用常规大容量的或巨

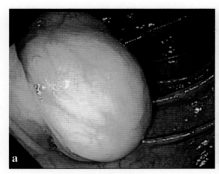
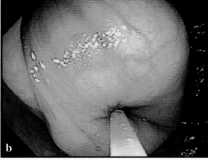
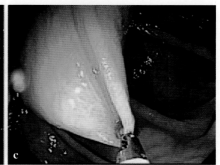

图28.3　脂肪瘤的内镜特征。**a**. 升结肠脂肪瘤的内镜表现；**b**. "枕头"或"垫子"征，特征是使用闭合活检钳使脂肪瘤凹陷。**c**. 抓住上层黏膜并将其拉离下层脂肪瘤，显示出"帐篷征"

型的活检钳可以获得"堆叠式"（咬合式或隧道式）活检。尽管该技术的报告产率相当低，且取决于钳子的大小（常规和大容量的活检钳诊断率为 17% ~ 42%，大活检钳为 67%）[10-13]。对于巨型钳，近 35% 的患者发生了大出血。使用大活检钳或圈套器来"剥离"覆盖的黏膜可能会暴露下面的病变并能进行高效靶向活组织检查，但也会增加出血风险（图 28.4）[13-16]。

在这个阶段的评估中，如果尚未确定诊断，则应进行 EUS。

EUS——增强 EUS 成像技术的技巧

对上皮下病变可以使用环扫或线阵式 EUS 以及导管超声探头成像。诸如靶病变的大小和位置、病变在腔内的可见性以及预期需要进行 EUS 引导的组织采集等因素，可以指导选择要在任何特定操作中使用的内镜设备。例如，由于较高的成像频率，导管超声探头可能更适合于评估小的上皮下病变（< 1 cm）。这以牺牲穿透深度为代价而产生环扫更精细的细节。对于小到几乎没有可见隆起的病变，可以先用 EUS 进行初步定位。如果病变易于定位，并且明确需要行 EUS 下引导的组织采样，则应首先使用线阵式 EUS，从而避免环扫式 EUS 检查的需要，以减少所需的内镜插入次数。

在进行 EUS 检查时，应将胃肠道腔内最大限度地排空空气。且如果可能，应将目标病变浸入水中，以实现病变的最佳成像。由于病变的位置

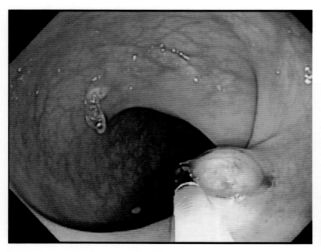

图 28.4　去顶技术：用大活检钳掀起黏膜盖，暴露黏膜下病变（脂肪瘤）

和存在抽吸空气的风险（特别是对于食管病变），该做法可能有时做不到或不安全。在这种情况下，换能器周围的气球应充满少量水，以实现声学耦合。内镜医师应避免过度填充气囊，否则可能扭曲或压迫非常小的病变。另一种对食管较小的病灶成像的方法是"避孕套技术"，即把避孕套附在双通道内镜的末端并充满水，然后用穿过内镜通道进入所含水柱的导管超声探头进行检查[17]。

其他部位也可能难以进行 EUS 检查，如胃窦（可能难以将病变浸没在水中）。使患者取仰卧位，并将床头抬高至少 45°，可以安全地将更多的水注入胃腔。高胃底或贲门的病变也可能难以进行成像，并且可能有必要将内镜末端保持在食管远端，并扫描多个壁层（从外向内）。将患者略微旋转到俯卧位也可能有所帮助。

对于结直肠病变，应根据病变部位准备灌肠或口腔清肠。通常，鉴于斜视镜穿过结肠方面存在技术困难，因此不应使用标准 EUS 对乙状结肠附近的病变进行 EUS 检查。如果可行，可以在这些情况下使用导管超声探头或前视 EUS。

有时准确地确定病变的起源层可能具有挑战性，特别是在病变体积庞大的情况下。仔细观察从正常组织到异常组织过渡的病变边缘，而非病变中心部位，可能有所帮助。此外，与任何 EUS 检查一样，重要的是确保扫描垂直于病变，而不是切向扫描。切向扫描可能导致肠壁回声层变形以及对起源层的错误判读。

EUS 诊断上皮下病变的准确性如何？

EUS 是鉴别壁内病变和外源性压迫以及诊断上皮下病变性质的首选方法。在一项研究中，EUS 鉴别外源性压迫和壁内病变的准确率高达 100%[18]。对于壁内病变，EUS 可以确定起源层并显示其超声特征。因此在某些情况下（如脂肪瘤），甚至不需要组织活检即可确定诊断。表 28.2 总结了最常见的上皮下病变的典型 EUS 特征。然而，仅采用 EUS 显像的诊断准确率总体上约为 50%，而对于肿瘤性病变的诊断准确率只有 30%，大多数错误诊断自肠壁的第三层和第四回声层引起的低回声病变[8,19,20]。观察者之间的不同意见也限制了 EUS 成像对脂肪瘤、囊性病变和外部压迫以外的病变的准确性[21]。因此，一般建议对 1 cm 以

表28.2　壁内上皮下病变的内镜特征

上皮下病变	回声 / 表现	EUS 起源层
类癌	低回声	2 或 3
颗粒细胞瘤	低回声	2 或 3
静脉曲张	无回声，匍行性结构	2 或 3
炎性纤维性息肉	低回声，边界模糊	2 或 3
平滑肌瘤	低回声	2 或 4
异位胰腺	低回声 / 混合；可能包含无回声的管状区域	2、3 或 4
脂肪瘤	高度高回声	3
胃肠道间质瘤	低回声；可能含有强回声灶或无回声区	4
重复囊肿	无回声；可压缩；可见到 3 ~ 5 层壁	任何层或黏膜外

第二层 = 深层黏膜；第三层 = 黏膜下层；第四层 = 固有肌层

上的低回声病灶通过组织病理学来确诊，除非病灶不管其组织学检查如何均需要切除（例如，患者出现了与病灶相关的症状或并发症，如胃肠道出血）。

组织采集：各种技术的优点和缺点是什么？

从上皮下病变获取组织有几种方式，包括堆叠活检 / 去顶技术（前文讨论）、EUS 引导下细针抽吸术（EUS-FNA）、EUS 引导下细针活检（EUS-FNB）、内镜下黏膜切除术（EMR）和内镜下黏膜下剥离术（ESD）。选择使用哪种技术取决于病变大小、位置、起源层以及必要设备和专门知识的可用性等因素。

EUS 引导下细针抽吸术

第二十三章详细介绍了 EUS 引导下细针抽吸技术。

多项研究证明，EUS 引导下细针抽吸术是诊断胃肠道上皮下病变，特别是胃肠道间质瘤的安全。准确的手段，总的准确率为 67% ~ 98%[2,9,22-30]。在迄今为止发表的最大相关研究中，包括 141 例胃上皮下病变患者，根据金标准（外科组织病理学结果，或对不能手术病例的随访过程），EUS 引导下细针抽吸术的总准确率为 96%。然而，EUS 引导下细针抽吸术的诊断率可能受到一定程度的限制，因为 EUS 引导下细针抽吸术只在 43% ~

68% 的病例中具有诊断性[31]。

可能提高 EUS 引导下细针抽吸术诊断率的因素包括细胞病理学家在场，针刺次数增加（推荐 5 次），以及免疫组化染色的可用性。尚未证明穿刺针直径是否显著影响 EUS 引导下细针抽吸术对上皮下病变的诊断准确性[32,33]，但 25 G 针可更容易地穿刺较小、可移动的病变，以及当内镜末端与管腔成锐角时，可能会更容易穿刺十二指肠内或邻近十二指肠的病变。

EUS 联合细针穿刺活检

在需要组织结构的细节和免疫组织化学染色的情况下，通过 EUS 引导下细针抽吸术获得核心组织样本可能是有利的[34]。获得组织核心的另一个潜在优势是样本的充分性可以由内镜医师确定，而细针抽吸术样本则需要细胞病理学家在现场。EUS 引导下细针抽吸术联合细针活检可能优于单独组织取样技术[35]，尽管这种方法在上皮下病变的患者中尚未被广泛研究。

内镜下黏膜切除术和内镜下黏膜下剥离术

在某些病例中，可以进行上皮下病变的内镜下黏膜切除术或内镜下黏膜下剥离术，以同时获得组织学诊断并提供明确的治疗。对于细针抽吸术或细针活检取出量较少的情况（例如，非常小的病变，或怀疑有症状的异位胰腺），或以前的堆叠活检诊断为需要切除的病变（例如，类癌颗粒细胞瘤）时，可以考虑使用这种方法。尽管发生并发症的风险增加，但通过内镜切除来源于黏膜下层甚至固有肌层病变的方法越来越多，并且诊断率很高（87% ~ 94%）[10,16,36-41]。在尝试切除之前，有必要通过 EUS 明确起源层，因为操作风险与肿瘤的深度直接相关。传统的盐水辅助息肉切除术和带帽辅助内镜下黏膜切除术可用于切除病变。切除来源于深层黏膜或黏膜下层较小病灶（没有超声证据表明累及固有肌层）的一种相对简单且简洁的方法是内镜下圈套器套扎息肉切除术。这种技术经常用于直径小于 1 cm 的直肠类癌的切除，并且已经显示出在达到切缘阴性完全切除方面优于传统的息肉切除术[42,43]。伴或不伴电切的套扎术也被用做治疗起源于固有肌层较小的上皮下病变（包括胃肠道间质瘤）的有前景的安全有效的方法[37,44-46]。在所谓的"结扎放手"技术中，在套扎时不进行圈套器切除术，从而避免了出血和穿孔的风险。相反，病变可以经过缺血性坏死并随后自发脱落。这种技术作为治疗方案的长期有效性仍有待观察，并且这种技术的缺点是缺乏用于组织学检查的完整标本。

病例后续

对患者进行直肠 EUS 检查，以进一步评估结肠镜检查期间发现的上皮下病变。因为预期进行组织取样，所以选择线性 EUS 检查。检查显示一个 3 cm 低回声异质性病变，累及黏膜下层、固有肌层和具有不规则外层边界的直肠周围脂肪（图 28.5）。使用 22 G 针进行细针抽吸。细胞学检查结果为恶性肿瘤，是黏液腺癌。

特定胃肠道上皮下病变的诊断和治疗

胃肠道间质瘤：采用 EUS 预测恶性肿瘤的特征是什么？以及如何处理偶发性胃肠道间质瘤？

胃肠道间质瘤是胃肠道最常见的壁内上皮下病变，每年诊断 4000 ~ 6000 例新发病例，估计发病率为 129 例 / 百万[47,48]。胃肠道间质瘤最常见

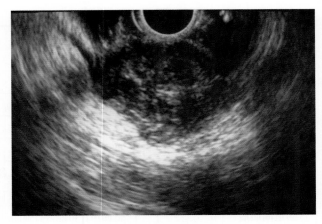

图 28.5 在既往有乙状结肠癌病史的患者中，采用 EUS 检查直肠近端的上皮下病变

于胃（60% ~ 70%），其次是小肠（20% ~ 30%）、结肠和直肠（5%）以及食管（< 5%）[49]。胃肠道间质瘤也可能起源于胃肠道外、肠系膜、网膜和腹膜后等部位。

胃肠道间质瘤的临床表现变化很大，主要与肿瘤的大小和位置有关。小的胃肠道间质瘤通常无症状，由于无关的原因在内镜检查或放射学研究中偶然发现。有症状的胃肠道间质瘤最常见的表现是由肿瘤溃疡引起的急性或慢性出血。其他症状包括腹痛、早饱、吞咽困难、胃出口梗阻、可触及肿块或急腹症（继发于腹腔内出血）[50-52]。

内镜与超声特征

胃肠道间质瘤的典型表现为圆形或椭圆形、牢固的病变，轮廓光滑，上覆正常黏膜，较大的肿瘤可能会出现溃疡（图 28.6）。在 EUS 检查中，胃肠道间质瘤典型表现为呈低回声，并且最常见起源于第四 EUS 层（固有肌层）。EUS 评估的重要特征包括大小、外边界的规则性、强回声灶和囊腔的存在。较大肿瘤（> 3 cm）和不规则的边界是恶性行为最可靠的预测因子。其他不太一致的预测因子包括异质性回声、囊腔、腔外生长和血管过多[53-57]。

诊断和处理

胃肠道间质瘤最初被认为是平滑肌肿瘤，但现在已知起源于 Cajal 间质细胞。Cajal 间质细胞

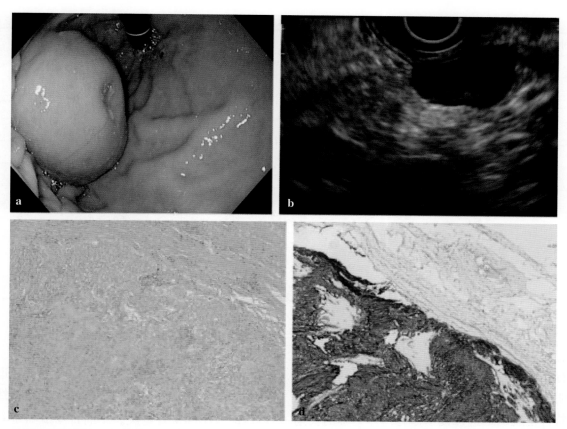

图 28.6 胃肠道间质瘤。**a**. 胃部胃肠道间质瘤的内镜外观，具有局灶性表面溃疡。**b**. 胃部胃肠道间质瘤的内镜外观，其特征是起源于固有肌层的低回声圆形病变。**c**. 胃肠道间质瘤的组织学特征包括梭形细胞排列成交错的短束。**d**. CD117（c-KIT）的免疫组织化学染色呈弥漫性强阳性

是胃肠道的起搏细胞。在组织学上，大多数胃肠道间质瘤由梭形细胞组成。梭形细胞排列成交错、短束状，或呈层状生长（图 28.6）。很少一部分胃肠道间质瘤由上皮样细胞或混合细胞组成。胃肠道间质瘤与其他间充质或梭形细胞肿瘤相区别的标志性免疫组织化学特征是 CD117（c-KIT）阳性染色，其在超过 90% 的胃肠道间质瘤中表达[58-60]。一种新的标志物 DOG1（在 I 型胃肠道间质瘤中发现）在灵敏度和特异度方面与 CD117 相当，并且可能特别适用于诊断 CD117 阴性的胃肠道间质瘤[61,62]。其他可表达的标志物包括 CD34（60%～80%），以及少见的平滑肌肌动蛋白（smooth muscle actin，SMA）和 S100。虽然这些标志物通常对胃肠道间质瘤的诊断没有帮助，但它们在其他胃肠道间叶源性肿瘤的诊断或排除中较为有用[63]。

理想情况下，胃肠道间质瘤患者应由掌握胃肠道肉瘤或肿瘤专门知识的多学科小组进行管理[64,65]。与病理学家一起工作的胃肠病学家通常负责确定诊断，并进行适当的转诊。外科医生和医学肿瘤学家主要负责根据原发肿瘤的可切除性、肿瘤的侵袭性（表 28.3）和任何可能的转移程度制订综合治疗计划。

局限性胃肠道间质瘤的治疗

对于局限性胃肠道间质瘤患者，手术切除是主要的治疗手段。如果肿瘤在技术上是可切除的，并且患者适宜手术，则手术切除应作为初始治疗。但是，对于小的、偶然发现的胃肠道间质瘤的处理仍存在争议，并且对所有此类病变的手术切除可能都不可行，或无法使患者最大获益。国家综合癌症网络（NCCN）和欧洲医学肿瘤学会（ESMO）建议，应切除所有 2 cm 或以上的胃肠道间质瘤[64,66]，而美国胃肠病学协会（AGA）建议的切除大小阈值为 3 cm（以及 < 3 cm 的具有 EUS 特征的肿瘤）[7]。有学者对起源于固有肌层的小的且无症状的胃肠上皮下病变的自然发展过

表28.3　建议修改NIH共识分类，以评估胃肠道间质瘤中侵袭行为的风险

风险种类	肿瘤大小（cm）	有丝分裂指数（每 50 高倍镜视野）	原发肿瘤部位 / 完整性
很低	< 2	≤ 5	任何部位
低	2 ~ 5	≤ 5	任何部位
中等	< 5	6 ~ 10	任何部位
	2 ~ 5	> 5	胃
	5 ~ 10	≤ 5	胃
高	> 10	任何有丝分裂速度	任何部位
	任何大小	> 10	任何部位
	> 5	> 5	任何部位
	2 ~ 5	> 5	非胃的
	5 ~ 10	≤ 5	非胃的
	任何大小	任何有丝分裂速度	肿瘤破裂

Adapted from Joensuu [123]

程进行了研究，表明绝大多数病变随时间的推移没有明显变化[67-71]。因此，只要不表现出可疑的 EUS 特征，定期监测可能是处理此类病变的安全方法。对于存在合并症、高龄或高手术风险的患者，也应进行定期监测[72]。重要的是，所有接受定期监测的患者都应了解胃肠道间质瘤的潜在恶性潜力，以及连续 EUS 检查与手术切除相比的风险和益处。尚未确定最佳的监测间隔，但是通常认为 6 ~ 12 个月是合适的[64,72]。

虽然不常见，但已报道了可使用多种技术对 GLSTS 进行内镜下切除，这些技术包括内镜下黏膜切除术、内镜下黏膜下剥离术、套扎辅助切除术和内镜下摘除挖除术等[37,40,44,46,73,74]。由于胃肠道间质瘤通常起源于固有肌层，因此，内镜切除术会带来相当大的并发症风险，尤其是出血和穿孔。在已发表的有关该主题的最大一项研究中，对 97 例小于 3.5 cm 的胃的胃肠道间质瘤患者尝试使用称之为"内镜下挖除"的技术进行切除。在该技术中，以交叉方式切开上面的黏膜以暴露肿瘤，然后通过注射盐水、靛蓝胭脂红和肾上腺素溶液将其与周围组织分离。充分暴露后，使用圈套器、绝缘尖刀或钩刀从固有肌层中切除肿瘤，并用止血夹闭合胃壁缺损。使用这种改良的内镜下黏膜下剥离术成功地切除了 91 例患者（94%），穿孔率为 24%[73]。另一种选择是"结扎放手"技术。该

技术简单易行，对于尺寸小于 1 cm 的胃肠道间质瘤切除术可能是安全的，尽管切除的充分性仍然值得怀疑。因此，考虑到安全性和长期疗效，目前不常规推荐内镜下切除胃肠道间质瘤。

平滑肌瘤：推荐的治疗方法是什么？

平滑肌瘤是起源于黏膜肌层或固有肌层的良性平滑肌肿瘤。尽管非常罕见，但它们是食管中最常见的间质肿瘤，很少发生于结肠（主要在直肠或乙状结肠）、胃或小肠中。

平滑肌瘤通常生长缓慢，因此通常无症状，可以出现在任何年龄，在 30 ~ 50 岁发病率最高。食管病变的最常见症状是吞咽困难或胸部不适[75]。很少有平滑肌瘤发生溃疡和出血。恶性转化极为罕见。

内镜和内镜下表现

食管平滑肌瘤最常见于食管中段至远端，与食管的肌肉构成有关。通常表现为孤立的光滑扁平或半球形凸起，上覆完整黏膜（图 28.7）[76]。有些病变可能是环状的，并包绕食管。在结肠中，平滑肌瘤表现为平滑的息肉状病变，具有稳固的一致性。超声检查发现，平滑肌瘤起源于固有肌层或黏膜肌层，呈低回声，均质且轮廓清晰。

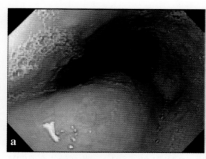
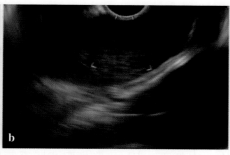
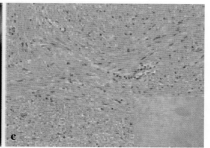

图 28.7　食管平滑肌瘤。**a**. 内镜表现为食管平滑肌瘤导致食管出现轻度受压；**b**. 超声显示出同质性、低回声的肿块；**c**. 组织学特征包括缺乏有丝分裂或有丝分裂活性低的菱形细胞成簇排列。免疫组织化学染色示平滑肌肌动蛋白(右下角)呈广泛阳性

诊断与处理

在组织学上，平滑肌瘤的特征在于成束状的菱形细胞，具有低至中度的细胞性，有丝分裂活性缺乏或较低（图 28.7）。免疫组织化学检查显示，平滑肌肌动蛋白（SMA）和结蛋白呈阳性，而 CD117、CD34 和 S100 呈阴性。无症状性平滑肌瘤一般无须干预，而是通过影像学、内镜检查或 EUS 进行预期的观察和定期监测[77]。大多数无症状食管平滑肌瘤的自然病史通常是良性的，多数肿瘤的大小可以多年保持不变。因此，采用非手术外观是合理的。切除的指征包括持续不缓解的症状、肿瘤增大、肿块较大、黏膜溃疡以及需要获得明确的组织病理学诊断。手术切除是食管平滑肌瘤的传统治疗方法，通常是通过开胸手术（或近年来的胸腔镜检查）联合经胸黏膜外摘除术。对于起源于黏膜肌层的小病变，可以考虑通过内镜下黏膜切除术或内镜下黏膜下剥离术进行内镜下切除[78]。与胃肠道间质瘤一样，对于起源于固有肌层的平滑肌瘤的内镜切除术已有越来越多的经验[38,40,45,73,74,79]，但这种方法在美国尚未得到广泛采用。

脂肪瘤：哪些内镜和 EUS 特征具有诊断性?

脂肪瘤是由成熟脂肪细胞组成的良性肿瘤。在胃肠道中，它们最常见于结肠，在上消化道或小肠中很少见。胃肠道脂肪瘤通常无症状，但这取决于大小和部位，可能导致并发症或症状，如腹痛、肠蠕动改变、出血或肠套叠梗阻。

内镜和 EUS 表现

在内镜下，脂肪瘤的特征是呈淡黄色，较柔软，表现为"枕/垫征"（特异度为 98%，但灵敏度仅为 40%）[8]。此外，用活检钳抓住上覆的黏膜很容易将黏膜拉离其下的病变（"帐篷征"）。堆叠活检偶尔会产生脂肪组织的挤压（"裸脂征"）。对于缺乏这些内镜特征的病变应进一步行 EUS 检查。发现起源于黏膜下层的强高回声、边界清楚的肿块是有诊断性的，因此，无须进一步的诊断性检测或组织标本采集（图 28.8）。

诊断与处理

可以根据内镜和 EUS 特征进行脂肪瘤的诊断。对于无症状的脂肪瘤无须治疗，而有症状的脂肪瘤应通过传统的手术切除。当临床情况允许选择性切除时，可以考虑内镜下切除。由于穿孔风险增加，最初并不建议对大于 2 cm 的脂肪瘤进

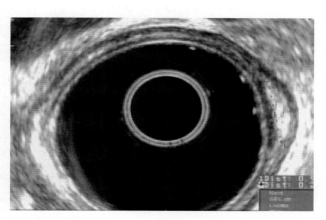

图 28.8　EUS 检查显示一枚较小的胃脂肪瘤，其特征是黏膜下层的强高回声

行内镜下切除，但有几例病例报告描述了即使对于较大的病变，也可采用安全的切除技术。技术范围包括盐水 / 肾上腺素隆起的圈套切除术。在圈套切除前将基体与可分离的套环结扎，或者作为独立疗法，引发缺血性坏死和自发性与壁层分离（"圈套放手"），以及采取去顶技术 [80-85]。在实践中，对较大的脂肪瘤进行圈套切除的内镜医师应意识到脂肪组织传导电流的效率低下，因此有必要对圈套器位置进行仔细评估，以免对肿瘤本身无意间应用烧灼术。

类癌：何时进行内镜下切除？

类癌是由胃肠道神经内分泌细胞引起的一组异质性肿瘤。它们可以出现在胃肠道的任何部分，最常见于小肠和直肠 [86-88]。胃类癌约占所有类癌的 6%，分为三类：① I 型类癌（最常见），与慢性萎缩性胃炎、胃酸缺乏症、胃泌素血症和恶性贫血有关。② II 型类癌，发生在 Zollinger-Ellison 综合征和 MEN-I 的背景下。③ III 型类癌（散发），通常是孤立的大肿瘤，是在没有高胃泌素血症的正常胃黏膜中发展出来的。这些病变倾向于表现出局部侵袭性行为并且具有较高的转移发生率。大多数类癌是无功能的肿瘤，不会因过多的激素产生和释放而产生症状。特征性的表现可能包括非特异性症状，如疼痛、恶心，以及因局部浸润、肠梗阻或肠系膜缺血引起的呕吐。类癌综合征以潮红、喘息和腹泻为特征，在 20% ～ 30% 分化良好的中消化道类癌（结肠近端的小肠）中发生，但很少发生（如果发生的话）前肠和后肠肿瘤。类癌综合征通常是由于肝转移释放出的血管活性化合物（如 5- 羟色胺和速激肽）引起的。但如果有腹膜后受累，并经过肝的静脉引流，这种情况也可能发生。

内镜和超声下表现

在内镜下，类癌通常看起来是光滑的，呈圆

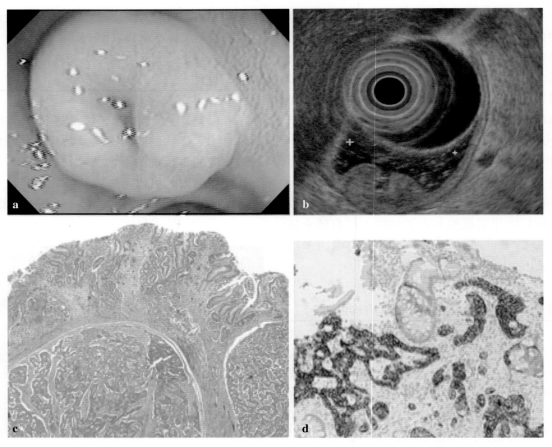

图 28.9 十二指肠类癌。**a**. 十二指肠球部类癌的内镜下表现为中央凹陷；**b**. 十二指肠类癌的 EUS 表现；**c**. 胃类癌的组织学表现；**d**. 嗜铬粒蛋白 A 的免疫组化染色阳性

形，淡黄色。类癌趋于具有一致性，并且可能具有中心部凹陷或溃疡（图 28.9）[89]。在 EUS 上，类癌表现为低回声、均质且边缘光滑的病变，通常起源于黏膜深层或黏膜下层。

诊断与处理

与大多数其他上皮下病变不同，通常可以使用标准的活检钳来诊断类癌，因为它们通常起源于黏膜深层。从组织学上讲，它们的特征是小的圆形或多边形的均匀细胞以巢状、小梁状或陀螺状形式排列。突触素和嗜铬粒蛋白的免疫组织化学染色呈广泛强阳性，即可确诊（图 28.9）。

与激素分泌过多有关的广泛疾病和综合征的治疗不在本章范围之内。局部类癌的治疗取决于肿瘤的位置和大小。手术切除原发肿瘤和局部淋巴结是唯一可能的治疗方法[87,90,91]。对小于 1 cm 的 I 型和 II 型胃类癌，由于其局部浸润和转移风险极低，因此可以仅通过每年内镜检查进行监测随访。对大小为 1 ～ 2 cm 且在 EUS 成像中不侵犯固有肌层的 I 型和 II 型胃类癌，可考虑采用内镜下切除术[7,92,93]。鉴于 III 型胃类癌具有更强的侵袭性，应尽可能进行手术切除和淋巴结清扫术。对小于 1 cm 的直肠类癌，也可通过内镜下切除术进行充分的治疗，局部或远处复发的风险很小（图 28.10）[94]。内镜下切除 1 ～ 2 cm 大小的直肠肿瘤是否适当尚存在争议，大于 2 cm 的直肠类癌应通过手术切除[87]。由于小肠和结肠类癌的侵袭性更高，故均应通过手术切除。

从实际的角度来看，结扎内镜下黏膜切除术可能是技术上切除合适的类癌的最简单、最安全、最有效的方法[95]。根据专业知识和经验，也可以考虑内镜下黏膜下剥离术。

异位胰腺：内镜和 EUS 有哪些特征？

异位胰腺代表胃肠道壁内的异位胰腺组织。它们最常见于胃窦，但也可能出现在十二指肠或近端空肠。这些病变大多数无症状，无临床意义，但已报道了罕见的并发症，包括溃疡、出血、胃幽门口梗阻、胰腺炎甚至恶性肿瘤[96]。

内镜和超声检查特征

在内镜检查中，异位胰腺通常是柔软的，呈

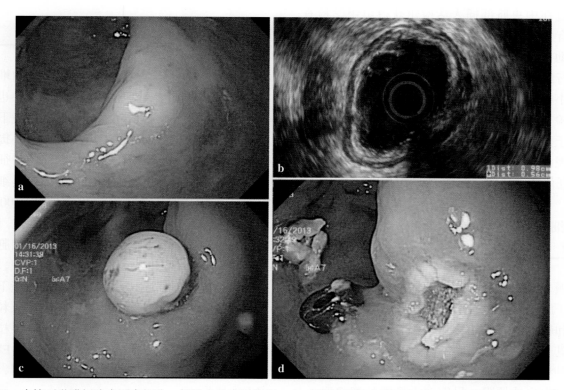

图 28.10　内镜下黏膜切除术圈套切除一例较小的直肠类癌。**a**. 直肠类癌的内镜下表现；**b**. 直肠类癌的 EUS 检查明确没有固有肌层受累，大小小于 1 cm；**c**. 圈套直肠类癌；**d**. 直肠类癌获得内镜下完整切除

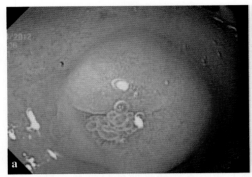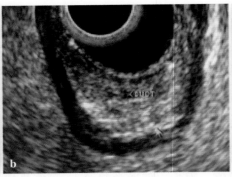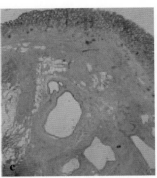

图 28.11　异位胰腺。**a**. 胃内异位胰腺的内镜下表现，以假乳头为特征；**b**. EUS 下表现为黏膜下层典型的胰腺实质呈异质性椒盐改变，包括与导管结构相对应的小的无回声区域；**c**. 内镜下切除的异位胰腺的组织学特点

可塑的圆形或卵圆形上皮下结节，通常具有代表排泄管口的中央脐部（图 28.11）。异位胰腺通常沿大弯后壁位于胃窦的 3 点至 7 点位置。在 EUS上，异位胰腺通常表现为低回声或异质性，边缘不清晰，并且可能包含无回声的管状区域（导管结构），且位于第二、第三或第四回声层内[97,98]。

诊断与处理

通常可以根据内镜检查和 EUS 特征确诊异位胰腺。尽管组织学确诊通常不是必需的，但有时可通过在中央脐部插入活检钳获得组织学检查，或者有效的方法是通过套扎内镜下黏膜切除术或帽辅助内镜下黏膜切除术技术[10,36,99]。对切除标本进行组织学检查有望显示出胰腺腺泡组织的黏膜下小叶以及相关的导管（图 28.11）。如果根据 EUS 检查没有累及固有肌层，则这些切除技术也可用于治疗有症状的异位胰腺。对于无症状、偶然发现的异位胰腺，除了预期的观察之外，无须其他任何特殊处理。

颗粒细胞瘤：内镜在诊断和治疗中的作用是什么？

颗粒细胞瘤（granular cell tumor，GCT）是起源于施万细胞的罕见肿瘤，易发生于上消化道、皮肤和软组织。颗粒细胞瘤在胃肠道中相对罕见，最常见于食管的下 1/3，并且可以是多灶性的[100]。这些肿瘤通常无症状，偶然被发现，但很少会有溃疡、出血或梗阻。尽管在大型颗粒细胞瘤（大

小 > 4 cm）或切除后表现出近期快速生长和（或）快速复发的肿瘤中有很少一部分发生恶性转化的报道，通常认为它们是良性的[101-103]。

内镜和超声检查特征

内镜检查显示，颗粒细胞瘤呈轻微隆起、坚固的结节状，呈灰白色或淡黄色（图 28.12）。在EUS 上，它们表现为低回声病灶，边缘平滑，通常局限于第二或第三回声层（分别是黏膜深层或黏膜下层）[104,105]。

诊断与处理

在大多数情况下，使用标准钳进行的堆叠活检将明确诊断[104]。对于小的颗粒细胞瘤，也可以使用套扎内镜下黏膜切除术或帽辅助内镜下黏膜切除术进行内镜下切除术，以确定诊断并提供明确的治疗方法。从组织学上讲，它们的特征是具有颗粒状细胞质和小圆形核的大型多边形细胞的片状或巢状分布。免疫组织化学染色 S100 呈阳性，表明起源于神经。

关于小型、偶然发现的胃肠道颗粒细胞瘤的最佳处理尚无共识。如果有内镜专业知识，可以通过套扎内镜下黏膜切除术或帽辅助内镜下黏膜切除术切除局限于黏膜和黏膜下层的小颗粒细胞瘤（< 2 cm）。另外，考虑到小胃肠道颗粒细胞瘤的低恶性潜力，每 1 ～ 2 年进行内镜或 EUS 监测是合适的。对于颗粒细胞瘤较大的患者，应考虑手术切除。

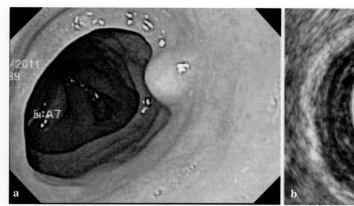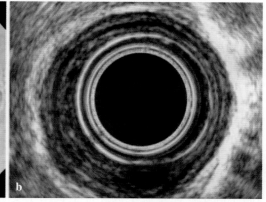

图 28.12　食管颗粒细胞瘤。**a**. 内镜检查显示位于食管远端的一个黄色的坚硬小结节；**b**. 小的食管颗粒细胞瘤的 EUS 表现

重复囊肿：EUS/EUS 引导下细针抽吸术在诊断中起什么作用？

在胚胎发育过程中会出现重复囊肿，可能与纵向折叠的再通和融合出错有关。重复囊肿可以发生在从口腔到直肠的任何位置。小肠是最常见的部位。重复囊肿通常无症状，但由于肿块效应（吞咽困难、胃幽门口或肠梗阻和胰腺炎）以及出血、肠套叠甚至穿孔，可能会引起症状，但比较少见。尽管非常罕见，但已有恶变的案例报道（主要是在胃重复囊肿中出现的腺癌）[107]。

内镜和超声下表现

内镜下，重复囊肿的形态呈圆形或管状，轮廓光滑。在食管中，它们可能类似食管静脉曲张的外观，但并非蓝色。它们通常是可被压缩的，并且柔软。在 EUS 成像中，重复囊肿通常表现为黏膜下层内或与胃肠道壁相邻的无回声结构。可能会看到三层或五层的壁，并且可能存在黏液或碎屑引起的液平面和内部回声灶（图 28.13）[108-111]。

诊断与处理

EUS 引导下细针抽吸术可以通过抽取囊液来确诊，尽管这并非必须，并且必须权衡细针抽吸术获得的信息与高感染风险。如果在进行 EUS 评估后对不典型病灶仍不能确诊，建议进行 EUS 引导下细针抽吸术。如果进行囊肿抽吸，建议使用预防性抗生素并使用较小规格的针头（22 G 针头）[108]。抽吸的液体可能具有浓稠的凝胶状稠度，细胞学检查可能会在蛋白质碎片、黏蛋白和组织细胞的背景下显示假复层的柱状纤毛上皮[108,112]。

对无症状的重复囊肿通常可进行观察，可以选择定期进行 EUS 监测。对于有症状或囊肿扩大的治疗，传统上是采取手术切除或造瘘。病例报告中描述的内镜治疗包括圈套切除、内镜下切开

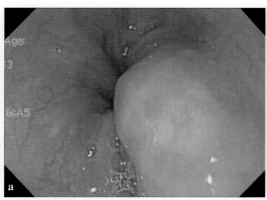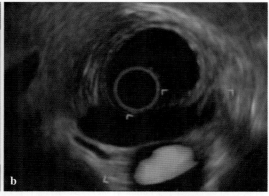

图 28.13　食管重复囊肿。**a**. 内镜下呈光泽的半透明表现；**b**. EUS 表现为多普勒阴性的无回声结构

和造瘘 [113-116]。

炎性纤维性息肉：哪些内镜检查和组织学检查结果是特征性的？

炎性纤维性息肉（inflammatory fibroid polyps，IFP）也称 Vanek 肿瘤，是罕见的良性间质肿瘤，可发生于整个胃肠道。它们最常见于结肠和胃（尽管在所有胃息肉中占比 < 0.1%）[117]。这些病变的病因尚不确定，但是血小板源性生长因子受体 α（platelet-derived growth foctor receptor alpha，PDGFR-A）突变的高频率表明存在潜在的克隆性肿瘤性发病机制 [118]。

临床表现主要取决于病变的位置。胃炎性纤维性息肉可能引起腹痛、胃幽门口梗阻或出血。肠套叠常出现在小肠病变中 [119]。

内镜和超声表现

在内镜检查中，炎性纤维性息肉通常是坚实、孤立、亚蒂的，且常发生溃疡或伴有红斑的中央凹陷（图 28.14）[120]。胃肠道炎性纤维性息肉通常位于胃窦或幽门区域。在 EUS 检查中，表现为低回声的均一灶病灶，边缘不清晰，位于黏膜深层或黏膜下层，不累及固有肌层 [121]。

诊断与处理

从组织学上讲，炎性纤维性息肉是由菱形细胞、小血管以及以嗜酸性粒细胞为主的显著炎性浸润组成的黏膜下增生（图 28.14）。另一个特征表现是菱形细胞围绕血管形成同心性袖，称为"洋葱皮"[119]。CD34 的免疫组织化学染色在大多数炎性纤维性息肉中呈广泛强阳性，而 CD117 呈阴性。

可以使用标准的电刀圈套息肉切除术安全地切除炎性纤维性息肉，无论是否使用可拆卸环。由于大多数炎性纤维性息肉在切除后不会复发，因此无须监测 [122]。

病例后续

该患者接受了开腹手术，对复发性肿瘤采取了低位前切除术。手术病理检查发现 3.5 cm× 3 cm×2 cm 高分化至中分化的黏液性腺癌，主要位于固有肌层，并延伸至浆膜表面。该患者自术后 3 年随访以来已完成了辅助化疗，没有任何残留或复发性疾病的迹象。

结论

胃肠道上皮下病变可代表多种病变，包括先天性异常、邻近结构的外在压迫和壁内肿物。消化科医师应熟悉本章讨论的最常见的上皮下病变的诊断性特征和处理。逐步评估（图 28.15），包括仔细的内镜检查，然后进行 EUS（有或没有组织获取），在大多数情况下可以获得正确的诊断。

关键点

● 上皮下病变可发生在整个胃肠道。鉴于存在潜在恶性或为恶变前病变，因此可能需要通过病理学检查进行仔细的评估。

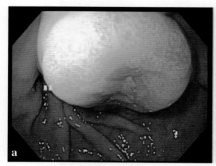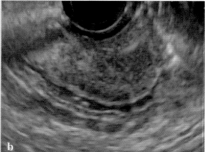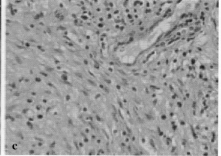

图 28.14　胃炎性纤维性息肉（Vanek 肿瘤）。**a.** 内镜下表现位于胃窦，特征为中央凹陷 / 溃疡；**b.** EUS 下表现；**c.** 组织学特点可见明显的嗜酸性浸润

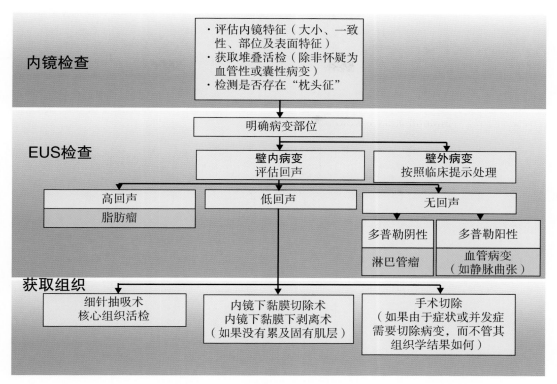

图 28.15 评估胃肠道上皮下病变的流程

- 在许多对上皮下病变的评估中，常规的内镜检查和堆叠活检是有用的第一步，但是EUS检查是最好的诊断方法，应在大多数情况下进行。

- 当存在诊断不确定或怀疑恶性肿瘤时，应进行EUS引导下的细针抽吸术或细针穿刺活检，以进行明确的细胞学或组织学诊断。

- 经内镜检查排除固有肌层受累后，可通过内镜下黏膜下组织切除或剥离术来获取组织标本进行确诊及治疗。

参考文献见本书数字资源。

第七部分
诊断性 EUS 在腔外疾病中的应用

第二十九章　纵隔的 EUS 检查

Kondal R. Kyanam Kabir Baig　Michael B. Wallace 著

引言

内镜超声（EUS）是一种评估肺癌、恶性淋巴结肿大和其他纵隔疾病（如囊肿和肿块）的高效方法。由于食管在胸腔内的中心位置，经食管EUS可以确切地到达后纵隔和下纵隔[1]。在未知原发病的情况下，EUS 检查可用于评估非特异性全身性淋巴结肿大。经食管引流纵隔积液的介入性EUS 检查亦有报道[2-4]。

可用于评估纵隔淋巴结肿大和癌症分期的另一种辅助工具是支气管内超声（endobronchial ultrasound，EBUS），通常在支气管镜检查期间进行。两种方式的组合可以近乎全面地评估纵隔内所有淋巴结。由于气管的解剖位置靠前，EBUS 优先用于评估上部前纵隔病变，尤其是充满气体的气管干扰了经食管成像检查的视野时。

本节内容将讨论 EUS 及其在纵隔疾病中的适应证。此外，对于 EUS 的优点、缺点和并发症也进行了回顾。

病例

患者男，62 岁，有吸烟史，合并有高血压和糖尿病病史，临床表现为呼吸困难、咳嗽、疲劳和发热。职业是技师，否认近期旅行史。查体中，在吸入室内空气状态下氧饱和度为 97%，未触及肿大淋巴结，肺部无殊。X 片检查异常，可见肺门肿大。胸部 CT 提示明显的纵隔淋巴结肿大。随后的 PET 扫描显示纵隔淋巴结轻度摄取。痰培养、血培养和皮肤结核菌素试验均为阴性。评估淋巴结肿大的下一步是什么？

EUS 在纵隔疾病中的适应证是什么？

表 29.1 列出了纵隔内 EUS 检查的适应证。Barrett 不典型增生、食管癌及其分期以及食管壁损伤的 EUS 检查在其他章节已讨论（第二十五和二十八章）。除评估纵隔淋巴结肿大外，对肺癌进行分期是 EUS 在纵隔中的主要应用。当病变位于食管旁、后纵隔或下纵隔时，EUS 引导下细针抽吸术是活检的方法[1]。EBUS 是一种补充方式，更适用于前纵隔或上纵隔的病变。为了支持这一概念，我们的中心进行了一项前瞻性盲法研究，该研究表明 EUS 和 EBUS 联合下行细针抽吸术优于单独方法的细针抽吸术和常规经支气管的细针抽吸术，并且对于检测肺癌中的恶性淋巴结具有良好的阳性和阴性预测值[5]。

表29.1 纵隔中EUS引导下细针抽吸术和细针穿刺活检的的适应证

常见适应证
淋巴结肿大
肺癌淋巴结分期
食管癌或肿瘤淋巴结分期
纵隔肿块
非常见适应证
纵隔血管病变
纵隔囊性病变
甲状腺肿块或病变
纵隔积液

用于纵隔检查的 EUS 和 EUS 引导下细针抽吸术有哪些？

如前文所述，EUS 根据扫描方式分为环形扫描式和线阵式 EUS。环形扫描式 EUS 呈现垂直于内镜长轴的横断面图像（图 29.1 和 29.2），无法完成对组织或液体的活检。而线阵式 EUS 提供与镜身平行的图像。它含有置入活检针的辅助钳道，可以在直视下进行组织活检，并且可以通过操作抬钳器更好地定位病变位置（图 29.3 至 29.5）。EUS 的选择通常取决于适应证以及是否需要进行组织穿刺或抽吸活检。如果需要进行活检，通常需要使用线阵式 EUS。

大多数常规适应证的 EUS 检查可在中度或深度镇静下安全地进行。根据适应证的不同，纵隔扫描时 EUS 参数的设置也不同。通过选择不同的超声频率，距离探头几毫米至 5～10 cm 范围内的结构均能清晰显示。通常情况下，中等频率（5～10 MHz）可以实现兼顾高分辨率和穿透深度。食管壁的检查最好在高频率（10～20 MHz）下进行。多普勒功能不仅可以帮助识别穿刺针进针路线上的血管和其他结构，还可以帮助鉴别血管病变和囊性病变（图 29.6 至 29.8）。由于气体伪影的存在，对位于充气的气管或支气管对面的肺实质的超声成像受到限制。

纵隔组织、淋巴结、胸膜、心脏、脊柱和纵隔中的血管结构是很容易识别的。由于气管内含有空气，因此气管隆嵴以上的上纵隔部分成像困难，但该区域的后纵隔部分仍可以有效成像。可以看到，纵隔内的淋巴结位于隆嵴下、食管旁和主动脉肺动脉的区域（图 29.1b、29.2 和 29.3）。通常在距门齿 27～30 cm 处，利用线阵式 EUS 向前方扫描，可以看到隆嵴下淋巴结。左心房位于屏幕左侧，左侧肺动脉位于右侧，隆嵴下淋巴结位于中央。将 EUS 面向左侧胸腔（逆时针旋转 90°），可看到主动脉肺动脉窗内淋巴结通常位于隆嵴下

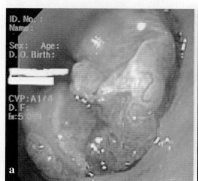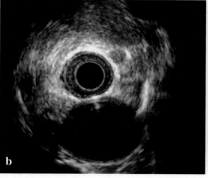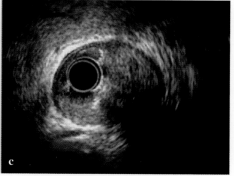

图 29.1　**a.** 食管环周肿块的内镜图像；**b.** 肿瘤周围淋巴结位于 2 点钟位置；**c.** 半环周食管肿块的环形扫描 EUS 图像

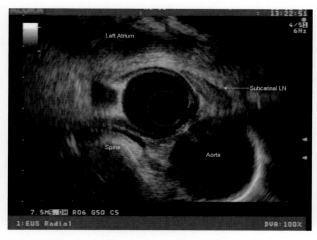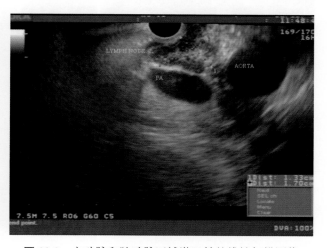

图 29.2　隆嵴下淋巴结的环形扫描图像　　　　**图 29.3**　主动脉和肺动脉区域淋巴结的线性扫描图像

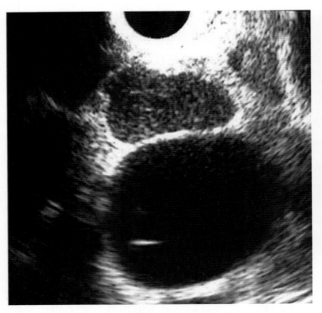

图 29.4　主动脉周围淋巴结的线性扫描图像

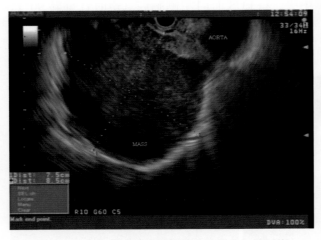

图 29.5　包绕主动脉的肺部肿块的线性扫描图像

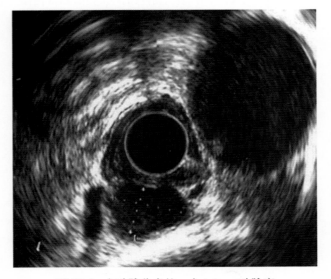

图 29.6　主动脉分支的一个 1.5 cm 动脉瘤

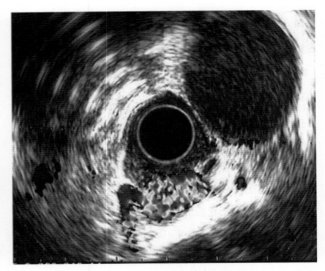

图 29.7　动脉瘤的多普勒图像

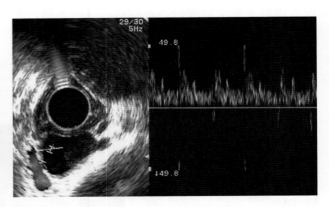

图 29.8　动脉瘤的多普勒波形

2 cm 处。在此位置时，肺动脉位于屏幕左侧，主动脉弓位于右侧，主动脉肺动脉窗位于中央。食管旁淋巴结遍及整个下纵隔，从 30 cm 处到胃食管连接处。使用线性扫描 EUS 进行观察时，必须在每个水平上完全旋转 360°，通常沿着下段食管每 4 ~ 5 cm 旋转一次。

气管前和气管旁淋巴结的成像更具有难度，除非它们很大，或位于气管侧面。然而，食管有时可通过内镜侧向移动，甚至可抵达气管前结构。对纵隔的仔细评估可能需要同时使用环形和线性两种扫描方式，以便更好地对需要行细针抽吸术的淋巴结进行定位。可以直观地显示大动脉（如主动脉）旁的淋巴结，但一般应避免经过血管的细针抽吸术，尽管有病例报道表明这可以在特定情况下安全地完成[6]（图 29.9）。

使用线性扫描 EUS 使细针抽吸术可在直视下进行，并进行快速现场细胞学评估。这使 EUS 检查比其他侵入性方法（如纵隔镜检查）更具独特的优势，并且可以为避免胸腔镜检查或外科手术提供信息 [7-9]。穿刺针头有 25 G、22 G 和 19 G 规格。也可以使用核心活检以获取组织学样本，这可能有助于淋巴瘤或肉芽肿性疾病的诊断 [10]。

任何型号的抽吸针穿刺标本都可以行细胞学检查。我们通常使用 22 G 或 25 G 穿刺针，因为它们比 19 G 的针更灵活。当考虑诊断结节病或淋巴瘤时，如在没有原发性肺部肿块的淋巴结肿大的患者中，进行核心活检可能会有所帮助。核心样本通常可以用 19 G 抽吸针或任何可用的核心活检针获得。有研究表明，细胞病理学家或细胞学技术人员进行的细胞学快速现场评估（ROSE）可以提高细胞学检查的诊断率，并且建议在可行的情况下均需实施，尤其是在评估淋巴结病时，因为细胞病理学家或细胞学技术人员可对组织进行适当的筛选，来进行辅助检查。如果无法进行 ROSE，则应至少穿刺三次淋巴结获取标本用于细胞学（包括疑似淋巴瘤时行流式细胞术）和微生物学检查。

病例后续

使用线性扫描式 EUS 对纵隔淋巴结进行检查评估。由于怀疑患者没有肺部肿块的情况下患有结节病伴淋巴结肿大，因此用 19 G 规格的穿刺针

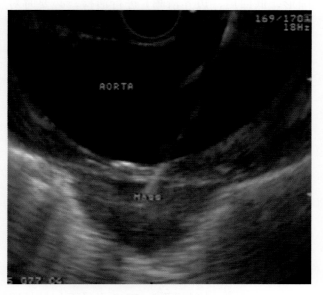

图 29.9　经主动脉的细针抽吸活检术

（Cook Medical，Bloomington，IN）进行了核心活检。组织学检查结果提示与结节病相符的肉芽肿，且真菌和分枝杆菌的培养均呈阴性。

EUS 引导下细针抽吸术诊断纵隔疾病的准确度如何？

良性疾病

良性淋巴结肿大可见于炎症（如结节病）和感染（如结核和组织胞浆菌病）。EUS 引导下细针抽吸术是一种安全、微创的组织标本获取方法。当高度怀疑某种疾病时，其诊断率很高 [11-14]。在最近一项纳入 301 例疑似结节病患者的研究中，将可行经支气管黏膜活检及支气管内黏膜活检的传统支气管镜检查与带细针抽吸术的 EUS 或 EBUS 进行了比较 [15]。在 EUS/EBUS 组中使用 22 G 针，且在无细胞学家的情况下，对淋巴结进行 4 次活检。超声组中肉芽肿的诊断率明显更高（80% vs 53%，$P < 0.001$），且 EUS 要高于 EBUS（88% vs 66%，$P < 0.01$）。一项回顾性研究评估了 124 名患有不明原因纵隔淋巴结肿大的患者。对这些患者进行了 EUS 引导下细针抽吸术，主要使用 22 G 穿刺针对淋巴结进行 4 次活检，并进行现场细胞病理学检查 [14]。EUS 引导下细针抽吸术对于结节病的诊断具有高度准确性，灵敏度和特异度分别为 89% 和 96%。大多数淋巴结位于隆嵴下或主动脉肺动脉窗。另一项回顾性研究显示，49 例患有纵隔肿块且无已知肺癌的患者，EUS 引导下细针抽吸术的总体诊断率为 94% [16]。大约一半的患者患有良性疾病，包括良性淋巴结、组织胞浆菌病、结节病和重复囊肿。细针抽吸术用的是 22 G 针，并进行了快速现场评估。EUS 引导下细针抽吸术还可以准确地区分结节病和结核病引起的纵隔淋巴结肿大 [17]。在这项研究中，在行 EUS 引导下细针抽吸术之前，患者进行了包括支气管镜检查和支气管肺泡灌洗在内的多种检查，均无阳性结果。细针抽吸术使用 22 G 针进行穿刺，2 次用于细胞学检查，1 次用于微生物学。EUS 引导下细针抽吸术在 89% 的病例中提供了明确的诊断。诊断结核病的灵敏度为 86%，特异度为 100%；诊断结节病

的灵敏度为 100%，特异度为 93%。

肺癌

内镜超声引导下细针抽吸术是检测纵隔恶性肿瘤的有效方法。支气管镜检测（无论是否行超声引导）是肺癌的首要诊断方法。当支气管镜无法获得诊断时，EUS 引导下细针抽吸术是一个有效的辅助诊断方法，特别是当下纵隔和后纵隔有淋巴结肿大时。

对 35 例疑诊肺癌但是支气管镜检查阴性的患者，使用 EUS 确诊了其中 25 位，仅有 1 位漏诊[18]，其他 9 名患者患有良性疾病。EUS 引导下细针抽吸术整体诊断灵敏度和特异度分别为 96% 和 100%。EUS 引导下细针抽吸术主要检查上段气管旁、主动脉肺动脉区、隆嵴下、食管旁和肺门区淋巴结。EUS 对于 1 cm 以下的淋巴结诊断优于 CT 和 PET-CT[19]。

其他恶性肿瘤

在一项关于非肺癌的纵隔肿瘤患者的回顾性研究中，EUS 引导下细针抽吸术在 49 名患者中检测到了 22 例结肠癌、乳腺癌、喉癌、肾细胞癌、肺癌以及未知部位的转移性疾病。EUS 引导下细针抽吸术对恶性和良性疾病诊断的准确率超过了 90%[16]。

最近一项回顾性研究评估了 EUS 和 EUS 引导下细针抽吸术在非肺癌的患者中诊断纵隔淋巴结肿大为良性疾病、结节病、淋巴瘤或转移性疾病的价值[20]。虽然淋巴结肿大多与恶性肿瘤有关，但是在良性和恶性淋巴结之间大小的重叠很大，因此将其作为诊断的唯一标准是不可靠的。同样，提示恶性淋巴结的超声特征（圆形，分界清楚，均质，> 1 cm）不能准确地区分良性和恶性淋巴结，约 20% 的结节病、40% 的淋巴瘤和 20% 的转移瘤均有以上特征。因此，对于通过影像检查诊断为良性的纵隔淋巴结，需用其他方法进一步评估以排除恶性疾病。

EUS 在肺癌分期中的作用是什么？

肺癌分期是基于原发肿瘤、淋巴结转移及远处转移（TNM）的分期系统，同时也用于判断预后和指导治疗。EUS 可以影响 TNM 分期的每个组成部分。多项研究表明，在使用 EUS 进行分期时，高达 95% 的肺癌患者的治疗方案发生了改变[8,19,21,22]。在使用 EUS 引导下细针抽吸术诊断纵隔淋巴结肿大的前瞻性队列研究中，半数患者避免了胸腔镜/纵隔镜或外科手术[23]。此外，EUS 分期与手术分期相比具有很高的性价比。

T 分期

EUS 可明确原发性肿瘤及其与周围结构的关系，特别是对血管的侵犯，如左心房及其他纵隔结构（如主动脉和奇静脉），对建立 T4 分期灵敏度达到 87%，特异度达到 98%[24]。如分期达 T4 期，将不予以手术治疗。

N 分期

EUS 和 EUS 引导下细针抽吸术在肺癌分期中最主要的作用是评估纵隔淋巴结（图 29.10）。美国癌症联合会（AJCC）规定，当纵隔淋巴结位于肿瘤的同侧或中线（通常认为隆嵴下是中线）时活检为 N2 期。对侧淋巴结转移为 N3 期，且预后较 N2 期差。因此，应该首先针对对侧淋巴结进行。如果通过 ROSE 技术确认 N3 期淋巴结转移，那么就没有继续活检的必要了。在大多数情况下，我们建议对全部可疑为 N3 期的淋巴结（> 1 cm，圆形，低回声，边界清晰）进行活检，必要时对全部可疑为 N2 期的淋巴结进行活检。在没有可疑淋巴结转移的情况下，对常见部位的可视淋巴结进行活检也是有价值的。

对于通过传统的 CT 或 PET 扫描发现纵隔淋巴结异常的患者，应该进行淋巴结活检[25]。通过单独的影像学检查来诊断转移性疾病的灵敏度和特异度是不够的。EUS 引导下细针抽吸术在诊断淋巴结转移性疾病方面的准确率为 83% ～ 97%，灵敏度为 84% ～ 92%[11,21,23,26-31]。一项前瞻性研究纳入了 104 名怀疑肺癌伴纵隔淋巴结转移且接受 EUS 引导下细针抽吸术的患者，表明 EUS 引导下细针抽吸术的灵敏度、特异度、阳性预测值、阴性预测值和准确率为分别为 92%、100%、100%、94% 和 97%[27]。如前所述，EUS 引导下细针抽吸术和 EBUS-TBNA 可以联合使用，以达到更好的效果。EBUS 可检测前纵隔和上纵隔淋巴结，而 EUS 可检测后纵隔和下纵隔淋巴结。如情况允许，联合 EUS 和 EBUS 对患者进行诊断是最有效的方法。然而，在临床中，存在许多实际的挑战，特别是如果由两位不同科室的医生（消化科和呼吸科）单独来操作。一种实用的方法为，首先进行最有可能确认淋巴结转移的检查（EBUS 用于检测前纵隔或隆嵴下淋巴结，EUS 用于检测主动脉肺动脉窗、后纵隔和下段食管旁淋巴结）。如果这一步检查结果为阴性，那么接下来再进行其他检查。

在横断面影像学检查未发现淋巴结肿大时，基于 EUS 标准的 EUS 检查可能是唯一有用的识别和活检淋巴结的方法 [32,33]。在两项研究中，在 CT 显示在没有淋巴结肿大的患者中，EUS 能够检测到已经有 25% 的病例存在淋巴结转移，12% 的病例已发生局部病变进展，从而避免了不必要的手术。检测到的病变包括纵隔受累、对侧和远处淋巴结转移、食管受累和肾上腺转移 [34,35]。因此，对大部分怀疑为肺癌的患者应进行 EUS（或 EBUS）。一种特例是，对于周围型 T1 期肿瘤，CT/PET 提示纵隔未见异常，这种情况下纵隔转移是非常罕见的。

一些小型研究证明了细胞学标本用于基因检测的益处，这可能会在细胞学检查阴性的淋巴结中检测到高达 19% 的微转移 [36-38]。

M 分期

虽然通常通过横断面成像检测远处转移性疾病，但同诊断纵隔疾病一样，对于腹腔转移性疾病，如腹腔淋巴结、肝和肾上腺转移，EUS 检查是同时完成评估和活检的唯一手段 [9,27,34]。在用 EUS 检查进行肺癌分期时发现 11% 的患者存在腹腔淋巴结转移，并在诊断远处转移方面，优于 CT 检查（97% vs 89%，$P = 0.02$）[39]。这主要是由于 EUS 引导下细针抽吸术对恶性腹腔淋巴结的诊断率优于 CT（100% vs 50%，$P < 0.05$）。恶性腹腔淋巴结的存在提示预后不良。

即使胸腔积液少至 2 ~ 3 ml，也可以通过 EUS 引导下细针抽吸术进行常规安全的抽吸，虽然在大量胸腔积液时，经皮胸穿创伤更小。当内镜医师发现有胸腔积液时，应该考虑抽吸胸腔积液，因为可提示为转移性疾病且无法进行手术治疗。重要的是要记住，EUS 通常是在左侧卧位时检查，因此，右侧胸腔积液位于食管附近。当怀疑右侧胸腔积液时，患者的体位可能需要改为右侧卧位。

5% ~ 15% 的肺癌患者存在肾上腺转移。在一项研究中，40 名疑似或确诊肺癌的患者，EUS 显示合并左侧肾上腺增粗。这些患者接受肾上腺 EUS 引导下细针抽吸术后，改变了 70% 患者的 TNM 分期及 48% 患者的治疗 [40]。近 93% 的患者分期下降，5% 避免了手术，而 25% 的人可以在 EUS

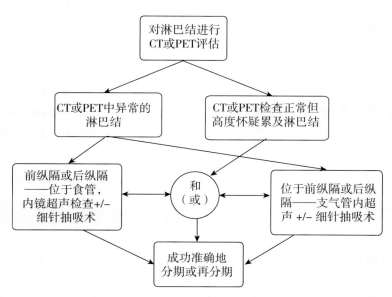

图 29.10　恶性纵隔淋巴结的诊治流程

引导下细针抽吸术之后进行手术。EUS 也可以显示右侧肾上腺，尽管比右侧肾上腺发生率低。没有肾上腺 EUS 引导下细针抽吸术后明显的并发症的报道 [41]。

通常在新辅助化疗后进行重新分期，评估对治疗的反应和手术可切除性。纵隔持续存在淋巴结并不一定表明恶性肿瘤的存在。因此，组织活检至关重要。在一项前瞻性研究中，EUS 引导下细针抽吸术诊断治疗后的肺癌伴纵隔淋巴结肿大的灵敏度和特异度分别为 75% 和 100%[42]。我们的研究观察了在 CT 扫描正常的类似患者中进行了联合细针抽吸术的 EUS 和 EBUS，结果显示比较高的阴性预测值，并为 10% 的患者改变了治疗方法 [35]。

从患者的角度来看，EUS 引导下细针抽吸术是首选，因为它具有微创性，可以在门诊中在中度镇静的情况下完成。从技术上讲，EUS 引导下细针抽吸术可以穿刺到后纵隔淋巴结。这是一个肺癌转移的常见部位，但并不容易通过其他侵入性分期方法来评估。内镜检查可实现小病变的实时评估和活检，并降低了其他侵入性检查方法如纵隔镜和胸腔镜检查的并发症风险。EUS 也是唯一可以同时对纵隔以外区域如肝、肾上腺以及腹腔淋巴结等进行检测和活检的方式 [27,34,43,44]。

EUS 引导下细针抽吸术也有特定的缺点。它会受充满空气的气管干扰，所以在对纵隔进行超声成像时，无法完全评估。EUS 引导下细针抽吸术也可由于采样误差而发生假阴性活组织检查。然而，其他方法亦存在这种情况 [45]。假阳性结果很少见，其发生可能是由于肿瘤周围淋巴结的取样和腔内癌细胞的污染。此外，具备相应的 EUS 专业知识的操作者并非随处可见，但其队伍正在迅速扩大。

EUS 引导下细针抽吸术的一些禁忌证类似于一般内镜检查，包括镇静困难、严重心肺疾病以及难以纠正的出血性病变。

其他纵隔病变

对于纵隔囊肿可以通过 EUS 评估有血管受累以及是否存在固体或混合成分确诊。鉴别诊断包括重复囊肿和支气管囊肿。无回声单纯囊肿的液体抽吸存在严重感染并发症的潜在高风险，包括

纵隔炎症 [46-48]。然而，一系列研究已经证明，预防性应用广谱抗生素和使用较小规格的针头抽吸可能是安全的 [49]。在临床实践中，只有在高度怀疑恶性疾病（如具有实体组织成分的囊肿或已知存在其他恶性肿瘤）的情况下才应考虑纵隔囊肿的细针抽吸术。尚无有关细针抽吸术导致纵隔囊肿感染的随机对照试验。

已陆续有甲状腺后侧和外侧病变的内镜评估的案例报道。还描述了其在记录甲状腺癌局部分期的用途以及对某些病变进行活检的能力 [50,51]。内镜末端在环咽食管行 EUS 引导下细针抽吸术已成功诊断出甲状腺癌。此外，EUS 用于评估甲状腺癌侵及食管壁的灵敏度为 82%，特异度为 83%，与 MRI 没有显著差异。

纵隔 EUS 引导下细针抽吸术的安全性如何？

EUS 检查是一种非常安全的方法。美国胃肠内镜学会的一篇综述指出，穿孔率与上消化道内镜相当，在两种类型的检查中穿孔率不到 0.1%[52]。食管狭窄、梗阻性食管恶性肿瘤和多次尝试插入食管都与穿孔相关。EUS 引导下细针抽吸术的并发症发生率取决于采样的病变类型。纵隔肿块或淋巴结的 EUS 引导下细针抽吸术非常安全，并发症发生率为 0.5%。纵隔囊性病变的 EUS 引导下细针抽吸术发生感染性并发症的概率更高（高达 14%），但是在实体病变中非常罕见。其他罕见的并发症包括出血、药物反应、肠穿孔和咽后壁穿孔 [52]。虽然存在发生气胸的风险，但迄今为止尚未发现 EUS 引导下细针抽吸术存在这种情况。到目前为止，出现过 1 例纵隔囊肿细针抽吸术后需要开胸的严重纵隔感染和 1 例结核性纵隔淋巴结的 EUS 引导下细针抽吸术后食管纵隔瘘管形成 [47,53]。

介入内镜检查

EUS 已被广泛使用和研究经胃进行干预和引流积液，特别是胰腺积液，如假性囊肿和坏死 [54]。经食管引流纵隔胰腺积液的多个病例报道和系列

报道，显示出其可行性和安全性[2,4]。然而，尚未进行前瞻性研究或对照试验，EUS 在这一类疾病中的作用仍有待确定。

结论

EUS 是一种评估纵隔病变和进行组织活检的安全、有效的方式。它为肺癌分期提供了有价值的信息，改变了治疗方案，避免了更具侵入性和致病性的诊断方法，并且可以防止不必要的侵入性手术，从而节省了成本。EUS 检查也是诊断和评估良性纵隔淋巴结肿大包括结节病和感染性疾病最有效和最少侵入性的方法。

关键点

- 纵隔的 EUS 是评估纵隔淋巴结肿大和进行肺癌分期的有效工具。
- 仅 EUS 成像不足以准确诊断纵隔淋巴肿大，应进行细针抽吸术。这对于诊断结节病和结核病非常准确。
- 理想情况下，初步细胞学评估可用于纵隔淋巴结的细针抽吸术。如果不存在，应进行 3 ～ 4 次细针抽吸术进行细胞学（包括疑似淋巴瘤的流式细胞术）和微生物学检查。
- EUS 和 EBUS 结合下行细针抽吸术可以对纵隔淋巴结进行近乎完整的评估，并且这种结合在评估肺癌的淋巴结时优于单独的任何一种方法或常规支气管镜下的细针抽吸术。
- 肺癌分期中加入 EUS 引导下细针抽吸术检查改变了诊疗方案，可以避免更多侵入性和致病性的分期检查方法，包括纵隔镜和胸腔镜检查。
- 除非怀疑有恶性肿瘤，并且必须使用预防性抗生素，否则应避免纵隔囊肿的 EUS 引导下细针抽吸术。

参考文献见本书数字资源。

第三十章　EUS 在胰腺肿瘤中的应用

Michael Sai Lai Sey　John DeWitt　Mohammad Al-Haddad 著

引言

由于需要鉴别正常、良性和病理性解剖结构，通过内镜超声（EUS）检查胰腺和其他上腹部腹膜后组织在技术上难以掌握。但是，一旦掌握了相关技巧，EUS 可以对胰腺提供最详细的非手术视图。本章总结了 EUS 在评估胰腺实质肿瘤上的应用（表 30.1）。

病例

患者，男，81 岁，既往有糖尿病、冠心病、充血性心力衰竭及终末期肾病的病史，入院症状为新发的上腹疼痛，伴有体重下降 20 磅（无减肥因

表 30.1 评估疑似胰腺肿瘤的检查项目

肿瘤
注意最大直径，边界是否规则，回声特性及肿瘤中是否存在固体或弯性成分
血管侵犯
胰头肿瘤：注意肿瘤与门静脉、门脾静脉汇合处、肠系膜血管、肝动脉及胃十二指肠动脉的关系 [a]
胰体、胰尾肿瘤：注意肿瘤与腹腔干、肠系膜上动脉、门静脉汇合处、肝动脉和脾血管的关系 [a]
EUS 引导下细针抽吸术
应首先从最远处的转移部位开始取样（如腹水、远处转移淋巴结或可疑肝病变）。若取样不能证实恶性，则对疑似肿瘤或区域淋巴结进行取样
活检时注意事项：穿刺次数，吸力的使用，是否可以对获得的任何标本进行初步判读
淋巴结
对转移性疾病检查以下区域：腹腔干、胰周、肝门、肝胃韧带、主动脉腔静脉以及可能的后纵隔区域
转移性淋巴结通常为圆形，边界清楚，低回声，直径＞10 mm，但也可能不具备上述特征
注意任何可疑淋巴结的特征及其与肿瘤间的距离
对可疑远处转移的淋巴结应进行 EUS 引导下细针抽吸术检查
肝
注意是否有肝转移灶的存在。转移灶常表现为低回声，边界清晰，可能多发。可对可疑的病灶进行 EUS 引导下细针抽吸术检查
腹水
检查十二指肠或胃壁外三角形或不规则形状的无回声区，必要时进行 EUS 引导下液体抽吸细胞学检查
分期
基于美国癌症联合委员会（AJCC）最新的分期分类，所有可疑的胰腺恶性肿瘤都应进行 TNM 分期

[a] 标记可以表述为完整的高回声肿瘤/血管交界面、黏附于血管壁而没有不规则交界面、不规则肿瘤/血管交界面、肿瘤浸润或血管闭塞。对于门静脉闭塞或肠系膜上静脉闭塞，应注意肝门部的静脉侧支或十二指肠周围区域。对于脾静脉闭塞，应注意脾门部的侧支或胃底。

素）。在急诊对患者进行了腹部增强 CT，提示胰腺体部可见一 3 cm 肿物，无明显血管侵犯或远处转移。临时血液检查报告显示 CA19-9 升高至 645 U/ml，其他血生化指标正常。

胰腺腺癌

胰腺肿瘤的检测：与放射检查相比，EUS 检查的优缺点是什么？

　　EUS 检查是检测胰腺良恶性病变最灵敏的非手术影像检查（表 30.2）[1-8]。在一些包括胰腺良性疾病和壶腹部癌的研究中 [1,2,5]，EUS 检查具有较高的肿瘤检出率。在对比 EUS 和 CT 的研究中发现，EUS 检测到肿物的灵敏度要高于 CT[1-8]。EUS 也明显优于常规 CT [1-3,6] 和经腹部超声 [1-3,5]。有一些研究显示，与多排螺旋 CT（MDCT）相比，EUS 在检测胰腺肿物方面更有优越性。Agarwal 等发现，在诊断癌症时，EUS 的灵敏度为 100%，而 MDCT 为 86% [7]。同样，DeWitt 等也报道了在一组 80 例胰腺肿瘤的患者中，EUS 的灵敏度（98%）显著高于 MDCT（86%）。比较 MRI 和 EUS 在肿瘤检出率上的研究较少，至少有一项研究显示 EUS 具有优越性 [4]。未来，我们需要更多的比较 EUS 与 3.0 或更高特斯拉 MRI 的研究，来进一步验证两种检查在诊断胰腺肿物上的作用。

　　与其他检查相比，EUS 在检出较小的肿瘤上有明显的优势 [1,4,7,8]。对于直径 ≤ 30 mm 的肿瘤，EUS 检测阳性的灵敏度为 93%，而 CT 和 MRI 分

别为 53% 和 67%。使用薄层成像及精准定时的造影剂管理与多平面重建（常特指胰腺显影）的 CT 检查，也能检查出常规或单探测器双相成像 CT 无法检测到的小肿物 [8]。对于梗阻性黄疸或胰管胆管同时扩张的患者，当 CT 和 MRI 无法明确诊断胰腺病变时，我们推荐对所有患者行 EUS，检查有无任何肿瘤性疾病，并同时排除非肿瘤性疾病。

　　在合并存在如慢性胰腺炎、弥漫性浸润性癌、胰腺腹部或背部的明显分裂以及急性胰腺炎发作（< 4 周）等情况时，EUS 可能无法准确识别出患者的胰腺肿物。在 Catanzaro 等 [9] 进行的一项纳入 80 例患者的研究中，患者在临床上有疑似诊断胰腺癌的可能，但 EUS 显示无异常。这些患者在后续 24 个月的随访中无一例确诊为癌症。虽然 EUS 检查结果正常可有效地排除胰腺癌，但对于慢性胰腺炎患者，由于其超声显像欠清，仍需要随访 EUS 或进行其他检查。值得一提的是，由于留置胆管或胰腺支架所造成的声学阴影，可能会影响 EUS 对胰腺小肿物的检出。

　　鉴于 EUS 的高分辨率成像特点，可能为无症状的高风险人群的早期检查提供了技术支持。在一项前瞻性研究中，Canto 等 [10] 对 38 例无症状的伴有 Peutz-Jeghers 综合征或有 2 位及以上胰腺癌亲属的个体进行了 EUS 检查。研究发现 EUS 检出 5 例良性胰腺肿物，1 例恶性胰腺肿物。具有重要临床意义的胰腺肿瘤的诊断率为 5.3%（2/38）。另外一项研究表明，在高危无症状患者中 EUS 优于 MRI，且在初次筛选有胰腺癌家族史或其他家族性癌症综合征的人群中，EUS 可以检出腺癌及分支导管 IPMN[11]。国际胰腺癌筛查协会（International Cancer of the Pancreas Screening Consortium）最近发表了一项共识，建议在以下人群中，进行 EUS 和（或）MRI 检查：家族性胰腺肿瘤的一级亲属（FDRs）且其至少有两个受影响的 FDR，Peutz-Jeghers 综合征，p16 或 BRCA2 基因变异，遗传性非息肉性结直肠癌（hereditary nonpolyposis colorectal cancer，HNPCC）突变携带者 ≥ 1 个受影响的 FDR[12]。然而，仍不明确最优的筛查方式、检查间隔、对细针抽吸术的需要及外科介入评估的时机，进一步的相关研究还在进行中。

　　自身免疫性胰腺炎与胰腺腺癌的表现相类似，术前准确检查评估可以避免不必要的外科手术。

表30.2　EUS 与其他影像学检查对胰腺肿物检出的灵敏度比较

作者	病例数	EUS	CT	MRI	US
Rosch [1]	102	99	77		67
Rosch [2]	60	98	85		78
Palazzo [3]	49	91	66		64
Muller [4]	33	94	69	83	
Sugiyama [5]	73	96	86		81
Gress [6]	81	100	73		
Agarwal [7]	71	100	86		
Dewitt [8]	80	98	86		

自身免疫性胰腺炎的 EUS 形态学表现为弥漫性胰腺肿大、局灶性肿块、局灶性低回声、胆管壁增厚或者胰周淋巴结肿大（图 30.1）[13]。EUS 引导下细针抽吸术可显示非特异性慢性炎性浆细胞浸润，但是这一表现的灵敏度不定，特异度低。诊断可采用超声引导下的穿刺活检，并进行 IgG4 浆细胞染色[14,15]。

基于影像的检查技术如对比增强超声检查（CE-EUS）可将胰腺腺癌与胰腺神经内分泌肿瘤（pNET）和炎性假瘤区分开来。三者均可表现为低回声肿块，而导管腺癌常为低增强显像，pNET 和炎性假性肿瘤为高增强和等增强显像。最近一项对 12 项研究的 Meta 分析[16]，涉及 1139 名进行 CE-EUS 检查的患者，其对胰腺腺癌的灵敏度、特异度和工作特征曲线（receiver operator characteristic，ROC）下面积分别为 94%、89% 和 0.9732。EUS 弹性成像是基于良恶性组织不同的硬度进行鉴别的新兴技术。在另一项纳入 1044 名患者、13 项研究的 Meta 分析中[17]，对于强性成像鉴别良恶性胰腺肿块的合并灵敏度、特异度和工作特征曲线下面积分别为 95%、67% 和 90%[17]。然而，这些检查在临床常规应用上仍有如下限制：经济成本高，缺乏代理商和专业技术，检查准确度不高（特别是 EUS 弹性成像）。

胰腺腺癌的分期方面：与 CT 和 MRI 相比，EUS 的准确性和作用如何？

胰腺恶性肿瘤的分期是根据美国癌症联合委员会（AJCC）的 TNM 分期分类进行的，分别为肿瘤浸润（T）、淋巴结（N）和肿瘤远处转移（M）（表 30.3）。通过 EUS 进行肿瘤 T 分期的准确率为 62% ~ 94%（表 30.4）[2-4,6,8,18-23]。这种广泛的差异可能是由于 MDCT 技术的发展对远处转移或血管侵犯的检出率提高，导致对可疑性局部进展或转移性疾病的手术治疗减少。与早期的研究相比发现，排除这类患者会导致 T 分期评估的准确性下降。在过去几十年中，对于没有血栓形成或闭塞的静脉侵犯的患者，某些三级医疗中心会尝试通过手术切除来达到手术切缘阴性，无论是否重建门静脉和（或）肠系膜上静脉。为了更好地反映这种手术趋势，2010 年 AJCC 手册第 7 版中的分期标准将潜在可切除（T3 期）和不可切除（T4 期）肿瘤进行了区分[24]。目前，只有腹腔或肠系膜上动脉的血管侵犯可以被分类为 T4 期阶段的肿瘤。

虽然 T 分期标准在更新，但在所有的 AJCC 标准中，淋巴结（N）转移均被分成无（N0）或有（N1），在最新一版的第 7 版也是如此。EUS 对胰腺肿瘤 N 分期的准确率为 50% ~ 86%[2-4,6,8,19-21]。

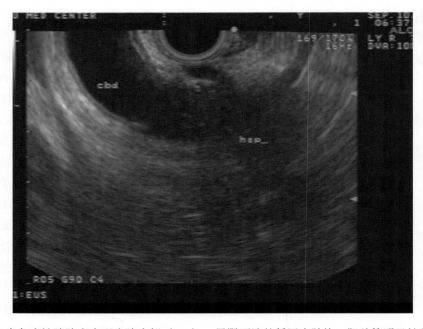

图 30.1　自身免疫性胰腺炎表现为胰头部（hop）一界限不清的低回声肿块，胆总管明显扩张达 1.6 cm

表30.3 2010年美国癌症联合会对胰腺肿瘤的TNM分期

原发肿瘤（T）

TX 期：原发肿瘤不能评估

T0 期：无原发肿瘤的证据

Tis 期：原位癌

T1 期：肿瘤局限在胰腺，最大直径≤ 2 cm

T2 期：肿瘤局限在胰腺，最大直径> 2 cm

T3 期：肿瘤超出胰腺，但不累及腹腔干或肠系膜上动脉

T4 期：肿瘤累及腹腔干或肠系膜上动脉（无法切除的原发肿瘤）

区域淋巴结（N）

NX 期：区域淋巴结转移无法评估

N0 期：无区域淋巴结转移

N1 期：区域淋巴结转移

远处转移（M）

M0 期：无远处转移

M1 期：远处转移（例如，非胰周的远处淋巴结，远处器官包括肝、肺和腹膜）

AJCC 分期分组

分期 0 期：Tis，N0，M0

分期 IA 期：T1，N0，M0

分期 IB 期：T2，N0，M0

分期 IIA 期：T3，N0，M0

分期 IIB 期：T1，N1，M0；或 T2，N1，M0；或 T3，N1，M0

分期 III：T4，任何 N，M0

分期 IV：任何 T，任何 N，M1

表30.4 EUS对胰腺癌T分期和N分期的准确性

作者	纳入的患者数量	胰腺癌手术患者数量	T 分期	N 分期
Rosch[2]	60	40	—	72
Rosch[20]	46	35	94	80
Palazzo[3]	64	49	82	64
Muller[4]	49	16	82	50
Midwinter[19]	48	23	—	74
Gress[6]	151	75	85	72
Ahmad[18]	未知	89	69	54
Soriano[21]	127	62	62	65
DeWitt[8]	104	53	67	41
Tellez-Avila[22]	50	50	80	—
Shami[23]	127	48	71[a]	

[a] 报告为整个阶段的准确性

对于转移性淋巴结的 EUS 特点，已经提出了多种标准，包括大小大于 1 cm，低回声，边缘清晰，呈圆形。当在一枚淋巴结中同时发现上述四种表现时，则80%～100%为恶性侵犯。然而，EUS 对恶性淋巴结肿大的灵敏度通常更低，主要可能有以下两种原因：首先，大多数远处转移的淋巴结并不同时具有四种特征；其次，肿瘤周围炎症及巨大肿物可能会影响对淋巴结肿大的观察。单独 EUS 检查对于诊断胰腺癌转移性淋巴结肿大的特异度为26%～100%[3,4,19,21]，尽管大多数报道的特异度都超过70%。推测对于可疑淋巴结进行额外的 EUS 引导下细针抽吸术可能会增加诊断的特异度，尽管有很少的数据指向这一点。对于胰头部肿瘤，这些可疑淋巴结都将与肿瘤一并完整切除，对于这些淋巴结的精确检测并不十分必要。然而，由于对腹腔淋巴结的术前鉴定和 EUS 引导下细针抽吸术检查结果可能会无法进行手术，因此，在对所有胰腺肿瘤进行分期期间，对这一区域的仔细检查是很重要的。少数患者有纵隔淋巴结转移，因此，对于纵隔进行检查也对疾病的分期有意义。

虽然早期一些研究表明 EUS 在 T[3,4] 和 N[2-4] 分期上比常规 CT 有优势，近来的一些研究发现两种检查在诊断 T[19,21] 和 N[8,19,21] 分期中的作用是相当的。与之相似，早期的报道显示 EUS 优于 MRI[3,4]，但近年来的数据表明两者没有差异[21,23,26]。显然，对于胰腺肿瘤分期，EUS 相对于其他检查方法显示出的最初优势已大大缩小。需要更多的比较 EUS 与 MDCT 及高特斯拉 MRI 优劣的研究，以证实这些发现并进一步确定 EUS 在胰腺肿瘤局部分期中的作用。

对于非淋巴结转移肿瘤的检测，CT 和 MRI 优于 EUS，EUS 受限于正常上消化道解剖结构的局限性和 EUS 成像范围的局限性。但是 EUS 在评估肝左叶或尾状叶转移或恶性腹水中仍有重要作用，且均可借助于 EUS 引导下细针抽吸术（图30.2）。通过 EUS 引导下细针抽吸术，鉴定肝转移或者恶性腹水可以避免接受不必要的外科手术，且与诊断后的较差的生存期有关[27]。

评估血管侵犯：EUS 的优缺点是什么？

EUS 评估血管侵犯的准确性相关的数据比较

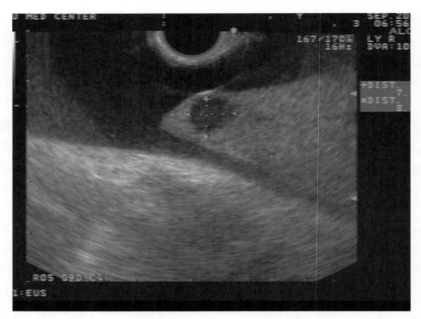

图 30.2 一位胰腺巨大肿块患者的腹水及 9 mm 椭圆形低回声肝结节。肝结节的细针抽吸术表现为起源于胰腺的转移性腺癌

难以解读，有以下几点原因：首先，在大多数研究中，EUS 与术中发现血管侵犯的组织学相关性较弱。其次，并未建立诊断血管侵犯的内镜相关标准。因此，不同的研究者提出了不同的标准。

总体上，EUS 诊断血管侵犯的准确度为 68% ~ 93%[6,21,26,28]。EUS 对恶性血管侵犯的灵敏度和特异度分别为 42% ~ 91% 和 89% ~ 100%[6,21,26,28]。一项研究报道 EUS 在诊断血管侵犯方面比 CT 更准确[6]，另外也有一些研究报道相反[21,26]。据报道，MRI 的总体准确度与 EUS 相当[21]或更优[26]。

EUS 对门静脉或门静脉汇合处的肿瘤侵犯诊断的灵敏度为 60% ~ 100%[2,5,19,20,29]。大多数研究显示灵敏度超过 80%（图 30.3）。EUS 对门静脉侵犯的灵敏度始终优于 CT[2,5,19,20]。对于肠系膜上静脉（superior mesenteric vein，SMV）。肠系膜上动脉（superior mesenteric artery，SMA）和腹腔干，EUS 的灵敏度分别仅为 17% ~ 83%[28]、17%[30] 和约 50%[2,20]。CT 对于 SMA[19,30] 和腹腔干[2,20] 分期的灵敏度似乎优于 EUS。由于无法观察血管的整个走行，或被胰头的钩状或下部较大肿瘤遮挡，EUS 对肠系膜上血管的分期可能是困难的[29]。这与脾动脉和静脉形成对比，脾动脉和静脉通常很容易被 EUS 观察并进行分期[20,29]。在获得进一步的结论性数据之前，肿瘤可切除性的评估应该通过 EUS 和 CT（或 MRI）而不是仅通过 EUS 进行。

有几项研究试图描述各种超声检查特征的准确度，以评估恶性胰腺肿瘤的血管侵犯。Rosch 等[2] 使用"异常轮廓、高回声界面消失、紧密连接"等作为标准，发现使用这些标准判断侵犯门静脉的灵敏度、特异度和准确率分别为 91%、96% 和 94%。在盲法录像带审查中[29]，这些作者同样发现，没有任何单一的标准（不规则的肿瘤 / 血管关系、血管腔内可见肿瘤、血管完全阻塞及侧支血管）可以预测门静脉（侵犯），仅依据血管完全阻塞和侧支血管，其阴性预测值超过 35%，而阳性预测值超过 80%。后两个标准对血管侵犯的特异度均为 94%。对于血管侵犯的灵敏度和特异性，各种标准之间存在折中。然而，需要具有最高特异度的标准来优化判断最有可能从手术探查中获益的患者。因此，血管完全阻塞、静脉侧支及血管内可见肿瘤是评价血管侵犯的首选标准。

EUS 联合 MDCT 及 MRI 对胰腺肿瘤手术可切除性的评估

目前，镜下病理切缘阴性的胰腺癌根治手术（R0 切除）是治愈胰腺癌的唯一方法，也是评价术后患者预后的独立危险因素[31]。因此，术前准确评估患者病灶的手术可切除性十分重要，进而可以避免那些难以实现肿瘤完全切除的患者接受手术治疗（图 30.4）。

在一项涉及 9 个研究共 377 名患者的分析表明，EUS 对胰腺癌手术可切除性评估的灵敏度及特异度分别为 69% 和 82%[6,8,18,21,26,28,32-34]。这些研究报道的敏感度及特异度的范围分别为 23% ～ 91% 及 63% ～ 100%。其整体预测肿瘤可切除性的准确率为 77%。

由于大多数研究报道 EUS 在评估胰腺癌手术可切除性的准确程度上与 CT 和 MRI 类似，因而一些学者提出，多种方式联合应用是术前胰腺癌影响评估的最佳方法。通过决策分析的方法，Soriano 等发现[21]，对于潜在可切除的肿瘤，优先进行 CT 及 EUS 检查对肿瘤可切除性的评估的准确率最高，经济花费最低。Ahmad 等提出[18]，尽管 EUS 和 MRI 对肿瘤可切除性预测的灵敏度不高，但是如果联合应用这两项检查，可以提高阳

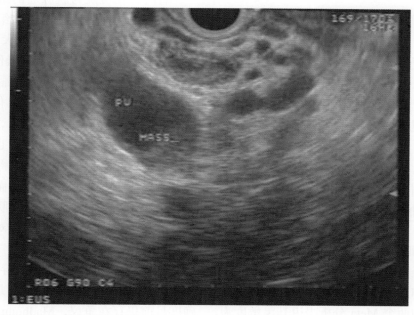

图 30.3　胰头部肿块直接侵犯门静脉（PV）。由于门静脉阻塞，十二指肠壁周围可见多个血管侧支

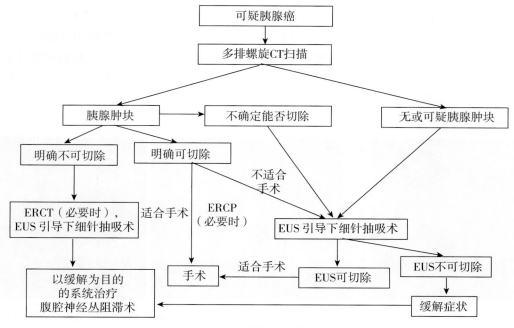

图 30.4　EUS 相关的胰腺癌诊疗流程

性预测值。De Witt 等报道，与单独应用 MDCT 及 EUS 相比，联合应用并不能显著提高预测的准确度。Bao 等的研究发现，MDCT 对于可切除性的预测优于 EUS，但对于未放置胆道支架的患者，EUS 预测的准确度有所提升。因而从实际的角度出发，EUS 在胰腺癌可切除性预测中的应用取决于它的可行性、所在医院的实际条件及操作者的临床经验。

病例后续

　　某患者在接受 CT 检查 1 周后进行了 EUS 检查。提示胰体部 2.9 cm 低回声异质性团块，未见腹腔干及肠系膜上动脉侵犯（图 30.5 a-c）。上消化道其余检查未见胆总管扩张、明确肝转移、腹水及纵隔淋巴结肿大。

胰腺癌的 EUS 引导下细针抽吸术：如何提高 EUS 引导下细针抽吸术的诊断率？

　　EUS 引导下细针抽吸术是目前胰腺肿物活检的首选方法，已经基本取代了术中活检、CT 或超声引导下活检。EUS 引导下细针抽吸术具有很高的准确率，近来的两个 Meta 分析报道其灵敏度为 85% ～ 89%，特异度为 96% ～ 98%[36,37]。然而，在合并有慢性胰腺炎患者的诊断中 EUS 引导下细针抽吸术的准确度有所下降。Fritscher-Ravens 等报道[38]，在 207 例胰腺局部病变患者中，EUS 引导下细针抽吸术对正常胰腺组织中的恶性肿瘤诊断灵敏度（89%）高于合并慢性胰腺炎的患者

（54%）。慢性胰腺炎可能对肿瘤超声下的显像造成了干扰，影响了活检部位的选择，从而降低了检查的灵敏度。

　　在大多数三级医疗机构中，如果具有细胞标本快速现场评估（ROSE），可以向超声医师反馈所得标本的质量。ROSE 技术的应用可以影响诊断结果，提高诊断的可靠性[39]。因而我们建议在可行的情况下，在进行 EUS 引导下细针抽吸术操作时，应同时应用 ROSE 技术。

　　有时，在可疑为胰腺癌的组织中，快速评估下提示证实为恶性肿瘤的所取组织量不足。这可能由于肿瘤坏死（肿瘤体积较大）、纤维化或血管过多导致。这时可以通过旋转操作角度，多角度获取病灶组织，以获得更多的肿瘤组织[40]。增加穿刺次数也可以获取更多的组织。但当穿刺次数达到 7 次时所获得的组织量基本稳定，且随着穿刺次数的增加，穿刺组织中的含血量也会额外增多[41]。在这种情况下，避免抽吸，并将针头更换为更细的穿刺针可以减少组织中的出血量。最后，当现场评估提示组织量不足或不能明确诊断时，可以进行 EUS 引导下核心活检，但对这一方法的证据支持目前比较有限。

　　目前最常用的 EUS 下的穿刺针为 19 G、22 G 和 25 G 针头，但针头的选择是否影响诊断的准确度目前仍存在争议。Madhoun 等[42] 在针对 8 项共纳入 1292 名患者的研究进行的 Meta 分析表明，以外科组织学或 6 个月的随访结果作为评价标准，25 G 针头的灵敏度优于 22 G 针头（93% vs 85%，$P = 0.0003$），而特异度相当（97% vs 100%）。此外，25 G 针头更容易取到胰腺钩突中的肿块，这里通常难以直视或取样。检查钩突时 EUS 应进行

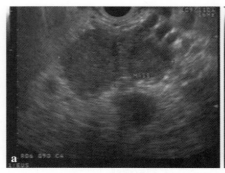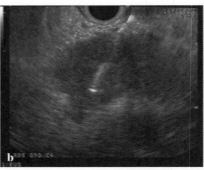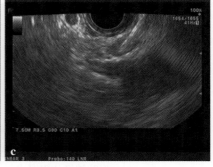

图 30.5　a . CT 提示为胰体部肿块，线性 EUS（7.5 MHz）下表现为 2.9 cm 低回声不规则团块；b . EUS 下胰体部 2.9 cm 肿物的细针穿刺活检图像；c . EUS 引导下腹腔神经松解术

十二指肠的水平部，并在十二指肠中缓慢退镜，以充分观察钩突。当准备进行取样时，应将内镜尽可能置于比较直的位置。除胰头外，偶尔不可以在胃窦部看到部分钩突，而该区域存在门静脉及胆总管，通过该区域穿刺操作的难度很大。

胰腺肿物 EUS 引导下细针抽吸术术后并发症的发生率为 0.5% ～ 2.5%[43-45]。Gress 等报道[43]，胰腺肿物在 EUS 引导下细针抽吸术后发生胰腺炎的概率为 1.2%（2/121），严重出血风险为 1%（1/121）。Eloubeidi 等报道[44]，6.3% 在术后出现自限性并发症，包括缺氧、腹痛、无须治疗的出血以及咽喉痛。Al-Haddad 等的一项前瞻性研究表示[45]，127 名胰腺肿物 EUS 引导下细针抽吸术后的患者，在 30 天内无延迟并发症出现。而 EUS 引导下细针抽吸术后发生腹膜转移的风险（2.2%）也远低于 CT 引导下穿刺活检（16.3%）[46]。

尽管 EUS 引导下细针抽吸术诊断胰腺肿块的准确度高，主要并发症发生率低，但仍存在一些局限性。首先，在 EUS 引导下细针抽吸术操作期间，推荐一位病理医生现场评估获得的样本是否合格，这在很多医疗中心难以实现。第二，原发性胰腺淋巴瘤和分化良好的导管腺癌往往难以仅通过细胞学进行鉴别。第三，EUS 引导下细针抽吸术诊断的阴性预测值较低，不能排除所得的阴性标本中恶性肿瘤的可能。为了解决这些局限性，已研究出核心活检装置，通过标准线阵式内镜超声来获得组织样本。已有产品包括 Quick-Core® 和 ProCore™ 活检针（Cook Medical，Bloomington，Indiana）。在一项多中心队列研究中，对 109 例患有肠道及肠外病变的患者（包括 47 例胰腺肿瘤患者）使用 PRoCore 针头，其诊断准确度分别为 96% 和 89%[47]。然而，在最近的一项研究中，在 36 名不同疾病的患者中（包含 17 名胰腺肿物患者）比较了 22 G ProCore 针头及普通 FNA 针头（Echo-Tip®，Cook Medical，Bloomington，Indiana），两者在细胞学与细胞块分析中的灵敏度上与特异度上没有显著差异，但 ProCore 针的平均穿刺次数更少（2.94 vs 2.11，$P = 0.03$）[48]。核心活检针已被证实在自身免疫性胰腺炎[14]和淋巴瘤[49]的诊断中优于细针抽吸术针头，因而当细针抽吸术活检针不能明确诊断时，应考虑使用核心活检针。

一些研究者已经探索了针对异常基因的分析是否可以提高胰腺肿物 EUS 引导下细针抽吸术的诊断率。一项针对 8 个前瞻性研究共包含 931 名接受 EUS 引导下细针抽吸术检查的胰腺肿物患者的 Meta 分析表明，k-ras 突变诊断的敏感度和特异度分别为 77% 和 93%[50]。当只与 EUS 引导下细针抽吸术联合诊断时，添加 k-ras 突变检测可将敏感度从 81% 升至 89%，特异度从 97% 降至 92%。在 EUS 引导下细针抽吸术未能确诊的病例中，K-ras 突变分析可以使假阴性率降低 56%，假阳性率则提升 11%。由于标准的 EUS 引导下细针抽吸术技术诊断的准确率高，而这些基因检测的成本较高，实用性有限，针对 EUS 引导下细针抽吸术样本的基因检测仅仅应用于诊断困难的患者或用于科学研究。此外，其他检测方法如 microRNAs 和蛋白组学分析还尚在评估阶段[51]。一项针对 228 个胰腺肿物 EUS 引导下细针抽吸术活检的多中心研究证实，5-microRNA 可用于胰管腺癌的鉴别[52]。联合 microRNA 分析，可以将恶性肿瘤的诊断率从单纯细胞学检查的 79% 提高至 91%。在 39 个样本中，有 22 个细胞学诊断为良性、不确定或无法诊断的样本，而通过 microRNA 检查诊断为恶性。目前仍需要更多的临床研究来证实 microRNA 在胰腺肿瘤诊断中的作用。

病例后续

通过 22 G 针头进行胰腺肿物细针穿刺活检（图 30.5b）。细胞学诊断提示为腺癌（通过最终病理得以证实）。胰腺外科医生对该患者进行了评估，由于其他合并症而被认为不适合手术治疗。

胰腺神经内分泌肿瘤

胰腺神经内分泌肿瘤（PNETs）是一种少见的胰腺肿瘤，占胰腺肿瘤不到 10%（图 30.6）。大约 1/3 的肿瘤被归类为功能性神经内分泌肿瘤（funtional PNETs，FPNETs），通常会因激素分泌而引起明显的临床综合征。临床上最常见的两种 FPNETs 为胃泌素瘤和胰岛素瘤。当 PNET 不引起临床综合征时，称为非功能性神经内分泌肿瘤（nonfunctional PWETs，NFPNETs）。由于缺乏与激素分泌相关的临床特异性症状，NFPNETs 通常

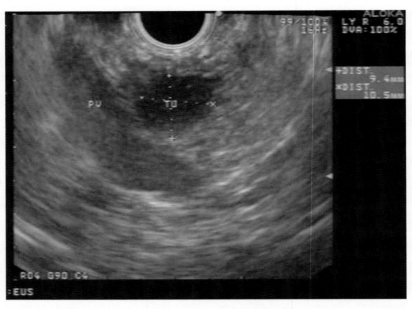

图 30.6 EUS 引导下细针抽吸术诊断该胰头厚壁囊性肿瘤为神经内分泌肿瘤

表现为巨大肿物及一些非特异症状，如黄疸、体重减轻、腹痛或胰腺炎。与原发性胰管腺癌一样，手术切除是治疗这些肿瘤的唯一方法。因此，对于高度怀疑本病的患者，应给予充分的术前评估，来评价肿瘤的可切除性。

一系列研究表明，相较于其他诊断方法，EUS 对 PNETs 诊断的灵敏度为 77% ～ 94%[53-56]。尤其对于体积较小的 PNETs（< 2.5 cm），EUS 通常可以用于检出其他影像检查漏诊的病例。经腹超声的诊断灵敏度较差，仅为 7% ～ 29%[53,54,56]。同样，早期研究显示，CT 对 PNETs 的诊断灵敏度通常小于 30%[53,54,56]。然而，随着 CT 技术的不断改进以及 MDCT 的发展，CT 对 PNETs 检查的灵敏度得到了提高。Khashab 等[57] 对 217 名患者的共 231 个 PNETs 病例进行了研究，结果显示 MDCT 的总体灵敏度为 84%。造成灵敏度较低的主要原因为肿瘤直径较小（< 2 cm）。此外，对胰岛素瘤检查的灵敏度同样较低，为 54%。在对 56 例同时行 CT 和 EUS 的患者中，EUS 的灵敏度明显高于 CT（91.7% vs 63.3%，P=0.0002）。因此，在 PNETs 的诊断方法选择中，MDCT 是最合适的首选方案，EUS 则用于 CT 检查阴性的可疑病例，以及准备进行细胞学检查的病例。此外，由于 MDCT 针对胰岛素瘤的诊断灵敏度低，EUS 则作为首选检查。早期数据显示 MRI 对 PNET 的诊断灵敏度很低，为 25% ～ 29%[54,56]。近年来的数据则提示 MRI 诊

断的灵敏度为 85% ～ 100%[58,59]。由于 PNET 血供丰富，血管造影时会在胰腺显示为"血流征"。尽管直观上感觉血管造影很有前景，但其诊断的灵敏度低于 30%[54]。生长抑素受体显像（somatostatin receptor scintigraphy，SRS）对 PNET 的鉴别存在个体差异，灵敏度为 14% ～ 60%[54,56,60]。

EUS 引导下细针抽吸术通常用于可疑 PNET 的组织学诊断。Ardengh 等[61] 对 30 例患者进行了回顾性研究，显示 EUS 引导下细针抽吸术诊断肿瘤的灵敏度、特异度、阳性预测值、阴性预测值及准确率分别为 82.6%、85.7%、95%、60% 和 83.3%。在一项针对 81 名患者的更大研究中，EUS 引导下细针抽吸术正确诊断了 73 名 PNET 患者，准确率为 90.1%[62]。对于囊性 PNET，Yoon 团队历时 12 年对 19 名患者组成的病例系列中研究了细针抽吸术的应用[63]。研究表明，最为有效的诊断标准为 CEA < 5 ng/ml。除 2 例患者外，其余患者均出现 CEA < 5 ng/ml。免疫组织化学对突触素和（或）嗜铬粒蛋白 A 的细胞学检查灵敏度为 63.2%，远远超过大多数报道的对黏液囊肿的灵敏度。作者还建议通过抽吸囊肿的固体成分来提高细胞学的诊断率。这些研究表明 EUS 不仅可以识别 PNET，而且可以准确地对 PNET 进行采样和诊断。

在术前 EUS 引导下注射墨汁已被证明有助于胰岛素瘤的术中定位[64]。这可以协助规划内科或

外科管理。近来一些商业化检测可以在细针抽吸术样本上进行可靠的遗传学分析。最近对 29 例 PNET 患者进行了平均 34 个月的随访研究。结果表明，存在多等位基因微卫星缺失与 PNET 复发、进展和死亡率升高有关，尽管所有多微卫星缺失的患者的肿瘤都大于 2.5 cm[65]。

原发性胰腺淋巴瘤

　　原发性胰腺淋巴瘤 (primary pancreatic lymphoma, PPL) 十分罕见，占胰腺肿瘤的 0.5% 以下。它们局限于胰腺和胰腺周围淋巴结。根据定义，并不涉及其他淋巴组织。PPL 可表现为大的低回声异质性肿块，边界不清楚，与胰腺腺癌难以区分，通常位于胰腺头部 (图 30.7)[67]。胰腺通常没有胰管扩张和慢性胰腺炎的特征，同时 EUS 和影像学检查不能单独确诊，EUS 引导下细针抽吸术活检后的流式细胞术检查对 PPL 的诊断非常准确。Khashab 等[68] 报道，在 16 例 PPL 患者中，EUS 引导下细针抽吸术联合流式细胞学检查诊断的灵敏度和特异度分别为 84.6% 和 100%，而单纯细胞学检查 EUS 引导下细针抽吸术的灵敏度和特异度均低于 30%。当缺少明确的恶性肿瘤证据以及 ROSE 显示有大量异常淋巴细胞时，应基于临床表现进行诊断。

胰腺转移癌

　　孤立的胰腺肿块通常由局灶性慢性胰腺炎、良性肿瘤或原发性胰腺恶性肿瘤引起。由其他原发性恶性肿瘤转移至胰腺的较少，仅在 2% ~ 3% 的胰腺切除术中有所发现[69]。准确地识别孤立的胰腺转移瘤在临床上很重要，因为在符合条件的患者中进行积极的外科手术切除可能获得长期的生存获益。然而，在其他患者中，正确的诊断可以避免不必要的手术，并及时提供最佳的非手术治疗方案。

　　胰腺转移瘤的 EUS 表现与原发性胰腺癌不同。Palazzo 等[70] 描述了 7 例有转移性胰腺病变的患者，在 16 个肿块中，15 个肿块为均匀、圆形、边界清楚的病变。与原发性癌症患者 (n=80) 相比，DeWitt 等[71] 发现胰腺转移瘤 (n=24) 更有可能具有清晰的边界而非不规则的边界。在 11 例胰腺转移性肾细胞癌 (renal cell carcinoma, RCC) 患者的报告中，Bechade 等[72] 发现 10 例肿物有明确的边界。因此，在具有恶性肿瘤病史的患者中，如 EUS 显示边界清晰的胰腺肿块，应该考虑到转移性病变的可能。

　　EUS 引导下细针抽吸术能够对胰腺转移性病变进行准确的细胞学诊断。El Hajj 等[73] 报道了 49 例患者胰腺上的 72 个肿块，包括肾 (n=21)、肺 (n=8)、皮肤 (n=6)、结肠 (n=4)、乳房 (n=3)、小肠 (n=2)、胃 (n=2)、肝 (n=1)、卵巢 (n=1)

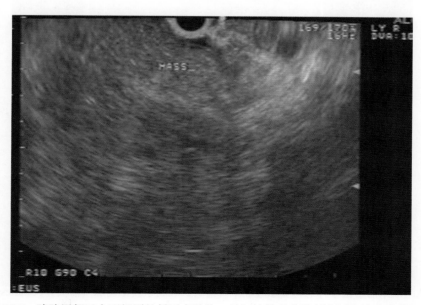

图 30.7　胰腺尾部巨大不规则的低回声肿块，经细针抽吸术诊断为原发性胰腺淋巴瘤

和膀胱（*n*=1）。除 2 例外，其余均通过 EUS 引导下细针抽吸术诊断。胰腺转移可能在原发肿瘤诊断后许多年才发生（特别是对于肾细胞癌）。但既往存在明确的恶性肿瘤病史时可能会考虑该诊断。在多年前存在恶性肿瘤病史的患者中，获得细胞块的其他细胞学材料以及进行细胞免疫组化会有助于确认胰腺转移及复发性恶性肿瘤的诊断。

腹腔神经丛阻断术（见第三十三章）

腹痛是胰腺癌患者的常见症状，会使患者十分虚弱。对于无法手术切除的病例，通常需要大剂量麻醉剂来缓解疼痛，可能导致包括镇静、谵妄、恶心和便秘在内的显著不良反应。通过破坏通过腹腔干的神经传递，注射丁哌卡因和乙醇进行腹腔神经丛阻滞术（celiac plexus neurolysis，CPN）对不能切除的胰腺癌提供了麻醉性镇痛的有效辅助治疗。由于胃壁与腹腔干的起点非常接近，EUS 非常适合用于识别腹腔神经丛（图 30.8）。

在接受 EUS 引导下腹腔神经丛阻滞术治疗 283 例胰腺癌患者的随机对照试验的 Meta 分析中，Puli 等[74] 报道了 80% 的患者至少部分缓解了疼痛。尽管作者不能确定腹腔神经丛阻滞术是否减少了麻醉药品需求，但 Yan 等[75] 的早期 Meta 分析报道了非 EUS 引导的腹腔神经丛阻滞术可使麻醉药品的应用显著减少。腹腔神经丛阻滞术组与对照组在第 2、4、8 周吗啡剂量加权平均差分别为 −39.99 mg、−53.69 mg 和 −80.45 mg。更重要的是，腹腔神经丛阻滞术组患者便秘的患病率有所降低（RR 0.67，95%CI 0.49 ～ 0.91，*P*=0.01）。在过去十年中，EUS 设计的进展使腹腔神经节的准确识别成为可能，并且人们开始开展直接的神经节注射来提高腹腔神经丛阻滞术的疗效。在最近的随机对照研究中，EUS 引导的腹腔神经节神经阻断术在缓解疼痛方面比 EUS 引导的腹腔神经丛阻断术更有效（73.5% vs 45.5%，*P*=0.026）[76]。

EUS 引导下腹腔神经丛阻滞术是一种安全的手术，并发症并不常见[77]。由于自主神经系统破坏引起的腹泻（4% ～ 15%）和自主神经功能失调（1%）通常比较轻微和短暂。在 9% 的病例中可能出现疼痛增加，但一般在几天内就会消失。严重的并发症则非常罕见。曾有过报道包括脊髓前部梗死引起的瘫痪和坏死性胃穿孔或腹腔动脉血栓导致的死亡[78-80]。

病例结论

尽管有麻醉性镇痛，患者仍持续腹痛，因而

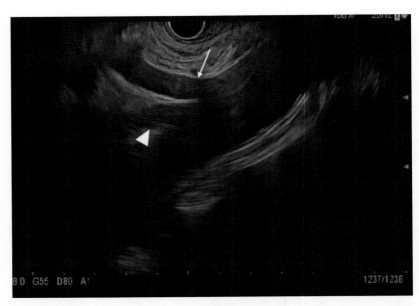

图 30.8　腹腔神经丛阻断术的解剖学标志，显示腹腔干（箭头）和肠系膜上动脉（箭头）（Courtesy of Dr. Linda Lee，Brigham and Women's Hospital，Boston，MA）

进行了 EUS 引导下腹腔神经丛阻断术。将 20 ml 0.75% 丁哌卡因和 10 ml 98% 乙醇直接注射到可看到的神经节（图 30.5c）。患者术后腹部疼痛减轻，并被转诊到肿瘤科治疗。

EUS 引导的治疗学的前景

胰腺癌影像引导下放疗（image-guided radiotherapy，IGRT）是一种在避免损伤正常组织的同时将高度聚焦的放射线传递给恶性肿瘤的新兴技术。基准是放置在肿瘤内的惰性放射标记物，以指导立体定向的放射治疗（见第三十三章）。尽管传统上在术中或在超声和 CT 引导下经皮进行放置，但是 EUS 提供了一种替代方案。由于其在进镜期间可以直接进行可视化操作，因此可能更安全[77]。最近有报道在针对 51 例局部晚期或复发性胰腺癌患者的治疗中，证实了 EUS 引导下用 19 G 针进行胰腺癌基准置入的可行性和安全性[81]。其中 46/51 例（90%）成功置入，仅 1 例出现并发症（置入联合腹腔神经丛阻滞术后发生的轻型胰腺炎）。

近距离放射治疗不是放置惰性放射标志物，而是将放射性粒子直接插入胰腺肿瘤中进行局部控制。在迄今为止规模最大的研究中，Jin 等[82]对 22 例不能切除的胰腺癌患者放置了中位数为 10 个的 I^{125} 粒子。剂量计算是基于肿瘤体积（来自 CT 三维重建图像）。尽管 EUS 引导下放置在所有患者中均获成功，且无并发症，但在第 4 周时只有 3 例获得部分缓解，存活率没有改善。然而，术后 1 周及 4 周时，患者的疼痛明显减轻。他们同样用 I^{125} 作为神经溶解剂对 23 例不能切除的胰腺癌患者进行了 EUS 引导下腹腔神经丛阻滞术治疗[83]。在第 2 周时，82% 的患者在视觉模拟评分法上的疼痛评分都有所降低，平均麻醉药品使用量减少。这种效果一直持续到 5 个月随访研究结果时，而只有 2 名患者仍然存活。作者推测，与乙醇相比，I^{125} 可能是一种优越的神经溶解剂，因为它的半衰期更长，组织穿透更深，但在临床对照试验中尚未证实这一点。

近年来，间质化疗在胰腺癌治疗中的应用引起了人们的兴趣。通过 EUS 引导下细针注射将与细胞毒剂连接的生物聚合物注射至肿瘤内部，可以直接向胰腺肿瘤内部进行有效的化疗。最初的动物模型已经证实了采用这种注射方式注射紫杉醇、5- 氟尿嘧啶和伊立替康的可行性[84-86]。尽管仍然需要更多的相关研究，EUS 引导下间质化疗有望成为内镜治疗胰腺癌新的发展方向。

关键点

- EUS 是检测胰腺肿块最灵敏的影像学检查方法。它特别适用于其他检查（如 CT）未检测到的肿瘤的识别。
- EUS 对门静脉或汇合部肿瘤浸润的检测优于 CT。在判断肠系膜上血管和上腹部主要动脉侵犯方面，CT 则优于 EUS。
- 由于胰腺解剖位置和技术的限制，CT 和 MRI 在鉴别转移癌方面优于 EUS。如果证实存在转移，当存在肝病变、腹水或腹腔转移时，可通过 EUS 引导下细针抽吸术检查，进而避免手术探查。
- EUS 引导下细针抽吸术对胰腺肿瘤诊断的灵敏度为 85%，特异度接近 100%。快速现场细胞病理学评估技术的存在有助于最大限度地提高诊断率，并能避免对不确定的细胞学结果进行重复检查。
- 大多数研究表明，EUS、CT 和 MRI 在评估胰腺癌的手术可切除性方面作用相当。然而，EUS 通常用于术前提供诊断的组织学证据，并能结合 CT 评估血管浸润和转移。
- EUS 是检测胰腺神经内分泌肿瘤最准确的方法，尤其是直径 < 2.0 cm 的肿瘤。对可疑胰腺神经内分泌肿瘤的最佳检查应结合 EUS、EUS 引导下细针抽吸术、免疫组化和生长抑素受体显像技术。
- EUS 引导下腹腔神经丛阻滞术是治疗晚期胰腺癌疼痛的一种安全有效的方法。

参考文献见本书数字资源。

第三十一章　EUS 在胰腺囊肿中的应用

Linda S. Lee 著

引言

临床影像检查中胰腺囊肿的发现率很高（MRI 中占多达 20%，CT 中占 3%），这给临床医生带来越来越多的挑战[1,2]。与大多数肾和肝囊肿不同，胰腺囊肿的关键问题是其中很大一部分具有潜在恶性。因此，当发现胰腺囊肿时，鉴别哪些是恶性或潜在恶性是有必要的。这种恶性潜能提示需要准确地对胰腺囊肿进行分类。

胰腺囊肿可大致分为非肿瘤性囊肿、囊性肿瘤和实体瘤的坏死变性。在我们的一项研究中，非肿瘤性上皮囊肿占所有切除囊肿的 6.3%，并且术前经内镜超声（EUS）囊液分析均被误诊[3]。囊性肿瘤占所有胰腺囊肿的 2/3[4]，包括黏液性病变 [黏液性囊性肿瘤（mucinous cystic neoplasm，MCN）和导管内乳头状黏液瘤（IPMN）] 和非黏液性囊肿 [浆液性囊腺瘤（serous cystadenoma，SCA），实性假乳头状肿瘤（solid pseudopapillary neoplasm，SPEN）；表 31.1]。黏液囊肿和 SPEN 具有潜在恶性。近 90% 的囊性肿瘤是 MCN、IPMN 或 SCA[5]。

胰腺囊肿的诊断依赖于影像学和 EUS 引导下细针抽吸术获得的囊液分析。如果囊肿是黏液性的，那么确定黏液囊肿的类型非常重要 [MCN，分支胰管型（BD）- IPMN，混合型 IPMN 或主胰管型（MD）-IPMN]。因为不同类型的黏液囊肿恶性潜能不同，因此处理方式也不同。一些癌前病变可能需要手术切除，而良性或惰性的病变可以观察。

病例

患者，女，45 岁，患有胆石性胰腺炎，并接受了腹腔镜胆囊切除术。在胰尾中观察到一个 2.5 cm 囊肿，被认为是假性囊肿。随后针对该囊肿进行腹部 CT 扫描定期监测。4 年后观察到囊肿增大至 3 cm。对于该患者鉴别诊断是什么？接下来应该进行哪些诊断性检查？

胰腺囊肿的鉴别诊断有哪些？

假性囊肿

假性囊肿是急性水肿型胰腺炎的后遗症，需要至少 4 周才能形成。非上皮化肉芽或纤维组织在富含淀粉酶的液体周围形成壁，从而形成一个薄胶囊。如有症状，通常表现为腹痛和早饱。也可能发生胃出口和（或）胆道梗阻。通常，假性囊肿很容易通过患者的急性或慢性胰腺炎病史来诊断。在没有明确的急性或慢性胰腺炎病史的情况下，通过单独影像学证据可能难以区分假性囊肿与 MCN 甚至浆液性囊腺瘤和 BD-IPMN。在腹

表31.1　胰腺囊肿的类型

良性（无潜在恶性）	潜在恶性或恶性
浆液性囊腺瘤[a]	导管内乳头状黏液瘤
假性囊肿	黏液性囊性肿瘤
淋巴上皮囊肿	实性假乳头状肿瘤
潴留性囊肿	囊性神经内分泌肿瘤
黏液性非肿瘤性囊肿	实体肿瘤囊性变性
淋巴管瘤	转移性囊肿
海绵状血管瘤	

[a] 极少恶变

部 CT 上，假性囊肿通常呈圆形，具有薄壁或厚壁。可能存在钙化以及与胰管相通。

浆液性囊腺瘤

浆液性囊腺瘤是良性胰腺囊性肿瘤，很少发生恶变。一些大型研究发现约 1% 为恶性 [6,7]。浆液性囊腺瘤占胰腺囊性肿瘤的 30% 以上，通常发生在 60 岁以上的女性，病理表现为富含糖原的立方上皮（图 31.1）[8]。它们可以发生在胰腺的任何地方。当有症状时，浆液性囊腺瘤通常表现为非特异性症状，主要是腹痛。这是由于囊肿对邻近器官的压迫所导致的。与小于 4 cm（22%）的囊肿相比，症状更常见于大于 4 cm（77%）的较大囊肿。

在放射学上，浆液性囊腺瘤可以分为几种亚型。超过一半的浆液性囊腺瘤是微囊性，其定义为每个囊肿间隔小于 1 cm，而其余为大囊性（由大于 1 cm 的囊肿组成）、混合型或极少见的实性囊肿（图 31.2）[6]。一项纳入了 172 例经切除确诊为浆液性囊腺瘤的日本研究表明，典型的影像学表现对微囊性浆液性囊腺瘤（85%）的诊断准确度最高。对于大囊性、混合型和实性囊肿，诊断率（17% ~ 50%）显著降低。CT 对浆液性囊腺瘤的准确率仅约为 23%，而扩散加权成像 MRI 显示出在区分浆液性囊腺瘤与黏液性囊肿方面灵敏度为 100%，特异度为 97% [9,10]。在这些囊肿中仅 30% 存在特征性中央瘢痕或"日光钙化"（图 31.3）[11]。

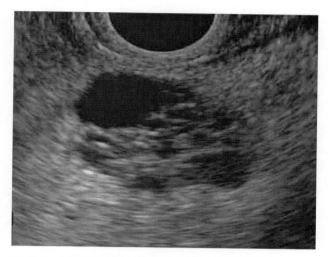

图 31.2　浆液性囊腺瘤的 EUS 图像，可见微囊和一个大囊肿

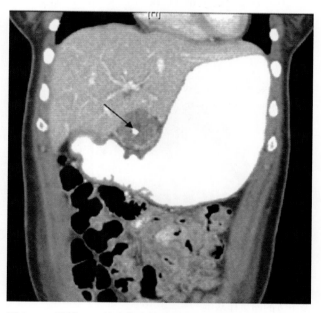

图 31.3　腹部 CT 所示浆液性囊腺瘤的中央瘢痕（箭头）

浆液性囊腺瘤的自然病程没有非常明确。然而，它们似乎随着时间的推移而增长。虽然较早的研究报道大于 4 cm 的囊肿生长速度更快，但最近的一项多中心研究未能证实这些结果 [12,13]。有报道未经切除的浆液性囊腺瘤每年增长 6.2%，或倍增时间为 12 年倍增，而切除的浆液性囊腺瘤增长更快（每年 17%，倍增时间为 4.5 年）[12]。

黏液性囊性肿瘤

黏液性囊性肿瘤是癌前实质病变，在病理上

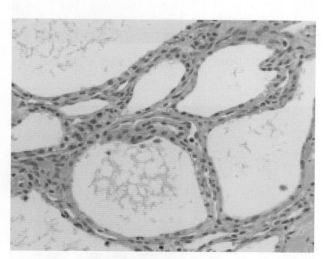

图 31.1　浆液性囊腺瘤的组织学。囊肿内衬单层立方细胞，内含透明或苍白的嗜酸性细胞质

表现为卵巢样基质（图 31.4），因此几乎全部发生在女性。大约 95% 发生在胰体和胰尾部。与浆液性囊腺瘤不同，黏液性囊性病变症状的存在与其恶变有关。在黏液性囊性肿瘤中，与恶变相关的其他特征包括高龄、体积大（尤其是 > 6 cm）。囊肿壁厚、壁结节或外周蛋壳样钙化 [14,15]。最近的研究表明侵袭性癌症的发生率较低（6% ~ 27%），原位癌仅占 5.5% [15,16]。黏液性囊性肿瘤中恶性肿瘤的真实发病率尚不清楚。与浆液性囊腺瘤不同，黏液性囊性肿瘤通常看起来是光滑、界限清晰的，单房的，或有一些隔膜（图 31.5）。

IPMN

　　IPMN 也是黏液性囊肿，起源于主胰管、分支胰管或两者的胰管上皮。IPMNs 常见于 50 ~ 60 岁男性。虽然 IPMNs 通常出现在胰头部，但是可以发生在胰腺的任何部位甚至多个部位。IPMNs 有三种放射学亚型：主胰管型（主胰管弥漫性或节段性扩张 > 5 mm）、分支型（一个或多个分支扩张）和混合型（包括主胰管和分支受累；图 31.6 至 31.8）。通常，利用 MRI/MRCP 可将 BD-IPMN 从混合型和 MD-IPMN 中鉴别出来。在内镜下很难通过肉眼观察到"鱼嘴"乳头来诊断 MD-IPMN。"鱼嘴"乳头提示黏液从广泛扩张的乳头中流出（图 31.9）。不幸的是，放射学将 29% 的 MD-IPMN 和 21% 的 BD-IPMN 错误地分类 [17]。高达 29% 的混合型 IPMN 被误诊为 BD-IPMN [18]。通过病理学，IPMN 也可以被分类为胃型、肠型、嗜酸细胞型或胰胆管型。组织学亚型及其与恶性肿瘤的关系越来越受到重视。在 169

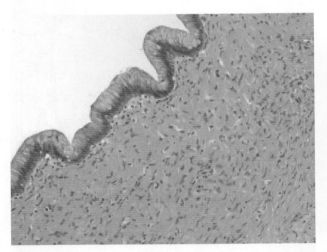

图 31.4 黏液性囊性肿瘤的组织学，可见黏液性上皮细胞及下方的卵巢样基质

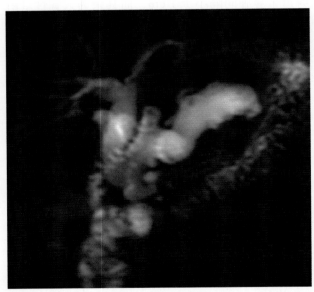

图 31.6 MD-IPMN 的 MRCP 图像，可见主胰管显著扩张

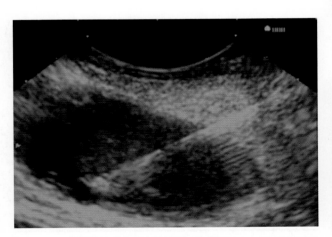

图 31.5 对圆形单腔的黏液性囊性肿瘤行 EUS 引导下细针抽吸术

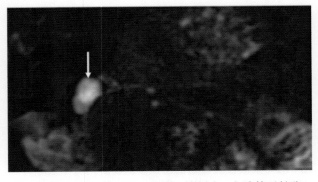

图 31.7 BD-IPM 的 MRCP 图像（箭头），主胰管无扩张

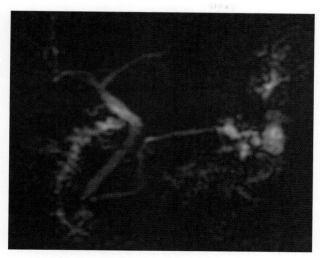

图 31.8 胰腺尾部混合型 IPMN 的 MRCP 图像，可见扩张的主胰管及分支胰管

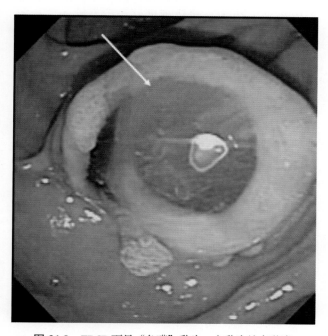

图 31.9 ERCP 下见"鱼嘴"乳头，主乳头处有黏液

例切除的 IPMNs 中，73% 为胃型，25% 为肠型，2% 为胰胆管型，0.6% 为嗜酸细胞型[18]。在肠型（32/42）中重度不典型增生和癌症的发生率高于胃型（48/123，$P < 0.0001$）。近期一项对手术切除的 IPMNs 的回顾性研究确实指出，胃型 IPMNs 通常较小，并且没有结节或肿块，但 CEA 水平更高[19]。然而，这种组织学分级的临床作用仍然不确定，目前只有在手术切除后才能进行准确分级。

因为恶性潜能及相应的治疗方案的不同，正确识别 IPMN 的放射学类型很重要。MD-IPMN 的

恶性潜能最大，为 40% ~ 70%，与混合型 IPMN 相当。临床出现症状似乎不会增加 MD-IPMN 恶变的风险，但时间越久，恶变率就越高（首次影像学发现或出现症状后 1 年恶变率为 20% ~ 42%，2 年恶变率为 40% ~ 54%，5 年恶变率为 40% ~ 66%）[20,21]。并非所有的 MD-IPMN 和混合型 IPMN 都具有相同的病程，某些患者会表现为更加惰性的疾病过程。与其他 MD-IPMN 相比，血清 CA19-9 和囊液细胞学检查正常的 MD-IPMN 具有较低的恶性率（29% vs 60%，$P < 0.0001$）[22]。类似地，混合型 IPMN 在一个或几个组织切片中无主胰管的环周性受累，并且除了扩张的胰管之外没有明显的异常，其恶性程度低于不符合这些标准的混合型 IPMN（17% vs 70%，$P < 0.0001$）[23]。

BD-IPMN 中恶性肿瘤的预测因子包括 2012 年国际胰腺病学会（IAP）指南中定义的条目（存在肿块，壁结节，主胰管扩张 ≥ 1 cm，胰头部囊肿所致阻塞性黄疸，细胞学检查可疑或可见恶性细胞），囊肿大小超过 3 cm，以及伴有症状[22-28]。IPMN 的症状包括脂肪泻和糖尿病，其中 15% ~ 30% 的 IPMN 呈现急性胰腺炎，被认为是由于黏液堵塞胰管所致。在一项关于 BD-IPMN 的小型研究中，无症状的患者不发生癌症，而有症状的患者随着时间的推移癌症发生率越来越高（1 年 15%，2 年 30%，5 年 37%）。

关于 IAP 指南，缺乏恶性特征可以很好地预测良性囊肿，具有接近 100% 的阴性预测值，但存在这些特征对诊断恶性肿瘤不太准确[24]。2012 年 IAP 指南是根据 2006 年指南修订而来的，前者似乎可以更好地预测恶性肿瘤[29]。2006 和 2012 年指南的主要区别在于去掉囊肿大小作为切除的明确标准。对于去掉大小这项权重，一些研究持反对意见。根据 2006 年和 2012 年指南，对病理证实的 IPMNs 和恶性肿瘤预测因子进行 Meta 分析，发现囊肿大小 > 3 cm 是恶性肿瘤的最强预测因子，其优势比（OR）为 62，其次是结节（OR 9.3）、胰管 > 6 mm（OR 7.3）、MD-IPMN（OR 4.7）和有症状（OR 1.6）。

其他胰腺囊肿

较少见的胰腺囊性肿瘤包括实性假乳头状肿瘤（solid pseudopapillary neoplasm，SPEN）。这

种肿瘤几乎只发生在年轻女性。SPEN 占胰腺囊性
肿瘤的 1% ～ 2%。1959 年首次将其描述为 Frantz
或 Hamoudi 肿瘤，1996 年世界卫生组织将其
重新命名为 SPEN。SPEN 是癌前病变，据报道
有 2% ～ 15% 发生局部浸润或转移性疾病[32]。
10% ～ 15% 的 SPEN 是恶性的。到目前为止，还
没有发现疾病进展的任何预测因子[33]。这些患者
通常表现为非特异性腹痛，偶在检查时可触及腹
部肿块。在胰腺的任何地方都可能发生 SPENs。
病理显示特征性假乳头形成，且囊腔内有出血以
及在黏液样基质与实体组织中交替出现的胆固醇
结晶。

　　神经内分泌或腺泡细胞肿瘤偶尔会发生囊性
变性。囊性神经内分泌肿瘤仅占胰腺神经内分泌
肿瘤的 8% ～ 17%，且通常无功能。腺泡囊腺癌
非常罕见，文献报道的病例少于 10 例，通常表现
为腹痛和多房性囊性病变。与大多数其他胰腺囊
性病变不同，SPEN 和囊性神经内分泌肿瘤通常在
影像学方面具有特征性表现。SPEN 通常表现为
一个大的边界清晰的包囊肿块，周围有固体成分，
而中央有囊性变性并伴有出血区域（图 31.10）。
很少发生周围钙化。囊性神经内分泌肿瘤血管丰
富。在 MRI 早期动脉成像期间，边缘呈早期强化
（图 31.11）。

　　胰腺淋巴管瘤是由于炎症或先天性异常导致
淋巴管阻塞而引起的淋巴系统内皮内衬囊肿。在
胚胎形成过程中，异位淋巴组织生长在胰腺，引
流不充分的淋巴管逐渐扩张形成囊肿。大多数胰
腺淋巴管瘤见于女性，位于胰腺的体尾部。并发

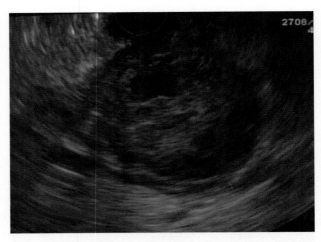

图 31.11　胰腺囊性神经内分泌肿瘤的 EUS 成像，边界清
晰，表现为异质性，并含有实性和囊性成分

症包括腹痛、出血、感染和肾盂积水。淋巴管瘤
在影像学上很难与胰腺囊性肿瘤区分开来，通常
表现为多个分隔，边界清晰。

　　淋巴上皮囊肿是另一种少见的非肿瘤性胰腺
囊肿，占胰腺囊肿的 0.5%。通常发生于中年男
性，位于胰腺的体尾部。囊肿内衬层状鳞状上皮，
伴有上皮下淋巴组织和滤泡。同样罕见的单纯性
或真性囊肿内衬立方上皮细胞，不与胰管相通，
可见于约 10% 的常染色体显性多囊肾病患者中。
另外，它们是希佩尔林道综合征（von Hippel-
Lindau disease，vHL disease）中最常见的胰腺病
变（高达 72% 的患者）。

　　潴留囊肿实际上是胰管因梗阻而呈囊性扩张
的部分。梗阻可能由结石引起，也可能由慢性胰
腺炎或癌症引起。囊性纤维化的黏液也可能阻塞
胰管。

如何评估胰腺囊肿？

　　初步诊断方法应侧重于区分黏液性（MCN 和
IPMN）与非黏液性（SCA）囊肿，因为这些是最
常见的胰腺囊肿，并且它们的治疗方案不同。然
而，对于选择合适的治疗方案，仅仅区分黏液性
和非黏液性囊肿是不够的，因为许多 BD-IPMN 可
以继续观察、随访，但是目前指南建议对 MCN 及
混合型和 MD-IPMN 进行手术。鉴别各种黏液囊
肿，特别是从 MCN 中鉴别 BD-IPMN 以及从混合
型 IPMN 中鉴别 BD-IPMN 是困难的。目前没有诊

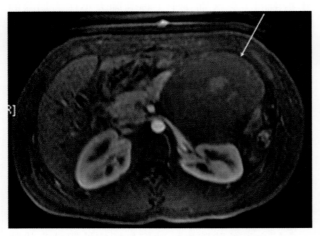

图 31.10　实性假乳头状肿瘤（箭头）MRI 成像，边缘薄
且强化内部分隔并出血

断研究可以准确地将 BD-IPMN 与 MCN 区分开。

此外，应致力于诊断恶性囊肿和高恶变风险的囊肿。对于后者，2012 年 IAP 针对 IPMN 和 MCN 的指南建议对以下情况行切除治疗：所有的 MCN，MD-IPMN 和 BD-IPMN 中含有实体成分，主胰管 ≥ 1 cm，引起梗阻性黄疸的囊肿，结节，细胞学发现癌细胞或可疑癌细胞。

影像学检查

放射科医师最近达成的共识，建议将 MRI 作为胰腺囊肿的首选影响检查。与 CT 相比，其检测隔膜、结节、导管交通、主胰管受累和小分支导管囊肿的能力明显增强。MRI 图像应在 1.5 T 或 3 T 通过 T1、T2 和 3d、脂肪饱和、梯度回声 T1 钆增强序列在磁共振胰胆管造影（MRCP）的胰腺、门静脉和平衡相中获得。MRI 还通过识别假性囊肿内的内部碎片，来帮助鉴别假性囊肿和囊性肿瘤。MRI 在诊断特定类型的囊肿时与多排螺旋 CT 相当（准确率为 40% ~ 70%），并且在识别黏液性囊肿方面可能具有优势（79% ~ 82% 准确度）。CT 和 MRI 均可准确预测胰腺囊肿中恶性肿瘤的存在（73% ~ 79%）。其准确率与 EUS 成像相当。MRI 和 EUS 对于检测与恶性肿瘤有关的壁结节具有中等的灵敏度（58% ~ 67%）。

如果因禁忌证或患者耐受不良而不能进行 MRI 检查，患者应接受"胰腺"腹部 CT 扫描。多排螺旋 CT 应该是双相对比增强的，在胰腺和门静脉期采集图像，可进行三维分析。

病例后续

对患者行胰腺 MRI 及 MRCP 检查，提示胰腺尾部可见一 3 cm 单腔囊肿，主胰管轻度上游扩张伴可疑导管相通（图 31.12）。

EUS 和 EUS 引导下细针抽吸术

最近研究 EUS 和 EUS 引导下细针抽吸术是否在放射学基础上可以提供其他有效信息。在 154 例接受囊肿切除的患者中，对所有患者均行 EUS

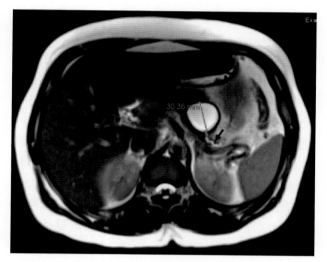

图 31.12 胰腺尾部单腔囊肿（绿线标记）的 MRI 图像，可见主胰管轻度上游扩张伴可疑导管相通

检查，90% 的患者行 CT 检查，34% 的患者行 MRI 检查。本研究的重点是区分肿瘤性（MCN、IPMN、SPEN、囊性导管腺癌和囊性神经内分泌肿瘤）与非肿瘤性（假性囊肿、单纯性囊肿、良性上皮囊肿、重复囊肿和浆液性囊腺瘤）囊肿的能力。在无论有无细胞学、CEA 和淀粉酶的情况下，EUS 的灵敏度均优于 CT 和 MRI（76% vs 48% 和 34%，$P < 0.0001$）。虽然这项研究支持了 EUS 在鉴别肿瘤性囊肿中的价值，但 CT 和 MRI 的诊断准确度较低，与其他研究相矛盾。此外，本研究仅适用于手术切除的囊肿。因此，与所有囊肿（包括许多未接受手术的患者）中的 EUS 或 EUS 引导下细针抽吸术的诊断价值相比，本研究的结果可能偏向于 EUS 或 EUS 引导下细针抽吸术。

尽管进行了这项研究，并非每一个偶然发现患有胰腺囊肿的人都需要进行 EUS 或 EUS 引导下细针抽吸术。针对可疑的 MCN 和 IPMN，2012 年 IAP 指南建议对胰腺炎或具有以下"危险特征"影像的患者进行 EUS：囊肿大小 ≥ 3 cm，囊肿壁厚伴强化，非强化结节，主胰管 5 ~ 9 mm，主胰管直径突然变化伴远端胰腺萎缩，或淋巴结肿大。同样，美国胃肠病学协会（AGA）指南建议 EUS 引导下细针抽吸术仅用于具有至少 2 个高风险特征（大小 ≥ 3 cm，主胰管扩张，固体成分）或随访期间出现显著变化的高风险囊肿（例如，胰管直径增宽以及固体成分进展）。此外，对于 1 ~ 3 cm 囊肿，即使没有上述危险特征，也可以进行 EUS 引导下细针抽吸术，有助于将它们分类为黏液性或非黏液性囊肿。

在 Brugge 的开创性论文中有报道，单独的 EUS 成像不足以诊断黏液性囊肿，其灵敏度为 56%，特异度为 45%，准确率为 51%。此外，EUS 专家对 EUS 区分黏液性囊肿和非黏液性囊肿的一致性意见仅与较早的研究相吻合，而最近的一项研究发现，对囊肿的实际诊断具有中等一致性[50,51]。在这项荷兰研究中，操作经验 > 1000 例胰腺 EUS 的专家意见一致性优于操作经验 50-200 例的专家一致性。且专家对结节的意见一致性较好，对实质成分及囊肿与胰管的交通意见中度一致，对可疑恶性肿瘤意见一致性一般。

在 EUS 检查中，需要评估的特征包括囊肿大小、有无分隔、小叶相对光滑的轮廓、囊肿壁厚、囊肿实性成分、囊肿内结节、囊肿是否与胰管相通以及主胰管大小。黏液具有以下特点：病变相对于邻近组织回声较低，边缘光滑且回声较强。与邻近组织相比，结节是等回声或高回声的，且没有高回声边缘或光滑的边界[52]。在 EUS 检查期间，让患者翻身并尝试用细针抽吸术针来移动病灶可以帮助区分黏液和结节。在一项基于病理学的 MCN 和 BD-IPMN 的研究中，EUS 对结节的诊断准确率是中等的（57%）。然而，EUS 医师在接受上述 EUS 鉴别结节与黏液标准的培训后，准确率可以提高到 79%。EUS 对结节诊断的灵敏度和特异度（分别为 75% 和 83%）优于 CT（分别为 24% 和 100%）[52]。

EUS 引导下细针抽吸术如何帮助诊断？

EUS 的潜能来自于能够安全地对囊肿进行 EUS 引导下细针抽吸，从而获得用于分析的囊液[53]。然而，囊肿需要至少 1 cm 的大小，才能获得足够的液体进行检测。由于缺乏细胞结构，囊液细胞学检查的产率较低，区分黏液囊肿和非黏液囊肿的灵敏度低于 50%[49,54,55]。SPEN（70% ~ 75% 准确率）和囊性神经内分泌肿瘤（71% 准确率）的细胞学诊断率较高[32,56,57]。类似地，EUS 引导下细针抽吸术时出现乳糜样囊液、甘油三酯升高和大量良性淋巴细胞时，可以诊断胰腺淋巴管瘤[58,59]。与囊液细胞学检查相比，在囊液抽吸后使针头来回穿刺塌陷的囊壁的简单技术使黏液性或恶性囊肿的诊断率提高了 29%（P = 0.0001）[60]。因此，应对从塌陷的囊壁处行 EUS 引导下细针抽吸术获得的组织进行细胞学检查，而不是将囊液送检细胞学（除非囊液充足）。此外，如果存在结节或实性成分，细针抽吸术应对其进行活检。

在 EUS 引导下细针抽吸术过程中，通常使用 22 G 或 25 G 针头一次性吸出囊液，目标是使囊肿完全塌陷。偶尔 19 G 针可用于穿刺含有浓稠液体的较大囊肿，尽管这些较大的针头很难用于胰头部或钩突部位。在将囊液送检进行分析前，肉眼观察囊液可提供诊断线索。"线样征"是黏度的标记，通过将液体置于拇指与示指之间并轻轻拉开来完成。如果液体延伸到 3.5 mm 以上，则提示黏液囊肿[61]。浆液性囊腺瘤的囊液通常稀薄，呈浆液状，或明显的血性液。建议预防性使用静脉注射一次抗生素（通常为氟喹诺酮类药物），然后口服抗生素 3 天，以防止囊肿抽吸引起感染。

囊液的生化学检查通常包括癌胚抗原（CEA）和淀粉酶（表 31.2）。如淀粉酶低于 250 U/L，有助于排除假性囊肿[62]。CEA 已被广泛研究，并将黏液性囊肿与非黏液性囊肿区分开来。CEA 升高提示黏液性病变，虽然确切的界值仍有争议，但 CEA 水平越高，囊肿为黏液性的可能性越大，但会漏诊一些低 CEA 的黏液性囊肿。经典的界值为 192 ng/ml，对黏液性囊肿的灵敏度为 73%，特异度为 84%，漏诊率约为 25%[49]。CEA 低于 5 ng/ml 对浆液性囊肿瘤、假性囊肿或神经内分泌肿瘤的特异度为 95%[62]。CEA 水平不能预测恶性肿瘤[63]。关于囊液 CEA 报道较少且未被重视的问题是，目前所用的肿瘤标志物的检测方法已在血清中得到验证，但在于囊液中尚未得到验证。在同一样本上进行的不同检测中，CEA 平均水平的变异率高达 85%[64]。对于 Roche Elecsys 和 Bayer Centaur 检测，同一检测方法内的变异率较低，但不同检测

表31.2 囊液标记物

囊液标志物	灵敏度	特异度
CEA < 5 ng/ml（浆液性囊腺瘤，假性囊肿，神经内分泌肿瘤）	54%	94%
CEA > 192 ng/ml（黏液病变）	73%	84%
淀粉酶 < 250 U/L（排除假性囊肿）	44%	98%
k-ras 突变 +LOH（恶性病变）	37%	96%
k-ras 突变（黏液病变）	54%	100%

方法间的差异高达 50%。

k-ras 突变的商业化 DNA 分析可以提高对黏液性囊肿的识别。研究表明其特异度为 90% ~ 100%，灵敏度为 42% ~ 54%（表 31.2）[65,66]。因此，如果存在 k-ras 突变，则诊断为黏液性囊肿；而没有 k-ras 突变，则不考虑该诊断。在 CEA 和细胞学检查的基础上，增加 DNA 分析 [k-ras 突变，2 个及以上的杂合性缺失（loss of heterozygo-sity，LOH）突变和（或）DNA 量 > 40 ng/μl）并显著着提高准确率。对于经过 CEA、细胞学和影像学的检查仍不能确定黏液性囊肿诊断的患者，DNA 分析可能是有用的。此外，如果囊液总量小于 0.5 ml，对于如此少量的液体，DNA 分析可能是唯一可以进行的检测。

同样，一项多中心研究表明，k-ras 突变后发生等位基因丢失，对于鉴定恶性囊肿具有高特异度（96%）和低灵敏度（37%）[67]。我们比较了 2006 年和 2012 年 IAP 指南和商业化 DNA 分析（k-ras、LOH 突变和 DNA 数量）在 EUS 引导下细针抽吸术评估 257 个胰腺囊肿中诊断恶性肿瘤的准确性[29]。2012 年指南最准确地鉴定了恶性囊肿，灵敏度为 88%，特异度为 90%。除此之外，DNA 分析没有增加非常有用的信息。

ERCP 在胰腺囊肿中有作用吗？

经口胰镜检查和导管内超声可能有助于显示 IPMN 和诊断恶性肿瘤（见第十五章）。73% 的患者可有特征性表现，包括乳头状肿瘤和鱼卵样外观[68]。灌注细胞学检查（在胰镜检查期间将盐水灌注进入胰管并回收）可能比目标性活检更好地诊断恶性肿瘤（100% 灵敏度和特异度 vs 25% 灵敏度）[69]。轻度并发症（胆管炎和胰腺炎）的发生率为 24%。关于切除 IPMN 的日本小型病例系列报道表明，术前胰镜检查和 IDUS 对评估胰管受累的程度有帮助，并有助于外科医生确定切除范围[68,70,71]。在 MD-IPMN 中，切除胰腺的哪个部分和切除多少部分是重要的，因为全胰腺切除术可能会导致脆性糖尿病和外分泌功能不全，而以切缘阴性为目标的部分切除可能更适合患有合并症的老年患者。

病例后续

患者后来行 EUS 检查，发现胰腺尾部见 3 cm 厚壁单房囊肿，无实性成分或壁结节（图 31.13）。囊肿上游的主胰管扩张至 2.4 mm，其余胰管直径正常。细针抽吸术采用 22 G 针单次穿刺囊肿，并彻底引流。囊液分析提示：CEA 304.9 ng/ml，淀粉酶 30630 U/L，囊壁细胞学检查无恶性细胞。DNA 分析显示没有 k-ras 或杂合性缺失的突变。这是什么类型的囊肿？如何治疗？

胰腺囊肿的处理

胰腺囊肿切除的指征包括：有症状的，有恶性证据的，恶性风险较高的，以及潜在的较大的（> 4 cm）或快速增长的浆液性囊腺瘤。具体而言，2012 年的 IAP 指南建议行手术切除的包括：所有的 MCN、MD-IPMN、混合型 IPMN 以及 BD-IPMN 伴有实体成分、主胰管 ≥ 1 cm、囊肿导致梗阻性黄疸、结节，和（或）细胞学可疑或确诊癌变的[22]。AGA 指南还建议对细胞学阳性的囊肿进行切除，但建议把存在多个高危因素作为切除指征（例如，3 cm 囊肿伴结节和主胰管扩张）[87]。最近的文献表明 MCN 中侵袭性癌症的发生率相对较低，MCN < 3 cm 的患者癌症或高度不典型增生的发生率 < 0.5%。因此，一些专家建议，对其中一些患者进行随访观察可能是合理的[88,89]。

对于不伴浸润性癌症的浆液性囊腺瘤或 MCN，

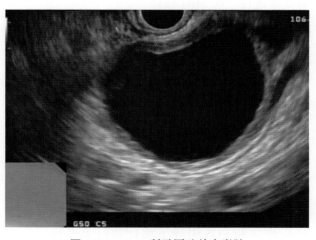

图 31.13 EUS 所示厚壁单房囊肿

手术切除后无须随访监测[15,16]。无论囊肿类型如何，对浸润性癌症患者都应遵循与胰管腺癌类似的方案。AGA 指南建议每两年进行一次随访监测，但可能会错过早期复发的癌症[87]。此外，对 IPMN 患者需要持续随访监测，因为担心"区域缺损"而导致多灶性疾病。如剩余胰腺中无 IPMN 残留且切缘正常或没有异型增生组织，建议切除后 2 年和 5 年复查 MRI。如果切缘有任何异型增生，应每年进行 2 次 MRI 检查[22]，尽管 AGA 指南建议对低度或中度异型增生无须随访监测[87]。

除非明确诊断为非肿瘤性囊肿，否则应对未切除的胰腺囊肿进行随访观察。对于胰腺囊肿的监测，MRI 优于 CT。重复 CT 的辐射暴露使 MRI 凸显了其优势[72]。MRI 的一个重要问题涉及监测成本。因此，使用非增强 MRI 随诊胰腺囊肿可能是合理的，仅在特定情况下使用钆造影剂。因为在一项 301 名患者的多中心研究中，没有恶性囊肿因使用非钆增强 MRI 检查而漏诊[73]。

尚不清楚进行 MRI 检查的频率。2012 年 IAP 指南建议在首次发现囊肿后 3 ~ 6 个月进行 MRI 检查，以确保囊肿的稳定性，然后根据囊肿大小提出不同的检查间隔时间（这些间隔时间尚未经过验证）：< 1 cm，每 2 ~ 3 年；1 ~ 2 cm，每年并持续 2 年，如果稳定，则延长间隔；2 ~ 3 cm，每 6 ~ 12 个月；> 3 cm，每 3 ~ 6 个月[22]。对于未切除的浆液性囊腺瘤，因有增大的可能性，所以需要随诊，但影像学检查的频率尚有争议。一些人主张每 12 个月检查一次，而另一些人则建议每两年监测一次[74,75]。最近的 AGA 指南简化了监测建议，建议在鉴定后 1 年行 MRI 检查，之后每 2 年进行一次 MRI 检查[87]。

专家对随访应该持续多久意见不一。2012 IAP 指南支持无限期持续随访，然而美国放射学会（ACR）指南推荐对于无症状的 < 2 cm 囊肿只随访 1 年[22,40]，而最近 AGA 指南建议对于没有任何高危风险特征的囊肿监测稳定 5 年后可停止随访[87]。虽然在不符合切除标准的患者中恶性肿瘤的发生率很低，但在首次诊断后数年可能会出现罕见的癌症[76]。需要进一步评估停止监测的建议，并应根据具体患者的情况具体分析。

胰腺囊肿处理的一个主要问题是，尽管通过影像学和 EUS 引导下细针抽吸术进行了全面评估，但可能仍不明确其准确的诊断[77]。例如，术前可能无法区分 MCN 和 BD-IPMN。一项 Kaiser 研究将 1815 例除外假性囊肿和胰腺炎病史的胰腺囊肿患者，根据一些影像学特征［胰管 > 4 mm，大小 ≥ 3 cm，囊肿生长（虽然没有定义）］进行了恶性肿瘤的低危（0.3% ~ 0.6%）、中危（1.3% ~ 5.1%）和高危（9.3% ~ 13.6%）风险分层[78]。高风险囊肿为 ≥ 3 cm 且无浆液性囊腺瘤特征（钙化隔膜），或 1 ~ 3 cm 伴胰管扩张。尽管恶性肿瘤的发生率较低（2.9%），而囊肿诊断率为 74%，但囊肿组中胰腺癌的风险比非囊肿患者高 35 倍。尽管本研究存在一些问题，但对于根据影像学特征不能明确诊断的囊肿，它可能有助于指导其治疗。

病例结论

囊液 CEA 升高，考虑为黏液性囊肿，并具有厚壁、主胰管扩张的相关特征。由于灵敏度较低，DNA 突变的缺乏并无太大意义。因此，诊断研究认为该患者患有黏液性囊肿，为 MCN 或混合型 IPMN。根据现有资料无法对这两种诊断进行区分，而且主胰管扩张及可疑导管相通的存在引起了对混合型 IPMN 的怀疑。对这两种病变均建议手术切除，而且该患者年轻，适合手术。因此，对她进行了胰腺远端切除术，且无并发症发生，手术病理提示 MCN 伴低级别不典型增生（图 31.4）。术后无须进一步治疗。

未来该何去何从？

鉴于目前可用的胰腺囊液检测方法的不足，人们对发现新的胰腺囊肿生物标志物的兴趣日益高涨。许多试验性研究评估了 DNA、微小（mi）RNA、蛋白质（蛋白质组学）和代谢物（代谢组学）的变化。最有希望的可能是密码子 201 处的 GNAS 突变，其与 IPMN 的病理学标本、囊液以及在内镜下收集的胰泌素刺激分泌的胰液均有相关性[79-81]。我们自己对胰腺囊肿病理标本的研究表明，与浆液性囊腺瘤（10%）和胰腺癌（0）及 MCN 相比，IPMN 中 GNAS 突变的发生率更高（42%）（$P = 0.0003$）[82]。

miRNA 是一种小的、稳定的非编码 RNA。它也作为胰腺囊肿的潜在生物标志物而引起关注。我们小组发表了一项综合性外科病理学研究，在 69 个样本（20 个浆液性囊腺瘤，10 个 MCN，20 个 IPMN 和 19 个胰腺癌）中查询了 378 个 miRNA，报道了不同的 4 个 miRNA 组合。它们准确地从 MCN 和 IPMN 鉴别出浆液性囊腺瘤，从 BD-IPMN 中鉴别出 MCN，其灵敏度为 85% ~ 100%，特异度为 100%[83]。虽然令人兴奋，但这些以及其他研究的结果需要在大规模的 EUS 引导下细针抽吸术穿刺囊液的标本中进行验证，理想情况下是在病理学确诊的患者中进行研究。除了可能提高诊断外，对少量液体进行分析的能力也很引人注目，尤其是发现更多囊肿体积较小。

内镜技术的进步也试图改善胰腺囊肿的诊断。使用 SpyGlass 系统（Boston Scientific，Marlborough，MA，USA）对囊壁进行直接内镜下观察，随后对囊壁进行活检，成功诊断了 2 例 MCN[84]。共聚焦显微镜可以进行实时显微镜成像。在针状共聚焦显微内镜检查期间，将一个微型探针通过一个 19 号针进入囊肿来分析囊肿壁。在一项试验性研究中，显微内镜从浆液性囊腺瘤和假性囊肿中区分出黏液囊肿的灵敏度和特异度分别为 69% 和 100%[85]。3% 的患者发生胰腺炎[86]。虽然胰腺炎的发生率为 7%，但在胰腺囊肿中使用针状共聚焦显微内镜观察和 SpyGlass 光纤维探针进行细胞学检查的可行性已得到证实。

最后，内镜也可以作为胰腺囊肿手术切除的替代方法。最近的研究重点是 EUS 引导的细针注射技术，向包括胰腺囊肿在内的病变中注入各种药物（见第三十三章）。乙醇和化疗药物紫杉醇已经被用来对胰腺囊肿进行治疗，并取得了一些成功，需要长期的随访数据。

结论

胰腺囊性病变在影像学上被越来越多地发现且目前可用的诊断方法仍有局限性，这对临床医生来说是一个挑战。在初步发现胰腺囊肿后，应进行胰腺的 MRI 及 MRCP 检查，或以胰腺为目标的腹部 CT 扫描。影像学成像结合 EUS 引导下细针抽吸术下囊壁的细胞学检查、CEA、淀粉酶，以及某些病例中的 DNA 标志物，可共同用于诊断胰腺囊性病变。由于影像学和囊液分析的不足，转化研究蓬勃发展，以发现黏液性和恶性囊肿更好的标志物。囊液的验证研究还在等待中，同样的内镜创新也需要进一步完善，以便提高对胰腺囊肿的诊断及治疗。

关键点

- 诊断方法的重点是区分黏液性和非黏液性囊肿，并识别恶性囊肿。
- 尽管对治疗有影响，但区分黏液性囊肿（BD-IPMN 和 MCN，BD-IPMN 和混合型 IPMN）可能是困难的或不可能的。
- 对于 MCN、MD-IPMN、混合型 IPMN、具有恶变特征的 BD-IPMN 及有症状的囊肿，在适合手术的患者中，应行切除治疗。
- 胰腺 MRI 及 MRCP 检查是胰腺囊肿的首选影像学检查。
- 对于风险较高的患者，包括实性成分、结节、主胰管扩张和大小 ≥ 3 cm，建议行 EUS 引导下细针抽吸术检查。
- 在 MRI、EUS 引导下细针抽吸术细胞学检查、CEA、淀粉酶检查后仍不确诊的囊肿中，DNA 标志物可帮助鉴别黏液性囊肿。
- 修订后的 2012 年国际胰腺学协会共识指南优于原始的 2006 年指南，尽管它们仍具有相对较差的阳性预测值。
- 胰腺囊肿大小仍是恶性肿瘤强有力的预测因子。
- 最近的 AGA 指南强调了胰腺囊肿文献中缺乏高质量证据，并支持减少随访监测和提高手术切除阈值。需要更好的诊断和预后标志物。

参考文献见本书数字资源。

第三十二章　EUS 在急性胰腺炎、慢性胰腺炎和自身免疫性胰腺炎中的应用

J. Enrique Dominguez-Muñoz　Jose Lariño-Noia　Julio Iglesias Garcia **著**

急性胰腺炎的内镜超声检查

内镜超声（EUS）是评估胰胆疾病的重要工具。超声探头能从胃和十二指肠腔接近胰腺和胆道系统，进而提供高质量的胰腺实质、导管系统、胆囊和胆总管的图像。近年来，EUS 已成为评估急性胰腺炎患者一种非常有用的诊断方法。多项研究表明，与其他影像学方法相比，EUS 在诊断胆总管结石（包括微结石）及其他急性胰腺炎病因方面具有较高的准确率[1,2]。此外，EUS 通常作为与急性胰腺炎相关的液体聚积（主要是假性囊肿和透壁性坏死，见第十二章）初始处理的首选方法。

有 10% ~ 30% 急性胰腺炎患者的病因在首次检查后没有查明。初步检查应包括记录详细的临床病史，如近期传染病史、腹部外伤或手术史、酒精和药物摄入情况、血清钙、甘油三酯水平、肝酶和自身抗体（ANA、IgG4 和类风湿因子）。此外，建议至少进行一次腹部超声或 CT 扫描。如果以上检查结果均正常，则应诊断患者为特发性急性胰腺炎（IAP）[3]。

病例报告

患者，男性，74 岁，无饮酒史，但曾吸烟，6个月前诊断为前列腺癌，接受放疗治疗。患者平素服用阿司匹林和硝酸酯类药物治疗缺血性心脏病，并服用他汀类药物治疗高胆固醇血症。患者因剧烈的上腹痛并诊断为急性胰腺炎而住我科进行治疗。血生化指标显示肝酶正常（AST 11 U/L，ALT 10 U/L，GGT 19 U/L，ALP 102 U/L，TBIL 0.43 mg/dl），

血清脂肪酶（2250 IU/L）明显升高。血清钙和甘油三酯均在正常范围内。白细胞为 12 000/mm³，红细胞压积为 36.8%。未见进展为重度胰腺炎的预测征象。经禁食、静脉液体复苏及镇痛治疗后，患者在 48 h 内痊愈。腹部 CT 扫描显示轻度急性胰腺炎（Balthazar 评分 C 级）改变，无急性积液聚积及胰腺病变，胆囊和胆总管正常。在疼痛缓解及重新经口进食后，患者于入院后第 5 天出院，并诊断为特发性急性胰腺炎。患者被安排在出院 6 周后进行 EUS 检查，并在完成 EUS 后 2 周前往胰腺专科门诊随诊。

EUS 被广泛应用于在特发性急性胰腺炎中排除胆道疾病（胆囊和胆总管微结石），主要用于中高度怀疑为胆源性胰腺炎的病例[4]。然而，更有趣的是 EUS 在没有高度怀疑胆源性胰腺炎的病例中的作用。尽管在这一领域已发表了几篇论文[1,2,5]，但仍有几个问题没有得到解答，例如，EUS 对特发性急性胰腺炎的真正作用是什么？是否所有特发性急性胰腺炎患者都需要 EUS 检查？还是只有复发性胰腺炎患者才需要检查？发生特发性急性胰腺炎后什么时候做 EUS 最好？

EUS 对特发性急性胰腺炎的真正作用是什么？

EUS 在特发性急性胰腺炎中的作用并不局限于胆道疾病的研究。EUS 被认为是用于诊断慢性胰腺炎、小的胰腺肿瘤（见第三十章）最准确的方法之一，而且能识别并显示胰腺囊肿特征（见第三十一章），主要是诊断可以潜在引起急性胰腺炎的肿瘤性疾病，如导管内乳头状黏液肿瘤（IPMN）。在 EUS 检查过程中，应该仔细检查壶腹部，寻找壶腹部病变的证据以及主胰管型 IPMN 中被黏液填充扩张的壶腹（"鱼嘴样乳头"）。此

外，EUS 还可能检测到包括胰腺分裂（见第十五章）和其他胰 - 胆交汇处异常在内的解剖变异。

尽管有几项研究强调了 EUS 在特发性急性胰腺炎病因学中的作用，仅有少数研究通过随访这些患者来证明这一理论优势是始终存在的。Vila 等[6] 对 44 例特发性急性胰腺炎患者进行了 EUS 检查，并随访 2 年以上。EUS 在 84% 的病例中发现阳性结果（主要显微结石），有 2 例患者在随访后改变了病因学诊断，使诊断率降低到 79%。其他研究则将 EUS 与磁共振胰胆管造影（MRCP）进行了前瞻性比较[7,8]。这些研究得出结论，EUS 在胆总管微结石的检测上优于 MRCP，而在胰管异常的诊断上，MRCP 优于 EUS。在平均 22 个月的随访中，将这两种诊断方法相结合使特发性急性胰腺炎的发生率降低了 66%。

是否每个特发性急性胰腺炎患者都要进行 EUS 检查？还是只对复发性疾病进行 EUS 检查？

在发生一次特发性急性胰腺炎后是否应对每一位患者进行检查的观点仍存在争议。事实上，虽然有一些指南建议在首次发生特发性急性胰腺炎后进行 EUS[9]，但也有一些指南不支持这项建议[10]。Yusoff 等很好地解决了这个话题。他对 370 名首发特发性急性胰腺炎或复发性疾病患者进行了研究，证明 EUS 的诊断率在两组间并无显著差异。因此，我们认为在特发性急性胰腺炎首次发作后对每一位患者进行 EUS 检查是合理的，其他学者也有相同的观点[12]。事实上，ACG 指南对于超过 40 岁的特发性急性胰腺炎患者，建议强制性排除胰腺肿瘤[10]，与 CT 和 MRI 相比，EUS 是识别小于 2 cm 的胰腺占位最好的方法[13]。

特发性急性胰腺炎后什么时候做 EUS 最好？

在急性胰腺炎中，十二指肠壁水肿、胰腺坏死、胰腺周围炎症或液体积聚可能会妨碍 EUS 对胰腺、胆囊或胆管的显示[14]。虽然在急性胰腺炎中可以看到整个胰腺，但可能错过慢性胰腺炎和小肿瘤的改变，因此，应避免在急性胰腺炎的急性期针对这些适应证进行 EUS 检查。基于以上原因，对于特发性急性胰腺炎患者，我们不会在出院 4 周内进行 EUS 检查。如果发现实体病变或囊性肿瘤，为了排除胰腺癌或 IPMN，则可以进行 EUS 引导下细针抽吸术检查。

病例后续

在急性胰腺炎发作 6 周后行 EUS 检查（图 32.1），显示胰腺尾部可见一外围呈实性的囊性病变，大小 18 mm×12 mm。囊肿明显与主胰管相通，未见壁结节。周围实质、胆囊及胆总管完全正常，未见肿大淋巴结。由于怀疑胰腺囊性肿瘤，遂行内镜超声引导下细针抽吸术。结果示细胞数少，且细胞学检查无恶性证据，囊肿液 CEA 水平为 271.7 ng/ml（黏液囊肿的阈值为 > 192 ng/ml）。由于怀疑主胰管型 IPMN，行 MRCP 检查（图 32.2），并针对该患者与胰胆外科医生进行了讨论。进行了胰远端切除术。手术病理显示无细胞异型性的主胰管型 IPMN，伴邻近的 1.1 cm 分化良好的神经内分泌肿瘤。患者术后 2 年恢复良好，未再发作急性胰腺炎。

急性胰腺炎中 EUS 的其他适应证

EUS 在临床上被广泛应用于急性胰腺炎术后经胃引流积液，主要是假性囊肿和透壁性坏死（见第十二章）。超声引导下行积液的穿刺可以避免误伤沿进针路径的血管，并可采用适当的方式进行引流（支架植入术或坏死切除术）[15]。

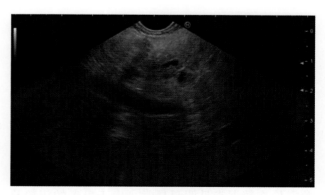

图 32.1　通过 EUS 识别出胰腺尾部一个 18 mm×12 mm 外围呈实性的囊性病变，与主胰管明显相连通，未见壁结节，未见邻近淋巴结肿大

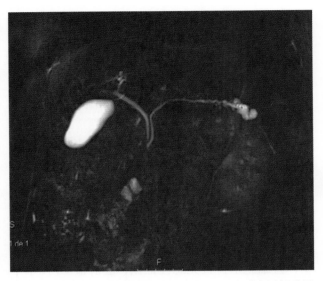

图 32.2　MRCP 显示之前描述的病变，可看到胰尾部弥漫性扩张的主胰管

慢性胰腺炎的内镜超声检查

　　慢性胰腺炎是一种进行性、不可逆的疾病，其特征是胰腺的慢性炎症，最终导致正常组织的纤维化和破坏，引起形态学改变和内外分泌功能障碍。影像学检查对慢性胰腺炎的诊断是基于对其腺体形态学变化的描述，即胰腺纤维化及炎症。这些变化在该病晚期非常明显，但在早期却很难发现[16]。因此，在疾病的晚期，胰腺钙化、腺体萎缩和胰管扩张等表现可以通过腹部超声和 CT 等常规影像学技术表现出来时，就容易确诊。另一方面，早期慢性胰腺炎至今仍是一个主要的诊断难点。

病例报告

　　患者，男，57 岁，因持续腹痛 6 个月于消化科就诊。疼痛无放射性，与饮食无关，对 PPI 治疗反应不良。患者无体重减轻。有吸烟史（每天 15 支香烟）及饮酒史（每天 20 克酒精，午餐时主要是葡萄酒）。其家族史中，母亲死于胃癌，父亲最近被诊断为 2 型糖尿病。腹部查体正常。实验室检查数据未见明显异常。由于患者的年龄及家族史，对其行胃镜检查。病理切片显示轻度慢性胃炎，无黏膜萎缩、急性炎症和幽门螺杆菌感染，活检无化生或异型增生。经腹超声检查正常。推荐改善饮食和生活方式并每日服用 20 mg 奥美拉唑，并安排 3 个月后进行随诊。在此期间，患者只有轻微的治疗反应，并保持吸烟和饮酒的习惯。患者随后被安排进行额外的影像学检查以排除消化道腔外病变，主要是胰腺疾病。

非内镜成像技术评估慢性胰腺炎

　　CT、MRI 和胰泌素刺激 MR 胰胆管成像（s-MRCP）被认为是诊断慢性胰腺炎的主要影像学技术[16]。

　　CT 是诊断慢性胰腺炎时胰腺钙化、实质萎缩和炎性肿块的一种非常准确的技术。此外，CT 显示胰管扩张与 ERCP 的表现密切相关[17]。然而，CT 对慢性胰腺炎的实质或胰管的微小改变的检测准确性有限，因此，该技术不适用于早期慢性胰腺炎的诊断[18]。

　　与 CT 相比，MRI 联合 s-MRCP 对慢性胰腺炎的早期改变更为灵敏[19-21]。在慢性胰腺炎中，胰腺 T1 加权序列的正常高强度信号丢失。此外，静脉滴注钆后，胰腺信号强度在动脉期降低，在静脉或门静脉期增加，而在慢性胰腺炎中腺体的表现变得混杂[22]。MRCP 主要是在静脉注射促胰液素后，能够检测到先前在 ERCP 中所描述的慢性胰腺炎的典型胰管改变[19]。胰管异常包括不规则扩张，主胰管呈串珠状表现（可能含有胰管内结石），分支导管扩张[21]。静脉注射促胰液素可明显改善 MRCP 患者主胰管及侧支的可视化。此外，它还可以通过十二指肠充盈量来评估胰腺的外分泌功能[23]。综上所述，钆增强 MRI 和 s-MRCP 时扫描过程中胰腺的静态和动态特征可为慢性胰腺炎（甚至在疾病的早期）的诊断提供准确的信息。

评估慢性胰腺炎的内镜成像技术

　　近年来 ERCP 被认为是诊断慢性胰腺炎的金标准，但由于其有创性，存在并发症风险，以及新技术的发展，现在临床中已不再将其用于诊断。最近，EUS 已发展为最具价值的慢性胰腺炎诊断方法。

目前认为 EUS 是诊断慢性胰腺炎最灵敏的影像学方法[24,25]。以组织病理学检查为金标准，EUS 的灵敏度为 71% ～ 91%，特异度为 86% ～ 100%[26-28]。灵敏度和特异度的变化取决于慢性胰腺炎诊断时相关 EUS 标准的纳入条目数。诊断条目数越多，特异度越高（EUS 不易误诊慢性胰腺炎），但灵敏度越差（EUS 易漏诊慢性胰腺炎）。因此，对于至少满足 5 条慢性胰腺炎 EUS 诊断标准的患者，特异度为 91%，灵敏度为 76%；满足 3 条标准的患者，特异度为 57% ～ 81%，灵敏度为 83 ～ 95%。现普遍认为满足 5 条及以上慢性胰腺炎 EUS 诊断标准支持慢性胰腺炎的诊断[26]。然而，对具有慢性胰腺炎相关临床表现的患者，3 或 4 条慢性胰腺炎 EUS 诊断标准足以对这些患者进行早期诊断。而且，慢性胰腺炎 EUS 的诊断标准条数与慢性胰腺炎的组织学严重程度有极好的正相关[29]。此外，伴有以下标准通常与严重的慢性胰腺炎相关：阴影的高回声病结构，不规则的主胰管，蜂窝状的小叶结构，侧支扩张，主胰管扩张，以及无阴影的高回声病灶。

目前 EUS 已规范定义慢性胰腺炎实质和导管特征（表 32.1，图 32.3 至 32.5）[31-33]。假设所列各诊断标准条目所占权重不同，Rosemont 分类（表 32.2 和 32.3）除严格定义了慢性胰腺炎的 EUS 诊

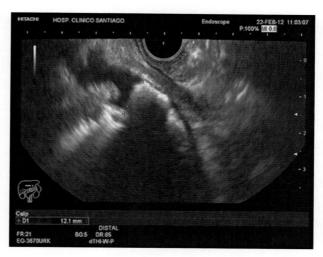

图 32.3　扩张的主胰管的 EUS 图像（十字标记），导管内的结石呈高回声伴阴影

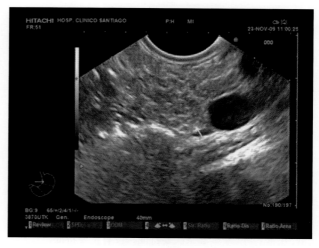

图 32.4　胰腺小叶结构的 EUS 图像

表32.1　EUS 诊断慢性胰腺炎的标准及其组织学相关性

EUS 标准	组织学相关性
实质异常	
高回声灶	局灶纤维化
高回声带	桥接纤维化
小叶结构	小叶间纤维化
囊肿	假性囊肿
高回声灶伴阴影	钙化
导管异常	
主胰管扩张	头部 > 3 mm，体部 > 2 mm，尾部 > 1 mm
主胰管不规则	局灶扩张 / 缩窄
高回声边缘	导管周围纤维化
侧支	扩张的侧支
结石	钙化

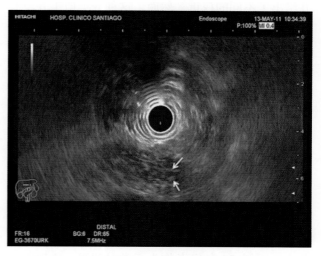

图 32.5　高回声带和高回声灶的 EUS 图像（箭头）

表32.2 根据Rosemont分类，基于共识的慢性胰腺炎的实质和导管特征[34]

特征	定义	主要标准	次要标准
高回声灶伴阴影	回声结构长度和宽度 ≥ 2 mm，伴阴影	A 类	
小叶结构	边界清晰，≥ 5 mm，边缘增强而中央相对呈低回声		
A．蜂窝状	连续 ≥ 3 个小叶	B 类	
B．非蜂窝状	不连续的小叶		是
没有阴影的高回声灶	回声结构长度和宽度均 ≥ 2 mm，不伴阴影		是
囊肿	圆形或椭圆形无回声结构，伴有或不伴有隔膜		是
线性病灶	在成像平面的至少 2 个不同方向上长度 ≥ 3 mm 的高回声线		是
主胰管结石	主胰管内的回声结构伴声影	A 类	
主胰管轮廓不规则	不均匀或不规则的轮廓和扩张		是
侧支扩张	3 个或更多个管状无回声结构，每个结构宽度 ≥ 1 mm，从主胰管发出		是
主胰管扩张	体部 ≥ 3.5 mm，或尾部 ≥ 1.5 mm		是
高回声主胰管边缘	在体尾部超过 50% 的主胰管回声结构明显		是

表32.3 基于Rosemont共识的慢性胰腺炎的EUS诊断[34]

Ⅰ．确诊慢性胰腺炎	1 条主要特征 A（+）≥ 3 条次要特征
	1 条主要特征 A（+）主要特征 B
	2 条主要特征 A
Ⅱ．可疑慢性胰腺炎	1 条主要特征 A（+）< 3 条次要特征
	1 条主要特征 B（+）≥ 3 条次要特征
	≥ 5 条次要特征（任何）
Ⅲ．不确定的慢性胰腺炎	3 ~ 4 条次要特征，没有主要特征
	只有主要特征 B，或伴 < 3 条次要特征
Ⅳ．正常	≤ 2 条次要特征，没有主要特征

断标准和慢性胰腺炎的各种 EUS 特征外[34]，并给出了不同的权重。然而，这种分类似乎并没有提高 EUS 的诊断价值，还需要进一步的研究去验证[35]。EUS 在诊断慢性胰腺炎方面的一个缺点是众所周知的观察者间一致性较差，不仅对慢性胰腺炎的最终诊断如此，对单独的诊断标准亦是如此。即使 Rosemont 分类的发展也没有解决这个问题[36]。

在一项前瞻性研究中，我们比较了 EUS 和 MRCP 在诊断慢性胰腺炎方面的准确性，对 99 名有慢性胰腺炎症状或体征的患者同时进行了这两项检查，其金标准包括 ERCP、组织学和（或）长期临床随访。最终，40 名患者被诊断为慢性胰腺炎，另外 59 名患者作为正常对照组。在诊断慢性胰腺炎时，EUS 比 MRCP 灵敏度更高（93% vs 65%，$P = 0.007$），而特异度相当（≥ 90%）。当单独使用 EUS 或 MRCP 诊断慢性胰腺炎时，灵敏度为 98%；而当两者都提示慢性胰腺炎时，特异度为 100%。因此，EUS 和 MRCP 实现了技术上的互补。自本研究以来，MRI 技术有所改进，促胰液素的加入提高了 MRCP 的诊断准确性。虽然对于经验丰富的医师来说，EUS 可能被认为是目前诊断慢性胰腺炎的最佳技术，但在现实中，在怀疑早期慢性胰腺炎的患者中通常进行 s-MRCP 和 EUS 两种检查。

病例后续

对患者行 EUS 检查，可见高回声灶及高回声带（实质的诊断标准），主胰管外形不规则，伴边缘呈高回声（导管的诊断标准，图 32.6）。根据这 4 个 EUS 标准（2 个实质标准和 2 个导管标准），按照 Rosemont 分类，不能确定患者是否为慢性胰腺炎，而被诊断为可能的早期慢性胰腺炎。

EUS 在慢性胰腺炎的病因诊断中是否起作用？

一旦确诊慢性胰腺炎，正确的病因分类就变得很重要。慢性胰腺炎的主要易感因素被归类为

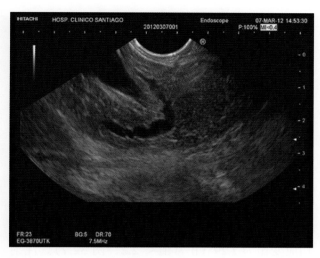

图 32.6 EUS B 模式图像显示存在高回声带，伴主胰管不规则且边缘呈高回声

毒性代谢性、特发性、遗传性、自身免疫性、复发性和重症急性胰腺炎，或阻塞性（TIGAR-O 系统）[37]。在这种情况下，EUS 可以检测慢性胰腺炎的阻塞性原因，并提供支持自身免疫起源的数据（见下文）。

其他 EUS 的相关技术是否有助于早期慢性胰腺炎的诊断？

超声引导下细针穿刺抽吸术（FNA）和活检（FNB）、弹性成像和对比增强、胰腺功能检测等 EUS 相关技术已被尝试用于提高慢性胰腺炎的诊断准确性。

EUS-FNA/FNB 在鉴别形成团块的慢性胰腺炎和胰腺癌中具有明确且被充分研究了的作用[38]，但利用 EUS 引导的组织活检技术来鉴别早期慢性胰腺炎和正常组织的研究还很少。Hollerbach 等对 37 例临床怀疑为慢性胰腺炎的患者，在标准 EUS 检测的基础上，增加使用 22 G 针进行细针抽吸术活检，来研究其诊断价值，其中慢性胰腺炎的诊断以 ERCP 作为金标准。增加 EUS 引导下细针抽吸术检查，使 EUS 的阴性预测值从 75% 提高到 100%，其中有 2 例（7%）出现轻度胰腺炎的并发症[39]。在我们另一个 14 例患者的小研究中，EUS 引导下细针抽吸术使用 22 G 针头，将抽吸物放入福尔马林进行病理评估，能够检测所有病例的慢性炎症细胞浸润，并且还可以对疾病的严重程度进行分类[40]。EUS-FNB 在早期慢性胰腺炎诊断中

的作用尚未得到评估。

弹性成像是一种实时测量组织弹性的无创技术。对于弹性成像评估，将探头放置在胃肠壁上，施加足够的压力，以获得 7.5 MHz 下最佳和稳定的 B 模式图像。手动选择用于弹性成像评估的目标区域，包括整个靶向病变或研究区域。需要使用弹性成像配准的最大灵敏度。不同的组织弹性模式在灰色 EUS 标尺上以不同的颜色定性标记（硬组织为蓝色，软组织为红色，中等硬度为黄色和绿色）。组织的硬度也可以量化为应变比（正常 < 2.2）或色调直方图。选择感兴趣区域中的两个区域（A 和 B）进行定量弹性应变比分析。A 区代表靶病灶。B 区是指感兴趣区域外的软（红色）参考区，最好是胃肠壁。应变比（B/A）是定量弹性成像评估的量度。色调直方图是颜色分布（色调）的图形表示，以获得的定性 EUS 弹性成像图像为基础。一旦选择了最佳弹性成像图像，就手动选择要通过色调直方图研究的病变。在直方图的 x 轴上，弹性的数值按从 0（最硬）到 250（最软）的刻度显示。在 y 轴上，显示的尖峰高度表示在感兴趣的区域中找到的每个弹性水平的像素数。因此，直方图的平均值对应于病变的整体硬度或弹性[41]。

根据我们的经验，正常胰腺呈均一的绿色模式，而慢性胰腺炎患者多见非均一的以绿色为主的模式[42]。定量 EUS 弹性成像显示，与炎症和恶性病变相比，正常胰腺的应变比更低。恶性病变，主要是胰腺癌，应变比高（> 6.04）[43]。作为衡量慢性胰腺炎中胰腺纤维化程度的一项指标，我们最近报道了慢性胰腺炎的 EUS 标准数目与应变比之间存在极显著的直接线性相关性（r = 0.813；P < 0.0001）。使用 EUS 的金标准（≥ 5 个标准），或可疑的 EUS 标准（3 ～ 4 个标准）并在胰腺 MRI 和 s-MRCP 有确切证据时，EUS 弹性成像诊断慢性胰腺炎的准确率为 91.1%。Rosemont 分类的不同组别之间的应变比也有显著差异（正常胰腺 1.80，不确定组 2.40，可疑慢性胰腺炎组 2.85，确诊慢性胰腺炎组 3.62，P < 0.001）[44]。因此，在一些不能确定的病例中，EUS 弹性成像可以提供客观的信息，来支持慢性胰腺炎的诊断。

用静脉造影剂评估胰腺实体病变的血管形成模式在欧洲临床实践中被广泛应用。然而，它在无炎症性肿块慢性胰腺炎中的应用资料数据很

少。我们最近进行了一项预试验，在 EUS 检查不确定是否为慢性胰腺炎的患者中，给予 4.8 ml Sonovue® 静脉注射。与健康胰腺中均匀的等血管模式和造影剂缓慢消退相比，所有慢性胰腺炎患者均观察到小叶间隔的强化，这与 EUS B 型模式中所示的小叶高回声边缘相对应。此外，在 90 s 后，所有慢性胰腺炎病例的胰腺实质中的造影剂均完全消退。超声造影在早期慢性胰腺炎诊断中的作用有待于进一步研究。

胰腺功能试验（pancreatic function test，PFT）已被用于早期慢性胰腺炎的诊断。对慢性胰腺炎灵敏度最高的胰腺功能试验是促胰液素 - 胆囊收缩素（CCK）刺激试验，通过三腔探针抽吸十二指肠内容物来进行测定。本试验对慢性胰腺炎诊断的灵敏度和特异度均超过 90%[45]。多项研究已经证实了 EUS 与促胰液素 -CCK 试验之间的高度一致性。近年来，促胰液素 -CCK 试验已得到改进，内镜下胰腺功能试验（endoscopic pancreatic function test，ePFT）的出现使整个过程缩短至 1 h，并将胃镜放置于十二指肠降部，在注射促胰液素后（0.2 mg/kg）收集胰液[46]。碳酸氢盐峰值水平（所有收集物的最高值）≥ 80 mEq/L 意味着正常的胰腺外分泌功能。正确完成此过程的实用技巧包括在开始收集液体之前，每隔 15 min 完全抽吸胃内容物并用十二指肠液清洗抽吸通道。将液体标本置于冰上，在收集后几小时内进行分析，以及避免在收集完成之后再进行活检。缩短的 ePFT 检测时长为 45 min，使用碳酸氢盐峰值水平为 75 mEq/L 作为阈值，这与 1 h 检测的一致性为 94%[47]。由于其特异度高（93%），这种缩短的 ePFT 检测用于筛查慢性胰腺炎患者。因此，如果碳酸氢盐峰值 ≥ 75 mEq/L，则患者没有外分泌功能不全。如果检测结果异常，则应进行完整的 1 h 检测以确认这些结果。再向前一步发展是使用联合检测，即同时使用 ePFT 和 EUS 来评估慢性胰腺炎的功能和结构变化。该方法通过执行标准 EUS 检查来诊断慢性胰腺炎，随后静脉注射促胰液素，并于 15 min、30 min、45 min 收集十二指肠液。一些研究已经证明这种方法对早期慢性胰腺炎的诊断是有效的[48]。

在促胰液素刺激后，EUS 也可以动态评估胰腺形态。在正常胰腺中，促胰液素刺激后的胰管会出现扩张。在一项试验性研究中，动态 EUS 显示胰管顺应性降低（定义为注射促胰液素后胰管直径从基线到峰值的百分比变化），这是慢性胰腺炎中胰管纤维化的结果，胰尾部最明显[49]。这种技术有待进一步的研究来评估。

病例报告的结论

患者进行了 EUS-ePFT 检查以进一步确定胰腺的变化。在此过程中，再次对胰腺进行 EUS 评估，证实了存在 4 个 EUS 标准。弹性成像检查平均应变比为 7.29（正常值 < 2.2，图 32.7）。注射促胰液素后，主胰管的动态扩张明显减少。此外，在注射促胰液素后，十二指肠液中的碳酸氢盐水平峰值是 64 mEq/L（完整 1 h 检测时，正常 ≥ 80 mEq/L）。所有这些发现均有助于确定早期慢性胰腺炎的最终诊断。

EUS 在慢性胰腺炎治疗中的作用

与 EUS 相关的多种技术可有助于慢性胰腺炎患者的治疗。两种主要的治疗方式是 EUS 引导下腹腔阻滞止痛（见第三十三章）和 EUS 引导下引流技术（见第十二章）。

通过在腹腔神经丛周围注射皮质类固醇（曲安西龙）和麻醉剂（丁哌卡因）的组合，EUS 引导的腹腔神经丛阻滞可以帮助一些慢性胰腺炎患者减轻疼痛并改善生活质量。疼痛的部分缓解范围为 50% ～ 70%，但缺乏长期随访研究[50]。

超声引导下经胃或经十二指肠支架引流可视为慢性胰腺炎合并有症状的假性囊肿的治疗方法。已有多个系列的报道，并且随机试验显示 EUS 引导下引流术的成功率明显高于传统内镜引流术甚至外科囊肿胃造口术[51]。

最后，EUS 还被用于引导进入主胰管，以便为患者提供微创引流。这可以通过胃壁或十二指肠壁进行。据报道成功率为 77% ～ 92%。然而，与该技术相关的并发症比较常见，包括疼痛、出血、穿孔和血肿。因此，EUS 引导进入主胰管是一项技术上具有挑战性的操作，应始终由专家在透视引导下进行[52]。

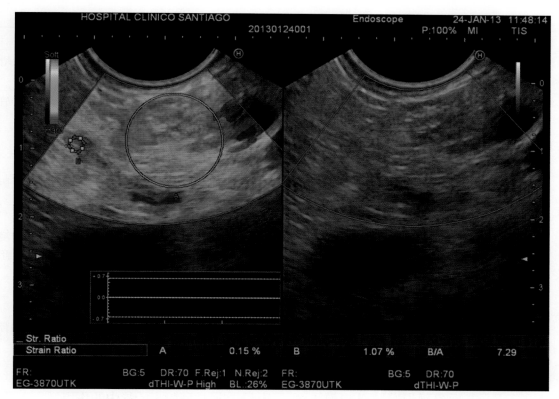

图 32.7　EUS 引导的弹性成像结果，提示为早期慢性胰腺炎，应变比为 7.3

EUS 在自身免疫性胰腺炎中的应用

自身免疫性胰腺炎原先一直被认为是一种罕见的疾病，但由于对其自身多样性的深入理解和有效诊断方法的改进，正逐渐被人们所认识。目前自身免疫性胰腺炎的国际公认诊断标准（international consensus diagnostic criteria，ICDC）包括五个主要特征：胰腺的影像学特征（实质和胰管）、血清学、其他器官受累、胰腺组织学和对皮质类固醇的反应（表 32.4）[53]。然而，即使高度怀疑自身免疫性胰腺炎，诊断也常常很困难[54]。事实上，在接受外科手术切除的疑似胰腺癌患者中有 3% ~ 5% 的标本证实为 A2P[55]。指南中推荐的影像技术包括 CT、MRI/MRCP、ERCP 以及最近的 EUS。

病例报告

患者，女，47 岁，既往偶尔饮酒，每天抽 10 支香烟，于急诊室就诊，主诉为上腹部疼痛 3 个月，伴体重减轻约 5 kg，并存在黄疸。患者未报告任何相关的家族病史。除黄疸外，查体正常。实验室检验提示血象正常，血清生化显示胆红素为 7 mg/dl，AST 120 U/L，ALT 240 U/L，碱性磷酸酶 680 U/L。腹部超声提示胆总管扩张和胰腺周围淋巴结。此时，患者被安排进行 CT 检查。

不同的影像学研究如何鉴别肿块——来自慢性胰腺炎、胰腺癌还是自身免疫性胰腺炎？

CT 或 MRI 检查通常会提供疑诊胰腺癌或 A2P 的最初线索。然而，在 CT 上鉴别肿块是来源于慢性胰腺炎、自身免疫性胰腺炎还是胰腺癌是困难的[38,56]。提示为自身免疫性胰腺炎的 CT 表现包括胰腺局灶性或弥漫性肿大不伴主胰管扩张，胰腺周围有胶囊样边缘，无钙化和假性囊肿。相反，增强 CT 上表现为低密度的肿块伴胰管扩张或狭窄，则支持胰腺癌的诊断[38]。MRI 和 MRCP 可以提供其他信息来帮助诊断自身免疫性胰腺炎[57]。事实上，主胰管狭窄的范围超过胰管长度的 1/3，胰管的多节段病变，在狭窄的主胰管上存在侧支，

表32.4　自身免疫性胰腺炎的国际诊断标准

	标准	1 级	2 级
P	实质影像表现	典型：弥漫性增大伴延迟强化（有时伴有边缘样增强）	不确定（包括不典型）：节段性 / 局灶增大伴延迟强化
D	导管影像表现（ERCP）	较长的（> 1/3 主胰管长度）或多发性狭窄，无明显上游扩张	节段 / 局灶狭窄，无明显上游扩张（导管大小 < 5 mm）
S	血清学	IgG4，> 2 倍正常上限	IgG4，1 ~ 2 倍正常上限
OOI	其他器官受累	a 或者 b a．胰腺外器官的组织学 以下任何三项： 显著的淋巴浆细胞浸润伴纤维化，无中性粒细胞浸润 席纹状纤维化 闭塞性静脉炎 大量 IgG4 阳性细胞（10 个细胞 / 高倍视野） b．典型的放射学证据 至少有下列一项： 节段性 / 多发性近端（肝门 / 肝内）或近端和 　　远端胆管狭窄 腹膜后纤维化	a 或 b a．胰腺外器官的组织学（包括内镜下胆管活检） 同时满足以下两种情况： 显著的淋巴浆细胞浸润，无中性粒细胞浸润 大量 IgG4 阳性细胞（10 个细胞 / 高倍视野） b．体征或影像学证据 至少有下列一项： 对称性唾液腺 / 泪腺增大 影像学提示与自身免疫性胰腺炎相关的肾受累
H	组织学	淋巴浆细胞硬化性胰腺炎（核心活检或手术切除标本） 下列至少三项： 胰管周围淋巴浆细胞浸润，无中性粒细胞浸润 闭塞性静脉炎 席纹状纤维化 大量 IgG4 阳性细胞（10 个细胞 / 高倍视野）	淋巴浆细胞硬化性胰腺炎（核心活检标本） 下列任何两项： 胰管周围淋巴浆细胞浸润，无中性粒细胞浸润 闭塞性静脉炎 席纹状纤维化 大量 IgG4 阳性细胞（10 个细胞 / 高倍视野）
	对皮质类固醇的反应	诊断性皮质类固醇治疗试验 2 周内胰腺或胰腺器官的影像学表现恢复正常或明显改善	

以及光滑笔直的胰腺内胆总管狭窄等影像学表现提示为自身免疫性胰腺炎。总的来说，重要的一点是，对于胰腺实性肿块诊断不明的病例进行的检查应主要用于排除胰腺癌[53]。

病例后续

　　CT 显示位于胰头的局灶性胰腺肿块，其他部位弥漫性肿大。主胰管未见扩张。在胰腺周围可见胶囊状边缘。可见淋巴结肿大，主要位于胰头及肝门周围。CT 也证实了存在胆总管扩张。关于血管评估，肠系膜上静脉、门静脉汇合处及门静脉未见浸润，但它们距胰腺实体病变非常近。肠系膜上动脉明确无侵犯。血清 IgG4 水平略有升高。胰腺实质肿块提示自身免疫性胰腺炎诊断，但由于不能排除胰腺癌，患者接受了胰腺的 EUS 检查。

EUS 及其相关技术在自身免疫性胰腺炎诊断中的作用是什么?

　　有新的数据表明 EUS 在自身免疫性胰腺炎诊断中的潜在实用价值[58-60]。EUS 不仅能提供胰腺的高清晰度成像，而且能够通过 FNA 或 FNB 获得组织。如前所述，与 EUS 相关的其他技术可以极大地帮助确诊自身免疫性胰腺炎，尤其是在表现为胰腺实体肿块的病例中。因此，EUS 在诊断自身免疫性胰腺炎和排除其他胰腺疾病方面具有重要的作用。

　　自身免疫性胰腺炎没有特异性的 EUS 表现，但本病常见一些特征性表现。其中包括弥漫性肿大的腺体（称为"腊肠样"）呈低回声表现，实质呈斑片状不均匀表现（图 32.8）。然而，患者通常不会出现所有这些特征，从而限制了 EUS 对自身免疫性胰腺炎的诊断准确性。自身免疫性胰腺炎中观察到的其他 EUS 特征与任何其他病因的慢性胰腺炎患者相似，包括高回声灶、高回声带和小叶结构。

　　自身免疫性胰腺炎呈肿块样表现时，病灶通常呈低回声，多位于胰头部，并导致梗阻性黄疸。胆管和主胰管可能出现狭窄伴管壁增厚（图 32.9）。肿块可能侵犯邻近血管，引起主胰管上游扩张，甚至伴有胰周淋巴结肿大，很难与胰腺癌鉴别[58,61]。Hoki 等报道称，弥漫性低回声区、胰腺弥漫性肿大、胆管壁增厚、胰周低回声边缘，在自身免疫性胰腺炎中比在胰腺癌中更为常见。另一方面，局灶性低回声区和局灶性肿大更常见于胰腺癌[62]。最后，自身免疫性胰腺炎患者常见胆总管和胆囊壁增厚，而胰腺癌患者则较少见[63]。

　　EUS 弹性成像可以帮助鉴别自身免疫性胰腺炎和胰腺癌。实际上，临床数据一致证明了 EUS 弹性成像用于区分良恶性胰腺实体肿物的有效性，

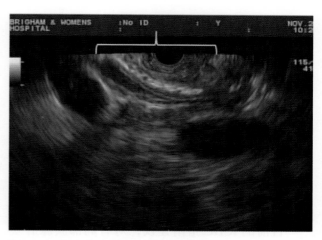

图 32.9　自身免疫性胰腺炎和远端胆管狭窄的 EUS 图像，胆管壁呈弥漫性和对称性增厚（白色括号）（Courtesy of Dr. Linda Lee, Brigham and Women's Hospital, Boston, MA）

总体准确率从 80% 到 95% 不等[41]。但是，关于 EUS 弹性成像在自身免疫性胰腺炎诊断中作用的数据较少。在 Dietrich 等的研究中[64]，5 例局灶性自身免疫性胰腺炎患者的整个胰腺（包括肿块在内）呈均一的硬度（蓝色），这不同于胰腺癌或正常胰腺，在这些人群中其胰腺实质（除了肿瘤）主要是呈中等硬度（绿色）。

　　也可以使用对比增强 EUS。相比于胰腺癌，自身免疫性胰腺炎的肿块及其周围胰腺组织是富血供的，而在胰腺癌中，相比于周围胰腺组织，其肿块是乏血供的[65]。在局灶自身免疫性胰腺炎的患者中，造影剂吸收和分布是等增强和均质的，而这在胰腺癌中很少见。大多数胰腺癌患者是在不均质的背景下呈现低强度摄取[66]。

EUS 引导下细针抽吸术 /FNB 对自身免疫性胰腺炎的诊断是很好的选择么？

　　EUS-FNA/FNB 已被证明在胰腺实体肿瘤的鉴别诊断方面非常准确，主要用于胰腺癌的诊断[67]。但是，EUS 引导下组织活检尚未在自身免疫性胰腺炎中进行广泛的研究。来自 EUS-FNA 的细胞学不能诊断自身免疫性胰腺炎[68,69]。即使使用 19 G 针头穿刺活检，EUS-FNA 仅在 43% 的患者中实现了自身免疫性胰腺炎的诊断[70]。由于使用标准 FNA 针无法获得足够的肿物核心标本，对于自身免疫性胰腺炎的细胞学诊断，一些人主

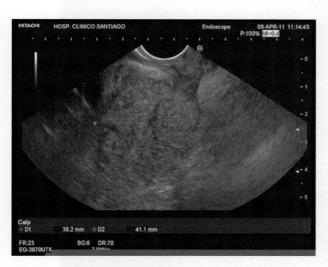

图 32.8　自身免疫性胰腺炎的 EUS 图像，呈低回声、轻度不均匀、弥漫性肿大的胰腺实质，伴胰尾部有低回声边缘。虽然 EUS 引导下细针抽吸术呈阴性，但由于担心胰腺恶性肿瘤，因此进行了胰远端切除术，并证实了自身免疫性胰腺炎的诊断

张使用不太严格或者不太完整的病理学标准（仅评估有无淋巴浆细胞浸润，而不评估炎症浸润的位置或标本内小导管、小静脉或小动脉的保留程度）。然而，这种方法可能导致自身免疫性胰腺炎诊断的特异度较低。在这种情况下，EUS 引导下细针抽吸术的好处是对胰腺癌的排除，而不是对自身免疫性胰腺炎的诊断[60,71]。但是，我们需要认识到，在具有慢性胰腺炎特征的患者中，EUS 引导下细针抽吸术对癌症的假阴性率高达 10% ~ 40%[38]。

目前的 ICDC 指南建议，对有局部胰腺肿块和（或）梗阻性黄疸的患者，如已经排除了胰腺癌的诊断，但诊断仍不明确，推荐进行胰腺核心活检[53]。用于 EUS-FNB 的针非常重要。核心活检标本可以使用 19 G Quick-Core® 针头安全获得（Cook Medical，Bloomington，IN）[72]。该装置已被证明可用于诊断通常细胞学难以诊断的肿瘤。此外，因 Quick-Core® 针头可以获得较大的样本以及更好地保存组织结构，它可以帮助鉴别自身免疫性胰腺炎、慢性胰腺炎和胰腺癌[73]。EUS-FNB 用此针可以提供足够的材料来帮助诊断自身免疫

性胰腺炎，从而指导治疗和避免外科手术[74]。然而，对胰头部病灶进行采样时，内镜弯曲的位置导致出针时所产生的机械摩擦，使操作受到很大限制。最新的 19 G、22 G、25 G（Cook Medical，Bloomington，IN）Procore 活检针似乎已经解决了这个问题，能够实现在大多数情况下从实体胰腺病变中获得核心组织样本[75,76]。然而，关于 Procore 活检针在自身免疫性胰腺炎评估中的用处尚缺乏数据。

病例结论

我们对患者进行了 EUS 检查，可见位于胰头的实体低回声、边界清晰的病变，没有血管浸润，但累及胆总管。其余胰腺实质呈斑片状、低回声和弥漫性肿大。主胰管狭窄伴管壁增厚。超声弹性成像显示不均质的蓝色主导的模式，应变比为 152（图 32.10）。此时，静脉内注射 4.8 ml Sonovue® 以进行对比增强谐波 EUS 检查，提示等血管模式。为了确认诊断，使用 19 G Procore 活

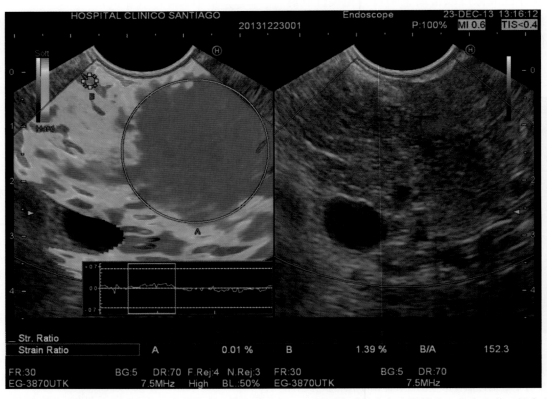

图 32.10 超声引导下实体胰腺肿块弹性成像，病灶位于胰头部，呈现不均质的蓝色主导模式，应变比高，符合自身免疫性胰腺炎

检针进行了 EUS-FNB。对胰腺病灶核心穿刺活检的标本进行病理学分析，提示存在纤维化和明显的炎症细胞浸润，主要是淋巴细胞和浆细胞。基于所有这些发现，患者被诊断为局灶性自身免疫性胰腺炎，并接受皮质类固醇治疗（口服泼尼松 40 mg/d）。他的临床症状和生化学指标明显改善。4 周后复查 CT，提示胰腺形态学明显好转。

关键点

- 对超过 40 岁的急性特发性胰腺炎患者，建议完善 EUS 检查，用于排除微结石和胰腺肿瘤。
- EUS 引导下引流假性囊肿和透壁性坏死是可行和安全的。

- 当患者满足 5 个及以上 EUS 诊断慢性胰腺炎的标准时可以确诊。而对于临床疑诊慢性胰腺炎的患者，满足 3 个或 4 个标准可能已足以诊断。
- EUS 下弹性成像与内镜下胰腺功能检查相结合有助于诊断 EUS 轻度改变的慢性胰腺炎。
- 对自身免疫性胰腺炎的诊断是一个挑战。弥漫性胰腺增大伴血清高 IgG4 水平强烈支持该诊断。
- 对于胰腺实体肿块，鉴别自身免疫性胰腺炎和胰腺癌是很困难的。EUS 检查可能会有一些表现支持自身免疫性胰腺炎的诊断，但通常需要 EUS 引导下穿刺抽吸术，以排除胰腺恶性肿瘤并可能提供正确的诊断。

第八部分
EUS 在治疗方面的应用

第三十三章　EUS 引导下细针注射

Jasaon B. Samarasena　Jason Yan-Lin Huang　Muhammad F. Dawwas　Kenneth J. Chang 著

引言

在 20 世纪 90 年代，由于线性内镜超声（EUS）的出现，使 EUS 从单纯的诊断性操作转变成了更先进的诊断及治疗手段。EUS 引导下细针抽吸术（EUS-FNA）使得我们能够对肿瘤组织和淋巴结进行穿刺活检，同时也可以对囊肿和积液进行穿刺抽液。EUS 引导下腹腔神经丛松解术的发展开启了 EUS 引导下技术的新时代，其中细针已成为递送各种消融剂、化疗药物、不透射线的标志物和微型装置的载体。以下是基于病例的有关 EUS 引导下细针注射技术的一些主要应用和未来应用方面的概述。

内镜超声引导下腹腔神经丛和神经节干预技术

病例 1

患者 H 先生，57 岁，白人，2 个月前诊断为胰腺癌并伴有肝及肺部转移。他的最后一次 CT 检查显示胰腺内有大小为 38 mm×30 mm 的原发肿瘤。这表明肿瘤侵及了腹腔干。上腹部持续疼痛并不断加重，并向后背中部放射，疼痛强度为 7 ~ 9 分（总分为 10 分）。他口服了大剂量麻醉药，但止痛效果欠佳。他一直存在阿片类药物引起的便秘，并感觉自己与家人的关系越来越疏离，因为他经常处于"混沌状态"。

慢性腹痛是慢性胰腺炎和胰腺癌患者常见的消耗性症状。胰源性疼痛的病因是多因素的，可归因于多种原因，如胰腺内压升高、胰腺缺血、纤维化、假性囊肿、神经源性炎症以及癌细胞对胰腺周围组织的侵袭[1]。目前胰源性疼痛的药物治疗包括从非阿片类镇痛药开始，如非甾体类抗炎药，逐步过渡到阿片类镇痛药并逐渐增加药物剂量[2]。然而，阿片类药物通常并不能有效地缓解疼痛，并且它们的使用通常受限于其不良反应，如便秘、恶心、精神错乱、嗜睡、成瘾和免疫功能受损等[3,4]。支配胰腺的交感神经经由腹腔神经丛，因此可行腹腔神经丛松解术（CPN），从而改善镇痛效果，提高生活质量（quality of lift，QOL），并降低药物不良反应的风险。

相关的解剖学

腹腔神经丛由密集的神经节网络和相互连接的纤维组织组成，位于横膈膜的尾侧（处于膈脚前）并围绕着腹腔干的起始部。腹腔神经节的数量（通常为 1 ~ 5）、大小（0.5 ~ 4.5 cm）和位置（T12-L2）各不相同[5]。除了左半结肠、直肠和盆腔脏器外，腹腔神经丛传递来自于胰腺和大多数腹腔脏器的痛觉[6]。支配胰腺的神经元可以感知伤害性刺激，然后将这种痛觉信息传递给腹腔神经丛[3]。

非 EUS 方法对腹腔神经丛松解术（CPN）和阻滞术（CPB）的有效性如何？

CPN 和 CPB 可以经皮操作、手术下进行或在 EUS 引导下操作。膈脚后入路包括涉及注射溶液并使其扩散到内脏神经上。膈脚前入路或"真正意义上的"CPN 是在横隔膜前注射溶液，从而使其扩散到腹腔神经节上。

对胰腺癌患者进行经皮引导下腹腔神经丛松

解术（PQ CPN）的疗效研究结果不尽相同，但其总体上是有一定益处的，并且风险较低。最近的一项 Cochrane 荟萃分析评估了 6 组随机试验，在这些试验中有 358 名患者通过 PQ CPN 来治疗胰腺癌性疼痛[7]。在第 4 周和第 8 周，与对照组相比，治疗组患者的疼痛得到了明显改善。此外，治疗组中阿片类药物的使用量也显著下降。另一项由 Eisenberg 等进行的荟萃分析中，共有 24 项研究，其中 1145 名患者通过 PQ CPN 治疗来缓解癌性疼痛（其中 63% 的患者为胰腺癌患者）。无论使用哪一种类型的经皮方法，在术后 3 个月，70% ~ 90% 的患者疼痛得到了显著缓解[8]。

EUS 引导下腹腔神经丛松解术和阻滞术：患者应进行何种准备？

早就证明近端胃后壁的线阵式 EUS 成像技术可使主动脉和腹腔动脉起点达到极好的可视化，并且实际上也通常被认为是内镜初学者的"基础"，因为它几乎在所有患者中具有里程碑式的可重复性。因此，EUS 引导下腹腔神经丛松解术自然而然地将会得到进一步的发展。

EUS 引导下腹腔神经丛松解术和阻滞术通常在门诊就可进行操作，有时也为了胰腺癌的诊断和分期来进行检查。在我们的标准中，操作的禁忌证包括不可纠正的凝血功能障碍（INR > 1.5）、血小板减少症（血小板< 50 000/L）、休克以及影响观察或进入腹腔神经丛 / 神经节的解剖结构的改变。对患者首先用 500 ~ 1000 ml 生理盐水进行补液，以尽量减少低血压的风险。在操作过程中患者需要取左侧卧位，并在中度镇静或麻醉下进行。术中及术后 2 h 需要连续监测病情。在患者离院前，需重新测量仰卧位和直立位血压以评估是否存在体位性低血压[3]。虽然有报道进行 EUS 引导下腹腔神经丛松解术后会发生腹膜后胀肿，但几乎没有证据支持预防性使用抗生素。因此，我们术后并不常规使用抗生素。

EUS 引导下腹腔神经丛松解术及阻滞术的操作技术是什么？

EUS 引导下引导下腹腔神经丛松解术和阻滞术最广泛使用的方法是向腹腔神经丛区域进行扩散注射[9]。胃底后部小弯侧的线阵式 EUS 成像可以识别纵向平面中的主动脉、主动脉的远端腹腔干，其是横膈膜下的第一个主要分支（图 33.1）。靶向进行阻滞术是基于腹腔神经丛相对于腹腔干的预期位置，并且应使用多普勒来清楚地描绘血管结构。在我们的操作中，将没有探针的标准 22 G 针头灌入注射剂，通过内镜工作通道进入并固

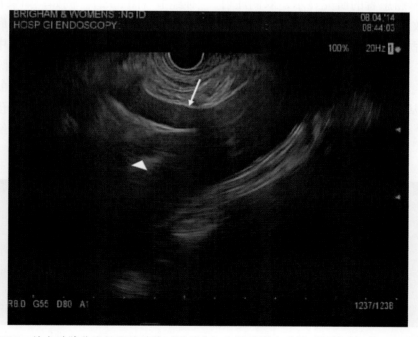

图 33.1　从主动脉分出的腹腔动脉（长箭头）和肠系膜上动脉（短箭头）的 EUS 图像

定在入口处。在 EUS 引导下将针插入位于腹腔干水平的主动脉侧面的近前方。每次注射之前都要进行抽吸测试以排除穿透血管。对于胰腺癌患者，我们通常注射 20 ml 由 98% 脱水乙醇和 0.25% 或 0.75% 丁哌卡因预先混合的溶液，其配比为 70 : 30。对于慢性胰腺炎患者，可以注射 0.25% 或 0.75% 丁哌卡因与 80 mg 曲安奈德混合的溶液。注射后，需用几毫升生理盐水清洗针头。

在行腹腔神经丛松解术和阻滞术时，我们使用改良技术进行双侧注射，一半注射在腹腔干起始部的左侧，其余部分位于起始部的中线上。对于改良后的技术，我们的理由是由于腹腔动脉相对于内镜位置略微倾斜，所以不易进入腹腔动脉的右侧。因此，腹腔动脉的左侧和中线是首选的注射部位。有人推荐单侧注射，通常选择中线部位。双侧注射得到了一些研究的支持，其中包括最近的一份荟萃分析。其结果显示，双侧注射患者的初始疼痛缓解率为 84.5%，而单侧（中线）注射的初始疼痛缓解率为 45.9%[10,11]。然而，一项纳入 50 名胰腺癌患者的随机研究发现，单侧和双侧注射的疼痛缓解率没有差异（74% 和 81%，P = 0.351），疼痛缓解持续中位时间是 11 ~ 14 周[12]。同一研究团队对行 EUS 引导下腹腔神经丛松解术的慢性胰腺炎患者进行了类似的随机研究，其结果相似（单侧注射疼痛缓解率 57% vs 双侧注射疼痛缓解率 54%，P = 0.8）[13]。另一项对 53 名无法行手术切除的胰腺癌患者的研究显示，双侧注射与单侧注射的疗效无显著差异[14]。

一种可能更适用于晚期腹部肿瘤的替代方法是 EUS 引导下广泛神经丛松解术（broad plexus neurolysis，BPN）。该技术是在肠系膜上动脉水平进行注射，从而导致更为广泛的神经松解。Sakamoto 等对 67 名患者进行的一项研究表明，

与传统 EUS 引导下腹腔神经丛松解术相比，BPN 在 7 天和 30 天的疼痛缓解中疗效更好[15]。

EUS 引导下直接腹腔神经节神经松解术

近期发现，可以通过 EUS 来直接观察腹腔神经节，同时可以直接注射到腹腔神经节中以进行腹腔神经节神经松解术（celiac ganglion neurolysis，CGN）。腹腔神经节通常呈椭圆形或杏仁形，大小为 2 ~ 20 mm，一般位于腹主动脉左侧、主动脉之前。与周围的腹膜后脂肪相比，神经节的回声较弱，通常与左肾上腺的回声相似。在神经节中央通常存在点条状的强回声影，并且神经节的边缘是不规则的。彩色多普勒在这些结构内几乎没有显示。81% ~ 89% 的患者通过 EUS 来检测神经节[16]。我们倾向于在神经节可视化时行 CGN 而不是 CPN，但此方法需要进一步的数据支持。

EUS 引导下的 CGN 技术是什么？

该操作包括患者的筛选、镇静、使用抗生素和随访，与标准腹腔神经丛松解术和阻滞术相同。CGN 的操作技术和注射液量尚未标准化。我们的方法是通过在所有神经节中根据其数量而非其体积来注射 10 ~ 20 ml 乙醇和丁哌卡因的预混液（如前所述的混合物）来靶向注射尽可能多的神经节（图 33.2）。例如，如果看到有三个神经节（小、中、大），我们通常会在最大的神经节中注射 5 ml 预混液，在中型神经节中注射 3 ml，在小神经节中注射 2 ml 预混液。对于较大的神经节，我们通常将针尖推到神经节内的最深处，然后一边缓慢退针一边注射，从而使预混液在整个神经节中均匀分布。对于较小的神经节，我们通常在

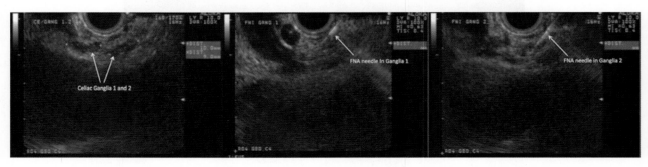

图 33.2　在 EUS 引导下将乙醇和丁哌卡因溶液直接注入胰腺癌患者的两个腹腔神经节

神经节的中心进行注射。在注射过程中，应该可以看到神经节有明显的"气球样膨胀"，否则应更换注射部位。

临床试验数据

表 33.1 总结了 CGN 和腹腔神经丛松解术对胰腺癌患者的临床试验数据。在不同的研究中，注射技术、注射剂类型、注射剂量、疼痛缓解的定义以及随访方面存在很大差异。大多数研究是小型回顾性研究，随访时间较短。

据报道，腹腔神经丛松解术在前 4 周内的部分疼痛缓解率为 50% ～ 78%[11,15,17-19]。一项纳入 119 名患者的荟萃分析发现，有 73% 患者的腹痛通过 EUS-CPN 得到了缓解[20]。在一项随机试验中，96 名不能进行手术治疗的胰腺癌患者被随机分到常规疼痛治疗组及 EUS 引导下腹腔神经丛松解术组。在第 3 个月时，接受腹腔神经丛松解术治疗的患者疼痛缓解效果更好，且其吗啡摄入量更低，但两组患者的生活质量没有明显差异[21]。

两项荟萃分析显示腹腔神经丛阻滞术的疼痛缓解率分别为 51% 和 60%，明显低于腹腔神经丛松解术[10,20]。在这些患者中，其疼痛缓解的持续时间较短，大约维持 4 周[13]。一项随机研究通过比较 CT 引导下经皮 CPB 及 EUS-CPB 治疗慢性胰腺炎的结果发现，EUS 组的疼痛缓解率显著增加（70% vs 30%，$P = 0.04$）[22]。遗憾的是，在 CPB 治疗后的第 24 周，几乎所有患者的疼痛评分又回到术前水平。另一项前瞻性非随机研究证实，这种治疗方法的疼痛缓解不够持久，只有 10% 的患者可维持 24 周的疼痛缓解[23]。

据报道，腹腔神经节松解术的部分疼痛缓解率为 65% ～ 94%[24-26]。在迄今为止唯一一比较了 CGN 与 CPN 的前瞻性试验中，有 68 名上腹部肿瘤患者（85% 以上为胰腺癌）被随机分配到 EUS-CGN 组及 EUS-CPN 组来进行一次中线注射治疗。EUS-CGN 组的阳性反应率（73.5）显著高于 EUS-CPN 组（45.5%）。EUS-CGN 组的完全缓解率（50%）也显著高于 EUS-CPN 组（18.2%），尽管此项研究的 EUS-CPN 缓解率远低于其他研究。各组间在不良反应及疼痛缓解持续时间方面没有差异[24]。但此项研究的随访时间仅为 7 天，需要进行更长期的随访研究，同时需要与双侧 EUS-CPN 注射来进行对比。

可能发生哪些常见的和严重的并发症？

与 CPN/CPB 和 CGN 相关的大多数并发症是短期并发症，严重的并发症很少见。一项纳入了 220 名接受 EUS-CPN/CPB 治疗的患者的研究发现，总的并发症发生率为 1.8%，其并发症的定义为需要进行干预的超出常规术后指标的任何副作用[27]。最常见的副作用是短暂性低血压（约 35%）、腹泻（约 20%）以及术后疼痛的短暂恶化，这与 PQ 方法中的比率一致[8]。低血压和腹泻与交感神经阻滞以及相对升高的内脏副交感神经活性有关。低血压通常需要静脉补液治疗。与此操作相关的腹泻通常是自限性的，一般在 48 h 内缓解。通过 PQ 方法进行的腹腔神经丛松解术发生严重并发症的概率为 2%，包括神经系统并发症（下肢无力、感觉异常和瘫痪）、疼痛（胸膜炎和肩部疼痛）、气胸以及呃逆[8]。在一些个案报道及其他研究中报道了 EUS 导致的极少数（≤ 0.6%）的严重并发症，包括主要由于乙醇注射引起的死亡和瘫痪[28,29]。同时也发生过包括腹膜后脓肿和脓胸在内的严重感染以及腹腔脏器的严重缺血性损伤。

病例结论

在患者 H 先生的病例中，腹腔神经松解术是缓解疼痛的最佳选择。对患者的癌痛显然不推荐通过口服麻药进行治疗，这会引起便秘和嗜睡的副作用。迄今为止，没有试验对经皮腹腔神经松解术和 EUS 引导下腹腔神经松解术进行比较。然而，我们在该患者中的首选方法是 EUS 引导下腹腔神经节神经松解术，尽管也可行腹腔神经丛神经松解术。目前，腹腔神经节的直接可视化只能通过 EUS 来实现，因此，非 EUS 方法仅限于 CPN。需要进一步精心设计的研究来进一步比较 CGN 和 CPN，并确定腹腔神经松解 / 阻滞术的最佳方法及时机、注射剂成分、对生活质量的影响以及该技术在慢性胰腺炎患者中的益处。

表33.1 EUS引导下神经丛松解术的临床试验数据

研究	设计类型	人数	注射部位	注射剂	疼痛缓解率（%的患者）	并发症
Doi 等, 2013 年[24]	前瞻性	68	神经节 vs 神经丛	1~2 ml 丁哌卡因 0.25~0.5；10~20 ml 乙醇	73.5% vs 45.5% 部分缓解；50% vs 18.2% 完全缓解	低血压 2.9% vs 6.0% 上消化道出血 2.9% vs 0%；疼痛加重 29.4% vs 21.2%
Seicean 等, 2013 年[19]	回顾性	32	神经丛	10 ml 丁哌卡因 1% 10~15 ml 乙醇	75%	没有说明
LeBlanc 等, 2011 年[12]	前瞻性	50	神经丛 1 次 vs 2 次注射	20 ml 丁哌卡因 0.75%；10 ml 乙醇 98%	69 vs 81%	低血压 2%；疼痛加重 33%
Iwata 等, 2011 年[18]	回顾性	47	神经丛	2~3 ml 丁哌卡因 <20 ml 乙醇	68%	低血压 17%；腹泻 23%；短暂的醉酒状态 9%
Ascunce 等[26]	回顾性	64	神经节 vs 神经丛（双侧）	10 ml 利多卡因 1% 20 ml 乙醇 98%	65% vs 25%	低血压 2%；疼痛加重 2%；腹泻 23%
Sakamoto 等,2010 年[15]	回顾性	67	神经丛（双侧）vs 广泛神经丛（肠系膜上动脉周围）	3 ml 利多卡因 1%；9 ml 乙醇；1 ml 对比剂	50 vs 76%	没有主要的并发症
Sahai 等, 2009 年[11]	前瞻性	160	神经丛（中间）vs 神经丛（两边）	10 ml 丁哌卡因 0.5%；20 ml 乙醇	50.7 vs 77.5%	腹膜后出血 0.7%
Levy 等, 2008 年[25]	回顾性	17	神经结	8 ml 丁哌卡因 0.25%；12 ml 乙醇 99%	94%	低血压 35%；疼痛加重 41%
Gunaratnam 等, 2001 年[17]	前瞻性	58	神经丛（双侧）	6~12 ml 丁哌卡因 0.25%；20 ml 乙醇 98%	78%	低血压 20%；疼痛加重 9%；腹泻 17%

胰腺囊肿的 EUS 引导下乙醇消融术

病例 2

患者，J 女士，75 岁，患有严重慢性阻塞性肺病。患者最近因呼吸困难在医院就诊，并通过胸部高分辨 CT 扫描偶然发现了一个 3.5 cm 单房胰头囊肿。患者的姐姐在 60 多岁时死于胰腺癌，因此她对自己胰腺的病变深感担忧。患者做了胰腺 EUS，结果发现胰头部 / 钩突区域有一个 3.5 cm 单房病变，其主胰管没有扩张，病变与主胰管间没有明显的连通。EUS 引导下的囊液抽吸提示为黏液，线样征为 12 mm，CEA 为 350 ng/ml。患者的胃肠病学医师诊断她可能存在分支导管型导管内乳头状黏液性肿瘤（IPMN），并建议她进行 Whipple 手术以切除该病变。患者咨询是否有其他治疗方案可供选择。

横断面成像技术的广泛使用大大提高了偶发性胰腺囊性病变的诊断量（见第三十一章）。近期 MRI 和 CT 的研究表明，胰腺囊肿的患病率高达 14%[30,31]。胰腺囊肿具有广泛的组织病理学特征，且胰腺囊性肿瘤（PCN）的上皮组织可能几乎没有恶性潜能（浆液性囊腺瘤）或者代表了癌前病变，如导管内乳头状黏液性肿瘤（IPMN）或黏液性囊性肿瘤（MCN）[32,33]。

共识指南和专家意见均建议对有临床症状、直径大于 3 cm、有壁结节或累及主胰管（主胰管 IPMN）的 MCN 和 IPMN 进行手术切除[34,35]。然而，由于存在胰腺切除相关的手术风险，人们越来越关注于开发微创技术来治疗这些病变。胰腺囊肿消融术对于那些合并症较多及手术风险较高的患者可能是一种不错的治疗方式。其潜在的益处包括降低囊肿的恶性发展，减少囊肿随访监测方面的花费，以及对患者心理方面的益处。下文将围绕胰腺囊肿消融术的操作技术、临床试验数据以及相关争议进行回顾。

EUS 引导下胰腺囊肿消融术的操作技术是什么？

迄今为止所有报道了 EUS 引导下胰腺囊肿消融术的研究都使用了 22 G 针头[36-41]。在曲线阵式内镜超声下，囊肿通常经由胃或十二指肠路径进行穿刺。为了使囊肿几乎完全排尽，一般使用注射器吸出囊液。注射前吸出囊液可增加直接暴露于消融剂的表面积，同时提高消融的效率。应注意注入的液体量、黏度和颜色。为了确保囊肿不会完全塌陷，在注射消融剂之前针头仍保留在囊肿内。对于黏性囊肿液，可能难以排出较多的囊肿内容物。因此，可以将生理盐水注入囊肿内来降低黏度或扩张较小的囊肿来确定针头的位置[42]。

将针头置于几乎塌陷的囊肿中，并注入乙醇，注入量与最初从囊肿中吸出的液体量相同。在操作过程中，针尖需要保留在囊肿内，以避免造成实质损伤或囊壁渗漏。迄今为止，所有的研究报道均为 5 min 的灌洗，在此期间交替填充和排空囊腔。对于黏液性囊肿，一般在 5 min 内进行 3 ~ 4 次灌洗。当囊液较稀薄时，5 min 内一般进行 7 ~ 8 次灌洗。在乙醇灌洗完成后，应尽可能地完全排空囊腔。如果在乙醇灌洗后需要使用化疗药物如紫杉醇，则在注射紫杉醇之前尽可能多地去除乙醇。使用乙醇或紫杉醇注射时，总注射量不应超过吸出的液量，从而囊肿不应超过其最初的大小。在乙醇灌洗后注射紫杉醇，并将紫杉醇留在囊腔内不必吸出。然后将针从囊腔中取出[42,43]。

什么消融剂可用于胰腺囊肿消融术？

乙醇（80% ~ 98%）是一种低廉、广泛可得的低黏度剂，易于通过小规格针头进行注射。人们猜测乙醇可通过膜裂解、蛋白质变性和血管闭塞诱导细胞死亡[44]，并且已被用于破坏多种器官内的实体及囊性肿瘤[42]。迄今为止唯一用于胰腺囊肿消融术的其他药物是紫杉醇。紫杉醇是一种疏水的黏性化学治疗剂，可抑制依赖于微管更新的细胞进程。它的黏性使其能够对囊腔内的上皮细胞发挥持久的作用，并且渗漏风险较低[45]。

哪些囊肿可行消融治疗？

囊肿的大小、形态特征及组织学类型决定了囊肿注射及消融治疗的方法（表 33.2）。在已发表的研究中，治疗过的囊肿包括最大直径为 1 ~ 6 cm 的疑似黏液性囊肿[42]。适合消融治疗的囊肿的理想大小取决于两个相互矛盾的因素：恶性风险和消融成功。大于 3 cm 或 4 cm 的囊肿通常具有较高的恶性风险。然而，恶性囊肿不适合消融治疗。另一方面，囊肿直径至少需要 2 cm 才能确保消融术的可行性及安全性。因此，适合消融治疗的囊肿大小最好在 2 ～ 4 cm[43]。

对于单房或者少于 2 ～ 3 个腔的寡房囊肿，消融术最有可能成功。对于含有 3 个及以上腔室的囊肿，单个针通道可能无法向囊肿内的所有腔室递送足够的药物。确定针的注射角度非常重要，从而可以注射到更多的腔室。在不增加不良反应风险的前提下，可以进行二次穿刺[43]。

如果囊肿与主胰管之间存在连通，消融剂可通过连通管道流入主胰管内。这一方面可能会降低消融效果，另一方面也会增加胰管发生改变的风险。Oh 等[40] 对所有要行消融术的患者进行了内镜逆行胰胆管造影术（ERCP），以排除囊肿与主胰管之间的连通。其他研究在消融术前没有进行 ERCP[36,38]。需要注意的一个实际问题是，如果在乙醇注射过程中囊肿没有恢复到原来的大小，应该避免重复的注射和抽吸，因为这种剧烈灌洗可能导致囊肿与主胰管相连通[43]。

应选择哪些患者进行消融治疗？

关于哪些患者需要行胰腺囊肿消融治疗目前没有明确的共识。对于风险较高、有临床症状或者囊肿呈良性且拒绝手术或不适合手术的患者可考虑进行消融治疗（表 33.2）。影像学表现为 MD-IPMN 的患者，如主胰管扩张或提示恶性肿瘤，如团块样病变、可疑肝或肺部病变或淋巴结肿大，则不应行囊肿消融治疗。同样，对于活动性或未控制的胰腺炎、腹水、门静脉高压或凝血功能障碍的患者通常也不建议行囊肿消融治疗。

表33.2 可行消融术的囊肿及患者的特征

适合消融术的囊肿	适合消融术的患者
外观呈良性，没有任何恶性特征	手术风险高的患者
直径为 2 ～ 4 cm	不存在以下情况：胰腺炎未控制、腹水、门脉高压及凝血障碍
单房或寡房	
与主胰管无连通	

临床试验数据

囊肿消退

迄今为止，有 6 篇已发表的前瞻性研究评估了 EUS 引导下胰腺囊肿消融术的作用。表 33.3 总结了目前文献中囊肿消融术的临床试验数据。所有研究的终点包括消融后囊肿大小变化的 EUS 或放射学评估。对于单纯的乙醇消融治疗，基于横截面成像，囊肿消退（定义为无肉眼可见的残余囊肿）范围为 33% ～ 38%[36,38,41]。加上紫杉醇后的消融治疗，使 CT 下的囊肿消退（定义为＜初始囊肿体积的 5%）提高到了 60% ～ 79%[37,40,46]。

安全性

EUS 引导下囊肿消融术通常耐受性良好，不良事件发生率较低。最初的试验性研究评估了注射高浓度乙醇（浓度高达 80%）的安全性，未发现与治疗相关的并发症[36]。随后的研究显示，消融术的胰腺炎发生率为 2% ～ 10%，腹痛的发生率为 2% ～ 20%，发热的发生率为 2%，囊内出血的发生率为 2%。迄今为止，尚未报道过发生重症胰腺炎、需要输血治疗的大出血或死亡的病例。应该预防性使用抗生素。

病例总结

与患者商议后，基于其 3.5 cm 的囊肿为单房且与胰管间未连通，并且没有恶性证据，因此确定她非常适合行囊肿消融治疗。而且由于患者存在肺部疾病，因此行 Whipple 手术的风险也更高。患者同意行 EUS 引导下胰腺囊肿消融术。该操作在麻醉下进行，在静脉注射环丙沙星后用 22 G 针头单次进入囊肿。在完全吸出囊液后，注入等体积的 80% 乙醇，并在 5 min 内灌洗囊肿。患者术后恢复良好，无并发症。3 个月后的随访 CT 扫描显示囊肿体积缩小了约一半。

未来发展方向

在临床实践中经常遇到胰腺囊肿病例，包括老年人和手术切除风险较高的患者。因此，需要一种非手术的治疗替代方案。EUS 引导下囊肿消

表33.3　胰腺囊肿消融术的临床试验数据

参考文献	患者数量	消融剂	影像学上完全消退	并发症	中位随访月数（范围）
Gan 等，2005 年[36]	25	5% ~ 80% 乙醇	35 %（8/23）	无	至少 3 个月，未说明
Oh 等，2008 年[37]	14	80%/99% 乙醇与紫杉醇	79 %（11/14）	胰腺炎（10%）	9（6 ~ 23）
Oh 等，2009 年[46]	10	99% 乙醇与紫杉醇	60 %（6/10）	胰腺炎（7%）腹痛	8.5（6 ~ 18）
DeWitt 等，2009 年[38]	42	80% 乙醇	33 %（12/36）	胰腺炎（4.5%）囊内出血（2%）术后 2 h 腹痛（14%）术后 7 天腹痛（20%）	至少 3 个月，未说明
Oh 等，2011 年[40]	47	99% 乙醇与紫杉醇	62 %（29/47）	发热（2%）胰腺炎（2%）腹痛（2%）	20（12 ~ 24）
DiMaio 等，2011 年[41]	13	80% 乙醇	38 %（5/13）	腹痛（8%）	第一次灌洗后 13 个月

融术是一种新兴的治疗方式，很有可能是手术治疗的替代方案，特别是如果绝大多数患者都可以达到完全消融。目前这还是一项处于研究阶段的治疗方式，迄今为止的研究表明囊肿消融治疗相对安全，囊肿消退率高达 67%。肿瘤性囊肿内衬的不完全消融是否会降低癌症风险，或者部分治疗的囊肿是否会变得更加难以监测，这些目前均不明确。现在需要更进一步的研究来重点关注操作技术的改进、消融剂的选择及注射量、适合消融的囊肿选择标准以及该治疗的远期预后。

EUS 射频消融术

影像学引导下射频消融术（radio frequency ablation，RFA）是肿瘤学中公认的微创治疗方式，其利用穿过靶组织产生的高频交流电来诱导离子振荡和组织摩擦，最终导致热损伤和随后的凝固性坏死。通过优化产热及热损耗的最小化来实现有效消融，目的是在减少潜在的副作用的同时产生清晰的肿瘤消融边缘。经皮 RFA 的实用性、安全性、有效性及低花费促进了其与超声、CT 或 MRI 的联合应用，可用于治疗多种实体瘤，最常见的是肝细胞癌、肾细胞癌、非小细胞肺癌和骨样骨瘤。

RFA 也在剖腹探查或腹腔镜中用来治疗胰腺癌。最近的一项系统性回顾总结了 5 项研究，共纳入了 158 名患者，其 RFA 后中位生存期为 3 ~ 33 个月，死亡率为 0 ~ 19%，总发病率为 10% ~ 43%，RFA 相关发病率为 4% ~ 37%，其中大部分是对邻近组织的附带损伤[47]。鉴于内镜超声的微创性质和对胰腺组织较好的成像功能，内镜超声为胰腺癌及其他无法经皮治疗的肿瘤提供了一种理想的射频消融载体。

动物研究

对于 EUS 引导下 RFA，目前为止已开展了 8 项研究，其中有 6 项使用了猪模型（表 33.4）。使用连接到单极射频发生器的改良 19 G 针头电极，Goldberg 等在 1999 年首次证明了 EUS 引导下 RFA 在 13 只猪的胰腺中的可行性[48]。其切除区域的最大直径在 EUS 下为 10 ~ 15 mm，在组织学中为 12 mm。对于超过 5 mm 的病变，EUS 或 CT 与消融区域大小的大体病理结果之间的相关性非常好。病理检查时消融区域的大小在影像学上可视范围为 2 mm 内。并发症包括三个透壁性胃壁烧伤、一个肠浆膜烧伤和一个无症状性胰腺积液。

为了提高消融效率，同时减少周围组织热损伤，Carrara 等使用混合式低温（CT）探头将双极射频电流与二氧化碳冷冻疗法相结合，来对 14 头猪的胰腺进行消融；与 Goldberg 等[49]的单极系统

表33.4 EUS引导下射频消融术的动物及人类研究总结

参考文献	发表时间	探针设计/技术	研究对象	治疗器官	EUS 消融区域的最大直径/面积	组织学上消融区域的最大直径/面积	并发症	随访
Goldberg[48]	1999年	单极19号针电极	13个猪模型	胰腺（尾部）	10～15 mm	12 mm	透壁性胃壁烧伤（$n=3$），肠浆膜烧伤（$n=1$），无症状的胰腺积液（$n=1$）	时间不统一，最多14天
Carrara[49]	2008年	混合双极 RFA-二氧化碳冷冻探针	14个猪模型	胰腺（体部）	900 mm²	400 mm²	坏死性胰腺炎伴腹膜炎（$n=1$），无症状的胰腺炎（$n=1$），胃壁烧伤（$n=1$），胰腺和肠道的粘连（$n=4$）	时间不统一，最多14天
Carrara[50]	2008年	混合双极 RFA-二氧化碳冷冻针	19个猪模型	肝脾	500 mm²/600 mm²	400 mm²/500 mm²	无	时间不统一，最多14天
Varadarajulu[52]	2009年	可通过19 G针头展开的伞形可伸缩单极电极	5个猪模型	肝脏	23 mm	26 mm	无	4/5 个猪模型为7天
Petrone[51]	2010年	混合双极 RFA-二氧化碳冷冻针；超声引导	16名胰腺癌患者；（离体标本）	胰腺	未注明	10～20 mm（取决于治疗时间）	N/A	N/A
Gaidhane[53]	2012年	通过19 G针头展开的1 Fr单极探头	5个猪模型	胰腺（头部）	未注明	未注明	无症状的组织学胰腺炎（$n=5$）	6天
Kim[54]	2012年	带盐水泵冷却18号电极	10个猪模型	胰腺（体尾部）	14.5 mm	23 mm	无症状的胰腺后腹膜后纤维化（$n=1$），胰腺与胃或肠道的无症状性粘连（$n=2$）	7天
Arcidiacono[55]	2012年	混合双极 RFA-二氧化碳冷冻探针	22名不能行手术切除的Ⅲ期胰腺癌患者	胰腺	不确定	不确定	置入探头失败（$n=6$），轻度腹痛（$n=3$），1 个不确定，十二指肠出血（$n=1$），梗阻性黄疸（$n=1$），无症状的胰腺囊性积液（$n=1$）	至少15个月

在 360 s 内的成果相比，他们在 300 s 内消融了更大的范围（18 mm vs 10 mm）。然而，较长时间的操作仍然会有相似的副作用，包括 2 例胰腺炎（1例坏死性，另 1 例为无症状性）、1 例胃壁烧伤以及 4 例胰腺与肠道的粘连。该研究团队在猪模型中证实了在肝脾的 EUS 引导下 RFA 中使用低温（CT）探头的可行性，并且无报道并发症 [50]。在平均直径为 29 mm 的 16 个人移植胰腺肿瘤中进行使用 CT 探头的超声引导下 RFA，产生的消融区直径为 10 ～ 20 mm，消融区域的大小与消融的持续时间相关 [51]。

Varadarajulu 等使用 EUS 引导下伞形可伸缩单极电极阵列来对 5 个猪模型的肝进行消融，消融区域直径在 EUS 下为 23 mm，在组织学上为 26 mm，未发生任何并发症 [52]。Gaidhane 等将 1Fr RFA 探针通过 19 G 针头，来对 5 个猪模型的胰腺进行消融且没有发生并发症，仅有局灶性胰腺炎的组织学证据 [53]。Kim 等使用 18 号盐水泵冷却的 RFA 电极来对 10 个猪模型的胰体或胰尾进行消融；消融区域直径在 EUS 下为 14.5 mm，组织学上为 23 mm [54]。并发症包括 3 例无症状性腹膜后纤维化或胰胃粘连。

人类研究

EUS 引导下射频消融的人体研究较为受限。Arcidiacono 等使用 CT 探针对 16 个平均直径为 35.7 mm 的不能行手术切除的 Ⅲ 期胰腺癌病例进行了消融治疗；另外 6 名患者由于胃十二指肠壁或肿瘤质地较硬，而不能施行 RFA。并发症包括 3 例轻度腹痛（其中 1 例为胰腺炎），1 例需要进行内镜治疗的十二指肠出血，2 例需要植入支架的梗阻性黄疸，1 例需植入支架的十二指肠狭窄，以及 1 例无症状的胰腺囊性积液。消融后中位存活时间为 6 个月。在 16 例消融患者中，腹部 CT 成像仅仅可以清楚地显示 6 例肿瘤边界，在长达 78 天内观察肿瘤大小减少或无变化，即使不明显 [55]。

未来发展方向

目前 EUS 引导下 RFA 仍处于研究阶段，需要在设计完善的随机对照研究中进一步评估、改善及验证其安全性和有效性，然后才能正式推广

于临床实践。特别强调的是，未来的研究需要注重于配有切割电流的更锐利的探针的设计开发，从而更易通过腔道，同时也注重于用于评估肿瘤反应的合适的放射模式及时间间隔，以及治疗持续时间、发生器功率和气体冷却剂压力的最佳设置，从而有效地消融胰腺癌而不损伤健康的胰腺组织。

内镜超声引导下基准标记放置

病例

患者 F 先生，82 岁，患有无痛性黄疸，其胰头部有一肿物。最开始的 EUS-FNA 明确了诊断，在 EUS 下肿瘤分期为 T3N0Mx 时给予放置了塑料胆管支架。患者随后拒绝手术和化疗，但选择了姑息性放疗；遂予第二次 EUS 来放置基准标记物。在 EUS 引导下通过 19 G 针头放置了 3 个 0.8 mm×5 mm 基准标志物（图 33.3），通过荧光检查确认放置（图 33.4），未发现并发症。标志物的放置便于使用射波刀（Accuray，Sunnyvale，California）来进行治疗，患者耐受性较好。

引言

基准标志物是不透射线的线圈或棒条，有助于癌症的靶向放射治疗。传统的放置方式是在放射线引导下在手术过程中或经皮来进行放置。近年来通过 FNA 针来进行放置的 EUS 技术是一种

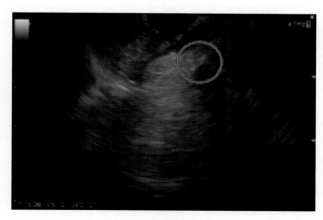

图 33.3　胰腺肿物周围的基准标志物（红色圆圈内）的 EUS 图像

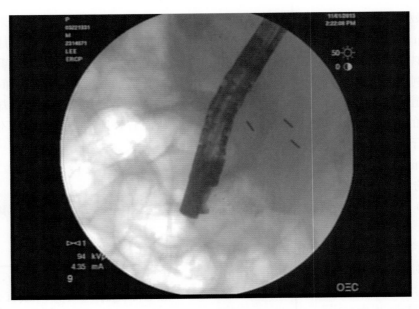

图 33.4   胰头部所有三个基准标志物的荧光透视图像，将金属胆道支架穿过癌组织

微创方法，可将基准标志物置入胃肠道恶性肿瘤中，包括食管癌、胆管癌、胃癌、胰腺癌和恶性淋巴结 [56,57,58]。在食管癌中，当存在距离肿瘤较远的恶性淋巴结时，我们的做法是将基准标志物置于淋巴结中，以确保对该区域的放射治疗。与经皮方法相比，经 EUS 来进行胰腺置入的方式可能具有独特的优势，腹膜种植的可能性较低 [59,60]。基准标志物的放置可以通过图像引导下放射疗法（image quide radio therapy，IGRT）实时准确地划分肿瘤的位置和周边范围，这是促进立体定向放射治疗（stereotactic body radiotherapy，SBRT）的先决条件。这样可以通过量化呼吸运动和肿瘤范围从而以极高的准确率和一致性来传递多束辐射，最大限度地增加向肿瘤的辐射传递，并最大限度地减少对周围正常组织的附带损伤 [61]。该技术也被用于小神经内分泌肿瘤的术中定位，从而可以行保留实质的切除治疗 [62,63]。

基准标志物的特征

成分

基准标志物可以由金、碳或聚合物制成 [64]。金制的标志物最常用，因为它最易可视化，并能提供较高的对比度。金制的基准标志物也可以产生更多的伪影，但幸运的是，这可以通过采用金属伪影消除（metal artifact reduction，MAR）的方法来提高 CT 的图像质量从而将伪影最小化 [65]。

物理尺寸

基准标记物的大小范围较广。长度可以为 2.5 ～ 10 mm，直径范围为 0.35 ～ 0.8 mm。这决定了用于递送标志物的针头规格。表 33.5 列出了可在美国使用的基准标记物示例。

形状

基准标志物的形状可以是圆柱形（棒条状）或线圈状。最近的一项对比研究表明，棒条状基准标志物比线圈状的可视化更强，但在位置变化率上没有显著差异 [66]。

基准标志物的放置

放置技术

基准标志物可通过 19 G 针头或 22 G 针头来递送。22 G 递送系统的优势是易于部署且成功率较高，特别是在技术操作上较困难的位置，如胰头部或胰腺钩突区。DiMaio 等 [58] 报道了 22 G 针头对胃肠道相关恶性肿瘤的技术成功率为 97%，Ammar 等 [57] 报道了 22 G 针头对肿瘤及淋巴结的

表33.5 可在美国使用的基准标志物

基准标志物	规格	所需的细针抽吸术针头的规格
Alpha-omega 服务（Bellflower，CA，USA）	0.8 mm ×（2.5 ~ 5）mm	19 G
Visicoil，核心肿瘤学（Santa Barbara，CA，USA）	10 mm × 0.35 mm	22 G
最佳医疗国际（Springfield，VA，USA）	0.8 mm × 3 mm	19 G
Cook 医疗（Bloomington，IN，USA）	0.43 mm × 5 mm	22 G

技术成功率为 100%。

目前，基准标志物的放置技术涉及单个装载系统，其中将无菌基准标志物置于针尖处，通过顺行[57]或逆行[67]方式进行递送并用置于针头最末端的无菌骨蜡进行固定。在我们的操作中，首选逆行递送方式。一旦病变被刺破，就将探针完全推入针内来放置基准标志物。在预期用探针操作较困难（如钩突区的操作）的情况下，有时需要使用生理盐水冲刷来代替探针[68]。一般而言，这种操作技术在解剖结构正常的情况下成功率较高，但在解剖结构发生改变或手术治疗后的情况下，其成功率降至 73%[69]。一项新的多基准标志物系统已在猪模型中证明其成功率为 95%，其在 1 min 内依次放置 4 个基准标志物[70]。该装置的末端附近有个缩窄或腰部位置，以便于给内镜医师提供触觉反馈，从而使每个基准标志物都可以成功放置。

理想的基准物几何结构

理想的基准物几何结构（ideal fiducial geometry，IFG）至少包括三个基准标志物，各自的间隔至少为 2 cm，每一个的放置角度大于 15°。与 EUS 相比，手术可以更好地实现 IFG，但 IFG 可能不是必需的，因为不论是手术还是 EUS 方法，其在射波刀成像下都能实现较高的可见度[71]。不同医学中心的基准物放置操作指南有所不同，特别是实际放置的基准标志物的数量有很大不同。在大多数医学中心，包括我们自己，一般是环绕肿瘤四周及相隔一定的距离置入 3 ~ 4 个基准标志物，其各自间隔 1.5 ~ 2 cm。如果肿瘤较大，有足够的空间来放置基准标志物，无论肿瘤是何种类型，我们均建议行 IFG。较小的病变可能仅允许置入 1 或 2 个基准标记物。此外，较小的肿瘤更易被切除，因此，基准标志物的放置可能不是必需的。

并发症

与基准标志物放置相关的并发症很少见。最常见的是 IGRT 1 周后标志物位置移动。据报道，中位移动距离在 1.3 mm 以内[66]。然而，据报道，由于在某些病例中基准标志物的移动范围较大，导致在 IGRT 中看不到标记物，在高达 7% 的病例中 IGRT 技术质量受到了影响[69]。

其他报道过的并发症包括 2 例感染[58,59]。他们未使用静脉抗生素或住院治疗。鉴于此操作的感染总体风险较低，在 EUS 引导下基准标志物放置治疗胃肠道恶性肿瘤中，我们不常规预防性使用抗生素。有一篇关于术后腹痛的病例报道，其最终被诊断为轻度胰腺炎[69]。还有一例出血病例，其出血较轻，不需要输血治疗[68]。

结论

通过射波刀，基准标志物在精确传递高强度放射治疗中发挥着不可或缺的作用。这些标志物可以通过手术、放射学或 EUS 引导下进行放置。EUS 的方法特别适用于较深的组织，尤其是胰腺，并且已被证明是一个非常安全和有效的方法。

EUS 引导下传送抗肿瘤药物

由于腹腔神经节神经松解术的成功，EUS 引导下细针注射（EUS-FNI）技术证明了将药物递送到局部组织结构的可行性和安全性。因此，EUS-FNI 在递送抗肿瘤药物方面受到了人们的关注，特别是在食管癌和胰腺癌的肿瘤内治疗和联合疗法上。支持 EUS-FNI 递送抗肿瘤药物可行性的证据越来越多，并且其结果也十分令人满意。

EUS-FNI 用于递送抗肿瘤药物的研究主要在胰腺癌的治疗中进行，其主要原因是由于可通过 EUS 可到达胰腺的解剖部位并且胰腺癌的预后欠佳。由于胰腺周围有多器官和大血管，CT 等检查方法难以较清楚地显示其结构，但 EUS 可以很方便地进入胰腺的所有解剖部位。尽管进行了许多基础和临床研究，胰腺癌的预后仍然不佳，手术切除是可能治愈的唯一方式。胰腺癌对化疗反应较差的原因之一是周围丰富的结缔组织以及肿瘤血供较少，从而导致药物不能有效地到达肿瘤组织内。通过在 EUS 引导下将抗肿瘤药物直接注射到肿瘤中，可以以微创的方式克服这些障碍。

早期的经验

我们的第一项关于 EUS-FNI 递送抗肿瘤药物的研究涉及了将同种异体混合淋巴细胞培养物（细胞移植物）注射到胰腺肿瘤中。尽管一项关于对比 EUS 引导下细胞移植治疗与传统治疗的随机对照试验提前终止了，但这一经验清楚地证明了 EUS-FNI 作为抗肿瘤药物递送方法的可行性[72]。

随后的研究涉及了 EUS-FNI 下使用 ONYX-015 来进行"基因治疗"[73,74]。ONYX-015 是一种基因缺失的选择性复制腺病毒，在恶性细胞内优先复制并杀死恶性细胞。一项 Ⅰ/Ⅱ 期试验在 21 名不能行手术切除的胰腺癌患者中对 EUS-FNI 下 ONYX-015 治疗的可行性、耐受性和有效性方面进行了检验。仅在 2 名患者中客观地观察到肿瘤的部分组织消退，但该研究再次进一步支持了 EUS-FNI 抗肿瘤治疗的可行性和安全性，并为下面讨论的更先进的基因治疗研究奠定了基础。

TNFerade 基因治疗

肿瘤坏死因子 -α（tumor necrosis factor-α，TNF-α）具有强效的抗肿瘤特性，可作用于肿瘤的血管系统，并有直接的细胞毒作用。TNF-α 还可以通过增加羟自由基的水平起到放射增敏剂的作用，从而使辐射产生的氧化损伤得到强化。由于具有严重的全身毒性作用，TNF-α 的临床研究受到限制。TNFerade 为第二代腺病毒载体，它表达了编码人 TNF 的互补 DNA（complementory DNA，cDNA），作为一种利用基因转移选择性地

将 TNF 递送至肿瘤细胞的新方法[75]。为了优化局部有效性并使全身毒性最小化，将辐射诱导即刻反应早期生长反应（Egr）-1 启动子置于人 TNF cDNA 的转录起始位点的上游。该载体的作用是确保通过放射疗法在空间和时间上限制基因的表达及随后的 TNF 分泌。已在胰腺癌、食管癌和直肠癌患者中进行了临床试验。

在局部晚期胰腺癌患者中，有研究报道了有关 EUS 或经皮经腹递送具有化学放射性的 TNFerade 的 Ⅰ/Ⅱ 期研究的长期结果[75]。将 TNFerade 每周一次注射到局部晚期胰腺癌中，连续注射 5 周，同时每天接受 50.4 Gy 的辐射及应用 200 mg/m^2 的 5- 氟尿嘧啶（5-FU），持续应用 5.5 周以上。研究了 4×10^9、1×10^{12} 个粒子单位（particle unit，PU）的剂量水平。通过经皮经腹途径单针穿刺来递送 TNFerade，而通过 EUS 的方法进行了多达四次的注射。图 33.5、33.6 和 33.7 显示了接受 TNFerade 的患者治疗前和治疗后的状态。有 50 名患者完成了这项剂量递增研究，其中 27 名患者接受了 EUS 引导下注射。在接受 EUS 注射的患者中，当剂量在 1×10^{12} PU 时，有 3 名患者出现了剂量有关的毒性反应（2 个胰腺炎和 1 个胆管炎）。主要的 3～4 级不良反应是胃肠道出血、深静脉血栓形成、肺栓塞、胰腺炎和胆管炎。肿瘤进展的中位时间为 108 天（95%CI 67～198 天），总生存期的中位时间为 297 天（95%CI 201～316 天）。在 332 天的 4×10^{11} PU 队列中观察到了最佳的中位存活率（95% CI 154～316）。7 名患者在此次治疗后接受了手术切除治疗，有 6 名患者手术切缘无肿瘤浸润，其中 1 名患者病理上完全缓解。鉴于此种治疗后病理结果阴性的手术切除率较高，这种治疗方法很有发展前景。

随后进行了有关接受以及不接受 TNFerade 标准治疗（SOC- 化学放射治疗）的 Ⅱ/Ⅲ 期随机对照试验[76]。在这项研究中，有 198 名患者被分配到 SOC + TNFerade 组，90 名被分配到 SOC 组。SOC + TNFerade 组和 SOC 组患者的总生存期中位时间均为 10 个月（风险比 0.90；95%CI 0.66～1.22；$P = 0.26$）。SOC + TNFerade 组的无进展生存期中位时间为 6.8 个月，SOC 组为 7.0 个月（风险比，0.96；95% CI 0.69～1.32；$P = 0.51$）。SOC + TNFerade 组患者比 SOC 组患者发生 1～2 级发热和寒战的比率更高（$P < 0.001$），但两组

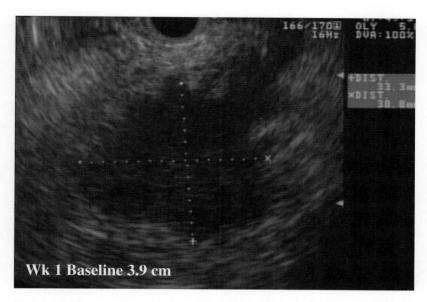

图 33.5　患者，74 岁，男，胰颈部有 T4 期腺癌。治疗前肿瘤大小为 3.9 cm × 3.3 cm

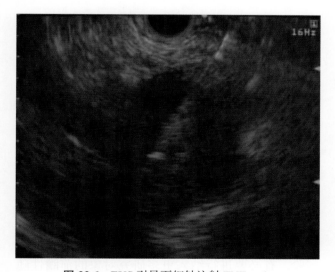

图 33.6　EUS 引导下细针注射 TNFerade

发生 3 ～ 4 级毒性反应的比率相似。尽管总体结果显示存活率无明显差异，但亚组分析显示，对于 T1 ～ T3 肿瘤和癌胚抗原（CA）19-9 水平低于 1000 U/ml 的患者，接受 TNFerade 治疗的存活期更长（10.9 vs 9.0 个月；$P = 0.04$）[77]。因此，对于 TNFerade 疗法，选择合适的患者可能尤其重要。

　　在局部晚期食管癌中，进行了肿瘤内注射 TNFerade 的多中心 1 期剂量递增试验[78]。在第 1 天和第 29 天，将 TNFerade（其剂量从 $4×10^8$ ～ $4×10^{11}$ PU 对数递增）与 75 mg/m² 的顺铂和 1000 mg/m² / 天的 5-FU 联合给药 96 h，同时给予 45 Gy 的放射治疗（RT）。在治疗后 9 ～ 15 周进行手术治疗。在接受手术评估的 21 名患者中，有 6 名患者（29%）病理达到完全缓解（20 例来自食管切除术，1 例来自尸检）。未观察到剂量相关的毒性反应。最常见的不良反应是疲劳（54%）、发热（38%）、恶心（29%）、呕吐（21%）、食管炎（21%）和寒战（21%）。在 $4×10^{11}$ PU 的最高剂量下，8 名患者中有 5 人发生了血栓栓塞事件。总生存期中位时间为 47.8 个月。3 年和 5 年的总体和无病生存率分别为 54%、41%、38%、38%。这些结果，尤其是长期预后方面令人振奋，还需要进一步的随机对照试验来进行研究。

　　在 9 名 T3、T4 或 N1 期直肠癌患者中进行了一项关于使用 TNFerade 联合卡培他滨和放射治疗作为新辅助放化疗的试验性研究[79]。患者接受总剂量为 50.4 ～ 54 Gy 的 RT 治疗，同时联合每日 2 次口服 937.5 mg/m² 的卡培他滨。在 RT 治疗的第一天，将剂量为 $4×10^{10}$ PU 的 TNFerade 注射到直肠肿瘤中，每周一次，共注射 5 次。化学放射治疗完成后的 5 ～ 10 周进行手术治疗。有 8 名患者完成了所有的治疗方案。其中 2 名患者有 3 级的血液毒副作用。有 1 名患有 3 级血液毒副作用且并发回肠炎的患者需要停止治疗。有 1 名患者有 2 级导管相关的血栓形成。没有与 FNI 操作直接相关的毒副作用。在 9 名患者中，有 2 名患者病理学完全缓解。该研究证实了在直肠癌中使用 EUS-FNI 进行抗肿瘤药物治疗的可行性。

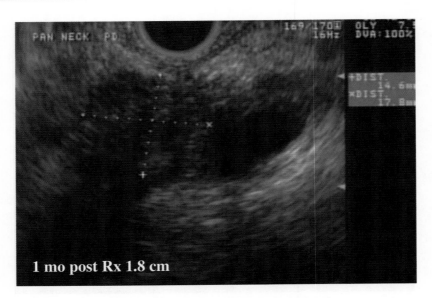

图 33.7 在 EUS-FNI 后 4 周，EUS 显示肿瘤大小明显减小为 1.8 cm × 1.5 cm

EUS 引导的免疫疗法

EUS 引导的免疫疗法受到了极大的关注，尤其对于胰腺癌患者，因为胰腺癌通常对常规化疗反应欠佳。已经研究了肿瘤抗原负载的树突细胞（DC）作为诱导肿瘤特异性免疫的治疗性疫苗，因为 DC 是最有效的抗原呈递细胞。

Irisawa 等报道了一项针对 EUS-FNI 的试验性研究。该实验对 7 名无法行手术切除并对吉西他滨治疗反应欠佳的 Ⅳ 期胰腺癌患者非脉冲式注射了未成熟的 DC 细胞[80]。有 5 名患者在初始 EUS-FNI 输注 DC 细胞之前接受放射治疗以诱导细胞凋亡和坏死。在第 1、8 和 15 天，在肿瘤的 2 ~ 3 个部位注射了 100 亿或更多的未成熟 DC 细胞。每 28 天重复循环一次，尽可能延长治疗时间。未观察到 EUS-FNI 相关的并发症。中位生存期为 9.9 个月，其中 CA 19-9 水平在 3 名患者中下降，还有 3 名患者表现为主要的肿瘤消退，但其他转移性病变保持稳定或者进展。

随后，Hirooka 等在 5 名不能行手术治疗的局部晚期胰腺癌患者中进行了联合吉西他滨以及 OK432 脉冲式 DC 细胞进行免疫治疗的试验性实验。OK432 应用较广，可刺激 DC 细胞成熟。在该实验中，患者在第 1 天使用了 1000 mg/m² 吉西他滨，同时使用 EUS-FNI 向肿瘤内输注了 OK432 脉冲式 DC 细胞，随后在第 4 天静脉输注使用抗 CD3 单克隆抗体刺激的淋巴因子激活性杀伤细胞，每 2 周为一治疗周期。未观察到与治疗相关的严重不良反应。其中有一名患者有部分反应，另外两名患者在超过 6 个月的时间内病情保持稳定。

尽管这些实验规模较小，但这些研究表明，需要在更大的临床实验中进一步探索 EUS 引导下肿瘤内注射 DC 细胞进行免疫治疗的方法。

未来发展方向

以上所提到的许多临床研究仍然是小规模的实验。有必要进行纳入更多研究对象的前瞻性随机对照试验来确认 EUS-FNI 在肿瘤治疗中的作用。不同于全身性化疗，抗肿瘤药物的 EUS-FNI 方法仅在局部发挥抗肿瘤作用。因此，选择患有局部病变的合适的患者是非常重要的。EUS-FNI 抗肿瘤疗法不能单独用于治疗，而是应作为包括全身性治疗在内的联合治疗的一部分。

总之，虽然 EUS-FNI 抗肿瘤疗法尚未被列为肿瘤治疗的标准方案，但其可行性和安全性已在动物和人体研究中得到了证实。目前的首要任务是研发出有效的生物性以及非生物性局部治疗方法。一旦确定了这些治疗方法，就需要进行大规模的前瞻性随机对照试验来证明其疗效优于标准疗法。我们仍然乐观地认为 EUS-FNI 将在未来的肿瘤治疗中发挥重要作用。

关键点

- EUS 引导下腹腔神经丛阻滞术 / 神经松解术以及近期的腹腔神经节神经松解术为胰腺癌或慢性胰腺炎疼痛患者在阿片类药物镇痛之外提供了缓解疼痛的替代方案。在胰腺癌患者中，由于不良反应发生率较低且作用更持久，其疗效似乎较慢性胰腺炎患者更高。

- 对于 EUS-CPN，通常联合注射丁哌卡因和 98% 乙醇，而对于 EUS-CPB，则联合注射丁哌卡因与曲安西龙。

- 目前尚未明确双侧注射是否优于单侧注射，关于腹腔神经丛阻滞术和神经松解术的研究对于两种注射方式均表示支持。

- 直接将乙醇注入腹腔神经节可以提高疼痛的缓解，尽管这需要更进一步的研究。

- 在胰腺良性单腔小囊肿（小于 6 cm 且不与主胰管相连通）的患者中，EUS 引导下使用乙醇或联合使用乙醇与紫杉醇进行胰腺囊肿消融术似乎是比较安全的。

- EUS 引导下将基准标志物放置在各种胃肠道恶性肿瘤中有助于进行靶向放射治疗。直径较小的基准标志物可以使用 22 G 针头进行放置。

- EUS 引导下进行胰腺肿瘤射频消融治疗仍处于研究阶段。

- 抗肿瘤药物的 EUS-FNI 似乎是安全并且可行的，但是需要开发出最佳的治疗制剂。

参考文献见本书数字资源。

第三十四章　EUS 引导下胆胰引流术

Marc Giovannini　Erwan Bories　Felix Tellez 著

引言

内镜下置入胆道支架是治疗梗阻性黄疸最常用的方法。有 3% ~ 12% 的患者由于乳头的选择性插管失败而需要进一步的手术或者经皮胆管引流治疗。经皮引流需要在扩张的肝内胆管内进行，且并发症（包括腹腔内出血）的发生率达到 25% ~ 30%。现在有了胆管引流的新技术，即 EUS 引导下胆管穿刺（胆总管或左肝管）进行胆管引流。

在 EUS 引导下使用配套的设施，可以创建胆 - 消化道吻合。

本章的主要内容包括以下几个方面：

1. 描述此类操作所需要的材料。

2. 详细介绍 EUS 引导下胆道引流的操作技术。

3. 探讨目前与 ERCP 相比，这些操作技术的地位。

病例报道

患者，男，89 岁，在行腹部 CT 检查时发现胰头部有一个 5.6 cm 肿块，伴有弥漫性胆管扩张，导致远端胆管突然中断并发现了多处肝病变。他被建议行 EUS 和 ERCP。对一处肝病变以及胰腺肿块进行了 EUS-FNA。初步细胞学评估确认为胰腺癌。并曾两次尝试 ERCP 来建立胆道引流，但未成功。患者拒绝经皮胆道引流。与患者讨论了行 EUS 引导下胆道引流的可能性，患者表示同意。

EUS 引导下胆道引流需要哪些工具？

介入 EUS

大约在 1990 年，Pentax 公司开发了一种电子凸形弯曲的线阵式内镜超声（FG32UA）。该装置的长轴上有一个成像平面，长轴与仪器平面相重叠。该 EUS 配有一个 2.0 mm 工作通道，可在其中行 EUS 引导下细针穿刺活检。然而，FG32UA 相对较小的工作通道却难以进行假性囊肿引流，因为需要将 EUS 更换为治疗性十二指肠镜来置入支架或行鼻囊肿引流。为了使用 EUS 来置入支架，Pentax-Hitachi 研发出了 EUS 介入 EUS(FG38X，EG 38-UT 和 EG-3870UTK)。FG38X 的工作通道为 3.2 mm，可以放置 8.5 Fr 支架或行鼻囊肿引流，EG38-UT 和 EG-3870UTK 的工作通道更大，为 3.8 mm，并配有抬钳器，从而可以放置 10 Fr 支架[1,2]。

Olympus 公司也开发了凸形线阵式内镜超声。GF UC 160P OL5 有一个 2.8 mm 的活检通道，可以放置 7 Fr 支架或鼻囊肿导管，同时配有抬钳器。GF UCT 180 同样也有一个抬钳器和一个较大的 3.7 mm 的工作通道，可放置 10 Fr 支架。凸形线阵式 EUS 的主要缺点是电子换能器产生的成像场更为局限（使用 Pentax 为 120°，使用 Olympus 为 180°）。这些设备与 Aloka 处理器或者更小的处理器（Suzie）配合使用。

引流针头及附件

在标准的 EUS 引导下细针抽吸术中，22 G 针在超声波检查中可视化较好，并可用于假性囊肿穿刺。这种针的缺点是口径较小，只能通过 0.018 英寸的导丝。使用 19 G FNA 针，450 cm 长的亲水性 0.035 英寸导丝可通过 19G FNA 针插入扩张的胆管中。在插入之前，应在细针上涂上对比剂。EUS 引导下肝胃造口术的主要问题之一是难以通过 19G EUS 针来操纵导丝。主要的困难是"剥离"导丝的涂层，这反过来会造成将部分导丝涂层留在患者体内的风险，同时也不能再继续进行支架的插入过程。

为了解决这个问题，我们与 Cook Medical 合作设计了一种名为 EchoTip® 的特殊针头。该针是原创的，因为探针很锋利，并且相对容易插入到胆管、胰管或假性囊肿中。当撤出探针时，留在原位的针头是平滑的，操纵导丝较为容易，并且该装置的设计降低了导线剥离的可能性。如果没有此针，较细的 0.025 英寸导丝可能会减少导线与针边之间的摩擦，并且不应拉回导线。在多个研究报道中成功使应用导丝包括 Radiofocus（Terumo，Tokyo，Japan）、Dreamwire（Boston Scientific，Marlborough，MA，USA）、RevoWave（Piolax Medical，Kanagawa，Japan）和 VisiGlide（Olympus Medical，Tokyo，Japan）。Terumo 导丝具有最佳的扭矩旋转控制 [3]。

一些研究者使用了针刀导管，但是针头可能难以在 EUS 中可视化。"Zimmon"针刀（Cook Medical，Bloomington，IN，USA）的针头规格较大，较易可视化。虽然使透热治疗，有时需要穿刺胆管，但因使用针刀进行瘘管扩张治疗的并发症发生率较高而应避免该治疗方法（图 34.1）[4-36]。

穿刺后需要使用扩张器来扩大瘘管。可以使用 Bougie（6～7 Fr）或球囊（4～6 mm）扩张器，如 Soehendra 胆管扩张导管（Cook Medical）或 Hurricane 胆管球囊扩张导管（Boston Scientific）。为了尽量减少 EUS 引导下胆管引流后产生的气腹，在所有这些操作过程中都应使用 CO_2 进行充气 [26]。还应对所有患者预防性使用抗生素。

EUS 引导下胆道入路的技术是什么？

有多种方式可以进入胆道系统并建立引流。根据目前的研究，没有一种方法是最佳的方式 [26]，应针对不同的患者选择特定方式。可以穿刺肝

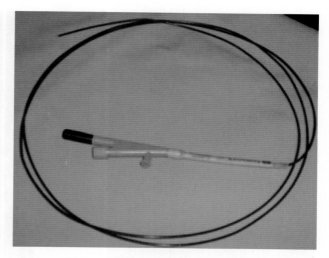

图 34.1　囊肿切开刀（Endoflex 公司）

外或肝内胆管，并且可以在会师术中（Rendezvous 术）以常用的逆行方式展开支架，顺行穿过胃肠壁并向下穿过狭窄部，或通过胃肠壁来形成胆肠瘘。肝外入路通常穿过十二指肠球部，但很少穿过胃窦。肝内入路一般通过贲门小弯侧下方 2～3 cm 处的胃底来进入左肝管内，但在极少数手术治疗后的患者中，可以通过食管远端或空肠进行肝内入路操作。

EUS 引导下的会师

图 34.2 诠释了 EUS 引导的会师技术。如果较易找到乳头，这是首选的方法。可以通过肝内或肝外穿刺来进入胆管内。一些专家更推荐肝内穿刺的方法，认为它比肝外方法引起的胆漏更少 [24]。在肝内途径中，将治疗性线性 EUS 固定于胃小弯侧中部，在 19 G 针穿刺进入左侧肝胆系统后，吸出胆汁并注入造影剂。然后将一直径 0.035 英寸较长的亲水性导丝（Tracer Metro Direct，Cook Endoscopy 或 Jagwire，Boston Scientific，Paris，France）插入胆管内并在十二指肠内绕个圈。通过针头推进导丝沿着肝内胆管向下穿过狭窄处并从壶腹部取出，这是操作中最困难的部分。由于在这种肝内入路中导丝穿行距离较长，在通过狭窄处推进时，扭矩的推动性和传递性通常受限。

另外，肝外入路也有其自身的问题。穿过十二指肠球部进行肝外穿刺可能非常困难，因为 EUS 在较远的位置比较难以操纵 19 G 针，并且从这个位置，导丝将倾向于朝向肝门部而不是壶腹

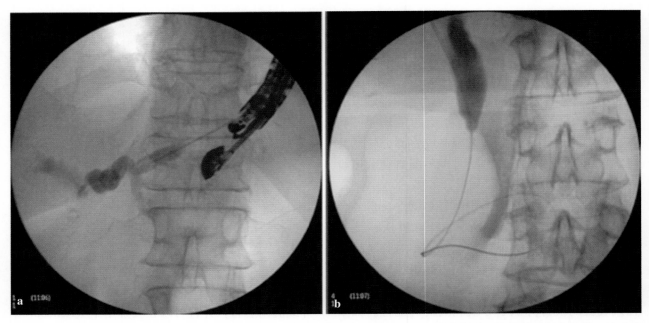

图 34.2　EUS 引导下的会师技术。图 a 显示了 EUS 引导下细针抽吸术使用 19 G 针穿刺进入扩张的左肝内胆管，然后进行胆汁抽吸及造影剂注射。图 b 显示长导丝向前顺行穿过远端胆管狭窄并盘绕在十二指肠

部。为了使导丝伸出壶腹，推荐选择更近的内镜位置。在穿刺胆管之前，可以通过透视方法检查针头的位置。然后拨出针头，轻轻拨出带有针头的 EUS，将导丝留在原位。然后，将十二指肠镜进入十二指肠的降部或水平部，与十二指肠中的导丝相平行。可以沿着导丝尝试插管，或者用标准圈套器或镊子勾住导丝并通过十二指肠镜的工作通道将其拨出。ERCP 套管在导丝上面进入组织内，ERCP 可以通过常规逆行方式来完成。

　　会师技术之所以受推崇，是因为它保留了正常的解剖结构，而不会在胆管树和胃肠腔之间产生新的瘘管连通，但是操作起来有几个步骤可能会比较困难。如果使用肝内入路，通过乳头的较长距离推进导丝非常困难。如果采用肝外入路，在把导丝引出乳头之前，可能需要多次穿刺进入胆管。类似地，一旦导丝在十二指肠中打圈，将EUS 更换为十二指肠镜就非常麻烦。如果由于十二指肠梗阻导致会师失败或不能进行，可尝试进行 EUS 引导下的胆肠吻合术。

EUS 引导下的胆肠吻合术

胆总管十二指肠吻合术（CD）

　　对于无法行手术切除的恶性肿瘤患者来说，

应该保留胆总管十二指肠吻合术或肝胃吻合术所形成的永久性胆肠瘘。在胆总管十二指肠吻合术中，在 EUS 引导下将 19 G 针插入胆管内。吸出胆汁，并将对比剂注入胆管内来进行胆管造影。将长 450 cm、宽 0.035 英寸的导丝通过 19 G 针插入胆管内。EUS 位于十二指肠近端较远的位置时，使导丝朝着肝门方向推进通常可以以更容易的角度来推送支架。只有在确保了导丝的位置后才可以进行扩张来降低胆漏的风险。使用 6～7 Fr 胆管探条扩张器（Soehendra 胆管扩张器；Cook Medical），4～6 mm 球囊扩张器或 6 Fr 囊肿切开刀（Endoflex，德国）来扩张胆总管十二指肠瘘。应避免过度扩张以降低胆漏的风险。将 7～10 Fr 胆管塑料支架或覆膜自膨式金属支架（SEMS）通过胆总管十二指肠吻合处植入肝外胆管中。由于存在胆漏和腹膜炎的潜在风险，不应使用无覆膜的金属支架来制造胆肠瘘。

左肝胃吻合术（left hepaticogastrostomy，HGE）（图 34.3）

　　Burmester 等在 2003 年首次报道了 EUS 引导的肝胃吻合术[7]。该技术基本上类似于 EUS 引导下胰腺假性囊肿引流。通过使用介入性 EUS，可以更清楚地直视扩张的左肝管（段 Ⅲ）。然

后在 X 线透视和超声共同引导下进行肝胃吻合术，其中 EUS 的头端应位于可以使膨胀的球囊处于胃小弯中间的位置。将 19 G 针（Echo-Tip®AccessNeedle，Cook Ireland Ltd.，Limerick，Ireland）经胃插入左肝管远端，并在吸出胆汁后注入造影剂。浑浊表明扩张胆管位于完全梗阻的近端。在导丝（直径 0.02 英寸，Terumo Europe，Leuven，Belgium）或 6.5 Fr 透热鞘上更换针头（原型 Cysto-Gastro 套装，EndoFlex，Voerde，Grermany），用其来扩大胃与左肝管之间的通道。在该图中使用切割电流来引入透热鞘。然而，电灼法通常不是必需的，并且在针刺后，可以使用探条或球囊扩张器来进行扩张。在导丝上（TFE 涂层、直径为 0.035 英寸，Cook Europe，Bjaeverskov，Denmark）交换后，放置一个 8.5 Fr×

8 cm 长的肝 - 胃支架或 10 mm×8 cm 长的覆膜 SEMS（Boston Scientific）。通过 X 线透视，造影剂从支架中排到胃内。为了防止胆漏，在接下来的 48 小时内，6 Fr 或 7 Fr 鼻胆管引流可以通过金属支架进行抽吸。最近，我们决定在无覆膜的支架内插入一个覆膜支架来防止胆漏。肝胃吻合术可以与置入另外的金属支架来桥接远端狭窄相结合，下面将进行详细介绍。

顺行入路

这种方法是指形成暂时性胆肠瘘，随后以顺行性方式来处理狭窄。该技术涉及导丝进入左肝管内，就如上文所述，使用 19G FNA 针以及长 450 cm、直径 0.035 英寸的导丝通过狭窄进入十二

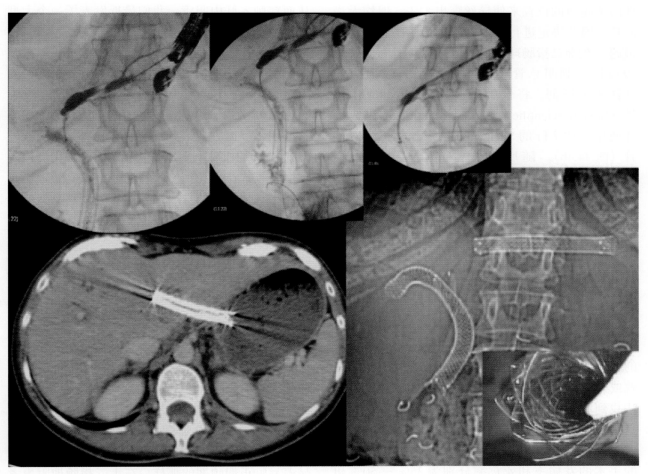

图 34.3　在一例 Klatskin 肿瘤患者中，ERCP 引流左肝叶失败后进行了肝胃吻合术。上面的图展示了右主肝管内的两个重叠的金属胆管支架，同时 EUS 引导下细针抽吸使用 19 G 针进入左侧肝内胆管，从而显示轻度扩张的左肝管。将长导丝顺行推进十二指肠，使用 6.5 Fr 透热鞘来进行扩张，然后插入全覆膜金属支架。下面的图像展示了用于肝胃造口术的金属支架的腹部 CT 扫描、X 线透视以及内镜图像

指肠，类似于肝内入路的会师技术。然后使用探条或球囊扩张器来扩张瘘管，随后以顺行性方式置入金属支架。与会师技术不同，扩张导管的存在有助于操控导丝，从而有利于导丝的前进。理论上如果没有第二个支架来桥接左肝内胆管和胃，则存在胆漏的风险，虽然这在文献中还没有报道。在顺行性方法中不建议进行肝外胆管穿刺，因为在该方式中置入支架需要穿过一定的角度，而该操作很难进行。

病例后续

静脉注射环丙沙星后，通过全身麻醉及 CO_2 充气来进行 EUS 引导下的胆管引流。EUS 显示胆总管宽 2 cm。由于可到达乳头，最初选择了会师方法。然而，尽管多次尝试通过调整治疗性线性内镜超声的位置来使导丝穿出乳头，但均无法成功。因此决定进行胆总管十二指肠吻合术。内镜超声在十二指肠球部处于较远的位置时，使用 19 G 针穿刺胆总管（图 34.4a），随后吸出胆汁并注入造影剂。将长 0.035 英寸的 Dreamwire 导丝（Boston Scientific）推入胆道系统。取出针头并使用宽达 7 Fr 的 Soehendra 扩张导管扩张透壁管（图 34.4b）。随后置入 10 mm × 4 cm 全覆膜 SEMS，其远端位于十二指肠球部，且胆汁引流通畅（图 34.4c、d）。

EUS 引导的胆道入路的作用、成功之处以及并发症各是什么？

对于良恶性疾病引起的梗阻性黄疸，ERCP 是其引流的金标准方法。ERCP 胆道支架置入术的成功率为 80% ~ 85%，其他是由于乳头插管失败或者由于肠梗阻或手术后解剖结构的改变而无法找到乳头所导致的 ERCP 失败。经皮胆道引流是 ERCP 的替代方案，但其出血或腹膜胆漏的并发症发生率较高（20% ~ 30%）。作为姑息治疗的手术的发病率和死亡率分别为 35% ~ 50% 和 10% ~ 15%。因此，这些使用 EUS 引导的胆道引流的新技术可以提供另一种选择了。一项小型回顾性研究对 25 名接受 EUS 引导下胆道引流（使

用顺行性方法或建立胆管瘘）的患者与 26 名经皮胆道引流的患者进行了对比[37]。无论是通过支架实现内部胆汁引流（92% vs 46%，$P < 0.05$）还是并发症（20% vs 46%，$P < 0.05$）方面，EUS 组均更具优势。EUS 组有 1 例死亡病例，而经皮引流组有 2 例死亡病例。另一个小型回顾性研究将 EUS 与由于远端胆管狭窄导致 ERCP 失败从而进行经皮胆管引流进行了比较，研究发现经皮方法在技术层面更加成功（100% vs 86%，$P = 0.007$），但经皮组不良反应的发生率也更高（39% vs 18%，$P = 0.08$）[38]。需要更进一步严格的随机研究来比较 EUS 与经皮治疗方法。

迄今为止，已有 30 项研究报道了 549 名进行了 EUS 引导下胆管引流（EUS-CD = 284；EUS-HGE = 265，EUS 会师方法 = 33）的患者（表 34.1）[4-36]。在所有这些患者中使用 19G 或 22G 针，然后用球囊扩张、针状切开刀或囊肿切开刀从而穿刺入肝内胆管。我们最近发表了一个大型多中心研究，纳入了 240 名由于肿瘤侵及乳头、十二指肠梗阻、无法通过狭窄部位推进导丝以及术后解剖结构的改变导致 ERCP 失败的患者，随后对其采用了 EUS 引导的胆道入路方式[39]。其中超过 80% 的患者患有恶性的胆管阻塞。60% 的患者采用了肝内方式，其成功率为 90%，这与肝外方式 84% 的成功率无显著差异。无论采用肝内还是肝外方式，也无论是塑料还是金属支架，均有大约 31% 的患者发生并发症，但是塑料支架的胆管炎发生率更高（11% vs 3%，$P = 0.02$）。

胆总管十二指肠吻合术

接受该技术的患者，其技术层面成功率（265/284 = 93.3%）及临床成功率（219/265 = 81.5%）均很高。并发症发生率为 51/284（17.9%）。根据已知的数据，少于 2% 的患者由于并发症而需要行有创性治疗。主要的并发症是胆漏 29/51（56.9%）。与 ERCP 相比，EUS 引导下胆管引流治疗 104 例远端胆管狭窄的临床成功率（92% ~ 93%）和不良反应发生率（9%）均无明显差异。正如预期的那样，在十二指肠梗阻患者中，与 ERCP 相比，EUS 引导的引流成功率更高（91% vs 57%，$P = 0.0003$）[40]。

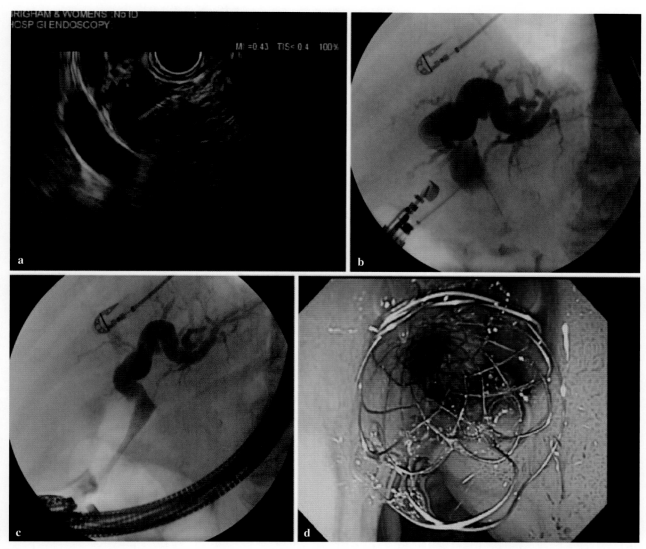

图 33.4　**a.** EUS 引导下胆总管十二指肠吻合术，并用 19 G 针穿刺入扩张的胆总管。**b.** 注入对比剂后显示出弥漫性扩张的近端肝外及肝内胆管，且无对比剂退出壶腹部。长 0.035 英寸的 Dreamwire 导丝（Boston Scientific）位于胆管内，7Fr Soehendra 导管扩张器（Cook Medical）穿过胆总管十二指肠吻合部位。**c.** 全覆膜 SEMS 的 X 线透视图，用于胆总管十二指肠吻合术。**d.** 全覆膜 SEMS 的内镜视图，其远端位于十二指肠球部（Courtesy Dr. Christopher Thompson, Brigham and Women's Hospital, Boston，MA）

肝胃吻合术

肝胃吻合术已在 251/265 例患者中成功实施（94.7%），临床成功率为 80.8%（203/251）。各种类型的支架，包括塑料支架、未覆膜金属支架以及全覆膜金属支架均可用于引流。并发症发生率为 80/265（30.1%）。根据获得的数据，没有发生需要侵入性治疗的并发症。报道的主要并发症为出血 21/80（26.2%）、胆漏 14/80（17.5%）、胆管炎 14/80（17.5%）和穿孔 11/80（13.7%）。其他并发症包括腹膜炎、胆囊炎、胰腺炎、气腹、腹痛和支架移位。

Kahaleh 等指出 EUS 引导下肝胃吻合术相对于经皮肝穿刺引流的优势包括可以通过实时超声引导下来穿刺胆管树，并且彩色多普勒可以降低血管损伤，介入区中没有腹水以及没有外流。根据他们的经验，他们还指出肝外方法比肝内方法发生并发症的风险更大[36]，尽管这在我们近期的多中心回顾性研究中并未得到证实。Itoi 等报道了该技术的局限性如下：①胃壁和左肝叶不对位，导致胃壁穿刺部位与肝内胆管之间的位移，从而可能导致手术失败。②经食管入路发生纵隔炎的

表34.1 已发表的关于EUS引导下胆管引流（HGE、CD和会师技术）的文献总结

第一作者，发表年份	数量	穿刺装置	技术成功，数量	临床成功，数量	初始支架 塑料，法国	初始支架 SEMS，mm	早期并发症（数量）
EUS引导的胆总管十二指肠吻合术							
Giovannini, 2001 年[6]	1	NK	1/1	1/1	10	-	无
Burmester, 2003 年[7]	2	19 号 FT	1/2	1/1	8.5	-	胆汁性腹膜炎（1）
Puspok, 2005 年[8]	5	NK	4/5	4/4	7-10	-	无
Kahaleh, 2006 年[9]	1	19 号 FN	1/1	1/1	-	10	气腹（1）
Yamao, 2008 年[10]	5	NK	5/5	5/5	7-8.5	-	气腹（1）
Ang, 2007 年[11]	2	NK	2/2	2/2	7	-	气腹（1）
Fujita[12]	1	19 号 FN	1/1	1/1	7	-	无
Tarantino, 2008 年[13]	4	19 号, 22 号 FN/NK	4/4	4/4	_a	-	无
Itoi, 2008 年[14]	4	NK（2）, 19 号 FN（2）	4/4	4/4	7, NBD	-	胆汁性腹膜炎（1）
Horaguchi, 2009 年[15]	8	19 号	8/8	8/8	7	-	腹膜炎（1）
Hanada, 2009 年[16]	4	19 号 FN	4/4	4/4	6-7	-	无
Park, 2009 年[17]	4	19 号 FN/NK	4/4	4/4	-	10	无
Brauer, 2009 年[18]	3	19 号, 22 号 FN/NK	2/3	2/2	10	-	气腹心脏衰竭
Maranki, 2009 年[19]	4	19 号, 22 号		0	10	10	0
Artifon, 2010 年[20]	3	19 号	3/3	3/3	-	10	无
Eum, 2010 年[21]	2	19 号	2/2	2/2	-	10	无
Hara, 2011 年[22]	18	22 号	17/18	17/17	7-8.5	-	局灶性腹膜炎（2），胆道出血（1）
Ramírez-Luna, 2011 年[23]	9	19 号	9/9	8/9	7-10	-	胆汁瘤（1）
Park, 2011 年[5]	24	19 号	22/24	20/22	7	10	气腹（7），胆汁性腹膜炎（2），出血（2）
Shah, 2012 年[24]	70	19 号, 22 号	△				无
Kawakubo, 2013 年[25]	44	19 号 /NK	42/44	33/42	23	19	胆漏（4），穿孔（1）
Khashab 等, 2013 年[26]	20	19 号	20/20	18/20	0	20	穿孔（1）
Dhir, 2013 年[27]	31	19 号 /NK	30/31	27/30	0	30	胆漏（2），穿孔（1）
Gupta, 2013 年[28]	89	19 号 /NK	75/89	46/75	25	50	胆漏（13），出血（8），胆管炎（4）
EUS引导下肝胃吻合术							
Burmester, 2003 年[7]	1	19 号 FT	1/1	1/1	8.5	-	无

续表

第一作者，发表年份	数量	穿刺装置	技术成功，数量	临床成功，数量	初始支架 塑料，法国	SEMS, mm	早期并发症（数量）
Kahaleh, 2006 年[9]	2	19 号, 22 号 FN	2/2	2/2	10		无
Artifon, 2007 年[29]	1	19 号 FN	1/1	1/1	-	10	无
Bories, 2007 年[30]	11	19 号, 22 号 FN/CT	10/11	10/10	7	10	胆管炎 (2)，肠梗阻 (1)，胆汁瘤 (1)
Will, 2007 年[31]	4	19 号 FN	4/4	3/4	-	10	胆管炎 (1)
Chopin-Laly, 2008 年[32]	1	-	1/1	1/1	-	-ª	无
Park, 2009 年[17]	9	19 号 FN/NK	9/9	9/9	-	10	无
Horaguchi, 2009 年[15]	6	19 号	6/6	5/6	7	-	无
Maranki, 2009 年[19]	3	19 号, 22 号	3	δ	10	10	δ
Park, 2010 年[33]	5	19 号	5/5	5/5	-	10	无
Martins, 2010 年[34]	1	19 号	1/1	0/1	-	-	死亡 (1)
Eum, 2010 年[21]	1	19 号	1/1	1/1	-	10	无
Artifon, 2011 年[35]	1	19 号	1/1	1/1	-	10	无
Ramírez-Luna, 2011 年[23]	2	19 号	2/2	2/2	7	-	支架移位 (1)
Park, 等, 2011 年[5]	17	19 号	17/17	13/17	7	10	气腹 (4)，出血 (2)
Shah, 2012 年[25]	16	19 号, 22 号	13/16	13/16	10	10	肝脏血肿 (1)，感染 (1)
Kawakubo, 2013 年[25]	20	19 号 /NK	20/20	14/20	4	16	胆漏 (5)，胆管炎 (1)
Dhir, 2013 年[27]	34	19 号 /NK	34/34	31/34	0	34	胆管炎 (5)，穿孔 (3)，胆漏 (2)，出血 (1)
Gupta, 2013 年[28]	146	19 号 /NK	132/146	80/132	52	80	出血 (18)，胆漏 (14)，穿孔 (11)，胆管炎 (7)
EUS 引导下汇合术							
Will, 等, 2007 年[31]	1	19 号 FN	-	-	-	-	-
Maranki, 等, 2009 年[19]	32	19 号, 22 号	-	0	10	10	0
Shah, 2012 年[24]	50	19 号, 22 号	37/50	37/50	10	10	胰腺炎 (1)，胆漏 (1)，穿孔 (1)
Kahaleh, 2013 年[36]	13	19 号	13/13	13/13	0	13	胰腺炎 (1)，胆囊炎 (1)

HGE 肝胃吻合术；CD 胆总管十二指肠吻合术，NK 针刀，FT 瘘管切开刀，FN 细针；SEMS 自膨式金属支架；NBD 鼻胆管引流；CT 囊肿切开刀

ª 未详述的

δ 数据表示为肝内肝外方法（包括 CD，HGE 和会师技术）。我们无法获取直接 EUS 干预的原始数据

△ 数据表示为直接 EUS 干预（包括 CD 和 HE）和会师技术

风险。③对于肝硬化穿刺较困难。④门静脉受损的风险。⑤小口径支架或带有直径小的输送装置的金属支架的使用[41]。文献综述显示，在成功率相同时，与肝胃吻合术相比，胆总管十二指肠吻合术的并发症更少。这种差异是由于与胃入路相比，十二指肠入路中使用了更少的扩张技术以及更多的全覆膜金属支架，从而减少了穿孔和胆漏的风险。但是目前，使用部分覆膜可膨胀式金属支架（图 34.5）进行肝胃吻合术可以降低并发症的发生率。

应该使用什么支架？

从临床角度来看，最相关的技术选择是使用的支架类型。由于已发表的文献中没有对不同类型的支架进行比较，因此很难从中得出重要结论。覆膜（全覆膜或部分覆膜）SEMS 似乎是更好的选择，主要有以下三个原因。首先，在完全扩张时，覆膜 SEMS 可以有效地密封穿刺 / 扩张通道，理论上可以防止胆漏。其次，它们的直径更大，可以更好地维持长期通畅，这减少了支架修复的必要。最后，如果由于内生或堵塞发生功能障碍，与塑料支架相比，覆膜 SEMS 更便于处理，这

是由于新支架（塑料或 SEMS）可以通过先前放置的封闭式 SEMS 轻松插入。相比之下，更换堵塞的塑料跨壁支架通常需要在导丝上更换来维持跨壁通道，这是因为徒手移除可能导致随后导丝进入腹膜的追踪中断，这时就需要重复 EUS 引导的胆道引流步骤[42]。未覆膜 SEMS 可能导致胆汁泄漏到腹膜中并且可能随后形成胆汁瘤。另外，对于覆膜 SEMS，透视缩短、即时或延迟移位的风险以及可能堵塞次级胆管等问题必须得到重视[34]。跨壁插入及部署 SEMS 比在 ERCP 中要求更高。

目前 EUS 引导下胆道引流的最佳适应证是由于恶性肠梗阻或既往手术史（如胃切除术、Whipple、Roux-en-Y 胃旁路术）而无法进入乳头时来对肝左叶进行减压或建立胆管引流。在有了比较 EUS 引导下胆管引流和 PTC 的随机研究结果之前，当插管失败时，可能仍推荐使用 PTC 进行会师术。

EUS 引导下胰腺引流

有关 EUS 引导下胰腺引流的临床经验及相关文献比 EUS 引导下胆管引流更少。与胆管引流不同，胰腺引流的主要适应证是良性疾病，包括急

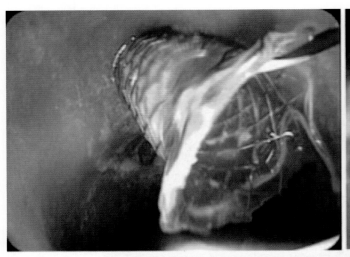
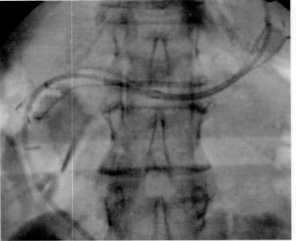
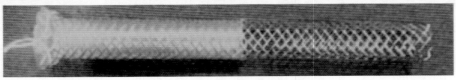

图 34.5　用于肝胃吻合术的半覆膜金属支架

性复发性胰腺炎、慢性腹痛和（或）伴有吻合口或非吻合口狭窄的慢性胰腺炎。此外，大多数患者需要多次操作来移除放置的支架，并且操作时间较长，平均为 148 min[43]。在一项大型研究中，有 45 名患者进行了 EUS 引导下胰腺引流术，总的手术成功率为 74%，并且通过逆行及顺行方法置入支架的数量基本相同。正如预期的那样，术后患者更易于行顺行性支架置入，并且大多数支架需要穿过乳头或者吻合口。EUS 失败的唯一预测因素是在 EUS 之前立即行 ERCP。虽然在本研究中主胰管的直径与操作失败并不相关，但专家认为 EUS 引导下的引流通常需要扩张的主胰管（≥ 4 mm）才会成功[44]。在 83% 的患者中成功置入支架，而支架移除后的复发率为 17%（中位随访时间为 32 个月）。严重并发症的发生率为 6%，包括胰周脓肿和胰腺炎。在 1 个患者中长 3 cm 的导丝的涂层被剥离并留在患者的腹膜后，并没有发生明显的症状。在已发表的有关该操作技术的文献中，132 例患者的总体并发症发生率为 19%，还包括发热、出血和穿孔[44]。

EUS 引导下胰腺引流术类似于胆道引流。推荐用 CO_2 充气并预防性使用抗生素。使用治疗性线性内镜超声来观察主胰管，并且可以先插入 22 G 或 25 G 针来获得胰腺造影图像。否则，一旦进行胰腺引流，则需导入 19 G 针，随后放置长导丝并逆行或顺行性置入支架。在顺行性置入支架时，通过使用具有切割电流的囊肿切开器来引入鞘层（原型为 Cysto-Gastro set，EndoFlex，Voerde，Geramny）或通过扩张球囊、扩张导管、套管或者较少使用的导丝引导针刀导管（只在必要时才进行烧灼）来进行扩张，从而确保了透壁性操作。一些专家认为，与球囊扩张相比，透热技术的胰漏发生率更低。

EUS 引导下胰腺引流的作用目前仍不明确，可能最适用于 Whipple 术后吻合口狭窄的患者，而慢性胰腺炎相关的狭窄可能需要手术治疗。鉴于并发症的发生率相对较高，这些操作只能在经验丰富的内镜中心来进行。

结论

EUS 引导下的胆道操作技术在 ERCP 失败的病例中非常实用，其技术成功率及临床疗效都较高。它是一种新的胆道引流方式，可以作为经皮引流方法的替代方案。EUS 引导下胆道引流的术后发病率较高，因此需要经验丰富的团队来进行操作。必须进一步改善操作技术来减少不良反应发生率。此外，还需要进行随机研究来比较 EUS 与 PTC 方法，从而确定 EUS 技术在胆道引流中的作用地位。尽管 EUS 引导下胰腺引流的并发症发生率也相对较高，但它也是临床可行的。该操作的最佳适应证是 Whipple 术后的良性吻合口狭窄。这些 EUS 引导下的操作技术应由多学科团队中经验丰富的内镜医师在经过仔细筛选的患者中来进行操作。

关键点

- EUS 引导下胆道引流术需要特定的设备，包括治疗性线性内镜超声、19 G 针、长导丝、扩张配件和支架。
- 可以通过多种途径进入胆道，针对不同的患者采取相应的方式，没有哪一种方法更加优越。
- 当可进入乳头时，首选会师方法。如果这种技术要求较高的方法不可行时，则可以选择包括肝内顺行性支架置入 [穿过狭窄和（或）建立肝胃吻合] 以及胆总管十二指肠吻合术的方式。
- EUS 引导下胆道引流术后的发病率仍然相对较高，主要包括胆漏、胆管炎、出血和穿孔。
- EUS 引导下胰腺引流虽然操作相对复杂但临床是可行的，其在 Whipple 术后良性吻合口狭窄的患者中可能是最成功的。

参考文献见本书数字资源。